AF537477

Dr. med. Josef Issels

Mehr Heilungen von Krebs

Synergia

Neuauflage, 2017
Erschienen im Synergia Verlag, Basel, Zürich, Roßdorf
eine Marke der Sentovision GmbH
www.synergia-verlag.ch

Umschlaggestaltung, Gestaltung und Satz: FontFront.com, Roßdorf

Vertrieb durch Synergia Auslieferung
www.synergia-auslieferung.de

Printed in EU
ISBN-13: 978-3-906873-10-7

Bibliografische Information der Deutschen Bibliothek
Die Deutsche Bibliothek verzeichnet diese Publikation in der deutschen Nationalbibliografie; detaillierte bibliografische Daten sind im Internet unter http://dnb.ddb.de abrufbar.

VORWORT VON ILSE MARIE ISSELS

Vierzig Jahre lang begleitete ich Dr. Josef Issels, als seine Frau und Mitstreiterin, bei seiner kampfreichen Arbeit als Wegbereiter für eine ganzheitliche immunbiologische Krebstherapie.
Vierzig Jahre lang sah ich vollständige Langzeit-Rückbildungen auch von großen Tumoren, die Operation, Bestrahlung und Chemotherapie trotzten, und Patienten blieben krebsfrei für Jahre und selbst für Jahrzehnte.
Es ist mein aufrichtiger Wunsch, dass vielen Krebspatienten durch die in diesem Buch bis ins Detail festgehaltenen Erfahrungen geholfen werden kann und ich danke dem Synergia Verlag für die Neuauflage dieser klassischen medizinischen Ausgabe.
Dr. Josef Issels' entscheidender Beitrag zur Krebsmedizin (und nicht nur dazu) ist heute von zahlreichen Forschern anerkannt. Heute, nachdem die Bedeutung des "Tumormilieus" und der Immunotherapie wissenschaftlich belegt ist.
Dr. Josef Issels war es, der konventionelle und immunbiologische Therapiemassnahmen in ein ganzheitliches Behandlungskonzept integrierte, in dem jede Komponente ihren bestimmten Zweck erfüllte. Er war es, der dieses Behandlungskonzept für viele Jahre konsequent auf klinischer Basis durchführte und in ausführlichen Krankengeschichten dokumentierte.
Im Jahre 1951 gründete er am Tegernsee die Ringberg-Klinik, später Issels Klinik genannt, als weltweit erste Spezialklinik für ganzheitliche immunbiologische Therapie von schulmedizinisch ausbehandelten, sogenannten „inkurablen" Krebskranken. Tägliche Beobachtung am Krankenbett von weit fortgeschrittenen, konventionell therapie-resistenten Krebskranken führte zu neuen Erkenntnissen und Einsichten in die körpereigenen Regulations-, Reparatur- und Abwehrmechanismen, die er in sein Behandlungssystem einbaute.
Seine Forschungsarbeit auf immunologischem Gebiet begann 1948 und seit Gründung seiner Klinik verabreichte er, vom Blut des Patienten entwickelte, Impfstoffe, die im klinikeigenen Immunlabor hergestellt wurden. Im Jahre 1970 vergrösserte er die Klinik von 85 auf 120 Betten und erweiterte auch die immunologische und mikrobiologische Forschungsabteilung, sowie die Hyperthermie- und Zahnabteilung. Unser hauseigener Zahnarzt verfügte

auch über ein voll eingerichtetes Zahnlabor auf dem Klinikgelände. Dr. Issels sah in der Sanierung von Infektionsherden im Kopfbereich eine wichtige Voraussetzung für eine erfolgreiche immunbiologische Behandlung des Krebses.
Von 1958 bis 1973 war Prof. Dr. Franz Gerlach, Universität Wien, Leiter der mikrobiologischen Abteilung der Issels Klinik. Prof. Gerlach ehemals Forscher am Pasteur Institut in Paris, Mitglied der französischen Akademie der Medizin in Paris, war bekannt für seine wissenschaftlichen Arbeiten über den Zusammenhang zwischen Mykoplasma-Infektionen und Krebs. Er stellte die Mykoplasma Vakzine her und die Issels Klinik war die damals einzige Institution für Mykoplasma Forschung.
Seit dem Ende der 1960er Jahre übernahmen alle deutschen Krankenkassen, einschliesslich der AOK, die Behandlungskosten der Issels Klinik. Auch die Bundeswehr flog Patienten ein.
1970 berichtete die BBC, London, in einem 60-Minuten Dokumentarfilm in ihrer "Tomorrow's World" Serie zur Hauptsendezeit über Dr. Josef Issels' Krebstherapie.
Von 1981 bis 1987 war er Mitglied der deutschen Regierungskommission im Kampf gegen den Krebs unter dem Titel "Gesamtprogramm der Krebsbekämpfung".
Dr. Josef Issels berichtete ausführlich in mehr als 50 Veröffentlichungen und drei Monographien über seine Erfahrungen mit einer ganzheitlichen immunobiologischen Krebstherapie.
Es war sein unermüdliches Bestreben zu einer besseren Zusammenarbeit aller medizinischen Fachrichtungen im Kampf gegen den Krebs, einschliesslich der Immunotherapie, beizutragen, um einer grösseren Anzahl von Krebspatienten helfen zu können.
Ich freue mich, dass unser Sohn, Dr. Christian Issels, mit seinen Mitarbeitern des Issels Medical Centers in California mit gleichem Einsatz das Erbe seines Vaters weiterführt. Wie seinerzeit für Dr. Josef Issels gilt für Dr. Christian Issels die Regel, neue wissenschaftlich und klinisch bewiesene Forschungsergebnisse in das ganzheitliche immunbiologische Behandlungskonzept zu integrieren, um mehr Heilungen von Krebs zu erzielen.

Ilse Marie Issels
September 2015
www.issels.com

Meiner lieben Frau
und Mitarbeiterin
Ilse Marie Issels
gewidmet

Inhaltsübersicht

III. TEIL **Praxis der ganzheitlich-internen Krebstherapie**

VORWORT

Die Fachliteratur über Krebs ist fast unübersehbar geworden. Thesen über Entstehung und optimale Bekämpfung dieses Leidens forderten Antithesen heraus. Die Ganzheitsschau der Alten Ärzte wurde abgelöst durch die Zellularpathologie. In ihrer Auslegung galt der Krebs seit Mitte des vergangenen Jahrhunderts als örtlich beginnendes und umschriebenes Leiden, keinesfalls primär als Allgemeinerkrankung.

Heute befinden wir uns – angesichts der stagnierenden Heilungsraten – in einer vielleicht entscheidenden Phase des Wandels der Auffassung über das Krebsgeschehen. Vor allem die Ergebnisse der immunologischen Grundlagenforschung stützen die immer wiederkehrenden Beobachtungen am Krankenbett, daß der menschliche Organismus über ein höchst differenziertes immunologisches Abwehrsystem, verbunden mit einem „Repair"-System, verfügt, das beim gesunden, ausreichend reaktionsfähigen Menschen jederzeit imstande zu sein scheint, gröbere Abweichungen von der „Norm" zu erkennen und zu beheben.

Auf den Krebskranken bezogen, bedeutet dies:
Erst, wenn die Abwehr- und Repairkraft des Organismus durch krankmachende Faktoren geistig-seelischer oder körperlicher Art so geschädigt wird, daß Abweichungen wie das Entstehen und vor allem das Vervielfältigen von Krebszellen n i c h t mehr verhindert werden können, d a n n scheint der Weg zur Tumorbildung frei zu sein.

Der entscheidende Unterschied zur konventionellen Auffassung vom Krebs wird dadurch gekennzeichnet, daß der Krebstumor nicht als A n f a n g und Ursache der Krebskrankheit angesehen wird, sondern als E n d - S y m p t o m des langzeitlich sich entwickelnden krankhaften Geschehens, das sich im ganzen Organismus abspielt.

Krebs ist folglich nicht eine L o k a lerkrankung, die ausschließlich von lokal wirksamen Waffen bekämpft und nur durch sie geheilt werden kann, sondern eine A l l g e m e i nerkrankung, die eine umfassendere Therapie erfordert.

Es bedarf neben der Tumortherapie der Bekämpfung und Ausschaltung der vielfältigen pathogenen Faktoren, die in ihrer Komplexität zum Versagen der Immunabwehr und damit beim individuell dafür veranlagten Menschen zur Ausbildung der Krebskrankheit geführt haben. Somit bedarf es der Einbeziehung des ganzen

Menschen – des „Tumorträgers“ – in die Aufgabenstellung der Forschung und der Therapie.

Jeder Krebstumor hat seine „Geschichte“, aber nicht minder wichtig ist die Berücksichtigung der Tatsache, daß vor der Tumormanifestierung jeder Tumorträger seine „Geschichte“ hat, deren krankmachende Faktoren entschlüsselt und eliminiert werden müssen, um dem Patienten zur anhaltenden Heilung zu verhelfen.

Internationale Forschungen belegen, daß die Aussicht eines Krebspatienten, durch Operation, Bestrahlung, Chemo- oder Immunotherapie geheilt zu werden, seiner verfügbaren Abwehrpotenz adäquat ist. Somit spricht alles dafür, neben die therapeutischen Anstrengungen, den Tumor möglichst schonend zu entfernen, gleichgewichtig ein Behandlungsprogramm zur Wiederherstellung des gestörten Abwehrvermögens zu stellen.

Dies erfordert, die konventionellen mit den sogenannten unkonventionellen Behandlungsmethoden unter einem gemeinsamen, ganzheitlichen Konzept zur interdisziplinären Anwendung zu bringen.

Dieser gemeinsame Weg kann unverzüglich beschritten werden. Es liegen Forschungsergebnisse und therapeutische Erfahrungen am Krankenbett vor, die reproduzierbar sind und über die der Verfasser in zahlreichen Veröffentlichungen und Vorträgen berichtet hat. Er sah sich auch veranlaßt, der von der Bundesregierung berufenen Kommission innerhalb des „Gesamtprogramm zur Krebsbekämpfung“, der er selbst angehört, diese Möglichkeiten einer beachtlichen Verbesserung der Heilungsquote vorzutragen.

In der vorliegenden Monographie wurde eine Reihe von Vortragsmanuskripten zusammengefaßt, die Ärzte und Patienten mit der ganzheitlichen Beurteilung des Krebsgeschehens und den daraus sich ergebenden therapeutischen Konsequenzen vertraut machen sollen.

Wenn das gegenwärtig verfügbare theoretische und empirische Wissen konsequent in sinnvoller Kombination von klassischen Tumorwaffen und Interner Krebstherapie angewandt werden würde, könnten heute schon

mehr Heilungen von Krebs

erzielt werden.

Rottach-Egern, im August 1982

Dr. med. Josef ISSELS

I. TEIL

Die Betrachtung des Krebsgeschehens im Wandel der Zeit

1. Kapitel

DIE GEGENWÄRTIGE SITUATION DER KREBSHEILKUNDE

Zahlreiche Krankheiten, die in früheren Zeiten Plagen des Menschengeschlechtes waren, sind überwunden. Von manchen ist uns heute kaum noch der Name bekannt. Doch hat die fast explosive Vermehrung des Wissens uns nicht befähigt, andere geißelnde Krankheiten zu beherrschen. Im Gegenteil, viel spricht dafür, daß diese erst als Folge fortschreitender „Zivilisation" gewachsen sind: Herz- und Kreislauferkrankungen sowie Krebs. Sie stehen unter den Todesursachen an erster Stelle. In der Bundesrepublik erliegen jährlich ca. 140 000 Menschen dem Krebs. Alle drei bis vier Minuten fordert diese Erkrankung ein Opfer.

Über zwei Drittel aller an Krebs erkrankten Menschen finden mit den zu hoher Vollkommenheit entwickelten klassischen Behandlungsmethoden keine Aussicht auf Heilung. Sie werden nach der seit rund hundert Jahren etablierten lokalistischen Konzeption der Krebsmedizin als unheilbar bezeichnet.

Zwei Betrachtungsweisen über das Wesen des Krebses stehen seit hundert Jahren gegeneinander – die lokalistische und die ganzheitliche Auffassung. Sie bewegen sich um die prinzipielle Frage:

Ist Krebs eine lokale Erkrankung oder ist er eine Erkrankung des Gesamtorganismus?

Die Beantwortung dieser Frage bildet den Schlüssel für die Krebstherapie.

Die lokalistische Auffassung definiert den Krebs als eine primär rein örtliche Erkrankung. Krebszelle und Krebstumor entwickeln sich nach dieser

Hypothese in einem bis dahin gesunden Körper. Der Tumor bewirke eine Rückvergiftung des Organismus, die sich dann als Allgemeinerkrankung – als „Krebskrankheit" – bemerkbar mache und bei generalisierten Metastasen und Kachexie besonders deutlich ausgeprägt sei. Die Krebsgeschwulst müsse somit als Ursache der Krebskrankheit betrachtet werden:

KREBSGESCHWULST ——→ KREBSKRANKHEIT

Die ganzheitliche Auffassung hingegen definiert den Krebs als eine primär allgemeine Erkrankung. Erst auf dem Boden dieser Allgemeinerkrankung entsteht die Krebsgeschwulst als ihr Hauptsymptom. Sie kann sich daher nur in einem kranken Organismus entwickeln. Die Krebskrankheit ist also die Ursache für die Krebsgeschwulst:

KREBSKRANKHEIT ——→ KREBSGESCHWULST

Folgen wir der im gewöhnlichen Sprachgebrauch leider zu sehr vernachlässigten ursprünglichen Bedeutung der Worte Krankheit (= Nosos) und Leiden (= Pathos), so muß man sich vor Augen führen, daß es sich bei der Krankheit um einen sich entwickelnden Vorgang handelt, der einer Therapie meist zugänglich ist. Beim Leiden dagegen handelt es sich um einen Zustand, der durch die Krankheit erst entsteht und jeder Therapie wesentlich größere Schwierigkeiten bereitet. (HAMPERL)

KREBSKRANKHEIT + KREBSGESCHWULST = KREBSLEIDEN

Die Therapie folgt seit der Klassik der Medizin stets dem ungeschriebenen Gesetz, daß die Auffassung vom Wesen einer Krankheit die Konzeption ihrer Behandlung bestimmt.

Die lokalistische Auffassung bestimmt seit hundert Jahren die Konzeption der Krebstherapie. Ihre therapeutischen Waffen sind Stahl und Strahl, seit einigen Jahrzehnten unterstützt durch die Chemotherapie.

Die ganzheitliche kombinierte Krebstherapie ist im Gegensatz dazu immer sowohl gegen die Krankheit als auch gegen die Geschwulst gerichtet. Sie integriert die Ergebnisse der rasch expandierenden Forschung, vor allem auf den Gebieten der Biologie, der Biochemie und der Immunologie.

Diese Forschungsergebnisse überzeugen eine stets größer werdende Anzahl von Ärzten davon, daß es sich beim Krebs nicht – wie seit hundert Jahren behauptet – um ein örtliches Leiden handelt, sondern um eine Allgemeinerkrankung des Organismus.

Mit der modernen Immunologie, dem Erforschen virusbedingter Entstehung von Malignomen, geht die Annahme einer körpereigenen Resistenz gegenüber Krebszellen zwingend einher. Sie wird gestützt durch den bereits erbrachten Beweis von Regulations- und Funktionsstörungen, sowie von Stoffwechselentgleisungen vor Manifestierung des Tumors.

Aufgrund dieser Forschungsergebnisse, die eine Definition des Krebses als Erkrankung des Gesamtorganismus rechtfertigen, wird nun in zunehmendem Maße auch von den „Lokalisten" eine Interne Zusatz-, Vor- und Nachbehandlung gefordert.

Auf dem 10. Internationalen Krebskongreß (in Houston 1970) hat sich die Meinung durchgesetzt, daß die Beibehaltung der bisherigen therapeutischen Konzeption unaufhaltsam „von der Krise in die Katastrophe" führen würde. Der Kongreß kam zu dem Ergebnis, daß die Möglichkeiten der Chirurgie, der Strahlenheilkunde und der cytostatischen Chemotherapie im wesentlichen ausgeschöpft sind, daß daher von dieser Seite weitere Fortschritte nicht mehr erwartet werden können. Wenn die Krebsheilkunde weiterkommen wolle, müsse sie mit völlig neuen Denkmodellen an ihre Probleme herangehen.

Humoralpathologische Begriffe wie entgleiste Säftemischung, blockierte Entgiftung, gestörte Kanalisation, Unterstützung der natürlichen Heilkräfte des Körpers waren mehr als ein Jahrhundert lang suspekt. Heute werden diese Vorstellungen wieder aufgegriffen. So spricht man in moderner Version beispielsweise von Normalisierung der gestörten Homöostase, der entgleisten Stoffwechsellage und von Reaktivierung der Abwehrsysteme.

Indem wir die Krebstherapie konsequent auf der Konzeption vom Krebs als einer Allgemeinerkrankung aufbauen, schließt auch unsere praktische Erfahrung an die Erkenntnis der Alten Ärzte an:

DIE KREBSTHERAPIE SOLLTE IMMER EINE KOMBINIERTE THERAPIE – EINE GANZHEITLICHE UND LOKALE – SEIN!

Dennoch stehen wir erst am Anfang eines noch langen Weges. Die zunehmend sich verbessernden Ergebnisse zeigen aber, daß dieses Konzept begründet und weiter ausbaufähig ist. Wenn alles Wissen, über das medizinische Forschung und ärztliche Erfahrung heute bereits verfügen, konsequent angewandt würde, könnten schon heute

MEHR HEILUNGEN VON KREBS

erzielt und mehr Krebskranke gerettet werden.

2. Kapitel

ABRISS DER GESCHICHTE DER KREBSHEILKUNDE BIS INS 19. JAHRHUNDERT

Die bisher ältesten Dokumente über Vorkommen und Behandlung des Krebses finden sich in medizinischen Werken chinesischen und sumerischen Ursprungs aus dem 3. Jahrtausend v. Chr. Als seine Ursachen sahen die Ärzte Regulationsstörungen an, die sie neben der medikamentösen Therapie durch die Akupunktur zu beheben versuchten.

In den alt-indischen Medizinkompendien Ramajana und Ajurveda (ca. 2000 v. Chr.) wurden zur Behandlung des Krebses pflanzliche Drogen, Roter Arsenik und Mineralien in den verschiedensten Kombinationen empfohlen. Oberflächliche Tumoren wurden mit dem Glüheisen ausgebrannt.

HIPPOKRATES (460–377 v. Chr.) gilt als Begründer der wissenschaftlichen Medizin des Abendlandes. In den Schriften dieses Klassikers der Humoralpathologie finden sich zahlreiche Angaben über Ursachen und Behandlung des Krebses. In seinen Schriften werden bösartige Geschwülste erstmals als „Karkinoma" („Krebs") bezeichnet. Die „Entmischung der Säfte" (des „Blutes", des „Schleims" und der „Galle") durch im Organismus entstehende Gifte – insbesondere aber die Bildung von „Schwarzer Galle" – werden als Ursache verantwortlich gemacht. Es wird daher auch empfohlen, den Organismus durch entschlackende Mittel zu entgiften. Der chirurgische Eingriff wird nur dort ausgeführt, wo die Not ihn gebietet. Als innere Krebsheilmittel werden Arsenik, Schwefel, Laxantien, Cantharis, Helleborus, Sandarak u. a. m. in Anwendung gebracht.

Den Kranken wird besondere Diät verordnet. Das griechische Wort Diaita (δίαιτα) bedeutet Lebensweise, hat also nicht allein Bezug auf die Ernährung – wie unser engbegrenztes Denken es beschreibt – sondern empfiehlt des weiteren Enthaltung von allen schädlichen Einflüssen auf die Lebensweise in seelischer und geistiger Hinsicht. Die Werke des HIPPOKRATES sind medizinische Ausbildungsgrundlage bei allen Kulturvölkern der Klassik bis zur Gegenwart. Wir finden in ihnen kasuistische Beispiele von Heilungen bei Karzinomkranken. Bis zum 18. Jahrhundert hat seine Lehre sich – inzwischen von anderen bedeutend erweitert – als führend erwiesen.

ASKLEPIADES (128–56 v. Chr.), ein in Rom tätiger, griechischer Arzt, bezog die Lehre des DEMOKRITOS, daß die Materie – auch die lebende – aus kleinsten, unteilbaren Einheiten (Atomen) bestünde, auch auf die Beurteilung der Krankheit. Sie könne daher nicht nur auf einer Veränderung der Säfte beruhen, vielmehr müsse man annehmen, daß auch die „festen Teile" des Organismus in Mitleidenschaft gezogen seien. Hiermit begründet ASKLEPIADES die Solidarpathologie. Trotz seiner atomistischen Weltanschauung war er jedoch keinesfalls etwa ein „Lokalist" im Sinne VIRCHOWs. Er war Ganzheitsarzt im besten Sinne dieses Wortes, verwarf stark angreifende Arzneien und zog natürliche Heilmethoden vor, namentlich Diät, pflanzliche Mixturen, körperliche Bewegung.

Fünfhundert Arbeiten kennen wir von Clarus GALENUS (131–200 n. Chr.), dem Begründer der experimentellen Physiologie und Pathologie. Zu ihnen gehört auch eine Reihe von cancerologischen Schriften. Wie HIPPOKRATES ist auch GALENUS Vertreter der Säftelehre. Besondere Bedeutung mißt er der „Schwarzen Galle" („Atra bilis") zu, die von ihm als Ursache des Krebses angesehen wird. Die Auffassung bleibt bis ins 18. Jahrhundert hinein unbestrittenes Dogma. Auch GALENUS sieht den Krebs als konstitutionell bedingte Erkrankung des ganzen Organismus an. Die innere Behandlung müsse daher an erster Stelle stehen, die operative Behandlung allen internen Maßnahmen nachgeordnet werden. In seiner internen Krebstherapie gibt er zusätzlich klare Diätvorschriften mit Angaben über verbotene und erlaubte Speisen.

Im beginnenden Mittelalter verfaßt ORIBASIUS (325–403 n. Chr.), Leibarzt des Kaisers Julianus Apostata in Byzanz, eine siebzigbändige medizinische Enzyklopädie. Als Krebsursachen werden neben der „Schwarzen Galle" eine „gärende

Substanz“ und die „Schärfe der Säfte“ genannt. Krebs sei heilbar, wenn und solange die inneren Gifte durch entschlackende Maßnahmen zur Ausscheidung gebracht werden können.

PAULUS von AEGINA (625–690 n. Chr.) weist darauf hin, daß der Krebs an jeder inneren und äußeren Stelle des Körpers entstehen könne. Die Operation empfiehlt er nur beim Brustkrebs.

Auffallend ist also, daß bereits die großen Ärzte des Altertums den Wert einer verbesserten Entgiftung für jede chronische Erkrankung, wie auch für den Krebs, durch Erfahrung und Beobachtung bestätigt sahen. Diese Ärzte beherrschten die Kunst, mit entsprechenden pflanzlichen und mineralischen Arzneimischungen die spezifische Dyskrasie zu bekämpfen, die jeweils chronischen Erkrankungen zugrunde liegt. Wir würden dieser ärztlichen Kunst, denn um eine solche handelte es sich, nicht gerecht werden, wenn wir darunter lediglich eine medikamentöse Förderung des Stuhlgangs verstehen würden.

Die Arabische Heilkunde hat das Wissen der klassischen Ärzte übernommen und ausgebaut. In der chemischen und pflanzlichen Pharmakotherapie werden richtungweisende Leistungen hervorgebracht. Die ableitende Allgemeinbehandlung der Krebskrankheit wird auch hier als vordringlich erachtet. Der hundert Bände umfassende „Canon medicinae“ des AVICENNA (980–1037 n. Chr.) galt noch zu PARACELSUS’ Zeiten als bestes Lehrbuch der Medizin.

Wie schon die arabische Heilkunde ist auch die abendländische „Mönchsmedizin“ der Vor-Renaissance vor allem um die Verbesserung des pflanzlichen und mineralischen Arzneischatzes bemüht. Berichtet wird von einer Reihe spezifisch wirksamer Kräuter, mit denen man Krebsgeschwülste „verteilen“ könne. Jede nicht unbedingt notwendige chirurgische Behandlung des Krebses ist verpönt. Sogar namhafte Chirurgen, wie LANFRANCHI (Paris), der Verfasser der 1296 erschienenen „Chirurgia magna“, schließen sich dieser Auffassung an.

BOMBASTUS THEOPHRASTUS von HOHENHEIM (1493–1541), genannt PARACELSUS, der bedeutendste Arzt der beginnenden Neuzeit und große Reformator der Heilkunde, erprobt viele Rezepte der arabischen Alchimie experimentell und wendet sie auch beim Krebs erfolgreich an. Er stellt fest, daß „nicht der Arzt heilt, sondern die Natur“. Der Arzt solle daher die Selbsthilfe der Natur durch sinnvolle Maßnahmen unterstützen. Die Verbesserung der körperlichen Abwehrkraft nimmt er damit fest in seinen Heilplan auf. Bei jeder Krankheit solle man – so sagt er – „auf den Grund gehen und ihre Ur-sache erkennen“.

Er wandte von pflanzlichen Heilmitteln u. a. die Nießwurz (Helleborus), ein Hahnenfußgewächs, das eine mistelartige Wirksamkeit zu entfalten vermag, den Mauerpfeffer (Sedum), die Arnika und andere Kompositen, sowie Knoblauch, Zwiebeln und wilde Laucharten (Liliaceae) an. Von mineralischen Naturstoffen verwandte er Arsenik, Schwefel und diverse Salzgemische. Seine auf medikamentösem Wege erzielten Erfolge müssen überzeugend gewesen sein, denn PARACELSUS stellt fest: „Es sollte verboten und streng bestraft werden, den Krebs durch Schneiden, Brennen, Ätzen und andere henkerische Peinigung zu vertreiben. Denn aus der Natur kommt die Krankheit, aus der Natur kommt die Arznei und nicht aus dem Arzt. Dieweil nun die Krankheit aus der Natur, nicht vom Arzt und die Arznei aus der Natur, auch nicht vom Arzt kommt, so muß der Arzt der sein, der aus beiden lernen muß, und was sie ihn lehren, das muß er tun." In seinen Heilplan gehörten nicht nur Arzneien, sondern ebenfalls psychische Behandlung, weil jeder Erkrankung auch geistig-seelische Ursachen zugrunde liegen. Damit ist er im Grunde der Begründer der Psychosomatik. „Der höchste Grund der Arznei sei die Liebe."

Leonhard FUCHS (1501–1565), Professor zu Ingolstadt, berichtet ausführlich über die erfolgreiche Wirkung pflanzlicher Drogen in der Krebsbehandlung.

Ambroise PARÉ (1510–1590) – wohl der genialste Chirurg der Renaissance – hat in seinen zahlreichen Büchern stets die Auffassung vertreten, daß dem Krebs eine Allgemeinerkrankung zugrunde liege, deren Behandlung allen eventuell notwendigen chirurgischen Maßnahmen voranzugehen habe.

Joh. Baptist van HELMONT (1577–1644), Professor zu Leiden, beobachtet, daß seelische Belastungen ein Krebsleiden auslösen können und nimmt damit Erfahrungen der modernen Psychologie vorweg.

1650 begründet René DESCARTES in Frankreich die Theorie, nach welcher „entartete Lymphe" als Krebsursache angesehen werden müsse, da sich „Schwarze Galle" nirgendwo finden ließe und löste damit die über tausend Jahre alte Lehre GALENs von der „Atra bilis" als Ursache des Krebses ab. Die Bösartigkeit der Krankheit hängt nach seiner Überzeugung von der Beschaffenheit der Lymphe, von ihrer Entartung ab.

Auf die 1773 gestellte Frage der Akademie von Lyon: „Was ist Krebs?" gab Bernard PEYRILHE die für die damalige Zeit völlig neue, preisgekrönte Antwort: Auch die entartete Lymphe könne nicht die Ursache des Krebses sein. Es müsse vielmehr ein in dieser Lymphe enthaltenes „Gift", das von PEYRILHE als

„Virus“ bezeichnet wurde, dafür verantwortlich sein. Unter Virus verstand man damals nur „Gift“ und nicht, wie heute, einen Mikroorganismus. Dieses hypothetische Virus werde nicht vererbt, sondern nur die Disposition zum Krebs. Er ist der erste, der durch Tierexperimente das Problem des Krebses und der Krebsmetastasen zu lösen versucht. Er kommt zu dem Schluß: „Diese Krankheit ist genauso schwer zu beschreiben wie zu heilen.“

Georg Ernst STAHL (1660–1734), Professor in Halle und Berlin, weist erneut auf das Vorhandensein einer inneren Heilkraft hin, die er als „Anima“ bezeichnet. Er sieht im Fieber eine Heilmaßnahme des Körpers, das man folglich keinesfalls unterdrücken sollte.

Friedrich HOFFMANN (1660–1742), Professor in Halle und Leibarzt des preußischen Königs (uns noch bekannt durch seine „Hoffmanns-Tropfen“), bekämpft den Krebs mit umstimmenden und auflösenden Mitteln. Er nimmt an, daß Krebs erblich sei und führt mehrere Beispiele von familiären Krebserkrankungen an.

Der Engländer John HUNTER (1728–1793) versuchte die Lymphtheorie in neue Bahnen zu lenken. Wenn das Hauptmerkmal der DESCARTESschen Lymphe die Entartung darstellte, so handelt es sich bei der HUNTERschen Lymphe um eine „koagulierte“ Lymphe, die aus dem Blut stammt, von den Gefäßen ausgeschwitzt wird und sich nach biologischen Gesetzen organisiert. Der wesentliche Fortschritt dieser Theorie liegt in der Erklärung, daß „Tumoren *durch die Tätigkeit des Organismus* selbst entstehen, daß sie mit normalem Gewebe vergleichbar sind, daß sie leben, wachsen und vom Organismus ernährt werden“. Er wies darauf hin, daß durch diese Lymphe auch Tumoren entstehen können, die keine Krebse, also gutartig, seien und daß man sich deshalb zukünftig mehr mit dem anatomischen Aufbau der Krebsgeschwülste befassen solle, um die Diagnostik zu verbessern.

Während die Forschungen HUNTERs mehr darauf ausgerichtet waren, das *Wesen* des Krebses zu erkunden, stand bei anderen Ärzten das *therapeutische* Problem im Vordergrund.

Die therapeutische Routine war von der Antike bis in die Neuzeit im wesentlichen dieselbe geblieben. Von jeher war man bestrebt gewesen, durch Purgation und andere blutreinigende, ausleitende Maßnahmen wie auch durch diätetische Umstimmung die „Schärfe der Säfte“ des Krebskranken zu lindern und den Tumor selbst durch äußerlich oder innerlich angewandte chemische oder pflanzliche Arzneien zur Auflösung zu bringen, wenn eine chirurgische Beseitigung nicht möglich und geboten erschien.

Als wirksamstes Chemotherapeutikum hatte sich das Arsenik erwiesen. Da jedoch dessen Anwendung nicht selten tödliche Vergiftung zur Folge hatte, blieb sein offizineller Gebrauch immer umstritten und zeitweilig sogar verpönt. Um so häufiger wurde es dafür in Form von „Geheimmitteln" zur Anwendung gebracht.

W. R. LEFEBURE de SAINT-ILDEFOND teilt 1775 mit, daß es ihm gelungen sei, mit innerlichen Gaben von Arsenik Krebskranke zu heilen. Auch seine Zubereitung erweist sich indes noch als ausgesprochen giftig.

1785 gelingt es schließlich Thomas FOWLER (1736–1801) eine ausreichend wirksame und weniger giftige Arsenik-Zubereitung – die nach ihm benannte „Solutio Fowleri" – herzustellen, die alsbald allgemein angewandt wurde.

Der Chirurg J. ARNEMANN war der erste deutsche Arzt, der es (in seiner 1803 erschienenen „Chirurgischen Arzneymittel-Lehre") wagte, Arsenik – in Form der Solutio Fowleri – wieder zur inneren Anwendung bei Krebskranken zu empfehlen.

Wie Arsenik, so gehört auch Sublimat (und andere Quecksilber-Zubereitungen) zu den Substanzen, die schon seit den ältesten Zeiten äußerlich und innerlich gegen Krebs zur Anwendung kamen, wegen ihrer Toxizität aber immer wieder verlassen wurden, um als Geheimmittel wieder neu aufzutauchen. G. van SWIETEN (1700–1772), ein in Wien wirkender Schüler Hermann BOERHAAVEs (1668–1738) und dessen Zeitgenosse SANCHEZ (von 1741–1761 Leibarzt der Kaiserin Elisabeth von Rußland) haben die Anwendung von Quecksilber bei Krebs empfohlen.

Neben Quecksilber sind auch andere Schwermetalle, so beispielsweise Kupfer, Eisen, Barium, Wismut, Blei u. a., ebenso Kieselerde und andere Mineralien, von altersher bei Krebs innerlich und äußerlich zur Anwendung gekommen. Aber auch Teer, Petroleum, Terpentin, Harze sowie zahlreiche andere Naturstoffe, insbesondere aber eine unübersehbare Zahl von Wundkräutern und Giftpflanzen sind bis ins 19. Jahrhundert hinein immer wieder mit mehr oder weniger Erfolg als Krebsheilmittel angewandt worden.

Wenn auch die Anwendung der chemischen oder phytotherapeutischen Krebsmittel immer gewissen Modeströmungen unterworfen blieb, so ist doch die Allgemeinbehandlung des Krebskranken von der Antike bis ins 19. Jahrhundert hinein im wesentlichen dieselbe geblieben. Die Überzeugung, daß Krebs auf eine endogene Vergiftung des Gesamtorganismus zurückzuführen sei, daß dieser daher – neben den lokalen Maßnahmen im Tumorbereich – auch der Entlastung durch reinigende, giftausleitende, konstitutionell umstimmende, ganzheitlich wirksame Heilhilfen bedürfe, war allgemein verbreitet.

Die Konstitutionstherapie hat im Beginn des 19. Jahrhunderts durch den Entdecker der homöopathischen Heilweise, Samuel HAHNEMANN (1755–1843) neue Impulse erfahren. Alle Krankheiten seien – so meint HAHNEMANN – im Grunde auf eine gemeinsame Ursache zurückzuführen, nämlich auf unbekannte innere Gifte, die er als „Psora“ bezeichnet hat. Aus der individuellen psoriatischen Belastung ergebe sich die Konstitution und die Erkrankungsbereitschaft des Organismus.

Grundlage der Heilkunde sei die ärztliche Erfahrung, also die sorgfältigste Beobachtung der Natur. Das wichtigste Hilfsmittel der Therapie sei daher auch die vom Arzte selbst (im eigenen Organismus!) durchgeführte „Arzneimittelprüfung“. HAHNEMANN wird damit zum Begründer einer exakten experimentellen Pharmakologie.

Er kommt zu dem Ergebnis, daß die Wirkung eines Heilmittels von der jeweils angewandten Dosierung abhängig sei. In hohen (subtoxischen bis toxischen) Dosen verabreicht, erzeuge jedes Medikament ein individuelles, spezifisches Erkrankungs- bzw. Vergiftungs-Syndrom, das von HAHNEMANN und dessen Schülern als „Arzneimittelbild“ bezeichnet und genauestens beschrieben worden ist. Bei Verabreichung niedriger Dosen trat jeweils eine Wirkungsumkehr ein. Er folgerte daraus, daß es möglich sein müsse, durch niedrige Dosen eines Heilmittels diejenigen Krankheitssymptome zu beseitigen, die durch giftige Dosen dieses Mittels hervorgerufen werden. („Similia similibus curantur!“)

Die „Arzneikrankheiten“ haben nun aber jeweils Ähnlichkeit mit gewissen natürlichen Krankheitsvorgängen. Wie die Erfahrung zeige, könnten natürliche Krankheitsbilder am wirksamsten mit hochverdünnten Zubereitungen derjenigen Heilmittel behandelt werden, deren toxische Symptome den Symptomen der jeweils vorliegenden Erkrankung am ähnlichsten seien. Diese Wirkung scheine in der Regel um so deutlicher ausgeprägt zu sein, je stärker das angewandte Mittel jeweils verdünnt (und damit in seiner Wirkung „potenziert“) worden sei.

Bei der systematischen Prüfung der damals üblichen Arzneimittel war es HAHNEMANN und seinen Schülern aufgefallen, daß es eine Reihe von Stoffen gibt, die – in toxischen bzw. subtoxischen Dosen angewandt – „Tumoren“, kachektische Zustände und andere zum Erscheinungsbild der Krebskrankheit gehörige Symptome hervorrufen können. Sie schlossen daraus, daß umgekehrt hochverdünnte Zubereitungen dieser Mittel bei der Behandlung des Krebskranken hilfreich sein könnten. In der Tat hat sich ergeben, daß durch diese Mittel in vielen Fällen eine positive Umstimmung des Krankheitsbildes, in manchen Fällen sogar ein völliges Verschwinden der Krankheitssymptome erreicht werden kann.

Weit über hundert Jahre mußten vergehen, bis endlich auch der „exakten“ Wissenschaft die Beweise für die Wirkungsweise kleiner und kleinster Heilmitteldosen erbracht werden konnten. Die Biologen entdeckten pflanzliche und tierische Wirkstoffe, die, wie die „Auxine", sogar in Mengen von 0,00002 Millionstelgramm – also in einer homöopathischen Potenz von D 11 – noch nachweisbare Reaktionen hervorriefen. Zahlreiche „Spurenelemente" haben sich im biologischen Experiment an Tier und Pflanze sogar in noch weit höherer Verdünnung als wirksam erwiesen. So gelang es KOLISKO, mit Verdünnungen in einer Potenz von D 30 das Pflanzenwachstum eindeutig zu beeinflussen. Auch andere Homöopathika sind inzwischen in großer Zahl sowohl im kolloidchemischen, als auch im physikalischen und biologischen Experiment getestet worden. Diese Untersuchungen haben übereinstimmend bestätigt, daß auch hochverdünnte Stoffe – sogar sogenannte „Hochpotenzen" – objektivierbare Wirkungen hervorbringen können (A. BIER, H. WAPLER, H. SCHOELER).

Bereits 1883 hat Rudolf ARNDT die Beobachtung gemacht, daß die biologische Wirkung eines Reizes von seiner Stärke abhängig ist: Schwache Reize fachen die Lebenstätigkeit an, mittelstarke fördern sie, starke hemmen sie und stärkste heben sie auf! Dieses Phänomen ist als „Biologisches Grundgesetz" bekannt.

Der Greifswalder Pharmakologe SCHULZ hat dann später auf die Analogie zwischen der HAHNEMANNschen Simileregel und dem „Biologischen Grundgesetz" aufmerksam gemacht und konnte durch experimentelle Untersuchungen nachweisen, daß das Grundgesetz nicht nur für physikalische, sondern auch für chemische bzw. arzneiliche Reize Gültigkeit besitzt. Es ist in der Folge auch als „ARNDT-SCHULZsches Gesetz" bezeichnet worden.

Wie die Homöopathie, so sind auch viele andere biologische Phänomene und Heilweisen von intuitiv begabten ganzheitlichen Ärzten längst therapeutisch nutzbar gemacht und in praktischer Erfahrung weiterentwickelt worden, bevor die offizielle Wissenschaft diese therapeutischen Möglichkeiten überhaupt zur Kenntnis zu nehmen begann, so beispielsweise Akupunktur, Elektro-Akupunktur u. a. m. Wie groß auch immer die Fortschritte der modernen Experimentalmedizin sein mögen, so benützt sie doch – wie ASCHNER resignierend festgestellt hat – „kaum ein Zehntel dessen, was an wirksamen Heilverfahren existiert".

Von der Antike bis in die Mitte des 19. Jahrhunderts haben ungezählte Ärztegenerationen aufgrund von Beobachtung und Erfahrung die Auffassung vertreten, Krebs sei – wie alle chronischen Erkrankungen – auf eine konstitutionelle Veränderung, eine bestimmte Disposition, auf Funktions- und Regulationsstörungen, auf eine „Entmischung der Säfte" zurückzuführen. Die Krebskrankheit beruhe also auf einer komplexen Stoffwechselstörung, verbunden mit dem Unvermögen des Körpers, die laufend anfallenden Gifte auszuscheiden. Was immer die jeweils herrschende Lehre auch in den Vordergrund stellen mochte – die Galle, die scharfen Säfte, die Lymphe oder irgendwelche Funktionsstörungen – in einem stimmen alle diese Ärzte überein, nämlich in der Überzeugung, daß dem Krebs eine Allgemeinerkrankung zugrunde liege und in der Krebsgeschwulst nur ein Symptom dieser Erkrankung verkörpert sei.

Diese Vorstellung ist der heutigen Auffassung über das Krebsgeschehen erstaunlich nahegekommen. Nicht zufällig sind diese immer weiter ergänzten Erkenntnisse rund fünf Jahrtausende lang herrschende Lehrmeinung geblieben.

Es handelt sich in ihren Schriften nicht um unbewiesene Hypothesen, sondern um nüchterne Beobachtung der Natur, deren Ergebnisse man subjektiv zwar verschiedenartig deuten, objektiv jedoch nicht als falsch bezeichnen kann.

Den gesetzmäßigen Ablauf der Krankheitsvorgänge, den die Alten Ärzte so eingehend beobachtet und beschrieben haben, können wir auch heute bei unserer internen Krebsbehandlung bis ins Detail bestätigen.

Haben die Alten Ärzte mit den genannten Methoden nun wirklich Erfolge gegen den Krebs erzielt? Allzuoft wird das auch heute noch einfach verneint. Die „moderne" Medizin meint diese therapeutischen Bemühungen ablehnen und sogar verlachen zu müssen. Hat sie nicht vieles aus dieser verlachten Erfahrungsheilkunde übernommen und mit oft nur wissenschaftlich interessanteren Namen belegt: die Psychotherapie, Hydro-, Balneo- und Klimatotherapie, die Heliotherapie, die Diätetik, Chiropraktik, Gymnastik sowie kanalisierende Verfahren wie Aderlaß, Blutegel, Fieber- und Abführkuren, das Heilfasten?

Manche Gedankengänge der Ärzte aus früherer Zeit sind uns fremd geworden. Gar mancher Heilungsbericht mutet uns wenig glaubhaft an. Ganz ohne Zweifel waren die Heilerfolge beim Krebs auch damals begrenzt und unzureichend. Was aber gibt uns das Recht, detaillierte Berichte über Krebsheilungen aus früheren Epochen abzuwerten, zu bezweifeln oder ganz zu verneinen?

Sicherlich war die damalige Chirurgie wegen der noch nicht so weit entwickelten Technik, der fehlenden Asepsis und Anaesthesie nur in der Lage, äußerlich erfaßbare Krebsgeschwülste zu entfernen. Eine so wirkungsvolle lokale Therapie, wie sie heute möglich ist, war zu jener Zeit natürlich noch undenkbar. Um so umfassender war damals andererseits die gegen die Ursachen gerichtete, ganzheitlich-kausale Behandlung, die in der modernen Krebsheilkunde bisher kaum Beachtung gefunden hat.

Zusammenfassend können wir feststellen, daß bis zur Mitte des 19. Jahrhunderts in der Medizin die humoralpathologische Auffassung eines HIPPOKRATES, eines GALEN, eines PARACELSUS führend war. Wie ein roter Faden zieht sich durch die Erfahrungsberichte und Lehrbücher der Alten Ärzte die Vorstellung, daß dem Krebs eine Allgemeinerkrankung zugrunde liegt. Die Behandlung des Krebses ist daher grundsätzlich immer a u c h e i n e i n t e r n e gewesen.

D e m u n g e s c h r i e b e n e n G e s e t z i n d e r M e d i z i n , d a ß d i e A u f f a s s u n g ü b e r e i n e K r a n k h e i t d e r e n B e h a n d l u n g b e s t i m m t , w u r d e s o s e i t J a h r t a u s e n d e n v o n u n z ä h l i g e n Ä r z t e g e n e r a t i o n e n R e c h n u n g g e t r a g e n.

3. Kapitel

VON DER GANZHEITSSCHAU ZUR ZELLULARPATHOLOGIE

Mitte des 18. Jahrhunderts veröffentlichte G. B. MORGAGNI (1682–1772) sein berühmtes Werk „Über Sitz und Ursachen der Krankheiten" („De sedibus et causis morborum"). Aufbauend auf früheren Beobachtungen schloß er aus den von ihm bei der Sektion erhobenen Befunden – somit das Bild des Endstadiums vor Augen – die Krankheit habe ihren Sitz im veränderten Organ. Die lokalistische Fixierung einer Krankheit, somit auch die des Krebses, nimmt hiermit ihren Anfang. Durch die histologische Untersuchung der kranken Organe wird sie in der Folge weiter gefördert.

Eine neue Richtung schlug die Krebsforschung ein, indem sie der Lehre des Franzosen BICHAT (1771–1802) folgte, die den Sitz aller Gewächse, auch den des Krebses, im Bindegewebe sah. BICHAT gilt als Begründer der pathologisch-anatomischen Gewebelehre.

Sein bedeutendster Schüler, R. LAÉNNEC (1781–1826), veröffentlichte, auf diesen Erkenntnissen aufbauend, ein Lehrbuch über die Systematik der bösartigen Geschwülste.

Wenn man die Krebsforschung dieser Epoche betrachtet, zeichnet sich stets klarer ab, daß die Frage nach der Ursache der Krebsentstehung immer mehr vernachlässigt wurde, je intensiver die Ärzte sich um den morphologischen Aufbau und die Einteilung der Geschwülste bemühten. Die Kenntnisse über die Struktur einer Krebsgeschwulst beschränkten sich immer noch auf das makroskopische Bild. Obwohl das Mikroskop bereits Ende des 16. Jahrhunderts erfunden worden war, konnte es zur Erkennung des Feinbaus von Geweben noch nicht benutzt werden, da die Beschaffenheit der Linsen keine deutlichen Bilder zuließ.

1824 konstruierte CHEVALIER das erste achromatische Mikroskop, mit dem es nun endlich gelang, Zellstrukturen zu erkennen.

Bald darauf – im Jahre 1827 – entdeckt RASPAIL (Paris), daß pflanzliche Gewebe aus kleinsten, selbständigen Einheiten zusammengesetzt sind, die er als Zellen bezeichnet.

Wenige Jahre später (1833) fand Robert BROWN, daß in jeder Zelle ein Zellkern enthalten ist.

In seiner Arbeit über die „Analogie in der Struktur und dem Wachstum der Thiere und Pflanzen" wies Theodor SCHWANN (1810–1882) darauf hin, daß auch tierische Gewebe aus Zellen bestehen. SCHWANN unterschied bereits Zelle, Zellkern und Zellkörperchen. Er erkannte, daß es „ein gemeinsames Entwicklungsprinzip für die verschiedensten Elementarteile des Organismus gibt und daß dieses durch die Zellenbildung repräsentiert wird" (1839).

Johannes MÜLLER (1801–1858), Professor der Physiologie, Anatomie, Embryologie in Bonn und Berlin, einer der bedeutendsten Ärzte des 19. Jahrhunderts, versuchte erstmalig mittels des Mikroskopes den Feinbau der Geschwülste zu erforschen. Im Jahre 1838 veröffentlichte er seine richtungweisende Arbeit „Über den feineren Bau und die Formen der krankhaften Geschwülste", in welcher er feststellt, daß auch Tumoren aus Zellen zusammengesetzt sind. Als Physiologe, dem die humoralpathologischen Vorgänge bei einer Krankheit geläufig waren, sah er in dieser neuen Forschung nur eine Ergänzung des bisherigen Wissens. Wie seine Vorgänger war er Anhänger der „Krasenlehre", mit der er die Ätiologie des Krebses begründen konnte. Auch für ihn war der Krebs eine Allgemeinerkrankung des Körpers und die Geschwulst nur ein Symptom der Krankheit.

Man nahm damals allgemein an, daß gesunde und kranke Zellen, mithin auch die Zellen der Krebsgeschwulst, sich frei aus einem hypothetisch vorausgesetzten „Blastem" bilden. Diese Hypothese ist auch von Johannes MÜLLER vertreten worden.

Rudolf VIRCHOW (1821–1902), der zum wirkungsmächtigsten Pathologen des 19. Jahrhunderts werden sollte, verwirft 1853 die „Blastem-Theorie". Er stellt fest, daß die Zellen nicht aus einem hypothetischen „Blastem", sondern durch

Teilung vorhandener Zellen entstehen. Das Bindegewebe und das Epithelgewebe stellen die Grundsubstanz dar, aus der sich alle bösartigen Geschwülste entwickeln. 1858 veröffentlicht VIRCHOW seine „Zellularpathologie", die Lehre, daß alle krankmachenden Lebensvorgänge sich in der Zelle abspielen. Wegen der einschneidenden Bedeutung, die der VIRCHOWschen Zellularpathologie für die spätere lokalistische Auffassung in der Gesamtmedizin — insbesondere beim Krebs — zugemessen wird, ist es wichtig, VIRCHOWs eigene Meinung zu diesem Problem darzulegen. Aus den nachfolgenden wörtlichen Zitaten geht hervor, daß VIRCHOW trotz seiner zellularpathologischen Auffassung zunächst Anhänger einer ganzheitlichen Schau geblieben war. Erst auf der Höhe seiner Anerkennung und seines Ruhmes bekämpft er die Krasenlehre, um seiner Lehre eine Monopolstellung zu geben. Er wußte, daß seine Zellularpathologie eine wertvolle Ergänzung und keinesfalls einen Ersatz der jahrtausendealten Humoralpathologie und später der Neuralpathologie darstellte. Diese für uns so wichtige Auffassung geht eindeutig aus seinen Worten hervor:

„In der Bearbeitung kann es leicht erscheinen, als bilde diese Zellularpathologie einen Gegensatz zur Humoral- und Nervenpathologie. Allein auch hier ist es nur die Usurpation, welche wir angreifen, das Monopol, welches wir auflösen wollen und noch einmal heben wir hervor, daß wir Blut und Nerven als gleichberechtigte Faktoren neben den übrigen Teilen vollständig anerkennen, ja daß wir ihre dominierende Bedeutung durchaus nicht bezweifeln, daß wir aber ihren Einfluß auf die übrigen Teile nur als einen erregenden und mäßigenden, nicht als einen absoluten zugestehen."

Seinem auf allen Gebieten der Medizin umfassenden Wissen entsprechend, sollte die neue Zellularpathologie in einer synthetischen Schau die Solidar-, die Humoral- und Neuralpathologie in sich vereinen. Seine Auffassung über die Entstehung des Tumors ist in seinem dreibändigen Buch „Die krankhaften Geschwülste" eingehend beschrieben. Er kommt darin auf die drei Faktoren zu sprechen, denen er eine besonders wichtige Rolle zumißt:

„Dies sind drei Dinge, welche bei der Frage von der Entstehung der Geschwülste und dem Wert der einzelnen hauptsächlich diskutiert worden sind: Veranlassende örtliche Dinge, Prädisposition bzw. Konstitution, Dyskrasie. Man sagt, tritt im Blut eine besondere Veränderung ein und findet sich im

Körper ein prädisponierter Ort, so wird das kranke Blut auf den prädisponierten Ort (locus minoris resistentiae) wirken und die Erkrankung hervorrufen."

Zur Konstitution sagt er:

> *„Der Typus, der überhaupt maßgebend ist für die Entwicklung und die Bildung im Körper, ist auch maßgebend für die Entwicklung und Bildung der Geschwülste."*

Über die Dyskrasie vertritt VIRCHOW folgenden Standpunkt:

> *„Ich für meinen Teil trage nicht das mindeste Bedenken, die Notwendigkeit zuzugestehen, bei dem jetzigen Stande unserer Kenntnisse für manche Geschwulstbildungen eine Veranlassung durch das Blut, also eine dyskrasische Grundlage herzuleiten. Ich weiß wenigstens nicht, wie man sonst eine gewisse Zahl von Erkrankungen, z. B. die syphilitischen, viele krebsigen, erklären sollte."*

W. v. JANKOWSKY (New York) interpretiert die wichtigsten Zitierungen VIRCHOWs in seinem Buch „Zur Pathogenese des Krebses":

> *„VIRCHOW hat zwar die Lehre aufgestellt, daß die Zelle als das letzte Formelement aller lebendigen Erscheinung sowohl im Gesunden als im Kranken aufzufassen ist und ist, ausgehend von diesem neuen „Grundprinzip der Alleinherrschaft der Zelle als Trägerin des Lebens" zur Ansicht gekommen, daß jede Zelle ein ihr zugehöriges Territorium als Ernährungseinheit beherrsche und eine Störung im Leben der Zelle auch deren Ernährungsgebiet stören müsse, wodurch sie zum Krankheitsherd werde. „Doch würde es indes zuviel gesagt sein", meint er weiter, „wenn man nach diesen Prämissen die Behauptung aufstellen wollte, der Zustand der Säftemasse sei ganz gleichgültig für die Entstehung der Geschwülste, sie seien immer nur zu erklären aus örtlichen Veränderungen. Das will ich in keiner Weise sagen. Daß durch eine allgemeine Störung der Ernährung in dem Körper gewisse Dispositionen geschaffen werden, daß gewisse Organe durch solche allgemeine Störungen mehr zu Erkrankungen disponiert werden, das ist eine allgemein bekannte Erfahrung; und daß unter Umständen irgendeine vorangehende Krankheit, welche in dem Körper eine Veränderung der Ernährung überhaupt, eine Veränderung der Blutmischung oder eine Veränderung einzelner Teile hervorgebracht hat, die Bedeutung einer prädisponierenden haben könne, das halte ich für durchaus zulässig."*

Aus den Worten eines anderen VIRCHOW-Kenners ist zu ersehen, daß VIRCHOW, um die Monopolstellung seiner Zellularpathologie zu festigen, später nicht nur die von ihm jahrelang vertretene Auffassung der Krasenlehre bekämpft hat, sondern auch, um der Lokalbehandlung des Krebses – der Operation – eine stärkere Basis zu vermitteln. Zwingende wissenschaftliche Gründe sind dabei nicht erkennbar.

So teilt E. H. ACKERKNECHT (Zürich) in seinem Buch über VIRCHOW folgendes mit:

> *„VIRCHOWs ständiger Kampf gegen die Dyskrasie scheint heute übertrieben, doch in den sechziger Jahren war er notwendig, um das Gewicht der mächtigsten aller medizinischen Traditionen auszugleichen. (Gemeint ist die Humoralpathologie, d. Verf.) Sein Kampf war nicht nur von theoretischer, sondern von größter praktischer Bedeutung. Bei VIRCHOW lag aller Nachdruck auf lokalen Ursachen, lokalen Angängen der Tumoren. VIRCHOW war der erste in Deutschland, der lokale Tumorursachen betonte. Das hatte die größten praktischen Konsequenzen. Für die Anhänger der Dyskrasie bedeuteten die Tumoren therapeutisch eine völlig hoffnungslose Angelegenheit: Die Chirurgie war sinnlos: Humoralistische Chirurgen waren „messerscheu". Der lokalistische Standpunkt jedoch verlangte einen frühen chirurgischen Eingriff. VIRCHOWs Buch zeigt deutlich den Auftrieb, den die Chirurgie vom Lokalismus schon vor dem Erscheinen des LISTERismus empfing. (1867 erste antiseptische Operation, d. Verf.) Es spiegelt VIRCHOWs starkes Interesse und seinen nicht unbeträchtlichen Einfluß auf dem Gebiet der Chirurgie auch in seinen späteren Jahren wider. Er war sich der Wirkung, die er durch seine Auffassung auf die Chirurgie ausgeübt hatte, im besonderen auch durch seine persönliche Freundschaft mit bedeutenden Chirurgen voll bewußt. Im Falle der Tumoren mußte VIRCHOW nur gegen die Humoraltheorie kämpfen; seine andere Zielscheibe, die Neuropathologie, fehlte hier, da praktisch nie eine neuropathologische Theorie der Tumoren von irgendeiner Konsequenz vorgebracht worden war."*

Die revolutionäre Entdeckung VIRCHOWs, der die Möglichkeit fand, an der Zelle und dem Gewebe den Niederschlag der Krankheit einwandfrei zu erkennen und nachzuweisen, war für die damalige Medizin, die in immer stärkerem Maße eine wissenschaftliche Basis anstrebte, ein solches Ereignis, daß es nur zu verständlich ist, wenn die Ärzte dieser Zeit sich dieser Forschungsrichtung voll zuwandten. Sahen sie darin doch endlich für das Krankheitsgeschehen feste und erkennbare Anhaltspunkte, die ihnen bisher noch fehlten. Noch war die Entdeckung zu neu, als daß man hätte wissen können, daß man es hier mit einer diagnostischen Großtat zu tun hatte, nicht aber mit einer Erklärung für funktionell-pathologische Abläufe. So ist, retrospektiv betrachtet, zu verstehen, daß man die humoralpathologischen Abläufe, die sich dem Auge entzogen, im Überschwang einfach über Bord gehen ließ, anstatt die neuen Erkenntnisse sinnvoll einzubauen. In dem filmgleichen Ablauf des Krankheitsgeschehens hatte man ein eindrucksvolles Einzelbild fixiert, das zwar einen Folgezustand demonstrativ darstellte, aber keinen Aufschluß über die Krankheitsentstehung geben konnte. Die Zellularpathologie wurde als neue medizinische „Weltanschauung“ von den Ärzten übernommen und ausgebaut. Wie so oft und auf allen Gebieten erlebte man, daß der starke Eindruck des Neuen das Gute am Alten vergessen ließ. Damit geriet das Bild der Krebs*krankheit* in Vergessenheit, der Blick aller Forschung und Behandlung wurde auf den *Tumor* gerichtet und ist bis heute praktisch auf ihm geblieben.

Aus einer chronischen Allgemeinerkrankung war eine lokale Erkrankung geworden, und das Symptom der Krankheit wurde selbst zur Krankheit deklariert.

Hiermit verläßt man eine Anschauung, der fast 5000 Jahre die Ärzte gefolgt waren und die sich bewährt hatte. Durch die Überbetonung des zellularen Geschehens ging das Verständnis für die humoralpathologischen Zusammenhänge und damit für die Ursache der Krankheitsentstehung verloren, um der mechanistischen Auffassung der Krankheit als *Organ*erkrankung Platz zu machen. *Allein* hierin ist die Ursache dafür begründet, daß man, trotz der ungeheuren Anstrengung, die in der ganzen Welt auf dem Gebiet der Krebsforschung gemacht wird, bisher nicht entscheidend weitergekommen ist.

4. Kapitel

DIE DISKREPANZ DER AUFFASSUNGEN IM BILD DER THERAPIE

Je mehr die Zellularpathologie Allgemeingut wurde, desto mehr geriet das medizinische Denken in Bahnen, in denen die Ärzte weder die überlieferten Erfahrungen noch neue Erkenntnisse begreifen konnten.

Die Alten Ärzte hatten noch eine doppelschichtige Therapie, mit welcher sie die Krankheit allgemein kausal und das Symptom örtlich behandelten.

Alle Versuche jener „Außenseiter", den alten ganzheitlichen Erkenntnissen entsprechende zeitgemäße therapeutische Maßnahmen zu entwickeln, wurden von den lokalistischen Dogmatikern abgelehnt.

An einigen Beispielen werden wir die Unterschiede zwischen den gegensätzlichen medizinischen Denkrichtungen deutlich machen.

Warum übernahm die Schulmedizin nicht die bewährten Methoden aus der Praxis der Erfahrungsheilkunde und versuchte ihre Wirkungsmechanismen wissenschaftlich abzuklären?

Wie oft werden beispielsweise auch heute noch therapieresistente Rheumatiker und andere chronisch kranke Patienten über Monate und Jahre erfolglos behandelt, die man durch konsequente Herdsanierung, vielleicht auch durch bloße Neuraltherapie – unter Umständen aber sogar durch eine einzige „Novocain"-Injektion! – schlagartig und für immer von ihrem chronischen Leiden befreien könnte.

> *„Es ist"* – so Peter DOSCH – *„das geschichtliche und zu wenig gewürdigte Verdienst der Brüder HUNEKE, unsere Ärztegeneration durch die Lehre*

vom ‚Störfeld' vom Detail zum Ganzen zurückgeführt zu haben, indem sie uns praktisch bewiesen, daß es ein übergeordnetes, dirigierendes und ordnendes Prinzip in uns gibt, das uns mit unseren Mitteln weder meßbar noch faßbar ist, uns aber doch heilen hilft, wenn wir es anzusprechen verstehen."

Heute ist durch Forschungen von PISCHINGER über das Grundgewebe des Organismus – in dem das Zusammenspiel der humoralen, nervalen und hormonellen Abläufe sich widerspiegelt – das von DOSCH angesprochene übergeordnete Prinzip auch im Sinne der modernen Erkenntnisse der Molekularbiologie und Biochemie formuliert.

Warum versucht man nicht mehr, die Sprache des Griechen ALEXANDER aus Tralles oder des PARACELSUS in moderne Begriffe zu übersetzen?

Sie sprachen von „Tartarischen Krankheiten" und meinten damit, daß sich im Körper erdige Salze „wie der Weinstein am Faß" an verschiedenen Stellen niederschlagen können – eine bildhafte Vorstellung, die den modernen Ärzten primitiv erscheinen mag, doch humoralpathologischen Vorgängen durchaus analog ist.

„Von diesem Gesichtspunkt aus betrachtet muß die Kalkablagerung in den Gefäßen, die Steinbildung in der Gallenblase, Harnblase und Niere, die Ablagerung von Gichtknoten in den Gelenken, die Linsentrübung im Auge und vieles andere Ähnliche nicht als bloße Lokalkrankheit, sondern als Ausdruck einer Allgemeinstörung im gesamten Körperhaushalt betrachtet werden. Eine Allgemeinstörung allerdings, die im Gegensatz zur bisherigen pessimistischen Auffassung einer Beeinflussung bzw. Heilung auf dem Wege der Säfteverbesserung zugänglich ist." (ASCHNER)

Erst dann von einer Gallenstein- oder Nierensteinerkrankung zu sprechen, wenn der Stein die ersten Koliken auslöst oder die vielseitigen Symptombilder uns vor Augen führt, ist ursächlich gesehen nicht zu rechtfertigen. Denn in Wirklichkeit stellt die Gallenstein- oder Nierenstein k r a n k h e i t die Störung dar, die die Entstehung dieser Konkremente erst ermöglicht hat. Die Operation der Steine entfernt, was ohne Zweifel notwendig ist, ein im Vordergrund der Erkrankung stehendes, vielleicht sogar bedrohliches Symptom. Wenn wir k a u s a l behandeln wollen, müßte dieser symptomatischen Maßnahme allerdings noch eine interne Behandlung der steinbildenden Krankheit folgen.

Analog dazu gilt:

Entfernen wir den Tumor — das Symptom — so haben wir die geschwulstbildende Krankheit noch nicht beseitigt. Erst die interne Umstimmung des Organismus soll und kann allein die erneute Manifestierung der Geschwülste (Rezidive, Metastasen) vereiteln.

Der kranke Mensch, nicht allein das Symptom seiner Krankheit, bedarf der Heilbehandlung!

„Die Rachitis, die Asthenie, der Infantilismus, die Chlorose, alle Stoffwechsel- und Blutdrüsenerkrankungen ergreifen und beeinflussen von Grund auf und oft dauernd den ganzen Körper, nicht bloß bestimmte Organe und Zellen"

und weiter lesen wir bei ASCHNER, dem Wiener Konstitutionstherapeuten, dessen bemerkenswerte Heilerfolge in hohem Maße auf ganzheitlicher Umstimmung seiner Kranken beruhten:

„Wir kommen damit auf die von der VIRCHOWschen Zellular- und Organpathologie bis zum heutigen Tage verpönten ‚Universalkrankheiten' zurück, deren ärztliche Berechtigung aber jahrhunderte- und jahrtausendelang durch Heilerfolge sanktioniert war, deren wir uns heute vielfach begeben haben und die wir erst langsam wieder auf dem Umwege über die moderne Formen- und die Humoralpathologie erobern müssen."

„Erblickt man nicht in dem (übrigens immer konstanten) anatomischen Befund der Verkalkung, Starrwandigkeit und Brüchigkeit der Gefäße das Wesentliche bei der Arteriosklerose, sondern nimmt (ähnlich wie bei der, verwandte Erscheinungen erzeugenden Bleivergiftung) ein im Blute kreisendes, giftiges Stoffwechselprodukt, etwa die Harnsäure oder etwas Ähnliches als Ursache aller Symptome an, so erhält das ganze Krankheitsbild eine ungleich günstigere Prognose und der therapeutische Nihilismus muß einer optimistisch aktiven Therapie Platz machen . . . Tatsächlich kann man auch durch stoffwechselverbessernde, sogenannte blutreinigende Methoden weitgehende, sonst unerreichbare Besserungen erzielen."

Die Alten Ärzte wußten, daß gewisse Ekzeme Symptome einer Schädigung der Leber oder Niere in Verbindung mit einer gestörten Kanalisation sind. Sie sahen ein Ekzem nicht als eine selbständige Hauterkrankung an, sondern erkannten in ihm das Bestreben des Organismus, toxische Stoffe auszuscheiden.

Dementsprechend bestand die Beeinflussung eines Ekzems in der Behandlung der Leber oder Niere, sowie in ableitenden Maßnahmen. Vor allem hütete man sich, ein solches Ekzem zu unterdrücken, weil dadurch oft gefährlichere Krankheiten innerer Organe entstehen konnten. Die heutigen Ganzheitstherapeuten handeln nach analogen Auffassungen. Sie sehen in vielen Beschreibungen der Alten Ärzte Symbolbilder, die ihnen Wege zur Therapie und Heilung weisen.

Aus der Praxis ist uns das Wechselspiel zwischen dem Auftreten eines Ekzems und eines Asthma oder einer chronischen Bronchitis, einer chronischen Diarrhöe oder rheumatischer Erscheinungen bekannt. Wenn das eine Krankheitsbild unterdrückt wird, tritt das andere stellvertretend in Erscheinung und führt uns damit deutlich die verborgenen „Kanäle" humoralpathologischer Abläufe vor Augen, in denen die Toxine kreisen und einen Weg zur Ausscheidung suchen, den wir Ärzte ebnen, aber nicht verbauen sollten.

Solange es z. B. nicht gelingt, das im Dickdarm des Krebskranken meist blokkierte „Filter" (bzw. „Ventil") aufzuschließen, versucht der Körper die Abbaustoffe des Tumors durch die Haut – mit über Wochen andauernden Schweißausbrüchen – oder durch den Magen – mit heftigem Erbrechen – auszuwerfen. Im Moment der Aufschließung der normalen Kanalisation senkt sich der Spiegel der im Blut kreisenden Toxine; Schweißausbrüche und Erbrechen hören auf. Der Zustand des Patienten bessert sich. Seine Prognose wird durch die damit verbundene Verbesserung des Milieus eine ungleich günstigere.

Dieses schon von den Alten Ärzten erkannte und in ihrer Diktion formulierte Problem der Entgiftung findet in den Ergebnissen der modernen Zellphysiologie wieder ihre Bestätigung. Die Molekularbiologie hat uns gezeigt, daß von der Gen-Information über die Bildung eines spezifischen Enzymmusters der Biochemismus der Zelle bestimmt wird. Ist diese Funktionskette ungestört, kann die Zelle im Wechselspiel ihres intra- und extrazellulären Milieus für notwendige Entgiftung und Ausscheidung unverwertbarer Stoffwechselprodukte und anfallender Toxine auf der einen Seite und die Aufnahme lebensnotwendiger Substrate andererseits sorgen.

Im Gesamtorganismus wird diese Funktionskette nun in gleicher Weise von bestimmten Organen verstärkt übernommen. Anfallende Toxine werden durch den Biochemismus, insbesondere den der Leber, umgebaut bzw. durch Ankopplung an Trägersubstanzen ausscheidungsfähig gemacht. Eine selektive Ausscheidung wird dann in Niere, Haut und Darmtrakt vorgenommen. Wie die einzelne

Zelle, so wird auch der Gesamtorganismus diese notwendige Entgiftung nur durchführen können, wenn in den beteiligten Organen entsprechende physiologische Voraussetzungen herrschen. Die Störung eines Gliedes dieser Funktionskette muß zwangsweise eine Störung des gesamten Organismus hervorrufen. Eine solche Störung liegt beim Krebskranken vor, die durch die Veränderung des Milieus zur Ausgangsbasis der chronischen Erkankung wird.

Die lokalistische Auffassung bewirkte einen Wandel in der Deutung der Krankheitsvorgänge. Die Gallensteinkrankheit sah man jetzt in dem Symptomenkomplex, der durch den Gallenstein ausgelöst worden war; das Ekzem war zu einer selbständigen Krankheit geworden, der man mit Salben und Pasten symptomatisch zu begegnen suchte.

Wie grundlegend sich in den letzten hundert Jahren die Beurteilung gewandelt hat, wie einseitig die Therapie dadurch geworden ist, läßt sich wohl besonders eindrücklich am Beispiel des Fiebers demonstrieren. Zur Erörterung steht die Frage, ob entzündliche und fieberhafte Vorgänge als krankhaft und schädlich anzusehen sind oder aber als sinnvolle Werkzeuge des inneren Heiltriebes, der Heilkraft der Natur.

Die Körpertemperatur wird durch ein „Wärmezentrum" im Tuber cinereum des Zwischenhirns reguliert. Wird dieses Zentrum durch im Blut kreisende mikrobielle Toxine gereizt, so wird dadurch eine „Vegetative Gesamtumschaltung" im Sinne einer extremen Sympathikotonie ausgelöst, was eine Steigerung des Grundumsatzes und aller Stoffwechselvorgänge, vor allem aber einen Anstieg der Körpertemperatur – eine „Fieberhafte Allgemeinreaktion" – damit aber auch eine Aktivierung aller Abwehrmechanismen des Körpers zur Folge hat.

Bei Fieber werden aus dem Knochenmark abwehraktive Kampfzellen (Neutrophile Granulocyten) mobilisiert und ins Blut geworfen. Die Weißen Blutkörperchen werden also stark vermehrt, was sich im Blutbild als „Kampfphase" bemerkbar macht. Diese neutrophilen Kampfzellen erzeugen „bakterizide" Stoffe, außerdem eiweißverdauende und entgiftende Fermente; sie sind ferner imstande, sich Gifte, Mikroben und Zelltrümmer einzuverleiben und diese bis zur Auflösung zu speichern. Man bezeichnet dieses Phänomen als „Freßaktivität" (Phagocytose).

Auch die Erzeugung spezifischer Antikörper, also sogenannter „Abwehrfermente", seitens der „Immunocyten" (= Lymphocyten) wird erheblich gesteigert. Schon durch einmaliges mehrstündiges Fieber kann der Antikörpertiter des Blutes unter Umständen verzehnfacht werden. Durch Fieberreaktionen können aber auch im Mesenchym eingelagerte Schlackenstoffe mobilisiert und zur Ausscheidung gebracht werden, ebenso infektiöse Resttoxikosen und Erbinfekte (z. B. Erb-Tbc, Erb-Lues u. a.). Abbau und Regeneration geschädigter Gewebe können beschleunigt werden. Die Alkalose wird im Sinne einer relativen Acidose verschoben, wodurch das „Innere Milieu" des Organismus eine eingreifende Umstimmung erfährt. Die natürlichen Abwehr- und Heilkräfte des Organismus werden also durch die fieberhafte Allgemeinreaktion zu höchster Entfaltung gebracht.

Seit langem ist bekannt, daß schwere chronische Erkrankungen nach Überstehen einer hochfieberhaften Infektion zur Ausheilung kommen oder wesentlich gebessert werden können. Der Wiener Psychiater Julius WAGNER von JAUREGG (1857–1940) ist durch diese Erfahrungen angeregt worden, bei Syphilitikern mit Gehirnerweichung (= „Paralyse") durch Impfung mit Malaria-Erregern Heilfieber zu erzeugen. Viele dieser absolut unheilbaren Paralytiker konnten durch eine solche Malaria-Kur geheilt werden.

Schon die Alten Ärzte haben im Fieber eine Selbstheilmaßnahme des Organismus gesehen. So schreibt PARMENIDES:

„Gebt mir die Möglichkeit zur Hand, Fieber zu erzeugen,
und ich werde jede Krankheit heilen können!"

Der Ganzheitstherapeut weiß aus Erfahrung, daß gerade die „Sorgenkinder", die nacheinander von Scharlach, Masern, Röteln und all den anderen fieberhaften Infektionen des Kindesalters heimgesucht werden, im späteren Leben weit weniger anfällig für chronische Krankheiten sind. Der biologisch ausgerichtete Arzt wird daher auch immer bemüht sein, diese machtvollste aller Heilreaktionen zu fördern, so beispielsweise durch Wickel oder heiße Senfpackungen. Diese Maßnahmen werden vor allem dann am Platze sein, wenn die Exantheme nicht „herauskommen" wollen, wenn sie „nach innen schlagen", wenn die fieberhafte Reaktion also nicht kräftig genug ist, um die Infektion vollständig zu überwinden.

Die „moderne" Medizin, die im Fieber nicht mehr eine Heilreaktion sieht, sondern ein den Körper schädigendes Phänomen, versucht heute unter allen Umständen, jede beginnende Infektion mit Penicillin oder anderen Antibiotika zu unterdrücken. Es gibt heute kaum noch ein Medikament gegen infektiöse bzw.

entzündliche Erkrankungen, das nicht Antibiotika oder Cortison enthält, und damit einen Temperaturanstieg von vornherein vereitelt.

Was ist die Folge?

Wenn sich der Organismus infektiöser Gifte nicht durch eine fieberhafte Allgemeinreaktion vollständig zu entledigen vermag, müssen diese Gifte im Mesenchym gespeichert werden. Es entwickeln sich also sogenannte Resttoxikosen. Wir werden aufzeigen, daß diese – im Verein mit Erbinfekten, alimentären Giften, Stoffwechselschlacken und anderen Toxinen – die Speicherungs- und Reaktionsfähigkeit des abwehraktiven Bindegewebes immer weiter verringern und schließlich eine mit Verminderung der Abwehrpotenz verbundene „Mesenchym-Blockade" entstehen lassen können, damit aber auch eine der wesentlichsten Voraussetzungen für die Entwicklung chronischer Erkrankungen, einschließlich des Krebses.

Ist es nicht bezeichnend, daß so viele unserer Krebspatienten das ganze Leben hindurch immer „gesund" gewesen sind, also eine „leere" Vorgeschichte mitbringen? Daß sie also meist keine schwereren fieberhaften Infekte durchgemacht haben und sich daher auch nicht ihrer Erb- und Resttoxikosen entledigen konnten? Es versteht sich daher von selbst, daß wir auch im Rahmen der Internen Krebstherapie von der Heilwirkung des Fiebers Gebrauch machen, wo immer dies möglich ist. Indem wir uns bemühen, den Organismus durch Erzeugung von Fieberstößen zu entschlacken und die darniederliegende Abwehrkraft wieder zu reaktivieren, versuchen wir, die natürliche Heilkraft als Helfer zu gewinnen.

M. von ARDENNE, LAMPERT und andere Forscher haben nachzuweisen vermocht, daß Krebszellen sehr wärmeempfindlich sind. Bei 42 Grad sterben sie ab. Fieber und Überwärmung steigern also nicht nur die körpereigene Abwehrkraft, sie schwächen gleichzeitig auch die Krebszellen so sehr, daß sie von der aktivierten Abwehr um so schneller vernichtet werden können.

LAMPERT hat mitgeteilt, daß Impftumoren nicht angehen, wenn die Versuchstiere vor Einspritzung der Tumorzellen heiß gebadet worden sind. Auch das Wachstum experimenteller Tumoren kann, wie von LAMPERT, GRAFFI und vielen anderen Forschern mitgeteilt worden ist, deutlich verlangsamt werden. In besonders gelagerten Fällen kann sogar vollständige Rückbildung erfolgen. Die Fieberbehandlung ist somit überzeugend fundiert und hat sich auch in der Praxis als wertvolles Hilfsmittel erwiesen. Sie ermöglicht uns, das Milieu des

Krebskranken umzustimmen, seine blockierte Kanalisation aufzubrechen und seine Resistenz gegen das Krebswachstum zu verbessern.

Wir empfehlen deshalb auch unseren zur Entlassung kommenden Patienten, die Fieberbehandlung noch einige Monate lang durch den Hausarzt in ambulanter Form fortsetzen zu lassen. Obwohl die ambulante Fieberbehandlung durchaus unschädlich und in der Regel auch ausgezeichnet verträglich ist, weigern sich manche Ärzte, diese Therapie durchzuführen, weil sie befürchten, daß eine fieberhafte Reaktion sich nachteilig auswirken könne.

Diese Einstellung läßt erkennen, wie weit uns das lokalistische Denken schon vom ganzheitlichen Verständnis des Krankheitsgeschehens weggeführt und wie sehr sie den Arzt unfähig gemacht hat, chronische Erkrankungen kausal – von der Ursache her – zu behandeln.

5. Kapitel

DIE LOKALISTISCHE AUFFASSUNG VOM KREBS

Seit VIRCHOW wird die Krebsheilkunde von der grundsätzlich falschen Vorstellung beherrscht, daß die Ursache der Krebserkrankung in der Krebszelle bzw. in der aus ihr entstandenen Krebsgeschwulst zu suchen und demzufolge der Krebs eine lokalisierte, örtlich umschriebene Erkrankung sei. Es muß nochmals festgehalten werden:
Das umfassende Bild der Krebskrankheit, das seit Jahrtausenden für die Therapie gültig war, geriet in Vergessenheit. Der Blick der Forschung wurde nur noch auf den Tumor gerichtet und ist bis heute auch in der Therapie auf ihn fixiert geblieben.

Aus einer chronischen Allgemeinerkrankung mit dem Tumor als Symptom war eine lokale Erkrankung geworden, und der Tumor wurde zur Ursache und zum Sitz der Krankheit deklariert.

Was sagt die lokalistische Auffassung vom Krebsgeschehen?

In jedem gesunden Organismus könne sich jederzeit an einem dafür disponierten „locus minoris resistentiae" (Ort des geringsten Widerstandes) eine Krebsgeschwulst entwickeln. Da der menschliche Organismus nicht in der Lage sei, Krebszellen aus eigener Kraft zu vernichten, könne er diese Geschwulstbildung auch nicht verhindern. Er könne auf keine Weise Einfluß auf das Geschwulstwachstum – sei es fördernd oder hemmend – ausüben.

In dieser Auffassung fühlte man sich noch bestärkt, als entdeckt wurde, daß normale Zellen durch Einwirkung bestimmter Stoffe in Krebszellen umgewandelt werden können. Nichts lag also näher, als in der „Ersten Krebszelle" (VIRCHOW) die einzig notwendige Voraussetzung für die Entwicklung einer bösartigen Geschwulst zu sehen. Diese Geschwulst erzeuge je nach Sitz und Ausdehnung ganz bestimmte lokale Symptome wie z. B. Schmerz, Blutung und Hohlraumverschluß. Zusätzlich verursacht die Geschwulst eine sekundäre Rückvergiftung des Organismus, welche u. a. Appetitlosigkeit, Blutarmut, fahle Hautfarbe, Abmagerung und die schwermütige Verstimmung des Krebskranken zur Folge habe.

Dieses begrenzte Bild — zusammengesetzt aus dem Tumor als Ursache und den durch ihn erst bedingten Lokal- und Allgemeinsymptomen — stellte nun für die lokalistische Schule die Krebskrankheit dar. Da diese Krankheit ursächlich durch den Tumor bedingt sei, könne sie auch nur durch Ausrottung des Tumors geheilt werden.

Mit dem konsequenten Ausbau dieser in sich schlüssigen, aber auf einer falschen Voraussetzung beruhenden Konzeption vollzog sich eine Wende in der Krebsheilkunde. Die Therapie des Krebses, die früher zweischichtig — kausal und symptomatisch — war, wurde nunmehr in die Hände der Chirurgen gelegt, die die lokaltherapeutisch wirkungsmächtigste medizinische Disziplin repräsentierten.

So wurde dem ungeschriebenen Gesetz, daß die Auffassung vom Wesen der Krankheit die anzuwendende Therapie diktiert, von der gesamten Medizin durch VIRCHOWs Einfluß mit einer radikalen Wendung Rechnung getragen.

Entwicklung und Leistungen der modernen Krebschirurgie

Das 19. Jahrhundert hatte nicht nur für die Pathologie, sondern auch für die praktische Medizin, insbesondere aber für die Chirurgie entscheidende Fortschritte gebracht. Durch bedeutende Entdeckungen waren die operativen Möglichkeiten erweitert worden; so konnte ein Jahrhundert imponierender Fortschritte der Chirurgie seinen Anfang nehmen. 1908 kann SAUERBRUCH erstmals von der operativen Heilung eines Lungenkrebses berichten.

Auch die Kunst der Organ-, Gefäß- und Gehirnchirurgie wird durch bedeutende Ärzte zu höchster Vollendung geführt. Spektakuläre Organverpflanzungen bilden die Schlagzeilen der letzten Jahre.

Der Optimismus der Chirurgen steigert sich im gleichen Verhältnis, wie es möglich ist, die Operationstechnik zu verfeinern. Wo immer es als möglich angesehen wird, die Geschwulst mit dem Stahl radikal zu entfernen, glaubt man den Körper gewissermaßen „von einer Stunde zur andern von seiner Krankheit befreien und ebenso gesund machen zu können, wie er vorher gewesen sei". (K. H. BAUER)

„Der zureichende Grund, Krebs auf operativem Weg zu entfernen, liegt in den operativen Heilziffern und in dem auch experimentell geführten Nachweis, daß Krebs zum mindesten primär und längere Zeit als örtliche Erkrankung anzusehen ist oder negativ ausgedrückt, daß Krebs keinesfalls ein Allgemeinleiden darstellt. Das Erstaunlichste ist, daß es auch Chirurgen gegeben hat, die diesem Standpunkt, Krebs sei ein Allgemeinleiden, huldigten." (K. H. BAUER, 1963)

Einer Tatsache jedoch sieht sich auch die Chirurgie weiterhin machtlos gegenüber: Die Heimtücke der Krebserkrankung liegt darin, daß ihr Beginn fast schmerz- und symptomlos verläuft. Zwei Drittel aller Tumoren haben zum Zeitpunkt der diagnostischen Erfassung bereits Metastasen gebildet oder sind so weitgehend mit der Umgebung verwachsen, daß eine operative Behandlung keine Erfolgschancen mehr zu bieten vermag. An dieser Tatsache hat auch der weitere Ausbau der Frühdiagnostik kaum etwas zu ändern vermocht. Machtlos muß der Chirurg diese Patienten als inoperabel aufgeben. Sie sind für ihn unheilbar geworden.

Auch muß der Chirurg bald erkennen, daß sich auch bei sorgfältigster Radikaloperation das Auftreten von Rezidiven und Metastasen nicht verhindern läßt. Zunächst glaubt man, nicht „radikal" genug operiert zu haben. Der Umfang der Eingriffe nimmt zu. Der Prozentsatz der Heilerfolge läßt sich dennoch kaum verändern. Die Operationstechnik sucht stets umfangreichere Eingriffe zu ermöglichen. Die Mammutoperationen vergangener Jahrzehnte, die zu den schwersten Verstümmelungen der Patienten führten, ohne ihnen Heilung gebracht zu haben, muten uns heute makaber an, wie Notlösungen, aus Panik geboren.

Der Schaden, den die solchermaßen radikalisierte Therapie dem Kranken zufügte, wurde — wie auch K. H. BAUER festgestellt hat — größer als der Schaden durch die Krankheit selbst. Chirurgen werden immer vorsichtiger in der Anwendung des Skalpells, je mehr Erfahrungen sie in der Krebstherapie gemacht hatten. Die Resignation wächst in dem Maße, wie man sich trotz perfekter Operationstechnik der anscheinend endgültigen Grenze der Heilungsmöglichkeiten bewußt zu werden beginnt.

Die lokalistische Konzeption stellt den Chirurgen also vor ein Problem, das er allein niemals zu lösen vermag, da seine Waffe bei der Mehrzahl der Krebskranken nicht zur Anwendung gebracht werden kann.

Nicht der Arzt, der seine Waffe in bewundernswerter Weise handhabt, ist dafür verantwortlich zu machen, sondern die Konzeption, die ihm die Hauptverantwortung aufbürdet für eine Krankheit, deren eigentliche Ursachen bisher verkannt wurden und therapeutisch daher unberücksichtigt geblieben sind. Die Geschwulst ist eben nicht das erste, sondern das klinisch sichtbar werdende letzte Stadium eines latenten chronischen Krankheitsgeschehens. Der Krebstumor ist keine Lokalerkrankung, sondern nur das lokale Symptom einer meist bereits Jahre vor Beginn der Geschwulstbildung vorhandenen schweren chronischen Allgemeinerkrankung des Gesamtorganismus.

Diese notwendige Klarstellung kann aber der unbestreitbaren praktischen Bedeutung des chirurgischen Eingriffs in der Krebsbehandlung keineswegs Abbruch tun und darf nicht als Operationsfeindlichkeit mißdeutet werden. Mit Operation (und Bestrahlung) geschieht ohne Zweifel etwas unbedingt Notwendiges. Aber nicht mehr zu tun als nur zu operieren oder nur zu bestrahlen, ohne gleichzeitig auch den krebskranken Gesamtorganismus zu behandeln, ist nach dem heutigen Stand unseres Wissens einfach zu wenig.

Wir werden später sehen, daß sich einer aus den Fesseln der lokalistischen Konzeption befreiten Krebsheilkunde ungeahnte Perspektiven eröffnen. Wir werden sehen, daß wir der Lösung des Krebsproblems greifbar nahe kommen werden, wenn eine in ganzheitlichem Sinne neu orientierte Chirurgie und Strahlenheilkunde und eine ursachen-ausschaltende ganzheitlich-interne Therapie ihre Kräfte vereinen und gemeinsam zum gleichen Ziele streben!

Die Strahlentherapie

1896 hält W. C. RÖNTGEN in Würzburg seinen weltberühmt gewordenen Vortrag „Über eine neue Art von Strahlen". Der französische Physiker H. BECQUEREL entdeckt noch im gleichen Jahr, daß Uransalze eine besondere Art von Strahlen aussenden, die gewisse Eigenschaften mit den Röntgenstrahlen gemeinsam haben. Aufgrund dieser Entdeckung konnte das Ehepaar P. und M. CURIE aus dem Uranmineral Pechblende das Radium isolieren.

Wenig später stellt sich heraus, daß die Anwendung der Röntgen- und Radiumstrahlung völlig neuartige, bisher ungeahnte diagnostische und therapeutische Möglichkeiten erschließt. Bereits 1896/97 wird berichtet, daß durch Anwendung dieser Strahlen auch bösartige Geschwülste zur Rückbildung gebracht werden können. Es eröffnet sich damit die Möglichkeit, auch auf inoperabel gewordene Tumoren noch therapeutischen Einfluß zu nehmen. Ferner stellt sich heraus, daß durch Nachbestrahlung operierter Patienten bessere Heilungsziffern erzielt werden können, als bei ausschließlich chirurgischer Behandlung.

Die Strahlentherapie (Radiologie) hat sich inzwischen längst zum selbständigen Fachgebiet entwickelt. Neben konventionellen Röntgengeräten werden heute auch Elektronenschleudern („Megavolt-Geräte" bzw. „Betatrone"), außerdem die eine „ultraharte Röntgenstrahlung" (die „Gammastrahlung") erzeugenden „Gammatrone" bzw. „Telekobalt-Geräte" angewandt. Der Weg von der ersten Kathodenröhre zu den modernen Hochleistungsgeräten ist lang, mühsam und teuer gewesen und hat vielen Ingenieuren, Ärzten und Patienten Gesundheit und Leben gekostet (RIES).

Wie wirkt die Strahlenbehandlung? Alle energiereichen Strahlungen (Röntgenstrahlen, Gammastrahlen u. a. m.) bewirken Veränderungen (Mutationen) in den „Gen-Informationen", also im „Erbgut" der Zelle. Die gesunde Zelle kann durch eine Mutation unter Umständen in eine Krebszelle verwandelt werden, während Krebszellen dabei eine „Letalmutation" erleiden und zugrundegehen. Die Heilwirkung einer Strahlenbehandlung beruht somit auf mutativer Zerstörung des Zellkerns der Krebszelle.

Viele Tumoren können sowohl durch den Chirurgen als auch durch den Radiologen beseitigt werden. Welches dieser beiden Verfahren verdient im Einzelfalle den Vorzug?

Die Operation ist grundsätzlich vorzuziehen, wo sie ohne Verstümmelung bzw. ohne extreme Ausdehnung durchgeführt werden kann. In allen jenen Fällen aber, wo eine chirurgische Behandlung mit schwerer Verstümmelung verbunden sein würde, sollte eine Strahlenbehandlung in Erwägung gezogen werden, sofern sie technisch möglich und erfahrungsgemäß auch erfolgversprechend ist.

Wo eines der beiden Verfahren dem anderen eindeutig überlegen ist, wird man dem jeweils besseren Verfahren selbstverständlich den Vorzug geben. Wo die gemeinsame Anwendung von Stahl u n d Strahl bessere Ergebnisse verspricht als die Anwendung von Stahl o d e r Strahl, werden beide Verfahren auch miteinander kombiniert.

Die Röntgentherapie erzielt ihre besten Erfolge bei oberflächlichen Tumoren, in denen die therapeutische Strahlendosis voll und ohne Schädigung gesunder Organe zur Wirkung kommt. So können beispielsweise 95–98 % aller Haut- und Lippenkrebse durch Strahlenbehandlung zur Heilung gebracht werden.

Auch bei metastasierenden Tumoren kann mit der Strahlentherapie noch vorübergehend Rückbildung, in Einzelfällen sogar dauernde Heilung erzielt werden.

Der Erfolg einer Strahlenbehandlung hängt in erster Linie von der Lage, Ausbreitung und Strahlenempfindlichkeit des Tumors ab. Auch wird der Effekt der Strahlentherapie weitgehend von der Toleranz des gesunden Gewebes und seiner Beschaffenheit bestimmt.

Wie erwähnt, werden durch energiereiche Strahlen nicht nur die malignen, sondern auch die gesunden Zellen geschädigt. Nach Strahlenbehandlung tiefliegender Organe kommt es daher nicht selten zu schweren, oft irreparablen Defekten an mitbestrahlten, gesunden Organen, die sich noch lange nach Abschluß der Behandlung für den Kranken fatal auswirken können.

Amerikanische Forscher – so vor allem TOOLAN, MURPHY-STURM u. a. – haben im Tierversuch den Nachweis erbracht, daß intensive Röntgenbestrahlung das Mesenchym schädigt und die Resistenz aufzuheben vermag. Der Ganzheitstherapeut muß daher auch immer wieder die Erfahrung machen, daß bestrahlte Patienten auf immunisierende und abwehraktivierende Maßnahmen sehr viel schwerer ansprechen als nicht bestrahlte Patienten. Die strahlenbedingte Abwehrblockade hält im günstigen Fall mindestens sechs bis zehn Wochen an, nach welcher Zeit sie sich schließlich in manchen Fällen plötzlich und schlagartig zu lösen pflegt. Je länger und je häufiger der Kranke bestrahlt worden ist, um so chronischer scheint sich in der Regel auch die Abwehrschädigung hinzuziehen. Die „Megavolt"-Therapie verursacht einerseits zwar weniger Hautschäden als eine konventionelle Röntgenbestrahlung, übertrifft diese andererseits erfahrungsgemäß ganz erheblich an mesenchymblockierender Wirksamkeit. DOMAGKs Forderung, grundsätzlich so wenig wie möglich zu bestrahlen, besteht daher zweifellos zu Recht.

Auch K. H. BAUER stellt in diesem Zusammenhang fest:

> *„Alle Strahlenbehandlung ist ipso facto eine aggressive Therapie. ... nicht wenn man bestrahlen kann, soll bestrahlt werden, sondern nur wenn man bestrahlen muß ... Ganz verwerflich ist die Kurzschlußindikation: Tumor inoperabel, also Bestrahlung! Der zu erwartende Nutzen muß größer sein, als der sichere Schaden!"*

Wenn mit Hilfe der Bestrahlung auch eine merkbare Verbesserung der Heilstatistik und außerdem die Heilung von inoperablen Krebspatienten zu erreichen war, mußte man mit dem Fortschreiten unseres Jahrhunderts die bittere Erfahrung machen, daß auch mit der Waffe der Radiologie das Auftreten von Metastasen oder Rezidiven in vielen Fällen dennoch nicht ausgeschlossen werden konnte. Die Hoffnung, allen Krebskranken durch Strahlenbehandlung helfen zu können, hat sich also leider nicht erfüllt.

Die Chemotherapie

Trotz aller therapeutischen Bemühungen wird der Vorsprung, den der Krebs vor den ärztlichen Maßnahmen gewinnt, ständig größer. Man sieht sich daher nach weiteren Mitteln um, um dem Auftreten sekundärer Krebsgeschwülste in Form von Rezidiven und Metastasen Einhalt bieten zu können. Sich erinnernd, daß es bereits seit Jahrtausenden chemische Mittel gab, die das Tumorwachstum beeinflussen konnten, wendet man sich dieser intern anzuwendenden symptomatischen Behandlung des Krebskranken zu. Das Wachstum von Krebszellen kann durch chemische und auch einige pflanzliche Mittel gebremst werden, welche die Zellteilungsvorgänge hemmen. Man bezeichnet derartige Stoffe als Cytostatika oder auch als Chemotherapeutika.

Man hat vor allem nach Wirkstoffen gesucht, welche die Teilungs- und Wachstumsvorgänge der Zelle zu hemmen vermögen. Es wurden Mitosegifte entwickelt, welche (wie beispielsweise Trypaflavin, Colchicin, Vincablastin, Podophyllin) die eigentlichen Teilungsvorgänge unterdrücken können. Sogenannte Ruhekerngifte („Interphasegifte") entfalten ihre Hemmwirkung in der „Ruhephase" zwischen den Teilungsvorgängen. In diesem Sinne wirken beispielweise das Urethan und der Stickstofflost, sowie dessen Abkömmlinge (so etwa „Endoxan"). Als Anti-Wuchsstoffe oder „Anti-Vitamine" bezeichnet man eine Gruppe von Stoffen, die bestimmte Wuchsstoffe bzw. Vitamine aus der Zelle verdrängen und auf diese Weise die Neubildung von „Nukleinsäuren" (RNS und DNS) unterbinden. Zu dieser Gruppe gehören die „Purin-Antagonisten" (so „Puri-nethol"), ferner die „Folsäure-Antagonisten" („Aminopterin" etc.). Auch eine Reihe von Antibiotika, so vor allem die Actinomycine, können in der Krebsbehandlung Anwendung finden.

Mit diesen Cytostatika, die vielfach auch in kombinierter Form zur Anwendung gebracht werden, versucht man, frei im Blut und in Lymphbahnen vagabundierende Tumorzellen zu vernichten, um dadurch einer Rezidivierung oder Metastasierung vorzubeugen. Die „Nach"-Behandlung operierter und bestrahlter Patienten mit diesen Chemotherapeutika hat die Rezidivgefährdung verringert. Auch war es mit verbesserten Präparaten im Laufe der Zeit möglich, solide Tumoren im Wachstum zu hemmen und ihre Größe zu verkleinern. Auch die Behandlungserfolge bei Systemerkrankungen – vor allem bei Lymphogranulomatosen und bei akuten und chronischen Leukämien des Kindesalters – konnten durch Cytostatika deutlich verbessert werden.

Leider hat sich herausgestellt, daß Cytostatika nicht nur selektiv das Wachstum von Krebszellen hemmen, sondern auch das Wachstum gesunder Zellen in Mitleidenschaft ziehen. Alle schnell sich erneuernden Gewebe, vor allem das Knochenmark, in welchem die Roten und Weißen Blutkörperchen gebildet werden, oder Schleimhäute und Haarfollikel werden durch Chemotherapeutika ebenfalls weitgehend geschädigt. Oft scheint leider das Wachstum normaler Zellen sogar stärker gehemmt zu werden als das Wachstum der Krebszellen. Diese chemischen Hemmstoffe können daher oft nicht dauernd, sondern nur zeitlich begrenzt in Anwendung gebracht werden. Trotzdem hat sich die Chemotherapie in begrenzter Dosierung als Übergangstherapie bei schnell wachsenden Tumoren bewährt. Eine Dauertherapie ist immer problematisch, weil sich eine „Immundepression" entwickelt, die Abwehrpotenz des Organismus also stärkstens beeinträchtigt wird. Ihre Anwendung wird auch dadurch noch eingeschränkt, daß die Tumorzellen nach einer gewissen Zeit ihre anfängliche Sensibilität für das Cytostatikum verlieren und es so unwirksam wird.

Wirksamer als die Verabreichung in täglichen kleinen Dosen hat sich die in den letzten Jahren üblich gewordene Stoßtherapie erwiesen. In vielen Fällen kann mit der Stoßbehandlung schnell ein Stillstand des Tumorwachstums, in manchen Fällen auch Rückbildung erzielt werden. Wenn auch das Tumorwachstum oft nach wenigen Wochen wieder beginnt, so sehen wir in dieser Stoßtherapie – vor allem in der Behandlung weit fortgeschrittener und schnell wachsender inkurabler Tumoren – doch eine Möglichkeit, Zeit zu gewinnen, um inzwischen die Immuntherapie zur Wirkung zu bringen.

Es versteht sich von selbst, daß – wo immer möglich – eine biologische Behandlung jeder Chemotherapie vorzuziehen ist.

In letzter Zeit versucht man, „zyklusgerechte" Teilungsgifte zu entwickeln. Die Schwierigkeiten, die sich der hierauf gerichteten Forschung entgegenstellen, liegen allein schon in der ungeheuren Komplexität der Zellkinetik. (MARQUARDT)

Die Hormon-Behandlung

Seit Jahren wird bei der Bekämpfung der hormonabhängigen Tumoren (Mamma-, Prostata-Ca) eine Behandlung mit gegengeschlechtlichen Hormonen angewandt. Das bedeutet, daß bei der Frau die männlichen, beim Manne die weiblichen Geschlechtshormone verabreicht werden. In extrem hohen Dosen bewirken sie eine „hormonale Kastration", indem sie die Erzeugung und biologische Wirksamkeit der eigengeschlechtlichen Wirkstoffe des Hypophyse-Zwischenhirn-Systems und der Keimdrüsen (damit aber auch die von diesen Wirkstoffen abhängigen bösartigen Wachstumsvorgänge) unterdrücken. Ihre wachstumshemmende Wirksamkeit beschränkt sich selektiv auf den Tumorbereich, ohne gleichzeitig (wie andere Cytostatika) auch die normalen Wachstumsvorgänge – wie z. B. die Blutbildung – in Mitleidenschaft zu ziehen. Die Hormone müssen mehrere Jahre ununterbrochen und regelmäßig eingenommen werden. Vielfach verlieren sie nach mehrjähriger Anwendung ihre Wirksamkeit, womit sie die Bildung von Metastasen und Rezidiven nicht mehr verhindern können. Außerdem ist die Daueranwendung extremer Dosen von gegengeschlechtlichen Hormonen mit einer Umprägung der Persönlichkeit verbunden. Die Frau wird vermännlicht, der Mann verweiblicht, was mancherlei Probleme mit sich bringt.

Weder die ausschließliche Chemo-, noch auch die ausschließliche Hormontherapie werden also eine kausal angreifende Ganzheitsbehandlung jemals ersetzen können. Von beiden sollte daher auch nur im Rahmen einer Ganzheitsbehandlung und ausschließlich dann Gebrauch gemacht werden, wenn man mit biologischen Methoden allein nicht zum Ziele kommen sollte.

Die Ferment-Behandlung

Auch bei der Ferment-Behandlung handelt es sich um einen symptomatischen Angriff auf den Tumor. Sie beruht auf der Tatsache, daß körperfremdes Eiweiß in Blut und Gewebe genauso „verdaut" wird, wie das Eiweiß von Fleisch oder Käse im Magen (ABDERHALDEN). Gegen jede Art von Fremdeiweiß bildet sich im Organismus ein jeweils nur diese Eiweißart verdauendes Abwehrferment. Aber auch irgendwie erkrankte körpereigene Zellen können durch Bildung zellspezifischer Abwehrfermente beseitigt werden. Im gesunden Organismus werden gegen jede sich bildende Krebszelle unverzüglich „krebszell-verdauende" Abwehrfermente mobilisiert.

Beobachtungen haben ergeben, daß krankhaft veränderte Zellen (entzündlicher oder krebsiger Art) außerdem nicht nur durch spezifische Abwehrfermente, sondern auch durch die unspezifischen, „normalen" Pankreas- und Magenfermente verdaut werden können, während vollkommen gesunde Zellen dem Angriff auch konzentrierter Fermente widerstehen.

Die Ursache dieser Fermentanfälligkeit der Krebszelle liegt darin, daß ihre Zellmembran wesentlich schwächer als die einer normalen Zelle ist. Bei der Zellteilung werden die Poren dieser Membran zudem so stark erweitert, daß die Eiweißmoleküle der Verdauungsfermente direkt in die Krebszelle eindringen und sie zur Auflösung bringen können (WOLF).

Wie bereits erklärt, muß das Abwehrvermögen des Blutes im wesentlichen auf die dauernde Gegenwart wirksamer Mengen eiweißverdauender spezifischer Abwehrfermente als auch unspezifischer Verdauungsfermente aus dem Pankreas zurückgeführt werden. Es scheint, daß die Abwehrpotenz direkt proportional der Menge der im Blut vorhandenen Proteasen ist, also um so größer, je mehr Fermente in den Körpersäften vorhanden sind.

Im Tierversuch ist nachgewiesen worden, daß mit der Fermentbehandlung Krebszellen abzubauen sind.

Beim Geschwulstkranken greifen die Fermente die ständig in Blut und Lymphe frei vagabundierenden Krebszellen an und bringen sie zur Auflösung. Sie verdauen auch etwaige Fibrin-Gerinnsel auf den Gefäßwänden, deren Vorhandensein erfahrungsgemäß den Krebszellen das Eindringen in gesundes Gewebe erleichtern kann. Die Auflösung freier Krebszellen sowie die gefäßreinigende Wirksamkeit der Fermente wirkt somit einer Metastasierung entgegen.

Fermente greifen auch das Tumorgewebe an. Die benötigten Ferment-Dosen sind von der Empfindlichkeit, vom Volumen, von der Wachstumsgeschwindigkeit, der Durchblutung des Tumors und anderen Faktoren abhängig.

Fermente wirken außerdem einer Rückvergiftung des Organismus entgegen, die von den laufend aus dem Tumor ins Blut gelangenden, toxischen Abbauprodukten verursacht wird.

Die therapie-üblichen Fermente sind – auch in höchsten Dosen – ungiftig. Ihre Anwendung ist einfach, kann jedoch bei intravenöser Applikation von allergischen Schock-Reaktionen begleitet sein. Sie sollte daher nur in einer mit dieser Behandlungstechnik vertrauten Klinik zur Durchführung kommen.

Ergebnisse der lokalistischen Therapie

Wir stehen am Ende einer hundertjährigen Anwendung der lokalistischen Konzeption. Welche Ergebnisse konnten mit der auf ihr aufgebauten und zur höchsten Perfektion entwickelten Krebstherapie erzielt werden?

- Nach hundert Jahren perfekter chirurgischer Therapie,
- nach siebzig Jahren radiologischer Therapie,
- nach dreißig Jahren Chemotherapie,
- nach einem Jahrhundert unermüdlicher geistiger Anstrengungen und unermeßlichen materiellen Aufwands für die Forschung

sehen wir uns der Tatsache gegenüber, daß durch die auf lokalistischer Konzeption beruhenden Therapiemethoden nur etwa ein Fünftel der Krebskranken tatsächlich geheilt werden kann.

Bei etwa 60 von 100 Krebskranken ist die Erkrankung zum Zeitpunkt der diagnostischen Erfassung bereits derart weit vorgeschritten, daß sie durch Stahl und Strahl nicht mehr mit Aussicht auf Erfolg behandelt werden kann. Sie werden als „von vornherein unbehandelbar" und daher auch „unheilbar" – als „primär inkurabel" – betrachtet und aufgegeben.

Nur etwa 40 von 100 Krebskranken können mit Aussicht auf Erfolg operiert und bestrahlt werden. Die Hälfte dieser ja ausschließlich symptomatisch behandelten Patienten erkrankt nach vorliegenden Statistiken früher oder später an lokalen oder metastatischen Rezidiven. Wie die „primär Inkurablen", so werden auch diese für Stahl und Strahl unbehandelbar gewordenen „sekundär Inkurablen" als unheilbare, aussichtslos gewordene Fälle ihrem Schicksal überlassen.

Die überwiegende Mehrzahl der Krebskranken wird also von einer ausschließlich lokalistisch orientierten Therapie weder gegenwärtig noch in der Zukunft Hilfe zu erwarten haben.

Die wieder und wieder publizierte Behauptung, daß 50 % aller Krebse geheilt werden könnten, sofern sie nur rechtzeitig erkannt werden würden – daß daher nur von einem weiteren Ausbau der Frühdiagnostik noch eine Verbesserung der Heilungsquote erwartet werden dürfe, ist durch drei Jahrzehnte praktischer Erfahrung widerlegt. Die seit 1940 ständig weiter intensivierte Frühdiagnostik hat die Heilergebnisse leider nur um wenige Prozent zu verbessern vermocht. Wir werden später noch ausführlich erörtern, daß auch die frühestmögliche Erfassung eines Tumors in Wirklichkeit immer bereits eine Spätdiagnose des kausalen Grundleidens – nämlich der latenten Krebskrankheit des Gesamtorganismus – bedeutet.

Auch wir sind der festen Überzeugung, daß wenigstens die Hälfte aller Krebskranken geheilt werden könnte. Allerdings wird dieses Ziel nur erreichbar sein, wenn nicht nur alle diagnostischen, sondern endlich auch alle therapeutischen Möglichkeiten aufgegriffen und weiterentwickelt werden. Solange wir uns wie bisher damit bescheiden, lediglich die lokaltherapeutisch beeinflußbar erscheinenden Fälle zu erfassen und zu behandeln, andererseits die primär und sekundär Inkurablen auch weiterhin ihrem Schicksal zu überlassen, werden wir diesem Ziele wohl niemals näher kommen.

Wir sollten einsehen, daß an der bisher praktizierten therapeutischen Konzeption offensichtlich etwas Grundsätzliches falsch sein muß, wenn das Krebsproblem – nach einem Jahrhundert weltweiter Forschung, nach einem Jahrhundert unermeßlicher geistiger und materieller Anstrengungen – noch immer ungelöst ist! Wir sollten die eindringlichen Mahnungen beherzigen, die 1970 der Krebskongreß in Houston an die Weltöffentlichkeit gerichtet hat, daß nämlich die Krebsseuche auch künftig schnell und unaufhaltsam weiter zunehmen und in nicht allzu ferner Zukunft sich schließlich zur schrecklichsten aller Katastrophen der Menschengeschichte ausweiten wird, falls es nicht doch noch gelingt, endlich wirksamere therapeutische Möglichkeiten zu entwickeln.

6. Kapitel

THEORIEN ÜBER DIE URSACHEN DER KREBSZELL-ENTSTEHUNG

Aufbauend auf den Forschungen von MORGAGNI und beflügelt durch die Entdeckungen von BICHAT, LAÉNNEC und Johannes MÜLLER, zog sich die Krebsforschung bereits in der ersten Hälfte des 19. Jahrhunderts immer mehr von der Fragestellung zurück, warum eine Geschwulst im Körper entstehe, da sich diese Frage nicht wissenschaftlich exakt beantworten ließ (WOLFF). Man wandte sich der Erforschung der Krebsgeschwulst bzw. der Krebszelle und im besonderen dem Mechanismus der Krebszellentstehung zu, da die histologische Pathologie endlich dafür die Ansatzpunkte bot.

Im Laufe des 19. und 20. Jahrhunderts sind zahlreiche Hypothesen über die Ursachen der Krebszellentstehung veröffentlicht worden. Die wichtigsten dieser Hypothesen sollen hier dargestellt werden.

Die „Blastem-Theorie" nach Th. SCHWANN und Joh. MÜLLER (1838)

Wie schon erwähnt, hat Theodor SCHWANN festgestellt, daß alle pflanzlichen und tierischen Organismen aus Zellen bestehen. Er nimmt an, daß die Bildung dieser Zellen auf zwei Wegen vor sich gehen könne. Der erste dieser Wege sei die „Freie Zellbildung". Aus einer zellfreien lebenden Grundsubstanz, dem hypothetischen „Blastem", könnten sich jederzeit Zellen entwickeln, gewissermaßen also „herauskristallisieren". Da diese „frei" entstandenen Zellen ja ebenfalls „Blastem" enthielten, könnten sich auch innerhalb dieser Zellen wieder neue Zellen entwickeln, ein Vorgang, den SCHWANN als „Gebundene" Zellbildung bezeichnet hat.

Johannes MÜLLER, der sich zur selben Zeit mit dem Feinbau der Tumoren befaßt, stellt fest, daß auch Krebsgeschwülste aus Zellen bestehen, die jedoch nicht mit normalen Organzellen identisch seien. Neben diesen Zellen finde sich aber auch eine formlose Grundsubstanz, ein „Krebsblastem", das einen unsichtbaren „Krankheitssamen", ein „Seminium morbi", enthalten müsse, der sich zu „Geschwänzten Körperchen", den „Keimzellen" der Krebsgeschwulst, weiterentwickle. Die Krebszellenbildung müsse also – so meint J. MÜLLER – offensichtlich ebenfalls nach dem Prinzip der „Freien" und „Gebundenen" Zellentstehung vor sich gehen.

Obwohl KÖLLIKER, REICHERT und REMAK gegen „Blastem-Theorie" und „Freie Zellentstehung" Einwände geltend machen, wird sie als Lehrmeinung zunächst allgemein übernommen. Bereits 20 Jahre nach ihrer Verkündigung wird sie jedoch durch R. VIRCHOW endgültig zu Fall gebracht.

Die VIRCHOW-schen Theorien

R. VIRCHOW hatte sich von jeher mit der Frage befaßt, „von welchen Teilen des lebenden Organismus eigentlich die Aktion ausgehe und was das Tätige sei". Dieses sei – so meint er – das Kardinalproblem sowohl der Physiologie als auch der Pathologie. Die „Blastem-Theorie" hatte dieses aktive, schöpferische Prinzip im „Blastem" gesehen. Im Mikroskop erweise sich aber die Zelle als die kleinste wahrnehmbare Einheit des Lebens. VIRCHOW schließt daraus, „daß die Zelle wirklich das letzte Formelement aller lebendigen Erscheinung sei, von welchem alle Tätigkeit des Lebens – sowohl im Gesunden als auch im Kranken – ihren Ausgang nehme".

Da ein „Blastem" nicht objektivierbar sei, könne es – so VIRCHOW – auch keine „Freie Zellentstehung" geben. „Wo eine Zelle entsteht, da muß eine andere Zelle vorangegangen sein. Jede Zelle kann also nur aus einer anderen Zelle entstehen." („Omnis cellula e cellula ejusdem generis.") Diese These ist als VIRCHOWs „Gesetz von der kontinuierlichen Entwicklung" bekannt geworden.

Weil die Zelle die kleinste Einheit des Lebens sei – so folgert VIRCHOW weiter – müsse „in der kranken Zelle logischerweise auch Ausgangspunkt, Einheit und Wesensträger der Krankheit – in der Krebszelle somit Ausgangspunkt,

Einheit und Wesensträger der Krebsgeschwulst – gesehen werden".

Jegliche Geschwulstentwicklung könne daher auch nur von einer „Ur-Geschwulstzelle", von einer „Ersten Krebszelle", ihren Ausgang nehmen. „Jede Störung, jede Krankheit hat einen lokalen, anatomischen Anfang, einen Sitz!" Dieses „Gesetz von der lokalen Pathogenese" bildet im Verein mit den obengenannten Thesen das Kernstück der VIRCHOWschen „Zellularpathologie".

Es ist demnach VIRCHOWs Verdienst, als erster erkannt zu haben, daß Krebszellen sich von dem gesunden Muttergewebe als völlig neue Zellrasse mit andersartigen biologischen Eigenschaften unterscheiden. Wenigstens ein Exemplar dieser neuen Zellrasse – also eine „Erste" Krebszelle – müsse vorhanden sein, damit eine Geschwulstbildung in Gang kommen könne.

Die naheliegende Frage, warum und auf welche Weise eine bislang normale Organzelle sich in eine „Erste Krebszelle" verwandle, hat er in seiner 1853 veröffentlichten „Keimstock-Theorie" bzw. „Bindegewebs-Theorie" zu beantworten versucht. Als Muttergewebe (als Keimstock) aller Krebsgeschwülste betrachtet er „das Bindegewebe", das „heteroplastische Bildungen" hervorbringe. „Die Neoplasmen" – so stellt VIRCHOW fest – „bestehen aus an sich normalem Gewebe, befinden sich aber an einem Ort, wo sie nicht hingehören."

Da diese Deutung nicht zu überzeugen vermochte, hat VIRCHOW mit seiner 1863 veröffentlichten „Reiz-Theorie" eine bessere Erklärung versucht. Bösartige Neubildungen entwickeln sich – so VIRCHOW – mit Vorliebe an mechanisch oder chemisch stark beanspruchten Organen, beispielsweise dort, wo ein Gewebe durch Reibung, Druck, durch irgendwelche Gifte oder auch durch chronische Entzündungsvorgänge „irritiert", d. h. dauernd gereizt worden ist. Der Lippen- oder Zungenkrebs des Pfeifenrauchers (heute könnte man hinzufügen: der Lungenkrebs beim Zigarettenraucher) und der Hautkrebs des Hodensackes beim Kaminkehrer seien beweiskräftige Beispiele für die krebsbegünstigende (carcinogene) Bedeutung der chronischen Reizung. Dieser „Reiz-Theorie" ist allgemein zugestimmt worden, und sie hat bis heute nicht an Bedeutung verloren. Auf das eigentliche Anliegen der Krebsforschung, wie und auf welche Weise diese Reizfaktoren eine normale Zelle in eine

Krebszelle verwandeln können, vermochte aber auch die „Reiz-Theorie" keine Antwort zu geben.

Die „Keim-Versprengungs-Theorie" von COHNHEIM (1875)

COHNHEIM, ein Zeitgenosse VIRCHOWs, war an sich Anhänger der VIRCHOW-schen Reiz-Theorie. Er vertrat jedoch die Auffassung, daß ein carcinogener Reiz nur dort zur Geschwulstbildung führe, wo „versprengte Reste embryonalen Gewebes" vorhanden seien. In jedem Organismus, so stellt COHNHEIM fest, gebe es zahlreiche Reste embryonalen Gewebes, deren embryonale Wachstumspotenz zwar eingeschlummert sei, durch äußere Reize aber jederzeit wieder reaktiviert werden könne, was dann die Entstehung gut- oder bösartiger Tumoren zur Folge habe. Ähnlichen Gedanken hat 1867 bereits KLEBS in seiner „Theorie der Epithelialen Infektion" Ausdruck gegeben.

Die „Regenerations-Theorie" von FISCHER-WASELS (1922)

Neben vielen anderen hat sich auch FISCHER-WASELS um einen Ausbau der Reiz-Theorie bemüht. Die Zellen eines gereizten Gewebes – so stellt er fest – werden dauernd geschädigt oder zerstört und müßten daher fortlaufend durch neue Zellen ersetzt werden. Zerstörungs- und Regenerationsvorgänge stünden somit ständig nebeneinander. Der normale Regenerationsrhythmus sei aber nicht mehr ausreichend, um den laufenden Verlust auszugleichen. Es müsse daher ein schnell sich vermehrendes Granulationsgewebe entstehen, dessen regenerative Potenz mit dieser schnellen Zerstörung Schritt halten könne. Die schnell wachsenden Regenerationszellen eines solchen Gewebes könnten aber auch unerwünschte überschießende Wachstumsvorgänge hervorrufen, die dann als gut- oder bösartige Geschwülste in Erscheinung treten würden.

Die „Erreger-Theorien"

Der englische Chirurg J. ADAMS hat 1801 erstmals veröffentlicht, daß er in den Zellen frisch operierter Brustkrebse „wurmähnlich aussehende Parasiten" beobachtet habe. Seither haben Hunderte von Forschern der Suche nach einem spezifischen „Krebserreger" ihre Lebensarbeit gewidmet. A. BORREL (Paris) hat 1903 aus den bis dahin vorliegenden Ergebnissen folgende Bilanz gezogen:

In Krebszellen seien bakterielle Parasiten enthalten.

Krebs könne nur durch Einspritzung ganzer Krebszellen auf experimentellem Wege übertragen werden. Die Einspritzung von Reinkulturen der in Krebszellen enthaltenen bakteriellen Parasiten hätten keineswegs auch regelmäßig Krebsentstehung zur Folge.

Mikroorganismen bakterieller Natur könnten daher als ausschließliche Krebsursache schwerlich in Frage kommen. Man müsse daher annehmen, daß dafür ein ultrakleines Virus verantwortlich sei, das sich jedoch noch dem Nachweis entziehe.

Der erste experimentelle Beweis für diese „BORRELsche Virus-Hypothese" ist 1910 von Peyton ROUS (USA) erbracht worden. ROUS berichtet, daß er durch Einspritzung zell- und bakterienfreier Filtrate eines Hühnersarkoms bei gesunden Tieren experimentelle Tumoren (= das „ROUS-Sarkom") habe erzeugen können.

In den Jahren 1932 mit 1936 gelingt es SHOPE und BITTNER auch Säugertumoren durch zellfreie, virushaltige Filtrate zu übertragen.

Der Biologe W. M. STANLEY – für seine Verdienste auf virologischem Gebiet mit dem Nobelpreis ausgezeichnet – ist einer der markantesten Verfechter der erregerbedingten Krebsentstehung. Er hat 1957 die Auffassung vertreten, daß das Krebsgeschehen bei Mensch und Tier auf einen einheitlichen, virusbedingten, biologischen Mechanismus zurückzuführen sei. Alles spreche dafür, daß Geschwulsterkrankungen durch ein möglicherweise bereits in jeder gesunden Zelle gegenwärtiges Virus hervorgerufen werden, das keineswegs von vornherein pathogen sei, vielmehr erst unter dem Einfluß carcinogener Stoffe jene krankmachenden Eigenschaften entwickle, durch welche eine vorher gesunde Zelle in eine Krebszelle verwandelt werde.

Dieselbe Auffassung wird gegenwärtig auch von namhaften deutschen Forschern vertreten. Klaus MUNK (Heidelberg) hat beispielsweise festgestellt, „daß kein experimenteller Beweis gegen die Annahme spreche, daß die bei Tieren beobachtete virusbedingte Umwandlung von normalen Zellen in Tumorzellen nicht auch im Menschen vorkommen könne". Auch Werner SCHÄFER (Tübingen) kommt zu dem Ergebnis, daß die Möglichkeit einer virusbedingten Krebsverursachung auch beim Menschen nicht länger verneint werden könne, nachdem man bei Affen bereits Virus-Tumoren habe erzeugen können.

Der britische Tropenarzt BURKITT beobachtete (1958) in Zentralafrika eine fast ausschließlich bei Kindern auftretende virusbedingte Sonderform des Lymphosarkoms, den „BURKITT-Tumor". BURKITTs Beobachtungen sind mehrfach bestätigt worden.

Die Annahme einer parasitären Verursachung des Krebses hat inzwischen weltweite Anerkennung gefunden und ist zur Arbeitsgrundlage führender Forschungsinstitute geworden. Virologie und Immunologie werden daher mehr und mehr zum beherrschenden Thema der Krebskongresse.

Die „Endobionten-Theorie" nach G. ENDERLEIN

Der Mikrobiologe G. ENDERLEIN (1871—1968) hat seit 1916 laufend Forschungsergebnisse veröffentlicht, die als „Bakterien-Cyklogenie" und als „Endobionten-Theorie" bekannt geworden sind. Krebs sei, so stellt ENDERLEIN fest, eine Parasitose, deren Erreger nicht nur als Virus, sondern auch als Mikrokokkus, als Bakterie, als Pilz — aber auch in vielerlei Übergangsformen zwischen diesen Phasen — in Erscheinung treten könne. Es handle sich dabei nicht, wie die monomorph denkende bakteriologische Lehrmeinung annehme, um selbständige, voneinander unabhängige und unveränderliche „Arten", sondern um Phasen eines mikrobiellen Zyklus. Die Zelle sei keineswegs — wie dies VIRCHOW behauptet habe — als „kleinste Einheit des Lebens" anzusehen, sie sei vielmehr jeweils eine Lebensgemeinschaft kleinster Mikroorganismen. ENDERLEIN hat diese allen Lebewesen eingeborenen Mikroorganismen als „Endobionten" bezeichnet. Wenn diese Mikroben durch falsche Ernährung oder Toxineinwirkung geschädigt werden, können sie parasitische Eigenschaften annehmen. Sie sind dann nicht mehr fähig, normale Zellen aufzubauen, sondern organisieren sich in krankhaft veränderten Zellgebilden, die wir als Geschwulstzellen bezeichnen. Parasitisch veränderte Endobionten seien übrigens nicht nur für die Entwicklung des Krebses, sondern auch für viele andere Erkrankungen des Menschen verantwortlich zu machen.

Die „Mykoplasmen-Theorie" nach F. GERLACH

Der in Wien geborene Pathologe, Mikrobiologe und Hygieniker F. GERLACH hat sich seit 1927 auf seinem Fachgebiet der Erforschung der Krebsursachen gewidmet. Er hat festgestellt, daß in jeder Krebsgeschwulst oder Krebszelle, wie immer diese auch entstanden sein mögen, spezifische Mikroorganismen – nämlich Mykoplasmen – nachweisbar sind, die sich an der bösartigen Entartung der Zelle offensichtlich als obligater Faktor beteiligen. Es ist GERLACH gelungen, diese Mikroben aus tierischen und menschlichen Tumoren zu züchten, normale Zellen durch Infektion mit diesem Erreger in Krebszellen zu verwandeln und durch eine eigene Impfmethode an Versuchstieren verschiedene Arten von malignen Tumoren und Leukosen experimentell zu erzeugen. GERLACH folgert daraus, daß zwischen malignen Eigenschaften und obligatem Mykoplasmenbefall der Krebszelle ein ursächlicher Zusammenhang besteht. Die Bösartigkeit der Krebszelle scheint somit in den obligat in ihr enthaltenen Parasiten verkörpert zu sein.

Das Vorkommen von Mykoplasmen ist nach GERLACH nicht auf den krebskranken Organismus beschränkt. Auch im gesunden Organismus sind regelmäßig Mykoplasmen zu finden. Sie werden schon im Mutterleib diaplacentar auf die sich entwickelnde Leibesfrucht übertragen. Auch bei gesunden Müttern enthalten Eihäute, Fruchtwasser und Nabelschnursülze Reinkulturen dieser allen Säugern eingeborenen Mikroben, die über die Lymph- und Blutbahn in den fetalen Organismus eingeschleust werden. Der Mykoplasmenbefall des Organismus bleibt während der ganzen Dauer des Lebens, mengenmäßig schwankend, bestehen. Ob und wie lange die eingeborenen Mykoplasmen als Symbionten oder als Saprophyten zu betrachten seien, hänge vom Wirtsorganismus ab. Bei Vorliegen begünstigender Umstände – z. B. schon bei einer Milieuveränderung – scheint sich das symbiontische bzw. saprophytische Mykoplasma allmählich in einen parasitischen Keim verwandeln zu können, wobei nachweislich zunächst eine infektiöse Allgemeinerkrankung entsteht, die einer Präcancerose entspricht, aus der sich bei Verschlechterung des Milieus jederzeit eine Cancerose zu entwickeln vermag.

Die im gesunden Organismus symbiontisch oder saprophytisch, im krebskranken Organismus hingegen parasitisch lebenden Mykoplasmen sind dem Virus nahestehende Mikroorganismen, die durch großen Formenreichtum ausgezeichnet sind. Sie sind filtrierbar, aber – im Gegensatz zu den Viren – unter Schwierigkeiten auch auf zellfreien künstlichen Nährböden züchtbar. Die gleichen Eigenschaften finden sich auch bei den Erregern gewisser Formen von Lungen- und Rippenfellentzündung und anderer menschlicher und tierischer Erkrankungen. Diese sehr artenreiche, eine verwirrende Vielfalt von Nomenklaturen aufweisende Gruppe von Mikroben ist aufgrund internationaler Übereinkunft vor einigen Jahren unter dem einheitlichen Namen „Mykoplasmen" zusammengefaßt worden.

Die „Kern-Mutations-Theorie" nach K. H. BAUER (1928)

Wenn aus einer normalen Zelle eine schnell sich vermehrende Krebszelle geworden ist, muß etwas vor sich gegangen sein, was die Eigenschaften der Zelle von Grund auf verändert und umgeprägt hat. K. H. BAUER stellte daher 1928 die Hypothese auf, daß jeder Geschwulstbildung eine irreversible, vererbbare molekulare Veränderung (= „Mutation") des in den Chromosomen des Zellkerns enthaltenen Erbguts der Zelle vorausgegangen sein müsse. Derartige Mutationen könnten – so MÜLLER 1927 – durch energiereiche Strahlen, aber auch durch chemische Einflüsse verursacht werden.

Die „Plasma-Mutations-Theorie" (NOTHDURFT 1948) und „Duplikanten-Theorie" (BUTENANDT 1949)

Obwohl eine Cancerisierung der Zelle durch eine „Kern-Mutation" im Sinne K. H. BAUERs an sich durchaus möglich erscheint, haben NOTHDURFT und BUTENANDT – neuerdings auch andere Autoren – geltend gemacht, daß die bösartige Entartung durchaus auch ohne Kern-Mutation vor sich gehen könne. Sie gehen von der Voraussetzung aus, daß mutativ veränderbare RNS-Moleküle ja nicht nur im Zell*kern*, sondern auch im Zell*plasma* vorhanden sind. So sind beispielsweise in den „*Ribosomen*" (bzw. „Mikrosomen") virusartige „Kerne" aus Nukleinsäuren des RNS-Typs enthalten. Jedem Wachstum der Zelle liegt jeweils eine „Selbstreproduktion" dieser Ribosomen zugrunde, weshalb sie von BUTENANDT auch als „*Plasma-Duplikanten*" bezeichnet wurden. Sie funktionieren in der gesunden Zelle als Organellen, während sie sich außerhalb der Zelle wie selbständig vermehrungsfähige Viren verhalten.

Die Nukleinsäuren dieser Plasma-Duplikanten können durch Gifte in ihrer molekularen Struktur derart verändert werden, daß sie anstelle eines normalen ein krankhaft verändertes Protein produzieren. Durch carcinogene Stoffe werden die Nukleinsäuremoleküle der Plasma-Duplikanten bzw. Ribosomen so weitgehend verändert, daß sie ihre organspezifischen Eigenschaften verlieren und sich, wie BUTENANDT, WEILER u. a. nachgewiesen haben, u. U. schließlich wie krebserzeugende Viren verhalten können.

Die „Mesenchym-Theorie"
nach A. FROMME (1953)

Die Bedeutung des Mesenchyms ist eine so dominierende, daß ohne seine Beteiligung sich nichts im Körper vollziehen kann, auch nicht die Entwicklung einer bösartigen Geschwulst. Eine Krebslehre, die dieses lebenswichtige Zellsystem unberücksichtigt lasse, könne daher keine Gültigkeit für sich in Anspruch nehmen. (Über die biologische Bedeutung des Mesenchyms wird später noch eingehender berichtet werden.)

Die „Zellatmungs-Theorie"
nach O. WARBURG (1926 u. 1954), H. JUNG (1927) u. P. G. SEEGER (1937)

Der Zelle stehen zwei Quellen für die Gewinnung von Energie und für die Bausteinsynthese zur Verfügung:

Die mit Sauerstoffbeteiligung vor sich gehende Atmung oder Verbrennung (die „aërobe Atmung");

Die ohne Sauerstoff vor sich gehende Gärung (die „an-aërobe Atmung"). Sie ist die stammesgeschichtlich älteste Form des Zellstoffwechsels.

Die ersten Lebewesen entwickelten sich zu einer Zeit, als die Erdatmosphäre noch frei von Sauerstoff, die sauerstofflose Gärung also die einzig mögliche Form der zellulären Energiegewinnung gewesen ist. Die aërobe Atmung — und damit die Entwicklung tierischen Lebens — ist erst möglich geworden, als die Atmosphäre sich mit Sauerstoff anzureichern begann.

1926 stellt O. WARBURG fest, daß die Tumoren ihre Energie hauptsächlich aus der Milchsäuregärung gewinnen.

1927 gelang es dem Biochemiker H. JUNG, nachzuweisen, daß die normale Zelle durch Vergiftung der aërob atmenden Organellen in eine Krebszelle umgewandelt werden kann. Durch Schädigung der Atmung wird die hochdifferenzierte Zelle in eine Primitivzelle zurückverwandelt. Die aërobe Atmung ist an bestimmte Bausteine der Zelle gebunden. Wenn diese Bausteine fehlen, kann sie nicht vor sich gehen, auch dann nicht, wenn genug Sauerstoff vorhanden ist. Die Zellatmung ist also — so H. JUNG — nicht ein Sauerstoffproblem, sondern ein Bausteinproblem. Zehn Jahre später kommt P. G. SEEGER unabhängig davon zum gleichen Ergebnis.

WINDISCH (1947), GOLDBLATT, CAMERON haben 1951 bis 1953 berichtet, daß normale Zellen durch Sauerstoffentzug in Krebszellen umgewandelt werden können.

WARBURG hat diese Ergebnisse 1954 bestätigt. Die als „WARBURGsche Atmungs-Theorie" bekannt gewordene Mitteilung ist später durch Verleihung des Nobelpreises ausgezeichnet worden.

Durch Schädigung der Atmungsfermente, welche in den Mitochondrien der Zelle verankert sind, verliert die Zelle die Fähigkeit, Sauerstoff zu verwerten. Da ihr Energiebedarf somit nicht mehr aërob gedeckt werden kann, greift sie auf die genetisch ältere Form der Energiegewinnung — auf die Gärung — zurück und wird damit zur Krebszelle.

Die „Repressor-Theorie" nach LWOFF, JACOB und MONOD

Die französischen Biologen JACOB, LWOFF und MONOD haben untersucht, welche molekularen Vorgänge einer „Mutation" zugrunde liegen könnten. Sie sind für die von ihnen entwickelte „Repressor-Theorie" im Jahre 1965 mit dem Nobelpreis ausgezeichnet worden.

Die „Repressor-Theorie" geht von der Voraussetzung aus, daß sich alle Zellen des menschlichen Organismus aus einer befruchteten Eizelle entwickeln und daher auch in ihren Zellkernen ein vollkommen identisches Genprogramm enthalten. In jedem Zellkern müssen somit alle theoretisch möglichen Lebensabläufe einer Zelle in Form von DNS-Informationen kodifiziert sein. Der Zellkern ist gewissermaßen das „Archiv" aller stammesgeschichtlichen, art- und zellspezifischen sowie individuellen Informationen.

Dieses Informationsprogramm wird aber niemals in seiner Gesamtheit, sondern jeweils nur ausschnittweise benötigt, bzw. „realisiert". Embryonale Organzellen müssen sich beispielsweise in erster Linie schnell vermehren, um das wachsende Organ aufbauen zu können. Andererseits brauchen sie aber noch keine organspezifische Arbeit zu leisten. Die Organzellen des erwachsenen Organismus müssen dagegen in erster Linie Organfunktionen erfüllen. Vermehren müssen sie sich nur noch dann, wenn verbrauchte Zellen ersetzt werden müssen, oder wenn das Organ sich einer vermehrten Beanspruchung durch Größenzunahme anpassen muß. Die Zellen der einzelnen Organe müssen andererseits jeweils organspezifischen Funktionen genügen. Eine Leberzelle wird also ein anderes DNS-Programm realisieren müssen als beispielsweise eine Nerven- oder eine Nierenzelle.

Die nicht benötigten Gen-Informationen müssen nun jeweils durch spezifische „Regulatorgene" ausgeschaltet werden. Diese erzeugen „Repressoren", durch welche die nicht benötigten „Operatorgene" gehindert werden, sich zu „Strukturgenen" zu reproduzieren bzw. „Messenger (= Boten)-RNS" zu erzeugen. Im Erbmaterial scheinen also spezifische DNS-Anteile zu existieren, die ausschließlich regulatorische Aufgaben haben. Malignes Wachstum müsse somit auf den Ausfall gewisser Repressorsysteme – also auf „molekulare Defekte" der DNS-Informationen – zurückgeführt werden. Der Ausfall dieser Systeme habe zur Folge, daß zu viele „Operatorgene" gleichzeitig aktiviert werden, wodurch die Zellen wieder in ungehemmtes, „embryonales" Wachstum verfallen, andererseits aber die Fähigkeit verlieren, sich zur reifen Organzelle zu differenzieren.

Zusammenfassung

Die Frage, wie eine Erste Krebszelle entsteht, kann also heute bereits schon mit einer gewissen Sicherheit beantwortet werden. Wir wissen andererseits, daß die Einspritzung von Krebszellen in einen gesunden Organismus keineswegs immer auch eine Geschwulstbildung zur Folge hat. Es müssen demnach also noch bestimmte begünstigende Faktoren gegeben sein, damit aus einer „Ersten Krebszelle" auch eine Krebsgeschwulst werden kann. Diese krankheitsbegünstigenden Faktoren können nur in den Milieu-Eigenschaften und in der Abwehrschwäche des Organismus verkörpert sein.

Bei der Krebsentstehung müssen demnach zwei voneinander grundsätzlich und durchaus verschiedenartige Ursachenkomplexe unterschieden werden, nämlich:

- Die Ursachen der Krebs zell bildung,
  die in der Summe derjenigen Faktoren verkörpert sind, welche molekulare Veränderungen der Zellstrukturen hervorrufen können.

- Die Ursachen der Krebs*geschwulst*bildung,
  die in der Milieu-Veränderung bzw. in der „Milieu-Krankheit" und Resistenzschwäche des Gesamtorganismus zu suchen sind.

Während alle genannten Hypothesen sich leicht in die ganzheitliche Auffassung vom Krebsgeschehen einbauen lassen, vermag auch nicht eine davon der lokalistischen Auffassung über die Geschwulstentstehung eine wissenschaftliche Stütze zu geben. Jede dieser Hypothesen setzt nämlich stillschweigend voraus, daß die von uns als Krebskrankheit charakterisierte Allgemeinerkrankung des Organismus vorhanden ist, ohne die eine Krebszelle, wie immer sie auch entstanden sei, niemals eine Krebsgeschwulst zu bilden vermag.

7. Kapitel

DIE SPALTUNG DER ÄRZTESCHAFT

Die Zellularpathologie hat zwar eine bedeutende Erweiterung des medizinischen Wissens gebracht, die Krebsheilkunde jedoch in eine Sackgasse geführt.

Vom zellularpathologischen Standpunkt aus betrachtet, mußte der Krebs zwangsläufig als lokal beginnendes Leiden angesehen werden. So war es ganz konsequent, daß in erster Linie die Chirurgen dieser Auffassung folgten und eine entsprechende Therapie entwickelten. Die Ärzteschaft begann sich in zwei Lager zu spalten.

Bereits 1874, beim Krebssymposium der Londoner Pathologischen Gesellschaft, stehen sich zwei Gruppen gegenüber, die der Krebskrankheit grundsätzlich verschiedene Ursachen zugrunde legen. Das Tagungsthema hieß: „Ist der Krebs ein lokales Leiden oder ist er durch eine Diathese bedingt?"

Von den Anhängern der „Diathesenlehre" wurde geltend gemacht, daß für die Krebserkrankung eine spezifische „Krebsbereitschaft" bzw. „Krebsveranlagung", also eine „Krebsdiathese", bestehen müsse. Die bedeutendsten Wortführer und Verfechter der Diathesenlehre sind französische Forscher gewesen, wie CRUVEILHIER, BROCA und VERNEUIL. Als Ursachen der Krebsdiathese werden ein unbekanntes „Krebsgift" des Blutes und möglicherweise noch weitere, ebenfalls noch unbekannte pathogene Faktoren im Organismus des Krebskranken, sowie unbekannte Mängel der Ernährung verantwortlich gemacht.

Von den „Lokalisten", den Gegnern der Diathesenlehre, deren Wortführer in London der Chirurg CAMPBELL de MORGAN (1811–1876) war, wird unter anderem gegen die „Diathesenlehre“ eingewandt, daß bisher niemand das hypothetische „Krebsgift“ des Blutes gesehen oder gar nachgewiesen habe. Es sei auch völlig unwahrscheinlich, daß ein solches „Gift“ oder eine Krebsveranlagung des Gesamtorganismus existent sei. Krebs sei primär stets eine örtlich umschrieben beginnende Erkrankung.

Die Diathesenlehre behielt und gewann prominente Anhänger wie ROKITANSKY, ENGEL, Joh. MÜLLER. Sie verteidigten die wichtige Rolle, die ja auch VIRCHOW ursprünglich der Vererbung, der Disposition, der konstitutionellen Veranlagung beigemessen hatte, Begriffe, die nur auf dem Boden humoralpathologischer Gedankengänge sinnvoll anzuwenden sind.

BENEKE vertrat die Auffassung, daß eine Konstitution sowohl durch die Beschaffenheit der flüssigen, als auch der festen Teile des Organismus bedingt sei und nur auf Abweichungen von der Norm in der Beschaffenheit der Säfte oder der festen Teile oder beider zugleich beruhen könne. Er glaubte, erbliche Krankheitsstoffe und Anhäufung normaler Stoffwechselprodukte (Harnsäure, Milchsäure) für die krankhafte Konstitution verantwortlich machen zu müssen. Eine Proportionsstörung, d. h. ein Mißverhältnis der integrierenden normalen Blutbestandteile sei – so meinte er – als Hauptursache der krankhaften Konstitution anzusehen. Die steten Wechselbeziehungen zwischen Säftemischung und Funktion der Organe sei für die Auffassung einer Erkrankung von größter Wichtigkeit.

Für die Anhänger VIRCHOWs existierte die Dyskrasie nicht mehr. Sie hatten sich ausschließlich der Beobachtung der Zelle zugewandt. Die lokalistische Auffassung einer Krankheit, wie wir sie oben z. B. bei der Gallensteinerkrankung beschrieben haben, engte jede Krankheitsanschauung so ein, daß man die latent verlaufenden pathologischen Abläufe der Krankheit und das Werden eines Leidens nicht mehr berücksichtigte.

Die neue Denkrichtung hat auf den verschiedensten Gebieten zu großartigen Entdeckungen geführt, die der Medizin bis dahin nicht möglich waren. Wir können feststellen, daß in den letzten hundert Jahren mehr Neues in der Medizin entdeckt worden ist als in den vergangenen 2000 Jahren zusammen. Andererseits hat das lokalistische Denken den Ärzten allgemein die Fähigkeit genommen, große Entdeckungen, die in der Folgezeit gemacht wurden und therapeutisch hätten genutzt werden müssen, zu verstehen und in ihre Therapie einzubauen. Die therapeutische Nutzanwendung des explosionsartig anwachsenden „exakten" Wissensstoffes bleibt auf vielen Gebieten weit hinter den Erkenntnissen zurück.

Emil von BEHRING und S. KITASATO entdecken 1890, daß durch Infektionen immunisierende Vorgänge ausgelöst werden. Sie begründen damit die Serumtherapie. P. EHRLICH gibt der Immunitätslehre 1897 auch eine theoretische Basis, indem er den molekularen Mechanismus der „Antigen-Antikörper-Reaktion", der allen immunisierenden Vorgängen zugrunde liegt, zu deuten versucht.

Mit der Auffindung immunologischer Reaktionen bei Infektionskrankheiten beginnt erstmals die Frage der sogenannten Resistenz – der Widerstandskraft eines Organismus – ihre wissenschaftliche Grundlage zu finden. Die Ärzte erkennen immer deutlicher, daß bei Infektionskrankheiten das Milieu und die Resistenz wesentlich entscheidender für den Ausbruch einer Krankheit sind als der Erreger selbst. „Le milieu c'est tout! Le microbe c'est rien!" („Das Milieu ist alles! Der Erreger ist nichts!")

Der große Aufschwung, den die Immunitätslehre Ende des 19. Jahrhunderts in der Bekämpfung und Prophylaxe der Infektionskrankheiten mit sich brachte, blieb auch auf dem Gebiet der Krebsheilkunde nicht ohne Rückwirkung. 1886 teilt SCHEUERLEN mit, daß in den Krebszellen ein spezifischer, eigenbeweglicher „Krebsbazillus" enthalten sei, der züchtbar und übertragbar sei und der Geschwülste hervorrufe, wenn er gesunden Tieren eingespritzt werde.

Die Krebsforschung hat damit eine neue Richtung eingeschlagen, und auf der Suche nach dem „Krebserreger" ist man seitdem nicht mehr zur Ruhe gekommen.

Die Auffassung, daß für die Krebsentstehung ein Mikroorganismus mitverantwortlich sein könne, führte zu einer zwangsläufigen Untermauerung der ganzheitlichen Auffassung der Krebskrankheit, da, wie bei jeder Infektion, eine Resistenzverminderung bzw. eine Milieuschädigung des Organismus angenommen werden muß, wenn die inzwischen bestätigten Mikroorganismen einen Krebs induzieren sollen. Viele Rätsel, die der Krebs bisher Forschern und Ärzten aufgegeben hatte, ließen sich mit dieser Konzeption besser lösen. Man konnte sich jetzt auch erklären, warum nicht jedermann an Krebs erkrankt, warum der eine Patient von Spätrezidiven oder Spätmetastasen befallen wird und ein anderer nicht.

Interessante Beobachtungen machten die Ärzte, wenn Krebskranke zusätzlich von Infektionskrankheiten befallen wurden, so zum Beispiel von Gangrän,

Pocken, Erysipel. Sie sahen, daß bei Hinzutreten solcher Krankheiten Rückbildungen von Tumoren, sogar Heilungen auftraten. Eines stellten sie übereinstimmend fest: Wenn durch Hinzutreten einer Infektion hohes Fieber auftrat, wirkte sich dies meist günstig auf den Verlauf der Krebserkrankung aus. So konnte beobachtet werden, daß bei Ausbruch von echten Pocken eine gleichzeitige Krebserkrankung ausheilte. Vor allem mehrten sich die Berichte über Rückbildungen von Krebsgeschwülsten bei gleichzeitigem Auftreten von Erysipel.

Bereits 1891/92 teilt der Chirurg William COLEY (USA) Rückbildungen von inkurablen Sarkomen und Carcinomen mit, die er durch Impfung mit einer von Erysipelpatienten gewonnenen Streptokokkenvakzine erzielte. Ab 1895 unternahm man in Deutschland ähnliche therapeutische Versuche (CZERNY u. a.). 1910 wurde aus Frankreich ebenfalls über Krebsheilungen nach Erysipelinfektion berichtet.

1891 berichtete ADAMKIEWICZ in einer Sitzung der Kaiserlichen Akademie der Wissenschaften in Wien über Rückbildungen von Krebsgeschwülsten und Metastasen mit einer Substanz, die er „Cancroin" nannte, und die er aus Krebszellen gewann. In der Folgezeit erschienen in der Wiener Medizinischen Wochenschrift viele Arbeiten von ADAMKIEWICZ über seine Erfahrungen und Heilungen bei Krebsfällen.

RICHET und HÉRICOURT machten 1895 die ersten Versuche einer passiven Immunisierung, indem sie das Serum eines mit Krebszellen vorbehandelten Tieres benutzten, um Krebskranke zu behandeln. Sie berichteten, daß in einigen Fällen Besserungen mit Verkleinerung des Tumors eintraten. Weitere erfolgreiche Versuche dieser Art sind 1902 von E. v. LEYDEN und F. BLUMENTHAL, sowie C. O. JENSEN mitgeteilt worden.

Der französische Chirurg DOYEN behandelte Oberflächengeschwülste, später auch andere Tumoren erfolgreich mit einem Heilmittel, das aus einem von ihm gefundenen „Mikrokokkus neoformans", in dem er den Krebserreger sah, hergestellt worden war. Mit einem Impfstoff aus abgeschwächten Kulturen dieses Erregers konnte er 42 von 242 meist inoperablen Krebsfällen heilen, wie er auf dem Internationalen Medizinischen Kongreß in Madrid 1903 bekanntgab.

G. R. FOULERTON ging 1902 einen Schritt weiter, indem er den Thymusextrakt von mit Krebszellen vorbehandelten Pferden als Therapeutikum benutzte. Er versuchte damit, eine im Thymus vermutete abwehranregende Substanz speziell gegen den Krebs zu stimulieren. Auch er sah Metastasen und Primärtumoren sich zurückbilden.

Der in der Schweiz wirkende Tuberkuloseforscher Carl SPENGLER (1860–1937) stellte fest, daß bei allen Infektionen ein einheitlicher Immunmechanismus wirksam sei. Er darf für sich in Anspruch nehmen, das Phänomen der „Erbinfekte" (der „Erb-Tbc", der „Erb-Lues" etc.) entdeckt zu haben. Mit seiner Immunkörpertherapie konnte er Reaktionen an bisher unentdeckten Fokalinfekten (Zähne, Tonsillen, Lunge usw.) hervorrufen. SPENGLER stellte Immunsera her, mit denen bösartige Geschwülste beeinflußt werden können.

PONCET und LERICHE (Lyon) sprachen bereits 1912 in ihrer Veröffentlichung „La Tuberculose inflammatoire" darüber, daß „Erb- und Eigengift-Krankheiten" das „Krebsmilieu" und die Krankheits„konstitutionen" bilden, ohne welche sich Geschwulst- und andere chronische Krankheiten nicht bilden können. Diese Ansicht deckt sich auch mit der wiederholt geäußerten Erfahrung von SPENGLER.

John BEARD (London) stellte 1902 fest, daß das Blut des Krebskranken zuwenig proteolytische Fermente enthält. Er empfahl deshalb, den Krebs durch Einspritzung solcher Fermente zu behandeln. Diese Methode erwies sich als wirksam und hat in den angelsächsischen Ländern viele Anhänger gefunden.

Die Engländer J. H. WEBB, G. T. BEATSON und H. A. BEAVER weisen 1902 auf die Zusammenhänge zwischen Schilddrüsenfunktion und Krebs hin. Sie berichten, daß es durch Aktivierung der Schilddrüsenfunktion gelingt, das Tumorwachstum zu hemmen.

Viele weitere Forschungsergebnisse haben in der Folge bestätigt, daß der Stoffwechsel des Krebskranken geschädigt ist, daß seine Resistenz darniederliegt und daß vielfach nur durch Beseitigung dieser Störungen ein Erfolg erzielt werden kann.

Emil SCHLEGEL berichtet 1908 über eine erfolgreiche biologische und homöopathische Behandlung Tumorkranker.

Von allen immunologischen Möglichkeiten der Krebsbehandlung hat die von O. SCHMIDT (Köln) entwickelte Behandlungsmethode am meisten das Interesse der Ärzte und der Öffentlichkeit erregt. Schon 1903 konnte er auf immunologischem Wege die ersten Rückbildungen von Krebsgeschwülsten erzielen. In den Jahren 1903 mit 1905 veröffentlichte er in führenden deutschen und englischen Fachzeitschriften seine Auffassung und die Ergebnisse, die er mit seinem Präparat „Antimeristem" erreicht hat. 1911 berichtete er im „Zentralblatt für Gynäkologie" (Nr. 51) über die Behandlung von 304 Krebspatienten, von denen 192 durch seine Therapie gebessert werden konnten. Bei 68 Patienten trat eine vollständige Rückbildung des Tumors ein, von denen 28 dauernd geheilt wurden.

1910 bis 1920 berichtet NEBEL (Lausanne) über die Behandlung inkurabler Krebskranker mit einer Vakzine, die mit der SCHMIDTschen Vakzine praktisch identisch ist. Diese immunologische Behandlung verband er mit einer homöopathischen Behandlung zur Verbesserung des Milieus. Besonders wies er auf die Bedeutung der „Kanalisation" hin. Wenn es nicht gelinge, die beim Krebskranken immer blockierte Kanalisation wiederherzustellen, würde jeder Versuch einer immunologischen Behandlung fehlschlagen. In seinen Arbeiten hat er ausführlich über die Wege zur Wiederherstellung der Kanalisation berichtet.

Mit der Schrift „Über den Stoffwechsel der Tumoren" verschafft O. WARBURG im Jahre 1926 der Krebsforschung eine neue wissenschaftliche Basis. WARBURG stellt fest, daß die Zelle ihren Energiebedarf zum überwiegenden Teil aus der Sauerstoffverwertung und nur zu einem geringen Teil aus der Milchsäuregärung gewinnt. Die Krebszelle hingegen deckt ihren Energiebedarf zum überwiegenden Teil aus der Milchsäuregärung, da sie in einem erheblich geringeren Maße imstande ist, Sauerstoff zu verwerten. WARBURG sah im Krebs somit ein Energieproblem.

SEEGER stellt 1937 einen eindeutigen quantitativen Zusammenhang zwischen der Bösartigkeit der Krebszelle und der Intensität der Gärungsvorgänge fest.

H. JUNG weist nach, daß die normal atmende Zelle durch toxische Schädigung ihrer Atmungsorganellen (Mitochondrien) in eine gärende Zelle mit malignen Eigenschaften verwandelt werden kann. Er nimmt an, daß die Atmungsschädigung eine schwere Entgleisung des Zellstoffwechsels nach sich zieht. Auf dieser Konzeption baut er eine Substitutionstherapie mit Bausteinen des Zitronensäurezyklus auf. OPITZ, VORLÄNDER und JUNG berichten 1927 über erfolgreiche Behandlung Inkurabler mit dieser Therapie. Die auf der Freiburger Pathologen-Tagung demonstrierten Ergebnisse sind so eindrucksvoll, daß der berühmte Pathologe ASCHOFF in dieser Behandlung eine Wende in der gesamten Krebsbehandlung sieht. ASCHOFF stellt fest, daß die Aktivierung der Zellatmung eine Wirkung erziele, die mit derjenigen der Röntgen- und Radium-Behandlung vergleichbar sei. Die Ergebnisse von OPITZ, VORLÄNDER und

JUNG sind vom damaligen Deutschen Zentralkomitee für Krebsforschung nachgeprüft und bestätigt worden. Das Komitee empfahl, die „Anabol"-Behandlung nach JUNG und OPITZ neben Stahl und Strahl routinemäßig zur Anwendung zu bringen.

1931 erscheint von HENSCHEN, dem Direktor der Chirurgischen Universitätsklinik Basel, eine umfangreiche Arbeit in der Schweizer Medizinischen Wochenschrift, in der er – der Chirurg – den Krebs als Allgemeinerkrankung des Gesamtorganismus bezeichnet. Er fordert dementsprechend auch eine zusätzliche Allgemeinbehandlung dieser Krankheit.

Der bekannte Chirurg E. LIEK weist 1934 in seinem Buch „Der Kampf gegen den Krebs" mit scharfen Formulierungen darauf hin, daß das Krebsproblem weder von der Chirurgie noch von der Radiologie gelöst werden könne. Es handle sich hierbei nicht um eine lokale Erkrankung, sondern um eine Erkrankung des Gesamtorganismus, um eine Stoffwechselstörung, die durch eine Operation nicht beseitigt, durch eine Bestrahlung nur noch verschlechtert werden könne.

KÖNIG, ein bedeutender Chirurg, hat auf dem Chirurgenkongreß 1935 dieselbe Auffassung vertreten. Er stellte fest:

> *„Die Heilung des Krebses ist kein operativ-mechanistisches Problem. Gewiß, der örtliche Krebsherd muß entfernt werden ... aber das weitere Ergebnis hängt von dem Allgemeinfaktor ab, ob Krebsbereitschaft bleibt oder wieder auftritt oder ob dauernd die Abwehrkräfte siegen."*

Auch SAUERBRUCH hat sich 1938 zu dieser Auffassung bekannt:

> *„Die Chirurgie weiß heute, daß wir lediglich grob anatomisch den Geschwulstbezirk aus dem Körper entfernen, ohne dadurch die Krankheit an sich beeinflussen zu können."*

Im April 1960 – auf dem 77. Deutschen Chirurgen-Kongreß in München – hat der Direktor der Chirurgischen Universitätsklinik München, MAURER, erklärt, daß Operation und Bestrahlung allein nicht ausreichen, um einen Krebskranken zu heilen. Alle Versuche, den Krebs ausschließlich mit Stahl und Strahl zu heilen, seien kläglich gescheitert! Er fügte weiter hinzu, es sei eine zwar weit verbreitete, aber irrige Ansicht, daß ein Krebspatient nach der Radikaloperation von seiner Krankheit geheilt sei, da der Chirurg niemals mit Sicherheit sagen könne, ob die Geschwulst tatsächlich restlos beseitigt sei. Es sei auch völlig falsch, zu behaupten, daß alle therapeutischen Möglichkeiten erschöpft seien, wenn eine Radikaloperation nicht mehr möglich erscheine. Hier wird also von einem prominenten Chirurgen anerkannt, daß eine Interne Krebstherapie sinnvoll, möglich und notwendig ist.

Zur gleichen Auffassung haben sich viele weitere profilierte Exponenten der Krebsheilkunde bekannt – so u. a. die Pathologen J. EWING und Ch. M. SOUTHAM (USA), G. DOMAGK (Deutschland), die Radiologen SMITHERS (England), G. FORSSELL (Schweden) – um wenigstens einige aus einer Vielzahl von nicht minder bedeutenden Namen zu nennen. Viele einsichtige Vertreter der Lehrmeinung haben unisono der Überzeugung Ausdruck gegeben, daß das bisherige Forschungskonzept falsch gewesen sei, daß man das Krebsproblem daher von ganz anderer Seite her in Angriff nehmen müsse, um endlich wirksamere Therapie-Möglichkeiten erschließen zu können – eine Einsicht, der man seine Zustimmung wohl schwerlich versagen kann.

1940 ist von dem österreichischen Arzt SALZBORN mitgeteilt worden, daß er bei vielen inkurablen Krebspatienten mit einer strengen Diät und einem Medikament aus pflanzlichen und mineralischen Wirkstoffen Heilung oder Lebensverlängerung zu erzielen vermochte.

R. STEINER machte bereits 1920 eine Gruppe von Ärzten damit vertraut, daß Krebs eine Erkrankung des Gesamtorganismus und der sich oft erst nach Jahren entwickelnde Tumor nur die sichtbare Manifestation dieser Erkrankung ist. Er vertrat die Auffassung, daß bösartiges Wachstum nur dann auftrete, wenn die „gestaltgebenden Kräfte" des Organismus gestört seien. Der Pathologe SIEGMUND charakterisierte diesen Zustand bildhaft als „Katastrophe der Form". STEINER hat erstmals die Mistelbehandlung des Krebses empfohlen. Zahlreiche pharmakologische, biochemische und biologische Untersuchungen haben die Wirksamkeit der Mistel beim Krebs bestätigt. KAELIN (1930) und KOCH (1933) berichten über die erfolgreiche Anwendung von Mistelpräparaten bei Geschwulstkranken. Man nimmt heute an, daß die wachstumshemmende Wirkung auf die Krebszellen über einen Regulationsmechanismus auf der DNS-Stufe zustande kommt. Zugleich scheint im Organismus durch die aus der Mistel isolierten Proteine eine Stimulierung des lymphatischen Systems zu erfolgen (R. LEROI). VESTER vom MAX-PLANCK-Institut, München, teilt 1969 mit, daß Eiweißstoffe der Mistel den Thymus aktivieren und einen hemmenden Einfluß auf Krebszellen ausüben.

1934 gelingt es dem späteren Nobelpreisträger G. DOMAGK, Tiere durch Impfung mit virulenten Tumorzellen gegen Krebs zu immunisieren. Obwohl DOMAGK sich gleichzeitig mit der Chemotherapie befaßte, ist er stets Anhänger der immunologischen Krebsbehandlung geblieben, wie er anläßlich seiner Besuche in der Klinik des Verfassers, aber auch in seinen Vorträgen immer wieder klar zum Ausdruck gebracht hat.

Wilhelm von BREHMER, der sich als Leiter des pathologisch-anatomischen und mikrochemischen Laboratoriums der Biologischen Reichsanstalt Berlin-Dahlem, viele Jahre mit der Erforschung der Viruskrankheiten bei Pflanze, Tier und Mensch befaßt hat, gelang es 1928, aus dem Blute Krebskranker einen Parasiten zu züchten, der später die Bezeichnung „Siphonospora polymorpha von BREHMER" erhalten hat. Diese Forschungsergebnisse sind 1934 in Nr. 34 der „Medizinischen Welt" veröffentlicht worden. V. SCHILLING, sowie BÖRNER und JANCKE haben im gleichen Heft die Ergebnisse v. BREHMERs bestätigt. Auch die Nachprüfung durch eine Untersuchungskommission des damaligen Reichsgesundheitsamtes hat ein positives Ergebnis erbracht. W. v. BREHMER hat in der Folge den Impfstoff „Toxinal" entwickelt.
Um auch die diagnostische Erfassung der Blutparasiten zu erleichtern, hat W. v. BREHMER eine neue Methode der Blutuntersuchung – die Dunkelfeldbeobachtung des nach GRAM gefärbten Blutbildes – entwickelt, deren Brauchbarkeit von dem Pathologen SIEGMUND (Münster) bestätigt worden ist. v. BREHMER hat außerdem mit Nachdruck auf die Bedeutung der Milieufaktoren für die Entwicklung der Krebsparasitose aufmerksam gemacht, insbesondere aber auf die verhängnisvolle Rolle der Zahnherde, der Dysbakterie, der Fehlernährung und sonstiger Kausalfaktoren, auf die wir noch näher eingehen werden.

Bereits in den zwanziger Jahren hatte der Wiener Professor F. GERLACH sowohl in Carcinomen als auch in Sarkomen Mykoplasmen nachzuweisen vermocht und darüber erstmals 1937 in der Wiener klinischen Wochenschrift berichtet. F. GERLACH, der seit 1958 als Leiter der mikrobiologischen Forschungsabteilung der Ringberg-Klinik tätig ist, gelingt es, die Beweiskette über die ätiologische Bedeutung der Mykoplasmen für die Entstehung von bösartigen Geschwülsten zu schließen, indem er

die aus Tumoren gewonnenen Mykoplasmen in Reinkultur züchten,

mit virulenten Reinkulturen durch Depotimpfung bei Tieren verschiedene Arten von malignen Tumoren und Leukosen erzeugen und mit einem Impfstoff aus abgeschwächten Mykoplasmen-Kulturen bei Tier und Mensch bösartige Tumoren zur Rückbildung bringen konnte.

1948 veröffentlicht GERLACH die Monographie „Krebs und obligater Pilzparasitismus". Wohl hatten sich bereits eine ganze Reihe von Virusforschern – HEIDENHAIN (1938), OBERLING (1942) und ROUS (1943) – zu der Auffassung bekannt, daß alle malignen Tumoren bei Tier und Mensch auf eine gemeinsame mikrobielle Ursache zurückgeführt werden müßten, doch war diese Erkenntnis eine rein theoretische geblieben. GERLACHs Monographie hat im Gegensatz dazu nicht nur eindeutige Hinweise für eine einheitliche obligate parasitäre Bedingtheit aller malignen Tumoren erbracht, sondern gleichzeitig auch einen neuen, praktisch sofort gangbaren Weg zu einer wirksamen Behandlung gewiesen.

1949 erscheint die von K. H. BAUER, Direktor der Chirurgischen Universitätsklinik Heidelberg, verfaßte Monographie über „Das Krebsproblem". Er vertritt in diesem Buche die Mutations-Hypothese und lehnt jede andere Hypothese über die Krebsentstehung, insbesondere aber eine mikrobielle Genese des Krebses, ab. Er hält den Krebs für eine lokale Erkrankung und verweist die Auffassung, daß Krebs auf einer Allgemeinerkrankung des Gesamtorganismus beruhe, ins Reich der Phantasie.

In dem 1953 veröffentlichten Buch „Das Mesenchym und die Mesenchym-Theorie des Carcinoms" weist FROMME nach, daß die Schädigung des Mesenchyms im weitesten Sinne für die Entstehung des Krebses verantwortlich ist. Er fordert, daß jede Krebstherapie mit einer Aktivierung des Mesenchyms einhergehen muß. Er spricht dem Mesenchym eine besondere Bedeutung zu, denn „sämtliche Gewebe und Organe sind abhängig vom Mesenchym, das die Ernährung vermittelt". FROMME sieht im Mesenchym nicht nur den Träger der Abwehr gegen jede Infektion, sondern auch das „Abwehrorgan gegen die Entstehung des Carcinoms". FROMME betont ausdrücklich, daß für die Entstehung eines lokalen Carcinoms das Vorliegen einer Grundkrankheit, eine Veränderung des Gesamtorganismus, also eine Bereitschaft angenommen werden müsse und daß Krebs k e i n rein örtliches Leiden sei.

1952 veranstaltete ZABEL, der sich seit Jahrzehnten mit Interner Krebstherapie befaßt hat, den Berchtesgadener Kursus über „Ganzheitsbehandlung der Geschwulsterkrankungen". Er hielt aufgrund der positiven Ergebnisse der Internen Krebstherapeuten und der modernen Forschung die Zeit für reif, Vertreter

der lokalistischen und der Ganzheitsmedizin zu einer Aussprache zusammenzubringen, um einer sinnvollen Synthese den Boden zu bereiten, wie dies bereits 78 Jahre vorher in London versucht worden war.
Bemerkenswert ist, daß in den ersten Tagen, als Chirurgen, Radiologen und Chemotherapeuten das Wort hatten, der Krebs als eine Lokalerkrankung hingestellt wurde. Nachdem anschließend Biochemiker und Biologen die Ergebnisse ihrer Forschungen vortrugen, festigte sich die Überzeugung, daß neben der lokalen Anwendung von Stahl und Strahl noch eine zusätzliche interne Behandlung des Krebskranken notwendig ist, um die Ergebnisse zu bessern. Gegen Ende der Tagung kam unter dem Eindruck der Vorträge von Internen Krebstherapeuten und Forschern über ihre Erkenntnisse der letzten Jahre klar zum Ausdruck, daß es sich beim Krebs um eine Allgemeinerkrankung handelt, mit dem Tumor als Symptom. In dem Schlußreferat des Verfassers wurde erstmalig die hier vertretene Hypothese über die Krebsentstehung und die daraus sich ergebenden therapeutischen Richtlinien bei inkurablen Tumoren vorgetragen, wie sie in der Ringberg-Klinik erarbeitet worden waren. Damit wurde die Interne Krebstherapie als die Kausalbehandlung des Krebses gefordert.

Der bekannte britische Strahlentherapeut SMITHERS schreibt 1962, daß „die konventionelle Krebstheorie, die eine Ganzheitsauffassung zurückweist, besiegt werden muß und daß dafür zu sorgen sei, daß sie zerstört ist, bevor wir irgendeinen wichtigen Schritt vorwärts machen können zum allgemeinen Verständnis neoplastischer Krankheiten".

Aus dieser kurzen geschichtlichen Übersicht, die sich auf die Nennung einiger weniger aus zahlreichen einschlägigen Arbeiten beschränken muß, ist zu ersehen, daß seit der Jahrhundertwende eine ganze Reihe von internen Heilweisen entwickelt worden sind, die für die Krebsheilkunde zweifellos eine eminente praktische Bedeutung haben. Obwohl aber einerseits die Notwendigkeit zusätzlicher Therapiemaßnahmen (auch bei vielen lokalistisch orientierten Therapeuten) von jeher anerkannt worden ist, haben andererseits die sich anbietenden Möglichkeiten bisher keineswegs die ihnen zukommende Beachtung gefunden. Eine unübersehbare Fülle praktisch wertvoller (großenteils von Hochschul-Instituten erarbeiteter!) Forschungsergebnisse ist einfach nicht zur Kenntnis genommen worden. Es ist eine unwiderlegbare Tatsache, daß die therapeutische Praxis mehr als ein halbes Jahrhundert hinter den wissenschaftlichen Erkenntnissen zurückgeblieben ist.

8. Kapitel

DIE AUFFASSUNG VOM KREBS ALS EINER ALLGEMEINERKRANKUNG

Wir haben aufzuzeigen versucht, warum sowohl die Versuche, die lokalistische Betrachtungsweise des Krebsgeschehens wissenschaftlich zu untermauern, als auch die auf diesen Grundlagen allein beruhenden therapeutischen Bemühungen bei der Mehrzahl der Krebskranken versagen mußten.

Heute – nach hundertjähriger Abkehr von der ganzheitlichen Schau des Krankheitsgeschehens – sind wir *gezwungen*, *das grundsätzlich Falsche* dieser lokalistischen Auffassung endgültig einzusehen. Ohne weiteren, für die Kranken verhängnisvollen Zeitverlust müssen die längst zur Verfügung stehenden wissenschaftlichen Grundlagen, die den Krebs als Erkrankung des Gesamtorganismus ausweisen, die Therapie bestimmen.

Wir haben beschrieben, daß die ganzheitliche Krebslehre durch eine ständig zunehmende Fülle von wissenschaftlichen Erkenntnissen immer wieder bestätigt und erweitert worden ist.

Es kann heute keinen aufgeschlossenen Arzt mehr geben, der nicht wenigstens gedanklich die ganzheitliche Betrachtungsweise des Krebsgeschehens bejaht. Aus dieser meist stillschweigenden theoretischen Zustimmung *muß* aber endlich der Mut erwachsen, auch praktische Folgerungen zu ziehen.

Was sagt die ganzheitliche Auffassung vom Krebsgeschehen?

Wir wissen heute die Krebskrankheit aus ganzheitlicher Sicht zu beurteilen. Wir haben Grund, anzunehmen, daß in jedem menschlichen Körper – je älter ein Mensch ist, desto häufiger – immer wieder Krebszellen entstehen können.

Wenn die Auffassung zutreffend wäre, daß jede zufällig entstehende Erste Krebszelle sich unaufhaltsam zur Krebs*geschwulst* weiterentwickeln müsse, würden zwangsläufig alle Menschen an Krebs erkranken. Die Tatsache, daß für zahllose Menschen Krebszellen *keine* Gefahr bedeuten und trotz lebenslanger Schädigung durch krebserzeugende Einflüsse bei ihnen keine Krebsgeschwulst entsteht, spricht bereits eindeutig dafür, daß der menschliche Organismus *sehr wohl* in der Lage ist, der Bedrohung durch Krebszellen mit körpereigenen Abwehreinrichtungen zu begegnen.

Ein *gesunder* Organismus ist offensichtlich imstande, Krebszellen als fremdartig zu erkennen und durch körpereigene Abwehr aufzulösen.

Solange jede neu gebildete Krebszelle sofort durch die im *gesunden* Organismus immer ausreichend vorhandenen Abwehrfermente aufgelöst werden kann, wird sich keine Krebs*geschwulst* entwickeln.

Die der Abwehr dienenden Organsysteme können jedoch durch vielerlei Ursachen geschädigt werden. Bei dauernder Einwirkung solcher schädlicher Einflüsse werden die Schutzkräfte schließlich nicht mehr ausreichen: Der Organismus verliert dann die Fähigkeit, Krebszellen abzubauen, ihre Vermehrung verhindern und damit den Körper vor der Bildung einer Krebsgeschwulst schützen zu können. Damit hat der Organismus die Fähigkeit gewonnen, eine Krebsgeschwulst zu bilden. Er ist mit dieser Geschwulstbildungsfähigkeit *krebskrank* geworden.

Die ganzheitliche Betrachtung der Krankheitsvorgänge im menschlichen Körper bestätigt uns, daß der Begriff *Krebskrankheit* gleichbedeutend sein muß mit *Krebsgeschwulstbildungsfähigkeit* des Gesamtorganismus. Diese ist charakterisiert durch das gleichzeitige Vorhandensein von *Tumormilieu* und *Abwehrschwäche*. In den folgenden Kapiteln wird die Bedeutung dieser Begriffe ausführlich erläutert werden.

Die Ursachen für die Entstehung einer Krebsgeschwulst müssen in der *Gesamtheit* jener abwehrschwächenden und milieuschädigenden Einflüsse gesucht werden, welche im Organismus den Zustand der Krebsgeschwulstbildungsfähigkeit – also die Krebskrankheit im eigentlichen Sinne – erzeugen.

Krebs kann nur in einem Organismus entstehen, der durch eine ganz bestimmte chronische Erkrankung dafür veranlagt ist!

Während die lokalistische Lehre behauptet, daß ein Krebstumor jederzeit in einem sonst völlig gesunden Körper sich entwickeln kann, stellt die Ganzheitslehre fest, daß der Tumor *erst dann* von einem Organismus erzeugt werden kann, wenn der Körper *vorher* durch die „Krebskrankheit" dafür veranlagt ist.

Hierin liegt der *grundlegende* und für Forschung und Therapie *entscheidende* Unterschied der beiden Auffassungen über das Krebsgeschehen.

Für die *Lokalisten* ist der Weg von der Ersten Krebszelle zur Krebsgeschwulst ein *un*mittelbarer – der Körper hat für sie keine Möglichkeit, diese Entwicklung zu beeinflussen oder gar zu hemmen:

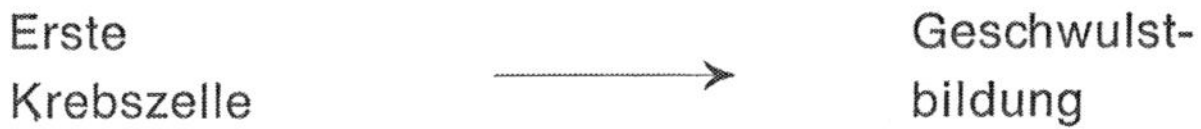

Die *ganzheitliche* Betrachtung zeigt, daß sich zwischen der Entstehung der Ersten Krebszelle und der Tumorbildung die schützende Kraft der körpereigenen Resistenz auswirkt:

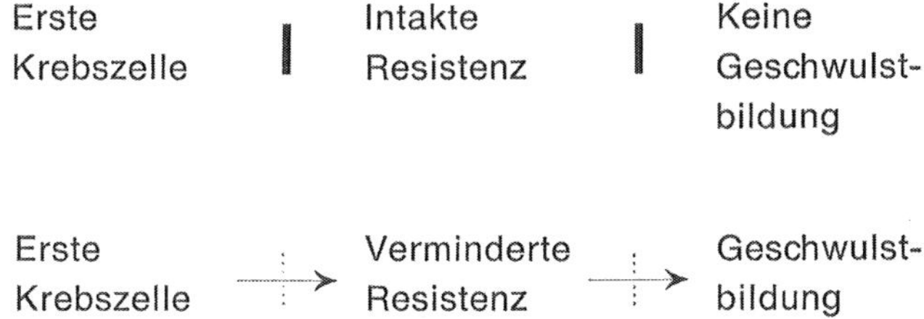

Die ganzheitliche Betrachtung unterscheidet dementsprechend zwischen Ursachen für die Krebs*zell*bildung und Ursachen, die für die Krebs*geschwulst*bildung verantwortlich zu machen sind.

Durch diese Erkenntnis werden der Krebsprophylaxe und der Krebstherapie neue und wirksamere Wege erschlossen. Damit ist der immer wieder vorgebrachte Einwand hinfällig, daß es unmöglich sei, eine wirksame Interne Krebstherapie aufzubauen, solange man nicht wisse, wie eine Krebszelle entsteht.

Im 6. Kapitel ist von wichtigen Hypothesen über die Ursachen, die der Entstehung der Ersten Krebszelle zugrunde liegen können, berichtet worden. Für die Entstehung der Krebs k r a n k h e i t (der Geschwulstbildungsfähigkeit des Körpers) sind sie ohne d i r e k t e n Belang. Sie haben am Vorgang der Geschwulstbildung keinen u n mittelbaren Anteil. Mit der Auflösung der Krebszellen im gesunden Organismus werden alle diese Ursachen gegenstandslos. Natürlich kann es ohne Erste Krebszelle keine Krebsgeschwulst geben; andererseits aber entwickelt sich nicht zwangsläufig aus jeder Krebszelle auch ein Tumor. Die Entstehung der Ersten Krebszelle ist ein zellbiologischer Vorgang, der für den Gesamtorganismus solange und insofern relativ bedeutungslos bleiben wird, als der Körper sich dieser Bedrohung zu erwehren vermag.

Für die nach heutigem Wissen möglichen ganzheitstherapeutischen Maßnahmen sind die Erkennung und Ausschaltung der Ursachen, die zur Krebs g e s c h w u l s t bildung führen, allerdings von unmittelbarem, praktischem Interesse. Hier liegt der Schlüssel zur Verbesserung der Heilungschancen des krebskranken Menschen.

Die Forderung an die Krebsforschung muß also sein, daß sich ihr S c h w e r p u n k t von der Untersuchung der Krebs z e l l entstehung auf die Beantwortung der Frage verlagert, was den Körper zur G e s c h w u l s t bildung veranlaßt, um daraus therapeutische Maßnahmen zu ihrer Verhütung zu entwickeln. Erst eine starke Verminderung der Resistenz des Organismus ermöglicht die verhängnisvolle Weiterentwicklung der Krebszelle zur Krebsgeschwulst.

Der Erforschung der therapeutischen Ausnutzbarkeit, die sich aus den Theorien über die U r s a c h e n der R e s i s t e n z s c h ä d i g u n g ergibt, muß Priorität eingeräumt werden, um noch wirksamere Maßnahmen zu ihrer Ausschaltung und zur Wiederherstellung der Abwehrkräfte zu entwickeln. Denn die erfolgreiche Anwendung der Immunotherapie ist abhängig von der Möglichkeit, die gestörte Resistenz des Körpers wieder aufzubauen.

Will man nicht nur die offensichtlichen Symptome einer Krankheit behandeln, sondern will man die Krankheit in ihrem Kern erfassen und damit heilen, hat man keinen anderen Weg, als die tieferen Ursachen zu erforschen, die zu ihrem Entstehen und zu ihrer Entwicklung beigetragen haben. Sind bei a k u t e n Erkrankungen in ihrem kurzen zeitlichen Verlauf die kausalen Zusammenhänge oft naheliegend und direkt erkennbar, so ist im Gegensatz dazu der Entstehungsmechanismus einer c h r o n i s c h e n Erkrankung ungleich schwerer zu erkennen. Der Weg, den eine chronische Erkankung – so auch der Krebs – von ihren verborgenen Anfängen bis zur klinisch erfaßbaren Symptomatik durchläuft, ist lang und meist plurikausal bedingt. Eine Therapie, die lediglich die am Ende dieses langen Entwicklungsweges stehenden Symptome berücksichtigt, muß in ihren Ergebnissen unbefriedigend bleiben. Das deprimierende Zahlenbild der Krebsstatistik bestätigt dies.

Die noch immer unerfreuliche Situation der Krebsheilkunde findet nicht zuletzt ihre Erklärung in der Tatsache, daß die lokalistische Konzeption eine ganzheitliche Therapie des Krebses außerhalb der spezifischen Tumorbekämpfung ausschließt.

Die ganzheitliche Konzeption hingegen schließt die Lokalbehandlung der Krebssymptome nicht nur nicht aus, sondern fordert ausdrücklich ihre Integrierung in eine Interne Ganzheitstherapie des Gesamtorganismus.

Fand die Interne Krebstherapie nach der lokalistischen Konzeption keine wissenschaftliche Basis, bildet sie nach der neuen Konzeption wieder die Grundbehandlung des Krebses. Die ganzheitliche Konzeption bringt für Arzt und Patient den eindeutigen Vorteil mit sich, daß sie erstmals auch die wissenschaftliche Basis bietet

- für eine echte Prophylaxe,
- für eine wirksame Nachbehandlung operierter und bestrahlter Patienten zur Verhütung von Rezidiven bzw. Metastasen und
- für die Behandlung bisher Inkurabler.

Da die Krebsgeschwulst nicht Ursache, sondern Symptom der Krankheit ist, ergibt sich für die Behandlung des Krebskranken aus der ganzheitlichen Auffassung, daß stets zwei Ziele gleichzeitig verfolgt werden müssen:

- die Beseitigung der Krebsgeschwulst durch lokal wirksame Behandlung,
- die Beseitigung der Krebskrankheit durch interne Ganzheitsbehandlung,

  um die Geschwulstbildungsfähigkeit zu beseitigen, in der die Ursache nicht nur für den Primärtumor, sondern auch für jede Rezidivierung und Metastasierung gesehen werden muß.

Die dafür notwendigen, grundsätzlich verschiedenen therapeutischen Maßnahmen müssen einander immer ergänzen und können sich niemals ersetzen. Nur damit kann das Ziel erreicht werden, das Krebsleiden in seiner Gesamtheit zu beseitigen.

Die hier folgende Arbeits-Hypothese über die Krebsentstehung, die sich auf die Erkenntnisse der ganzheitlich arbeitenden Ärzte, auf die Ergebnisse internationaler Forschung und auf über zwanzigjährige Erfahrung am Krankenbett stützt, bildet die Basis für die von uns heute angewandte Therapie.

II. TEIL

Hypothese über die Entstehung des Krebsleidens

Die am Schluß des Buches eingebundene Klapptafel vermittelt eine anschauliche Übersicht der in den folgenden vier Kapiteln vorgetragenen Hypothese über die Krebsentstehung.

Nach ganzheitlicher Auffassung liegt dem Krebsgeschehen eine ganz bestimmte chronische Allgemeinerkrankung des Gesamtorganismus zugrunde, deren fünf Phasen, nämlich

I : Kausalfaktoren

II : Zweitschäden

III: Tumormilieu und Abwehrschwäche
(= Carcinogene Diathese)

IV: Geschwulstbildungsfähigkeit
mit daraus resultierender Tumorbildung

V : Tumorsymptome

sich zwar stufenweise n a c h einander entwickeln, beim voll ausgebildeten Krebsleiden jedoch gleichzeitig n e b e n einander vorhanden bzw. wirksam sind.

Die Faktoren I, II und III verkörpern (zusammen mit der schließlich in deren Gefolge (in Phase IV) sich entwickelnden Geschwulstbildungsfähigkeit) die für die Tumorbildung ursächlich verantwortliche chronische Allgemeinerkrankung des Gesamtorganismus, die wir – wie aus der Klapptafel ersichtlich ist – als Krebskrankheit des Gesamtorganismus bezeichnen. Wenn im Laufe der Beweisführung also von Krebskrankheit (im eigentlichen Sinne) die Rede ist, so sind darunter jeweils alle in der Kausalkette aufeinanderfolgenden Phasen des Krebsgeschehens – von den Kausalfaktoren bis zur Geschwulstbildungsfähigkeit – zu verstehen.

9. Kapitel

Phase I des Krebsgeschehens:

DIE KAUSALFAKTOREN

1. DIE VORGEBURTLICH (= PRÄNATAL) WIRKSAMEN KAUSALFAKTOREN

(Siehe Abbildung 1, Seite 86)

Wie entstehen pränatale Schäden?

Jeder menschliche Organismus ist vom Augenblick der Zeugung bis zum Tode einer Vielfalt von Einflüssen ausgesetzt, die seine Lebensfunktionen entweder fördern oder schädigen können. Wir wollen uns zunächst mit den im vorgeburtlichen Lebensabschnitt wirksamen Kausalfaktoren befassen. Wie schwerwiegend eine vorgeburtliche Schädigung sich auszuwirken vermag, haben wir aus der CONTERGAN-Katastrophe gelernt. Jede Schädigung der werdenden Mutter durch Umweltgifte, durch Arzneimittel, Nikotin, Alkohol und andere Genußgifte, durch Fehlernährung und seelische Belastung während der Schwangerschaft wird mit dem mütterlichen immer auch den fötalen Organismus in Mitleidenschaft ziehen. Sie können diesen sogar viel schwerer treffen, was nicht nur für chemische, sondern auch für infektiöse Einflüsse, wie Röteln und andere Virusinfekte – ebenso aber auch für Strahlenschäden – erwiesen ist.

Es kommt hinzu, daß neues Leben heute durchwegs von Elternpaaren gezeugt wird, deren Erbgut ohnehin bereits durch Zivilisationseinflüsse geschädigt ist. Die Auswirkungen schädlicher Umwelteinflüsse bleiben nicht auf die jeweilige Elterngeneration beschränkt, verändern vielmehr auch die Beschaffenheit der in deren Ei- und Samenzellen enthaltenen „Gen-Informationen". Sie werden

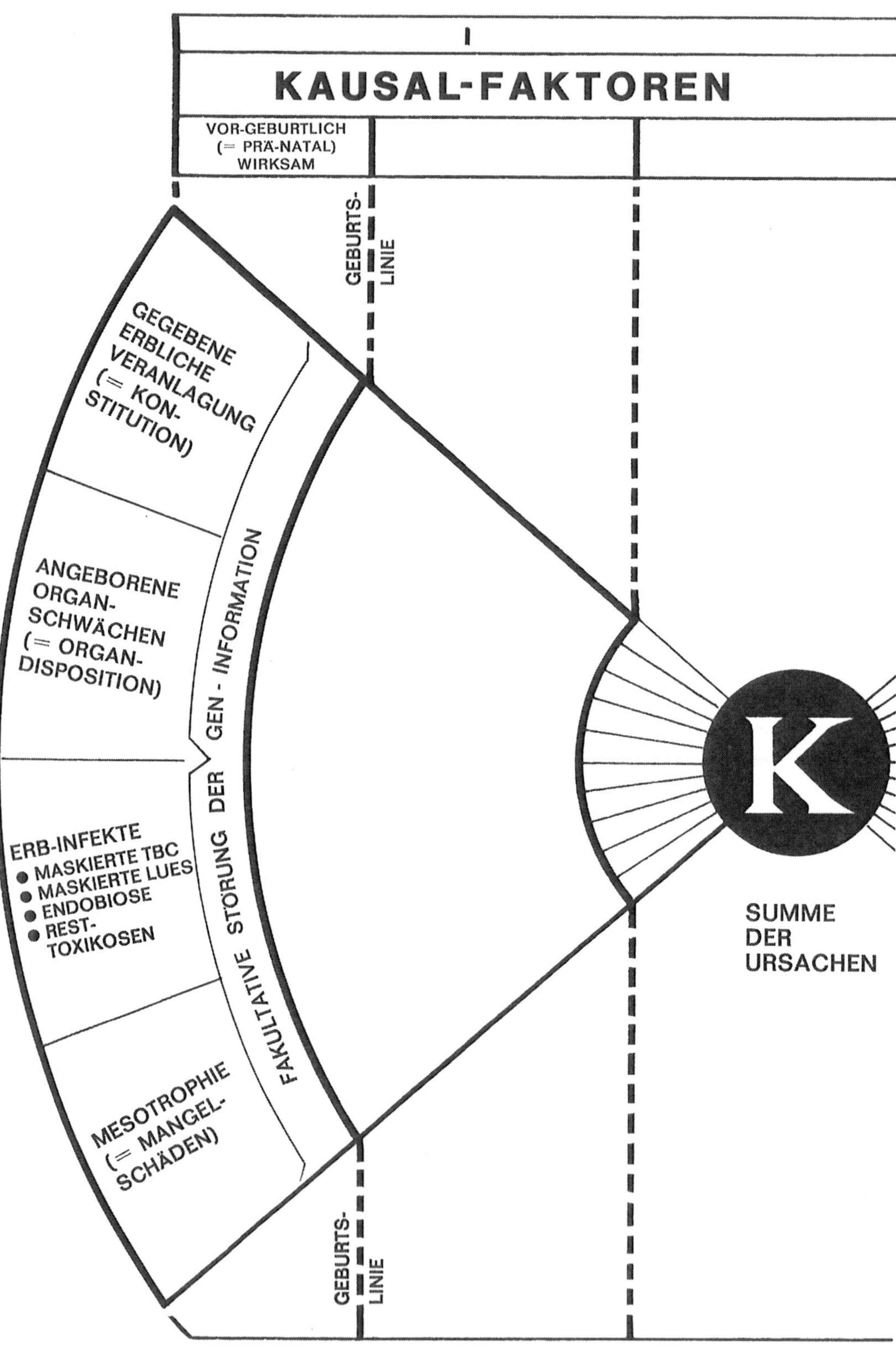
I
KAUSAL-FAKTOREN
VOR-GEBURTLICH
(= PRÄ-NATAL)
WIRKSAM
GEBURTS-
LINIE
GEGEBENE
ERBLICHE
VERANLAGUNG
(= KON-
STITUTION)
ANGEBORENE
ORGAN-
SCHWÄCHEN
(= ORGAN-
DISPOSITION)
ERB-INFEKTE
● MASKIERTE TBC
● MASKIERTE LUES
● ENDOBIOSE
● REST-
TOXIKOSEN
MESOTROPHIE
(= MANGEL-
SCHÄDEN)
FAKULTATIVE STÖRUNG DER GEN - INFORMATION
K
SUMME
DER
URSACHEN
GEBURTS-
LINIE

Abb. 1

sich so auch auf die Nachkommenschaft erstrecken. In jeder Generation kommen neue Schäden hinzu, und die Summe der in allen früheren Generationen erworbenen und genetisch verankerten Schäden bringt jedes Neugeborene sozusagen als Hypothek mit auf die Welt. Daß diese Mitgift für den gesundheitlichen Verfall und für die Zunahme chronischer Erkrankungen mitverantwortlich ist, kann nicht mehr zweifelhaft sein.

Die erbliche Veranlagung (= die Konstitution)

Als „Konstitution" bezeichnet man die durch Erbmasse und Umwelteinflüsse bedingte „Veranlagung" bzw. Eigentümlichkeit einer Person, die in individuellen Besonderheiten des Körperbaus und der Lebensfunktionen, insbesondere aber der Leistungs-, Reaktions-, Anpassungs- und Widerstandsfähigkeit – damit aber auch der Erkrankungsbereitschaft – in Erscheinung tritt.

Daß Langlebigkeit, Gesundheit und individuelle Erkrankungsbereitschaft in gewissem Umfange auf ererbten Anlagen und Verhaltensweisen beruhen, ist allen Ärztegenerationen von der Vorzeit bis zur Gegenwart geläufig gewesen. Auch für die Entstehung von Geschwulstkrankheiten hat man von jeher eine individuelle Veranlagung im Sinne einer „Krebskonstitution" mitverantwortlich gemacht. So hat u. a. VIRCHOW die Auffassung vertreten, daß der „Typus" nicht nur für die Entwicklung und Bildung des Körpers, sondern auch einer Geschwulst maßgebend sei. Die individuelle Konstitution beeinflußt – so R. VIRCHOW – die Gestaltung der Krankheit. Sie bestimmt, ob eine Erkrankung auftreten wird oder nicht, ob sie lang oder kurz dauern, gut oder schlecht ausgehen wird.

Von jeher ist man daher auch bemüht gewesen, aus charakterlichen oder körperlichen Merkmalen auf die Konstitution und die damit gesetzmäßig verbundene „Disposition" zu bestimmten Erkrankungen zu schließen. Die ältere Medizin unterschied vier „Temperamente", den Sanguiniker, den Choleriker, den Phlegmatiker und den Melancholiker. Daß diesen Temperamenten in der Regel auch eine bestimmte leibliche Beschaffenheit entspricht, ist am überzeugendsten von E. KRETSCHMER nachgewiesen worden. H. LAMPERT und M. CURRY haben zwei polar gegensätzliche „Reaktionstypen" unterschieden, die von LAMPERT als „A-Typ" und „B-Typ", von CURRY als „K-Typ" und „W-Typ" bezeichnet worden sind.

Der LAMPERTsche „A-Typ", der dem gegen Kaltluft bzw. Ozon empfindlichen „K-Typ" CURRYs und dem „Schizoiden Typ" KRETSCHMERs entspricht, zeigt in der Mehrzahl der Fälle einen schlankwüchsigen, leptosom-asthenischen, nicht selten aber auch einen schlaff-adipösen Habitus. Das hemmende Vagussystem ist bei ihm stärker tonisiert als das ergotrope und abwehrkompetente Sympathikussystem. Als „Vagotoniker" zeigt er daher in der Regel auch keine stürmischen Reaktionen. Infektionen lösen bei ihm nur geringes oder gar kein Fieber aus. Als bindegewebs- und reaktionsschwacher Typ vermag er sich infektiöser Toxine nicht vollständig zu entledigen. Seine Schweißbildung ist gering, wie überhaupt seine Entgiftungs- und Ausscheidungspotenz, die „Kanalisation", ausgesprochen mangelhaft ist. Er neigt daher auch zu sogenannten „Resttoxikosen", von deren Bedeutung für die Entwicklung einer Abwehrschwäche und Mesenchymblockade noch berichtet wird. Diese Reaktionsweise prädestiniert den „A-Typ" von vornherein zu chronischen Erkrankungen jedweder Art einschließlich des Krebses. In der Tat erkrankt er in signifikantem Umfange häufiger an Malignomen als der entgegengesetzt veranlagte „B"- bzw. „W-Typ". Beim „K-Typ" finden sich fast ausschließlich Neubildungen epithelialer Herkunft, also Carcinome.

Der LAMPERTsche „B-Typ" – er entspricht dem gegen Warmluft empfindlichen, ozonhungrigen „W-Typ" CURRYs bzw. dem „Cyklothymen Typ" der KRETSCHMERschen Typologie – neigt überwiegend zum gedrungenen, pyknischen Habitus. Das ergotrope und für die Abwehr zuständige Sympathikussystem ist bei ihm deutlich stärker tonisiert als das hemmende Vagussystem. Er ist ein ausgesprochener „Sympathikotoniker", antwortet daher auf Infekte (vor allem in jüngeren Jahren!) mit stürmischen, hochfieberhaften Reaktionen und starken Schweißausbrüchen. Seine Entgiftungs- und Ausscheidungspotenz, die „Kanalisation", ist sehr viel höher als die des „A"- bzw. „K-Typs". Er ist „Hyper-Mesenchymatiker", sein Bindegewebe ist daher von vornherein leistungsfähiger als das des bindegewebsschwachen (= „hypo-mesenchymatisch" veranlagten) „A-Typs". Er erkrankt daher auch seltener an Malignomen als der „A-Typ". Er neigt vorzugsweise zu Sarkomen, Leukämien, Lymphogranulomatosen, also zu Neubildungen mesenchymaler Genese.

Jede der beiden Konstitutionen ist – wie berichtet – durch bestimmte Werte des vegetativen Tonus charakterisiert, der „A-Typ" durch schwachen Sympathikotonus und starken Vagotonus, der „B-Typ" durch das umgekehrte Verhältnis. Den Tonus der beiden vegetativen Komponenten können wir mit den von CROON, KRACMAR, REGELSBERGER, RILLING, VOLL u. a. entwickelten Geräten messen und so die individuelle Eigenart der Konstitution objektivieren. Die mit diesen Geräten ermittelten „Vegetonogramme“ lassen in der Regel bei Carcinompatienten eine regulative Starre im Sinne einer extremen Vagotonie erkennen. Bei Patienten mit Sarkomen und Systemerkrankungen finden wir im Gegensatz dazu ein im Sinne einer extremen Sympathikotonie entgleistes Vegetativum.

Diese Untersuchungen sind keineswegs nur von theoretischem Interesse, geben uns vielmehr bedeutsame Hinweise für die Therapie, deren Aufgabe unter anderem ja auch darin besteht, die konstitutionellen Schwächen des Organismus zu korrigieren, die für die Entwicklung chronischer Erkrankungen in jedem Fall mitverantwortlich sind.

Die anlagebedingten Organschwächen (= die „Organdisposition“)

Obwohl der Organismus durch irgendeine innere Krankheitsbereitschaft immer in seiner Gesamtheit gefährdet ist, erkrankt vielfach nur ein bestimmtes Organ. Die gleiche Ursache – z. B. eine „innere“ Krebsbereitschaft – kann im einen Falle eine Erkrankung des Magens, im andern eine Erkrankung der Zeugungsorgane zur Folge haben. Dem Ausbruch einer Erkrankung geht also nicht nur eine konstitutionelle Schädigung des Gesamtorganismus voraus, sondern auch eine örtliche Erkrankungsbereitschaft, eine „Organdisposition“. Sie kann ererbt oder während des intra- oder extrauterinen Lebens entstanden sein. Eine Magenschwäche zum Beispiel und die daraus sich ergebende Erkrankungsbereitschaft kann also auf mutativer Schädigung der organkompetenten Gene oder auf infektiöser, toxischer bzw. mangelbedingter Schädigung des Organs während seiner embryonalen Entwicklung oder in der postnatalen Lebensphase beruhen. Diese Organschwäche stellt einen „Locus minoris resistentiae“ dar, einen „Ort verminderter Abwehrkraft“, an dem sich chronische Reize bevorzugt auswirken können und an dem sich daher auch chronische Erkrankungen einschließlich der bösartigen Neubildungen bevorzugt manifestieren. Es gibt aber auch erbliche Besonderheiten einzelner Organe und Organsysteme, die von vornherein eine erhöhte Krebsgefährdung mit sich bringen können. Ein erblich belasteter „Magentyp“ wird beispielsweise von vornherein häufiger zu Magenkrebs neigen, eine Veranlagung, die in der chronischen Gastritis des Großvaters, im chronischen Magengeschwür des Vaters und im Carcinom des Sohnes ihren Niederschlag findet. Ähnliche Verhältnisse finden wir auch bei Geschwulsterkrankungen, die auf dem Boden von Organmißbildungen und erblichen „Präcancerosen" entstehen können. Sie stellen ebenfalls einen Locus minoris resistentiae dar, der bei Hinzutreten entsprechender Initialfaktoren in Krebs übergehen kann.

Die Erbinfekte

Da die Behandlungsergebnisse bei chronischen Leiden trotz Ausschaltung direkt erkennbarer Ursachen oftmals unbefriedigend blieben, vermuteten wir tiefer liegende Ursachen, die pathogenetisch übergeordnet sein müssen. Auf der Suche nach diesen Faktoren stießen wir auf die von Carl SPENGLER und anderen Forschern beschriebenen „Erbtoxikosen", die einen obligaten Bestandteil aller Zellen des Organismus darstellen, der durch Infekte bedingt ist, die in früheren Generationen abgelaufen sind. Als pathogenetisch wichtigste Erbinfekte haben sich die Erb-Tbc (= die „Maskierte" bzw. „Larvierte" Tbc) und die Erb-Lues (= die „Maskierte" bzw. „Larvierte" Lues) erwiesen. Diese Erbtoxikosen können eine angeborene Bereitschaft für chronische Erkrankungen aller Art, insbesondere auch für Krebs, bedingen.

Die Erb-Tbc

Nachdem Robert KOCH 1882 den menschlichen Tuberkelbazillus entdeckt hatte, versuchte er zunächst, die Tuberkulose durch aktive Immunisierung mit abgetöteten Tbc-Bazillen zu heilen. Weil die Ergebnisse wenig befriedigend waren, beauftragte er 1892 seinen Oberarzt Carl SPENGLER, nach besseren Möglichkeiten einer Immunbehandlung zu suchen. Im Verlaufe dieser Untersuchungen ist von SPENGLER nachgewiesen worden, daß es vier verschiedene Arten von Tbc-Erregern gibt, von denen zwei für den Menschen pathogen sind. Es sind dies der „Typus humanus" (der Erreger der eigentlichen Menschen-Tuberkulose) und der „Typus bovinus" (der Erreger der ebenfalls auf den Menschen übertragbaren Rinder-Tuberkulose). Es ergab sich weiter, daß der Tbc-Erreger nicht nur in Gestalt von Bakterien in Erscheinung tritt, daß die Tuberkulose vielmehr auch durch bakterienfreie Kulturfiltrate übertragen werden kann, daß es also auch viruskleine Zustandsformen des Tbc-Erregers geben muß

(FONTES, 1910). VAUDREMER (1921), TISSOT (1925) und ENDERLEIN (1930) haben schließlich den Nachweis erbracht, daß der Tbc-Erreger einen vielgestaltigen (pleomorphen) Kreislauf durchläuft, dessen einzelne Zustandsformen jeweils ein besonderes Milieu für ihr Gedeihen erfordern.

Das spezifische artfremde Eiweiß der Erb-Tbc – das Tuberkeleiweiß – verursacht im Organismus eine „Sensibilisierung", die die verschiedenartigsten Krankheitsbilder hervorrufen kann. Diese erzeugen das Bild der „Larvierten" bzw. „Maskierten Tuberkulose". Die Erb-Tbc ist allen Menschen angeboren, muß daher auch als obligate Mitursache aller chronischen Erkrankungen berücksichtigt und behandelt werden. Die Sensibilisierung des Organismus durch diese Erbtoxikose führt zu einer fast unmerklich sich entwickelnden, im Laufe der Zeit jedoch zunehmenden Funktionsschädigung von Organen und Organsystemen. Ihre über die Gesamtdauer des Lebens sich erstreckende toxische Wirkung ist einer der Grundpfeiler, auf denen sich chronische Erkrankungen, auch solche mit bisher unbekannter Genese, entwickeln.

Der Beweis für den spezifischen Zusammenhang zwischen Erb-Tbc und einer bestimmten Erkrankung kann durch den oft erstaunlichen Erfolg einer gegen die Erb-Tbc gerichteten spezifischen Therapie erbracht werden.

PONCET und LERICHE veröffentlichten 1912 ein Buch über „Tuberkulösen Rheumatismus", in dem sie nachwiesen, daß für die Entwicklung chronischer Gelenkentzündungen die Sensibilisierung des Organismus durch die „Erb-Tbc" mitverantwortlich ist. Diese und andere Beobachtungen zeigen uns, daß die durch das artfremde Eiweiß der Erb-Tbc bedingte Sensibilisierung die vielseitigsten Funktionsstörungen verursachen kann. Einige kaum bekannte, aber äußerst eindrucksvolle Beispiele mögen uns zeigen, welch unwahrscheinliche Erfolge sich erzielen lassen, wenn man bei der Behandlung chronischer Erkrankungen auch an die Erbtoxikosen denkt. Die spezifische Sensibilisierung durch das Eiweiß der Erb-Tbc kann sich zum Beispiel konstriktorisch (verkrampfend) auf die glatte Muskulatur des Magenpförtners auswirken und so bei Säuglingen das Krankheitsbild eines „Pylorospasmus" (eines Magenpförtner-Krampfes) hervorrufen. Andererseits kann durch eine lähmende Wirkung auf die glatte Darmmuskulatur die „HIRSCHSPRUNGsche Krankheit" der Kinder (Lähmung und Dehnung des Dickdarmes bis auf die Stärke eines Männerarmes) erzeugt werden. Beide Erkrankungen geht die lokalistische Schule in der Regel operativ an, da sie durch interne Therapie kaum beeinflußbar sind. Die bei diesen Krankheitsbildern vorliegende Sensibilisierung durch Erb-Tbc kann in manchen Fällen durch Anwendung des spezifischen „SPENGLERSANs“ desensibilisiert werden. Es kommt dann zur Rückbildung des klinischen Bildes. Diese Beispiele, deren Reihe man beliebig verlängern könnte, sollen zeigen, wie tiefgreifend krankmachend eine Erbtoxikose sich auswirken kann und wie leicht sie unter Umständen therapeutisch zu beeinflussen ist.

Die Erb-Lues

Alle bekannten Erreger sind einem pleomorphen Kreislauf zwischen viruskleinen Primitivphasen und Bakterien bzw. Pilzformen unterworfen. Auch der Erreger der Syphilis (= der Lues) kann – wie SPENGLER gezeigt hat – in der ultrakleinen Primitivform in den Zellen des Organismus nachgewiesen werden, auch dann, wenn eine syphilitische Ansteckung im Laufe des Lebens nicht erfolgt ist. Wir müssen annehmen, daß die allgemeine Verbreitung der Erb-Lues ein Überbleibsel aus dem Anfang des 16. Jahrhunderts ist, wo die aus Amerika nach Europa eingeschleppte Syphilis die Gesamtbevölkerung als akute Infektionskrankheit pandemisch durchseucht hat. Wer damals dieser Infektion nicht erlag, behielt eine sogenannte „Resttoxikose“ zurück, die von Generation zu Generation unsichtbar weitergegeben (und vielfach durch Neuinfektionen aufgefrischt) wurde und – wie von SPENGLER nachgewiesen – heute noch als abgeschwächtes „Erbvirus“ der „Maskierten“ bzw. „Larvierten Lues“ in Erscheinung tritt.

Die „Maskierte Lues“ bzw. „Erb-Lues“, die wesentlich verbreiteter ist, als man annehmen möchte, kann nach SPENGLER an bestimmten Symptomen erkannt werden. Sie ist an Krankheiten mit Proliferationserscheinungen, also an krankhaften Wucherungen, ursächlich mitbeteiligt. Aber auch hartnäckige Hauterkrankungen, totaler Haarausfall und viele Krankheiten unbekannter Genese können durch sie hervorgerufen, daher auch durch Behandlung der Erb-Lues gebessert und geheilt werden. Infolge der bekannten Affinität des Lues-Erregers zum Nerven- und Skelettsystem und zur Haut werden diese Organsysteme auch durch die Eiweißtoxine der Erb-Lues bevorzugt sensibilisiert. Von den ganzheitlich orientierten Ärzten wird schon seit Generationen die Auffassung vertreten, daß die Neigung des Krebskranken, auf die Einwirkung toxischer Reize nicht mit Entzündung, sondern mit Proliferation zu reagieren, u. U. durch diese Erbtoxikose bedingt bzw. unterstützt wird. Nicht von ungefähr haben auch Homöopathen und andere Naturheilärzte, die aufgrund intensiver Beobachtung tieferen Einblick in die Konstitution gewinnen, die Erbtoxikosen – insbesondere aber Erb-Tbc und Erb-Lues – von jeher als „Schrittmacher des Krebses“ bezeichnet. Wie schon die Erb-Tbc, so betrachten wir auch die Erb-Lues als einen der Grundpfeiler zur Entwicklung chronischer Erkrankungen.

Die Endobiose

Neben Erb-Tbc und Erb-Lues scheint aber noch ein dritter „Erbinfekt“ von Bedeutung zu sein, nämlich die „Endobiose“. Wie im Kapitel über die Hypothesen zur Krebszellentstehung beschrieben, handelt es sich beim Endobionten um einen Mikroorganismus, der von ENDERLEIN und GERLACH als angeborener, in Zellen und Blut aller Wirbeltiere lebender Symbiont nachgewiesen worden ist.

Der von GERLACH als Mycoplasma universalis innatus (= als allgegenwärtiges, angeborenes Mycoplasma) bezeichnete Endobiont scheint mit dem gesunden Organismus offensichtlich in Symbiose zu leben. Unter bestimmten Voraussetzungen – etwa nach Entwicklung eines krankhaften Milieus – verwandelt er sich – so GERLACH – in einen krankmachenden Mikroorganismus, der an der Entstehung chronischer Erkrankungen – einschließlich des Krebses – maßgeblich mitbeteiligt ist.

Die parasitär entartete Endobiose scheint demnach neben der Erb-Tbc und der Erb-Lues den dritten der angeborenen Grundpfeiler für die Entstehung chronischer Erkrankungen darzustellen, in denen wir die indirekten (älteren) Ursachen auch der Krebsentstehung sehen müssen. Wir sind der Auffassung, daß durch diese genetisch älteren Kausalfaktoren der krankhaft veränderte Boden geschaffen wird, auf dem die genetisch jüngeren Faktoren, wie etwa die Fokaltoxikosen, sich entfalten und Organschäden hervorrufen können.

Die Mesotrophie

Um den von KOLLATH definierten Begriff der Mesotrophie richtig verstehen zu können, müssen wir uns kurz mit der historischen Entwicklung der wissenschaftlichen Ernährungslehre vertraut machen.

Die ersten Kenntnisse über die chemische Zusammensetzung der Nahrung sind ab 1840 erarbeitet worden. Man stellte fest, daß alle Nahrungsstoffe aus drei organischen Grundstoffen – nämlich Eiweiß, Fett und Kohlenhydraten – bestehen. Alle übrigen Bestandteile der Nahrung wurden damals als „Aschenstoffe" zusammengefaßt. Als „vollwertig" galt eine Ernährung, wenn pro kg Körpergewicht täglich 6 g Kohlenhydrate, 1 g Fett und 1 g Eiweiß zur Aufnahme kam.

1875 haben dann C. P. FALK, F. HOFMANN und FORSTER begonnen, den Nahrungsbedarf durch Tierversuche genauer zu definieren. Es ergab sich, daß neben Eiweiß, Fett und Kohlenhydraten auch die „Aschenbestandteile" (= die „Mineralien" bzw. „Salze") zur Erhaltung des Lebens notwendig sind.

1881 kam LUNIN zu dem Ergebnis, daß aber noch weitere lebenswichtige Stoffe von unbekannter Struktur in der Nahrung vorhanden sein müssen. 1895/96 ist es schließlich EIJCKMANN gelungen, als ersten dieser unbekannten Begleitstoffe den „Beri-Beri-Schutzstoff" (das „Vitamin B 1") zu isolieren. In den folgenden Jahrzehnten sind nach und nach etwa 40 weitere Schutzstoffe gefunden worden. 1912 hat FUNK für diese Stoffe die heute übliche Bezeichnung „Vitamine" in Vorschlag gebracht. Die auf Vitaminmangel beruhenden Krankheitserscheinungen wurden als „Avitaminosen" bezeichnet.

Ab 1923 hat nun KOLLATH durch Tierexperimente zu klären versucht, ob Leben und Gesundheit mit den bis dahin bereits bekannten mineralischen und organischen Spurenstoffen erhalten werden können. Es hat sich ergeben, daß neben den bereits bekannten Vitaminen und Bioelementen noch weitere Faktoren in der Nahrung enthalten sein müssen, um den Zustand der Vollgesundheit zu erhalten. Es handelt sich dabei um eine Reihe von noch nicht näher definierten Wirkstoffen der B-Vitamin-Gruppe, die KOLLATH wegen ihrer das Wachstum und die Regeneration anregenden Wirksamkeit als „Auxone" bezeichnet hat, ferner um Lebendeiweiß in Form von pflanzlicher (oder tierischer) Frischkost. Wenn diese beiden Faktoren nicht in ausreichenden Mengen mit der Nahrung zugeführt werden, entwickelt sich ein Zustand der „Halbgesundheit" oder „Mesotrophie", wobei sich folgende Symptome bemerkbar machen können:

- Wachstumshemmung, mangelhafte Regeneration, Gebiß- und Skelettverfall
- Schwund der Ganglienzellen, Hemmung der neuralen Funktionen, psychische Störungen, vegetative Dystonie, Hemmung der hormonalen Funktionen (insbesondere derjenigen der Hypophyse und Nebennieren), mangelhafte Stressresistenz

- Schwund des Mesenchyms, Hemmung der Antikörperbildung (= der Abwehrkraft), verringerte Widerstandskraft gegenüber Erregern
- Entartung der Darmflora, chronische Verstopfung
- Anfälligkeit für chronische Erkrankungen aller Art, einschließlich des Krebses
- Vorzeitige Alterserscheinungen, verringerte Lebenserwartung

Diese im Tierversuch objektivierten Symptome zeigen eine auffallende Übereinstimmung mit den Zivilisationsschäden des Menschen. Bilanzuntersuchungen haben in der Tat bestätigt, daß die bürgerliche Durchschnittskost äußerst arm ist an Auxonen und Lebendeiweiß und den Mindestbedarf an diesen Wirkstoffen nicht zu decken vermag. Die bürgerliche Durchschnittskost muß daher als echte „Mesotrophie-Kost" bezeichnet werden.

Auxone sind, wie schon erwähnt, nicht näher bekannte Vitamine des „B-Komplexes", die vor allem in Hefe, Getreidekorn bzw. Getreideschrot enthalten sind und deshalb auch als „Hefe-Getreide-Faktoren" bezeichnet werden. Sie können auf 160 Grad erhitzt werden, ohne an Aktivität einzubüßen, werden andererseits durch Einwirkung des Sauerstoffs innerhalb von 4—8 Wochen zerstört. Die biologische Wirksamkeit der Auxone ist derjenigen der Pantothensäure sehr ähnlich, ist mit ihr jedoch nicht identisch. Wie die Pantothensäure, so scheinen auch die Auxone eine Schlüsselstellung im zellulären Stoffwechsel einzunehmen und vor allem für die Regenerationsvorgänge unentbehrlich zu sein.

Um die biologische Wertigkeit der Lebendnahrung aufzuklären, haben POTTENGER und SIMONSEN 20 Jahre andauernde Ernährungsversuche mit acht Katzen-Generationen durchgeführt. Ein Teil der Tiere ist lebenslänglich mit Roh-Milch und Roh-Fleisch, die übrigen Tiere mit gekochter Milch und gekochtem Fleisch ernährt worden.

Die mit Rohkost gefütterten Tiere und ihre Nachkommen-Generationen blieben gesund.

Die mit Kochkost gefütterten Tiere zeigten die oben beschriebenen Symptome der Mesotrophie. Deren Nachkommen wurden bereits als Kümmerformen mit Schädel- und Gebißmißbildungen und anderen Mesotrophie-Symptomen geboren. Die dritte Generation bestand nur noch aus Mißbildungen und Totgeburten. Von der vierten Generation an starben die Zuchten aus. Nach

Übergang zu Lebendkost konnten die mesotrophischen Veränderungen e r s t n a c h v i e r G e n e r a t i o n e n wieder zurückgebildet werden.

Wurde unfruchtbarer Boden mit den Ausscheidungen der „Rohkost-Tiere" gedüngt, so kam es zu Pflanzenwachstum. Wurde mit den Ausscheidungen der „Kochkost"-Tiere gedüngt, so blieb der Boden brach.

Das japanische Forscher-Ehepaar KURATSUNE ist in Langzeit-Selbstversuchen zu ähnlichen Ergebnissen gekommen. Ausschließliche Ernährung mit pflanzlicher Frischkost senkte den Grundumsatz und steigerte die Leistungsfähigkeit. D i e s e l b e N a h r u n g a l s K o c h k o s t v e r a b r e i c h t, v e r u r s a c h t e i n n e r h a l b w e n i g e r W o c h e n B l u t a r m u t, Ö d e m e u n d a n d e r e S y m p t o m e s c h w e r e r D y s t r o p h i e.

Auch MC CARRISON (Oxford) und ABELIN (Bern), ferner RUSCH, KOLB, SANTO und andere Forscher sind aufgrund ihrer Untersuchungen zu dem Schluß gelangt, daß lebensfrische Nahrung über ihren Gehalt an bekannten Vitalstoffen hinaus noch unbekannte l e b e n d e Wirkstoffe in sich bergen muß, die für die Erhaltung der Gesundheit unentbehrlich sind.

Die Mesotrophie, von der bereits ein hoher Prozentsatz der zivilisierten Menschheit betroffen ist, kann definiert werden als ein während der Gesamtdauer des Lebens unmerklich langsam sich vollziehender, auf die Nachkommen vererbbarer Verfall der Gesundheit, dessen Ursachen in fehlerhafter Ernährung zu suchen sind. Gebißverfall, Wirbelsäulen- und Haltungsschäden, Fußleiden, sowie Erschöpfungs- und Versagenszustände sind nur die banalsten und vordergründigsten Symptome dieses mangelbedingten Verfalls. Die Meso t r o p h i e ist — wie schon ihr Name zum Ausdruck bringt — eine „t r o p h i s c h e" S t ö r u n g d e s G e s a m t o r g a n i s m u s, die mit dem Erscheinungsbild einer „N e u r a l e n A l l g e m e i n - D y s t r o p h i e" im Sinne SPERANSKYs nicht nur vieles gemeinsam hat, mit dieser vielmehr — auch in kausaler Hinsicht — mehr oder weniger weitgehend identisch ist, wie wir im nächsten Kapitel noch genauer erfahren werden. Ob M e s o trophie oder D y s trophie, bei beiden sehen wir uns einem Ablauf gegenüber, der letztlich auch auf eine Schädigung der Zellen des Vegetativums zurückgeführt werden muß, die über das „Transit-Mesenchym" — das terminale Vollzugsorgan des neurohumoralen Systems — die Gesamtheit des Organismus in Mitleidenschaft zieht und als Unfähigkeit zur V o l l gesundheit — als fortlaufend weiter verkümmernde „H a l b gesundheit" — sich bemerkbar macht.

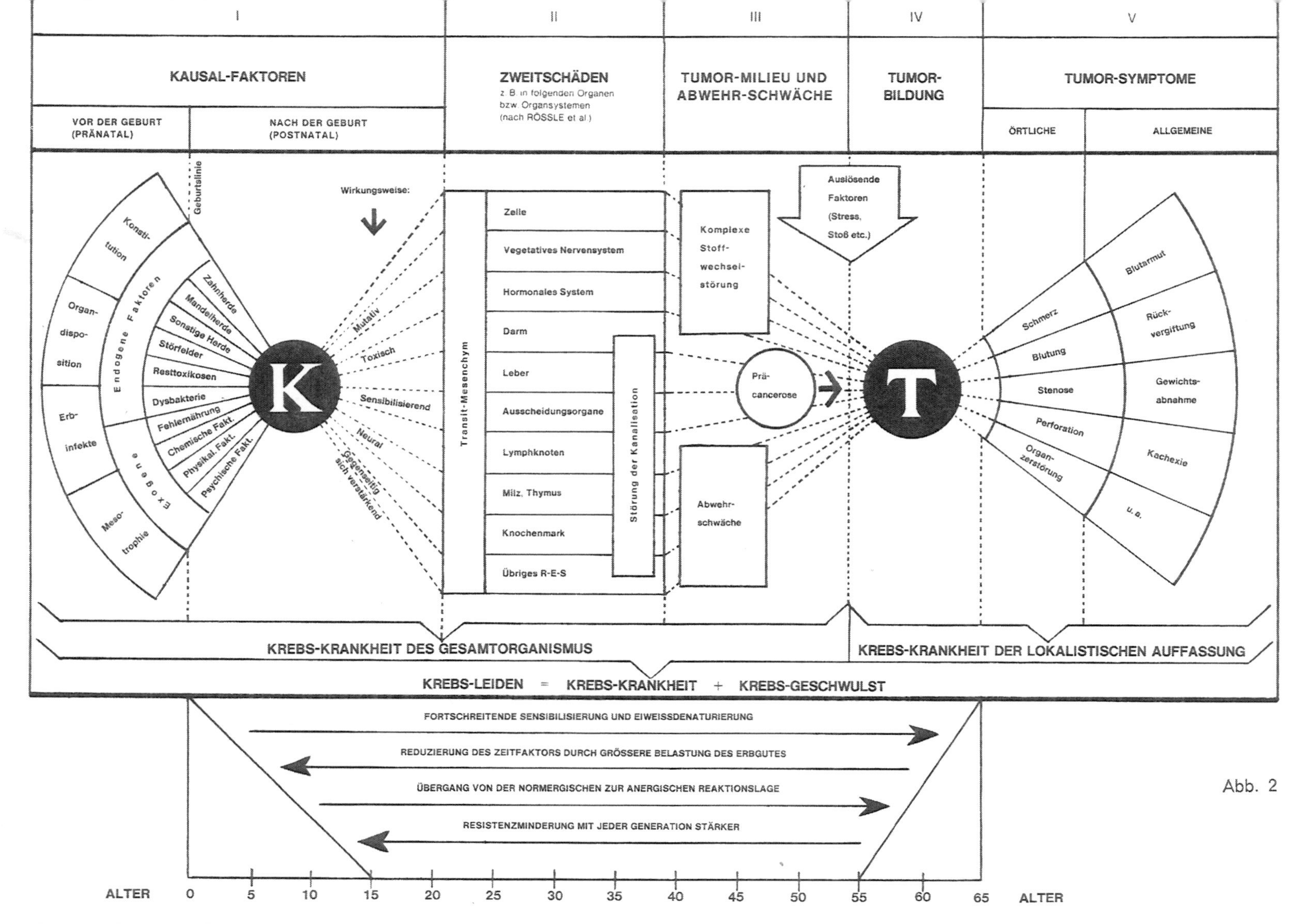
I
II
III
IV
V
KAUSAL-FAKTOREN
VOR DER GEBURT (PRÄNATAL)
NACH DER GEBURT (POSTNATAL)
ZWEITSCHÄDEN
z. B. in folgenden Organen bzw. Organsystemen (nach RÖSSLE et al.)
TUMOR-MILIEU UND ABWEHR-SCHWÄCHE
TUMOR-BILDUNG
TUMOR-SYMPTOME
ÖRTLICHE
ALLGEMEINE
Geburtslinie
Konsti-tution
Organ-dispo-sition
Erb-infekte
Meso-trophie
Endogene Faktoren
Exogene
Zahnherde
Mandelherde
Sonstige Herde
Störfelder
Resttoxikosen
Dysbakterie
Fehlernährung
Chemische Fakt.
Physikal. Fakt.
Psychische Fakt.
K
Wirkungsweise:
Mutativ
Toxisch
Sensibilisierend
Neural
Gegenseitig sich verstärkend
Transit-Mesenchym
Zelle
Vegetatives Nervensystem
Hormonales System
Darm
Leber
Ausscheidungsorgane
Lymphknoten
Milz, Thymus
Knochenmark
Übriges R-E-S
Störung der Kanalisation
Komplexe Stoff-wechsel-störung
Prä-cancerose
Abwehr-schwäche
Auslösende Faktoren (Stress, Stoß etc.)
T
Schmerz
Blutung
Stenose
Perforation
Organ-zerstörung
Blutarmut
Rück-vergiftung
Gewichts-abnahme
Kachexie
u. a.
KREBS-KRANKHEIT DES GESAMTORGANISMUS
KREBS-KRANKHEIT DER LOKALISTISCHEN AUFFASSUNG
KREBS-LEIDEN = KREBS-KRANKHEIT + KREBS-GESCHWULST
FORTSCHREITENDE SENSIBILISIERUNG UND EIWEISSDENATURIERUNG
REDUZIERUNG DES ZEITFAKTORS DURCH GRÖSSERE BELASTUNG DES ERBGUTES
ÜBERGANG VON DER NORMERGISCHEN ZUR ANERGISCHEN REAKTIONSLAGE
RESISTENZMINDERUNG MIT JEDER GENERATION STÄRKER
ALTER
0
5
10
15
20
25
30
35
40
45
50
55
60
65
ALTER

Abb. 2

Die Bedeutung der pränatalen Kausalfaktoren für die Erkrankungsbereitschaft

Zusammenfassend kann man sagen, daß die vier pränatalen Faktoren – Konstitution, angeborene Organschwächen, Erbinfekte, Mesotrophie – ein latentes Krankheitspotential darstellen, das jeder Mensch mit den ererbten Gen-Informationen von seinen Vorfahren übernommen hat.

Entsprechend ihrer unterschiedlichen Wirkungsdauer entfaltet jeder dieser Faktoren eine unterschiedliche Wirkungsstärke im Organismus. Je weiter eine Schädigung zeitlich zurückliegt, um so tiefer hat sie den Organismus durchdrungen. Die damit gesetzte Sensibilisierung bildet die eigentliche und letzte Basis, auf der chronische Erkrankungen – unter Mithilfe weiterer schädigender Faktoren – sich entwickeln können. Von entscheidender Bedeutung ist das Ausmaß der individuellen Belastung, mit der der Organismus geboren wird, weil sie auch das Ausmaß der Krankheitsbereitschaft im späteren Leben mitbestimmt.

Jeder Mensch kommt heute von vornherein mit einer derartigen Hypothek zur Welt. Einen gesunden Neugeborenen gibt es heute kaum mehr. Im Gegenteil, statistische Erhebungen über Erkrankungen vergangener Generationen haben deutlich gemacht, daß sich von Generation zu Generation diese Hypothek zu verstärken scheint. Die Bereitschaft des heutigen Menschen, chronisch krank zu werden, scheint in gleichem Maße zuzunehmen, wie er den exogenen Einflüssen unserer Zivilisation ausgesetzt ist. Nur so ist es erklärlich, daß die Häufigkeit des Krebses in den letzten Jahrzehnten nicht einfach nur zugenommen hat, daß vielmehr in zunehmendem Umfang auch jüngere Menschen – ja sogar Kinder – an Krebs erkranken, nachdem der Ausbruch der Erkrankung sowohl durch ständige weitere Zunahme der angeborenen als auch der postnatalen Belastung immer mehr beschleunigt wird.
(Siehe Abbildung 2, Seite 97)

Auf die Basis der pränatalen Faktoren pfropfen sich im Laufe des Lebens die postnatalen Kausalfaktoren auf, in der bereits direktere (jüngere) Ursachen für die Krankheitsentstehung zu suchen sind.

2. DIE NACHGEBURTLICH (= POSTNATAL) WIRKSAMEN KAUSALFAKTOREN

(Siehe Abbildung 3, Seite 100)

Die Kopfherde
(= die Herde in Zähnen, Mandeln, Nebenhöhlen etc.)

Seit vier Jahrzehnten ist unumstritten anerkannt, daß Krankheitsherde in Zähnen und Mandeln den Gesamtorganismus schwer in Mitleidenschaft ziehen können. Es ist daher üblich geworden, bei rheumatischen Störungen, akuten wie chronischen Herz-Kreislauf-Erkrankungen und anderen chronischen Erkrankungen eine Sanierung dieser Herde durchzuführen. Andererseits wurde bisher kaum in Erwägung gezogen, daß die Kopfherde nicht nur mit den soeben genannten Erkrankungen in ursächlichem Zusammenhang stehen könnten, sondern auch mit der Entstehung der Krebskrankheit – eine Erkenntnis, die wir aufgrund vieler Erfahrungen am Krankenbett immer wieder bestätigt fanden. Es stellte sich sogar heraus, daß kaum ein anderer Kausalfaktor die menschliche Gesundheit in ähnlich verhängnisvoller Weise zu beeinflussen vermag wie die Herde in Zähnen, Mandeln und im übrigen Kopfbereich. Wir stellten weiterhin fest, daß Kopfherde – auch bei noch nicht an Krebs erkrankten Personen – von Blutsymptomen begleitet sind, die von denen eines Krebskranken kaum zu unterscheiden sind. Bei Vorhandensein von Kopfherden konnte sogar ein positiver Ausfall hämatologischer Krebsteste beobachtet werden.

Bei der Mehrzahl der behandelten Inkurablen machten wir außerdem die Beobachtung, daß die Behandlungserfolge um so besser wurden, je gründlicher wir um die Sanierung der Kopfherde bemüht waren.

Wegen ihrer großen Bedeutung für das Krebsgeschehen und alle anderen chronischen Erkrankungen werden die krankmachenden Auswirkungen der Kopfherde anschließend im 13. Kapitel abgehandelt werden.

Erworbene Resttoxikosen

Im Laufe des Lebens wird jedes Individuum mit vielerlei Krankheitserregern konfrontiert, die seine Gesundheit bedrohen. Wenn eine Infektion nicht mit einer akuten, fieberhaften Reaktion beantwortet wird, bleibt oft ein mehr oder weniger großer Teil der eingedrungenen Erreger im Körper zurück. Sie verursachen sogenannte „Resttoxikosen", die zwar zunächst ohne klinisch faßbare Symptomatik verlaufen, bei jahrelangem Bestehen jedoch

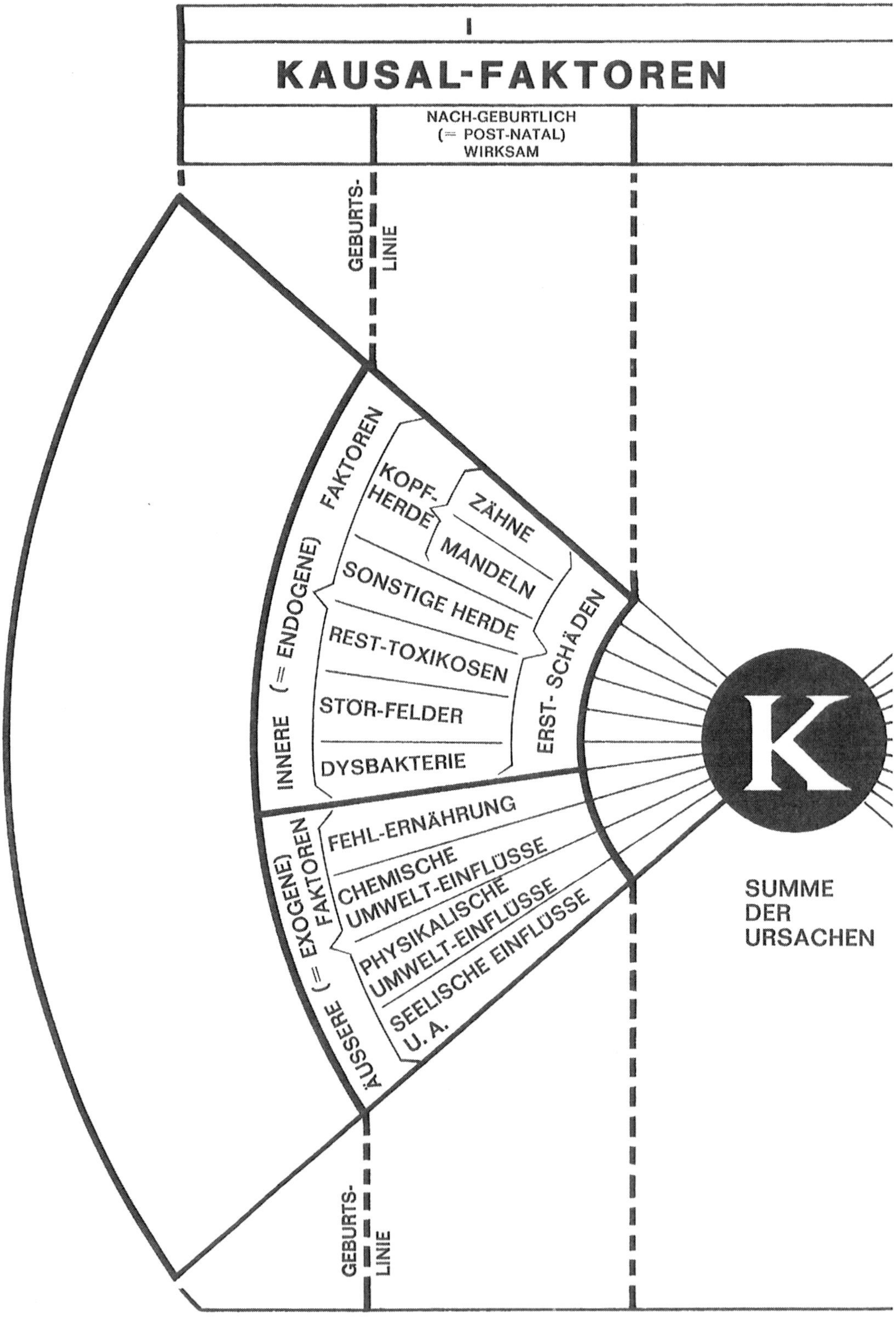

I
KAUSAL-FAKTOREN
NACH-GEBURTLICH
(= POST-NATAL)
WIRKSAM
GEBURTS-LINIE
INNERE (= ENDOGENE) FAKTOREN
KOPF-HERDE
ZÄHNE
MANDELN
SONSTIGE HERDE
REST-TOXIKOSEN
STÖR-FELDER
DYSBAKTERIE
ERST-SCHÄDEN
ÄUSSERE (= EXOGENE) FAKTOREN
FEHL-ERNÄHRUNG
CHEMISCHE UMWELT-EINFLÜSSE
PHYSIKALISCHE UMWELT-EINFLÜSSE
SEELISCHE EINFLÜSSE U.A.
K
SUMME DER URSACHEN
GEBURTS-LINIE

Abb. 3

schwerwiegende Folgen für den Organismus nach sich ziehen können, indem sie eine Dauersensibilisierung hervorrufen und ständig einen Teil der verfügbaren Abwehrenergie für sich in Anspruch nehmen.

Das Vorhandensein von Resttoxikosen und deren Auswirkungen können heute bereits nachgewiesen werden. Die ohnehin reduzierte Abwehrpotenz wird in Verkennung der Tatsache, daß das Fieber eine notwendige Abwehrreaktion des Körpers ist, durch Anwendung von fiebersenkenden Medikamenten und Antibiotika noch weiter geschwächt. Es ist daher notwendig, eine gründliche Ausschaltung der Resttoxikosen durch eine Desensibilisierungs- und Fieberbehandlung anzustreben, damit die Abwehrbilanz des Organismus entlastet wird.

Die entscheidende Bedeutung des Fiebers ergibt sich aus der statistisch erhärteten Beobachtung, daß Patienten, die in jüngerem Alter auf Infekte mit hohem Fieber reagiert haben, später viel seltener an chronischen Leiden erkranken als Personen, die auch in der Jugend nur zu schwachen Reaktionen fähig gewesen sind. Die Durchsicht unserer Krankengeschichten bestätigt, daß die übergroße Mehrzahl unserer Patienten in ihrer Anamnese kaum fieberhafte Erkrankungen aufzuweisen hat.

Störfelder

R. RÖSSLE, der Entdecker der Herdwirkung, ist noch der Auffassung gewesen, daß die Fernwirkung eines Herdes ausschließlich auf bakterieller Streuung beruhe. Später stellte sich heraus, daß herdbedingte Fernwirkungen auch auf toxischem, allergischem und neuralem Wege zustandekommen können. Es ergab sich, daß sogar nicht entzündete, mit Sicherheit bakterienfreie Narben imstande sind, auf neuralem Wege Fernsymptome hervorzurufen. W. SCHEIDT hat vorgeschlagen, ein neural fernwirksames Irritationszentrum als „Störungsfeld“ zu bezeichnen. W. HUNEKE hat schließlich den heute üblichen Begriff des „Störfeldes“ eingeführt. Eine überzeugende Deutung des „Störfeld“begriffes und der Störfeldwirkungen ist von P. DOSCH veröffentlicht worden, an dessen Ausführungen wir uns im folgenden halten wollen.

Was veranlaßt – so fragt P. DOSCH – ein bisher gesundes Gewebe, ein „Störfeld“, ein irritierendes Reizzentrum zu bilden, das den Gesamtorganismus so schwer zu stören vermag? Die Erfahrung zeigt, daß jede Entzündung, jede Verletzung mit oder ohne sichtbare Narbenbildung, jeder degenerative Vorgang, jeder Fremdkörper ein Störfeld entstehen lassen kann.

Auf welche Weise kommt die Wirkung eines Störfeldes zustande? Jede Zelle, jedes Organ besitzt ein energetisches, oxydo-reduktives Eigenpotential und erzeugt damit sein spezifisches vegetativ-humorales Milieu. Die einzelnen Zell- und Organpotentiale stehen miteinander in direkter und indirekter Wechselwirkung.

Im Bereich eines „Störfeldes" ist das oxydo-reduktive Eigenpotential zusammengebrochen. Die Zellen des Störfeldes sind „depolarisiert" und befinden sich daher in einem Zustand krankhafter Dauererregung. Die vom Störfeld ausgehenden energetischen Impulse haben eine abnorme Frequenz, die in irgendwie vorgeschädigten Geweben anderer Bereiche des Organismus Resonanzvorgänge und in deren Gefolge wiederum entzündliche oder degenerative Vorgänge auszulösen vermag. Die störenden Impulse werden innerhalb der Leitungsbahnen des Vegetativen Nervensystems übertragen. Im Störfeld haben wir also eine Zone extremer Dauerdepolarisation vor uns, die nicht mehr spontan abgebaut werden kann. Die Zellen des Störfeldes verhalten sich normalen neuralen Impulsen gegenüber unempfindlich. Sie sind nicht imstande, normale Kommandoimpulse aufzunehmen und zu beantworten.

Die Irritationswirkung eines Störfeldes kann durch neurale Gegenregulation so vollständig neutralisiert werden, daß keine Fernwirkungen sich bemerkbar machen. Wenn die neurale Anpassungsenergie nachzulassen beginnt, wird die Störwirkung sich zunächst im Segment ausbreiten. Nach und nach erfaßt die regulative Lähmung auch die benachbarten Segmente, schließlich die ganze Körperhälfte. Sehr starke Störfelder lähmen früher oder später auch die regulativen Funktionen der jenseitigen Körperhälfte, bewirken also eine vegetative Starre des Gesamtorganismus. Bei *ein*seitiger Regulationsstarre finden wir auf der Störfeldseite oft degenerative Vorgänge und *hyp*ergische Reaktionslage, auf der Gegenseite hingegen eine Bereitschaft zu entzündlich-allergischer, also *hyper*ergischer Reaktion.

Allen chronischen Erkrankungen liegen neben anderen Ursachen immer auch Störfeldwirkungen zugrunde. Deren Auswirkungen können nur beseitigt werden, wenn die verantwortlichen Störfelder – seien dies nun entzündliche Herde oder nicht infizierte, reizlose Narben – diagnostisch erfaßt und sachgemäß saniert worden sind. Die neurale Fernwirkung eines Störfeldes kommt zum Erliegen, nachdem die depolarisierten Gewebe des Irritationszentrums durch Einspritzung von Novocain repolarisiert worden sind.

Dysbakterie der Darmflora

Auch die physiologisch obligaten Mikroben, welche alsbald nach der Geburt alle Schleimhäute des kindlichen Organismus zu besiedeln beginnen, sind von großer Bedeutung für Gesundheit und Lebensdauer des Menschen. Man hat festgestellt, daß langlebige und gesunde Menschen über eine besonders vitale und gesunde Darmflora verfügen. Erwiesen ist ferner die Tatsache, daß einer Erkrankung des Organismus vielfach eine Erkrankung seiner Darmflora vorausgeht, daß somit eine Wechselwirkung zwischen dem Gesundheitszustand des Menschen und seiner bakteriellen Symbionten besteht. Ein kausaler Zusammenhang zwischen Krebsgeschehen und Störung der Darmflora konnte einwandfrei nachgewiesen werden. Die Dysbakterie muß daher auch als Mitursache der Krebskrankheit betrachtet und therapeutisch angegangen werden. In einem besonderen Kapitel wird auf diese Zusammenhänge noch ausführlich eingegangen.

Die Bedeutung der inneren Kausalfaktoren für die Erkrankungsbereitschaft

Die bisher genannten postnatalen Ursachen werden als „innere" bzw. „endogene" Kausalfaktoren zusammengefaßt. Diese durch die Summe aller übrigen Kausalfaktoren verschuldeten „Erstschäden" des Organismus – nämlich Kopfherde, sonstige Herde und Störfelder, Resttoxikosen und Dysbakterie – verkörpern im Verein mit den pränatalen Kausalfaktoren das ursächliche Fundament, von welchem alle chronischen Erkrankungen ihren Ausgang nehmen können. Gemeinsam ist allen diesen Faktoren, daß sie in der Regel unerkannt und daher auch unbeachtet bleiben. Ungestört können sie daher im Laufe des Lebens ihre Wirksamkeit entfalten und ihr Zerstörungswerk an lebenswichtigen Organen und Organsystemen vollziehen.

Die äußeren (= exogenen) Kausalfaktoren

Wir wollen uns jetzt mit den Umwelteinflüssen befassen, die letztlich sowohl für die Entwicklung der pränatalen genetischen Schäden als auch der prä- und postnatalen trophischen Störungen verantwortlich gemacht werden müssen.

F e h l e r n ä h r u n g

Unter den „äußeren" Ursachen, die vom Augenblick der Zeugung an während der Gesamtdauer des Lebens die Gesundheit untergraben, muß an erster Stelle die zivilisationsbedingte Fehlernährung genannt werden, von deren verhängnisvoller Bedeutung bereits im Abschnitt „Mesotrophie" die Rede gewesen ist. Aufgabe der Ernährung ist es, dem Organismus ausreichende Mengen aller jener Stoffe zuzuführen, die für die Funktion und Regeneration seiner Zellen laufend benötigt werden. In üblicher Kost ist jedoch nur ein Teil dieser Stoffe und auch diese vielfach nur in unzureichenden Mengen enthalten. Die Durchschnittskost ist demnach eine „Mangelkost", die vor allem viel zu wenig „Vitalstoffe" enthält, also zu wenig Vitamine, Mineralien, Lebendfaktoren und sonstige Stoffe, die die Zellen des Organismus nicht selbst herstellen können, daher unbedingt laufend in ausreichenden Mengen aufnehmen müssen, um die Energie- und Baustoffe der Nahrung schadlos verwerten zu können und gesund und regenerationsfähig zu bleiben.

Dieser Mangel an Vitalstoffen ist nicht der einzige Nachteil der üblichen Durchschnittskost. Sie enthält zahlreiche Fremdstoffe – so beispielsweise Schädlingsbekämpfungsmittel, Konservierungs- und Schönungsmittel, Röststoffe und andere Erhitzungsprodukte – die fast alle gegenüber Fermenten und Vitaminen als hemmende oder zerstörende „A n t i - V i t a l s t o f f e" wirksam sind, das Vitalstoffdefizit also noch weiter vergrößern.

Von den gesundheitlich nachteiligen Auswirkungen dieser und anderer Mängel der üblichen Ernährungsweise wird im 15. Kapitel noch ausführlich berichtet werden. Aus den Mesotrophieversuchen geht hervor, daß die Folgen einer Mangelernährung sich um so schwerer und nachhaltiger auswirken werden, je stärker der Organismus bereits durch Mangelfolgen oder sonstige Einflüsse vorgeschädigt ist. Andererseits haben die Mesotrophieversuche aber auch gezeigt, daß es möglich ist, die durch Fehlernährung und andere Einflüsse verursachten Störungen nach und nach wieder zu beheben, wenn die Ernährung in biologisch optimalem Sinne umgestellt wird. Da alle chronischen Erkrankungen einschließlich des Krebses durch Ernährungsfehler in wesentlichem Umfange mitverschuldet werden, darf erwartet werden, daß eine Ernährungsumstellung den Krankheitsverlauf in positivem Sinne beeinflussen wird. Eine biologisch durchdachte Ernährungsweise wird damit aber zur selbstverständlichen und unerläßlichen Voraussetzung einer erfolgreichen Therapie.

Chemische Umwelteinflüsse

Zahlreiche chemische Verbindungen können unter bestimmten Voraussetzungen chronische Erkrankungen induzieren und insbesondere an der Krebsentstehung direkt ursächlich beteiligt sein, wie die Berufskrebse durch Teer, Anilin und Arsen oder der Raucherkrebs immer wieder zeigen.

Die Fremdstoffe, die wir mit Nahrung, Wasser und Atemluft ungewollt zu uns nehmen, können Ursache für erhebliche gesundheitliche Schäden werden. Wenn auch vielen dieser Stoffe in üblicher Konzentration eine direkte Giftwirkung zu fehlen scheint, so können sie doch bei Dauereinwirkung tiefgreifende Störungen verursachen. Zu den Fremdstoffen, mit denen wir täglich konfrontiert werden, gehören die Farb-, Geschmacks- und Konservierungsstoffe der Nahrung, die auf Gemüse und Obst gespritzten Insektizide und sonstigen Pestizide, die Abgase der Kraftfahrzeuge, der Haus- und Industriekamine, die Fremdstoffe des Trinkwassers und nicht zuletzt auch viele Arzneimittel.

Als einer unter vielen Fremdstoffen sei das Insektizid DDT genannt, dessen verheerende Auswirkungen Rachel CARSON in ihrem Buch „Silent Spring" („Stummer Frühling") beschrieben hat.

Das mit der Nahrung laufend aufgenommene DDT wird im Fettgewebe des Organismus, nach EICHHOLTZ unter Umständen sogar in mehrfach tödlicher Dosis, gespeichert. Alle chemischen Mittel, welche das Wachstum von Bakterien oder anderen Schädlingen hemmen, werden eine entsprechende Hemmwirkung auch auf die Zellen des menschlichen Organismus ausüben, wodurch „Zweitschäden" in Organen und Organsystemen entstehen.

In den Organismus gelangte Gifte müssen in nicht mehr reaktionsfähige Verbindungen verwandelt und ausscheidungsfähig gemacht werden. Diese Aufgabe überfordert im Laufe der Zeit die Entgiftungs- und Ausscheidungskapazität von Leber, Darm und Nieren und vertieft die giftbedingten Zweitschäden dieser Organe.

Alle Fremdstoffe sind Fermentgifte, die auf zweifache Weise zur Entwicklung eines Geschwulstleidens beitragen können, indem sie einmal an vorgeschädigten „Schwachen Punkten" des Organismus Erste Krebszellen, gleichzeitig aber durch Verursachung von „Zweitschäden" auch das Tumormilieu und die Abwehrschwäche entstehen lassen, ohne die eine Vermehrung der „Ersten Krebszellen" – also eine Geschwulstbildung – nicht vor sich gehen kann.

EICHHOLTZ, KOLLATH, SCHWEIGART und viele andere haben seit langem vergeblich auf die Gefahren der „Toxischen Gesamtsituation" hingewiesen, die in zunehmendem Maße unser Lebensmilieu verschlechtert.

Physikalische Umwelteinflüsse

Wie die chemischen, so können auch physikalische Reize dazu beitragen, chronische Erkrankungen einschließlich des Krebses entstehen zu lassen. Auf Hautstellen, die – beispielsweise bei Seeleuten – jahrzehntelang ständig durch Sonnenbrand geschädigt wurden, kann sich Hautkrebs entwickeln. Auch Verbrennungs- und Bestrahlungsnarben sind „Schwache Punkte", auf denen sich vorzugsweise Carcinome bilden können.

Die längere Einwirkung von Röntgenstrahlen und radioaktiven Strahlungen läßt nicht nur eine örtliche Krebsbereitschaft entstehen, sie hat auch Zweitschäden an inneren Organen, vor allem aber eine starke und anhaltende Schädigung der Abwehrpotenz zur Folge. Die Kernwaffenversuche der Großmächte, später auch die unkontrollierte Nutzung von energiereicher Materie in Atomkraftwerken, haben die gesamte Erdoberfläche einschließlich aller Kulturböden und Wasservorräte mit radioaktivem Fall-out verseucht. Spurenmengen dieser carcinogenen Elemente sind seither als obligate Bestandteile in Trinkwasser und Nahrungsmitteln enthalten. Wenn diese Spurenstoffe mengenmäßig auch zu gering sind, um für sich allein eine Krebsgefährdung herbeiführen zu können, so addiert sich ihre Wirksamkeit doch mit derjenigen zahlreicher anderer carcinogener Umweltgifte.

Die nuklearen Spurenstoffe sind aber keineswegs die einzige Strahlenbedrohung, der wir uns gegenüber sehen. Auch „Kosmische Strahlen" und „Erdstrahlen" (die sogenannten „geopathischen Reize") können uns unter bestimmten Umständen gefährlich werden. Viele Beobachtungen sprechen dafür, daß die terrestrische Strahlung unter Umständen für die Entwicklung des Krebsgeschehens mitverantwortlich sein kann. Was früher allenfalls vermutet werden konnte, kann heute bereits nachgewiesen werden, wie wir im 16. Kapitel dieses Buches noch genauer beschreiben werden.

Seelischer Stress

Viele Umweltfaktoren können, ohne spezifisch pathogen zu sein, indirekt dazu beitragen, schwere Erkrankungen entstehen oder zum Ausbruch kommen zu lassen. Dazu gehören in erster Linie alle Einflüsse, die seelisch belastend wirksam sind. Anhaltende seelische Belastungen können, wie jedermann weiß, die Lebenskraft schwächen, die körperliche Widerstandskraft allmählich zermürben und schließlich als leibliche Erkrankung in Erscheinung treten. Jede seelische Dauerbelastung – der falsche Beruf, der tägliche Ärger mit Vorgesetzten, mit Arbeitskollegen, mit dem Ehepartner, mit sonstigen Problemen – kann wesentlich dazu beitragen, über die Zweitschäden ein Tumormilieu und eine Abwehrschwäche entstehen zu lassen.

Seelisch empfindsame Menschen scheinen für chronische Erkrankungen einschließlich des Krebses offensichtlich anfälliger zu sein als seelisch robuster veranlagte Personen, eine Tatsache, auf die schon GALEN aufmerksam gemacht hat. Wir wissen heute, daß durch Gemütsbewegungen Anpassungsreaktionen ausgelöst werden, die vom Hypophyse-Zwischenhirn-System gesteuert werden und u. a. die Ausschüttung von Stress-Hormonen durch die Neben-Nieren-Rinde zur Folge haben. Fehlerhafte Anpassungsreaktionen können, wie SELYE gezeigt hat, „Anpassungskrankheiten" verursachen, die ihrerseits chronischen Erkrankungen jedweder Art den Weg bereiten.

NEWTON, FRIEDMANN und RASMUSSEN haben sich erfolgreich bemüht, die Bedeutung seelischer Faktoren für das Krankheitsgeschehen in Tierversuchen zu objektivieren. Sie haben beispielsweise festgestellt, daß die Überlebensdauer von Versuchstieren mit Impftumoren auch von der pflegerischen Betreuung dieser Tiere abhängig ist. Tiere, die zeitlebens liebevoll gepflegt und gestreichelt wurden, erreichten eine bedeutend längere Überlebensdauer als Tiere, die zeitlebens isoliert gehalten und niemals angefaßt wurden.

Wie das Tier, so wird auch der Mensch nur in einem sorgenfreien liebevollen Milieu auf die Dauer gedeihen können. Dauernde Unstimmigkeiten im familiären oder beruflichen Bereich oder in sonstigen zwischenmenschlichen Sphären, Enttäuschungserlebnisse, materielle Unsicherheit, Überforderung durch die pausenlose Hast der täglichen Arbeit, durch zu wenig Schlaf und Erholung und noch vieles andere können entscheidend dazu beitragen, den Organismus krankheitsbereit werden zu lassen und dies um so eher, je schwerer dieser Organismus bereits durch andere Einflüsse geschädigt oder gefährdet ist. Aus der Erfahrung heraus, daß der Krebskranke wohl immer auch durch sein bisheriges „Milieu" geschädigt ist, hat der Wiener Chirurg von HOCHENEGG jedem seiner Krebspatienten empfohlen, sein Leben neu zu ordnen, wenn nötig, einen anderen Arbeitsplatz zu suchen, oder sich, wenn möglich, in einem stillen Winkel zur Ruhe zu setzen.

GREENE und SCHMALE haben nachgewiesen, daß der Eintritt in die klinische Phase des Krebsleidens vielfach erst erfolgt, nachdem die Patienten durch Trennung von nahestehenden Personen oder durch eine einschneidende Veränderung im Berufsleben in schwere Depressionen, Angstzustände oder Hoffnungslosigkeit gestürzt worden waren. Besondere Beweiskraft ist einer Studie GREENEs an eineiigen Zwillingen beizumessen, von denen der eine an Leukämie erkrankte, der andere aber gesund geblieben ist. Während das Leben des letzteren sich in günstigen Umständen vollzog, hatte ersterer einen schweren persönlichen Verlust erlitten.

Viele Autoren haben berichtet, daß für Krebskranke eine eigenartige seelische Verhaltensweise charakteristisch sei. Sie neigen dazu, seelische Probleme zu verdrängen, Gefühle unter Kontrolle zu halten. Sie fürchten enge gefühlsbetonte Beziehungen und weichen vor der Aufnahme tieferer geistig-seelischer Kontakte in eine Verteidigungsposition zurück.

Eine Reihe von Autoren stellt fest, daß Krebskranke nicht selten eine freudlose Kindheit hinter sich haben. Wer aber ohne Nestwärme aufwächst, in der Kindheit der mütterlichen Zuneigung, der elterlichen Fürsorge entbehrt, wird im späteren Leben vielfach unfähig sein, enge und bedeutsame zwischenmenschliche Beziehungen zu knüpfen und zu gestalten. Er wird auch häufig unfähig sein, einer Zuneigung auf harmonische Weise Ausdruck zu geben und daher bestrebt sein, seine Emotionen zu verdrängen, was – so KISSEN (Glasgow) u. a. – zu Krebs disponieren kann. Der Verlust einer Bezugsperson kann bei solcherart geschädigten Personen zu schwerster existentieller Verzweiflung und zum klinischen Ausbruch des Krebsleidens führen.

Alle Autoren stimmen darin überein, daß jede Jahrzehnte anhaltende Überforderung der seelischen Widerstandskraft bei Ausbleiben seelisch stärkender Kräfte – von Zuneigung, Wärme, Liebe – früher oder später den psychischen und physischen Zusammenbruch zur Folge hat und einen bereits latent krebsgefährdeten Organismus immer wehrloser werden läßt. Jede akute Belastung, jeder seelische oder physische Schock kann dann zum „Auslösenden Ereignis" werden, durch welches das Geschwulstwachstum in Gang gesetzt wird.

Seit SELYEs bahnbrechenden Arbeiten über das Stressproblem ist bekannt, daß jeder emotionale Stress zwangsläufig immer auch die physische Abwehrkraft in Mitleidenschaft zieht. Dieses Phänomen ist vielfach nachgeprüft und bestätigt worden. So hat beispielsweise SOLOMON berichtet, daß emotionaler Stress zum Verlust der immunologischen Resistenz und damit zu ungehemmter Ausbreitung von Krebszellen führt, weil die abwehrkompetenten Organe – Milz, Lymphknoten, Thymus etc. – durch die von der Nebennierenrinde ausgeschütteten Stresshormone gehemmt werden. Die Hormonproduktion der Nebenniere ist bei Krebskranken wahrscheinlich eine andere als bei gesunden Personen. Neuere Forschungen lassen erhoffen, daß die vergleichende Untersuchung der Hormonprofile bei Gesunden und Krebskranken in naher Zukunft therapeutisch hilfreiche Erkenntnisse erschließen wird.

Die geistige Disharmonie

Schon in den medizinischen Schriften der Antike begegnen wir immer wieder der Auffassung, daß jede Krankheit letztlich als eine im biologischen Sinne folgerichtige Strafe für die Verletzung der Naturgesetze anzusehen sei. Ohne hier philosophische oder Glaubensfragen erörtern zu wollen, wird man sich doch der Einsicht stellen müssen, daß die psycho-physischen Entgleisungen, die für jede chronische Erkrankung ursächlich mitverantwortlich sind, nicht immer und ausschließlich auf unverschuldeter milieubedingter Überforderung beruhen müssen. Sie können sehr wohl auch durch selbstverschuldete Umstände – so etwa durch fehlerhafte seelische Einstellung – herbeigeführt werden. Es ist eine gesicherte Erfahrung, daß gütige, religiös veranlagte Menschen seltener schwer erkranken, eine Erkrankung mit Gottvertrauen ertragen und leichter genesen als ein religiös gleichgültiger, geistig entwurzelter Mensch. Ein religiös ausgerichteter Mensch wird auch in schwierigen Lebenslagen versuchen, sich anzupassen. Er wird die Schuld für zwischenmenschliche Differenzen nicht immer nur bei anderen suchen, sondern eher danach trachten, Differenzen aus der Welt zu schaffen und Nachsicht zu üben. Er wird es daher in jeder Hinsicht leichter haben als ein Mensch, der zeit seines Lebens wenig Neigung zeigt, sich über seinen geistigen Standort Rechenschaft abzulegen und erst in Zeiten der höchsten Not ins Gebet oder in die Zwiesprache mit einem Partner flüchtet, um seine eigenen Fehler oder Schwächen sich ins Bewußtsein zu heben.

KAUSAL-FAKTOREN

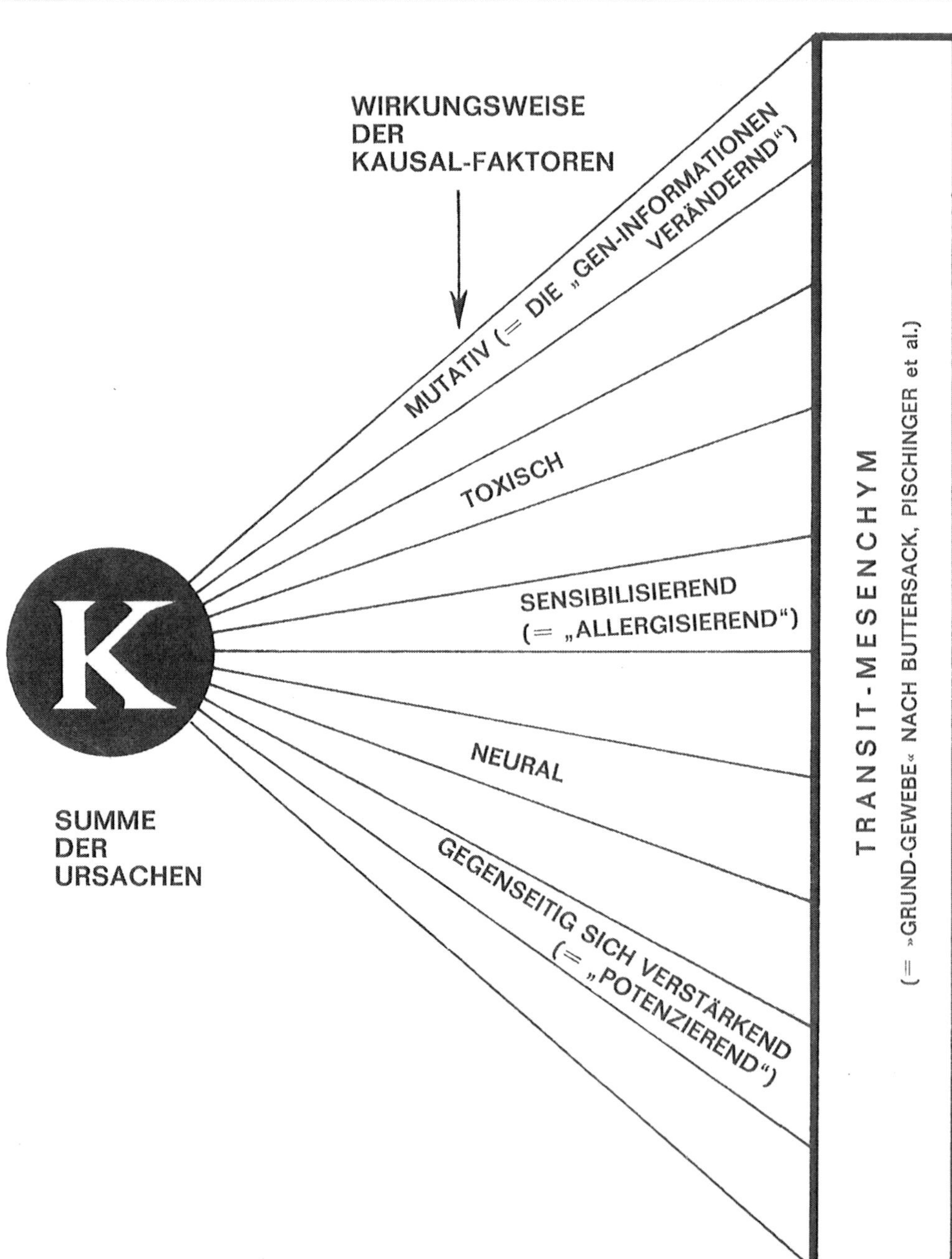

Abb. 4

Viele exogene Kausalfaktoren können vermieden werden!

Wir wissen, daß eine große Zahl von diätetischen, chemischen, physikalischen und seelisch alterierenden Einflüssen für die Gesundheit nachteilig sein kann. Manchen dieser Einflüsse können wir nicht aus dem Wege gehen, aber viele andere lassen sich sehr wohl vermeiden, wenn wir nur ernstlich wollen. Es versteht sich von selbst, daß wir uns vermeidbaren Einflüssen auch entziehen sollten, soweit und wo immer dies möglich ist. Wer ungesund lebt und sich falsch ernährt, bereitet sich – so KOLLATH – sein Leben lang auf Krebs vor. Wer sich aber bemüht, gesund zu leben, wird viel weniger gefährdet sein.

Am Anfang jeder Therapie und jeder Gesundheitsvorsorge muß daher die Einsicht stehen, daß Krankheiten nicht von selbst kommen und keineswegs etwa unabwendbares Schicksal sind, sondern überwiegend durch unser eigenes Verschulden herbeigeführt werden, indem wir – und dies wider besseres Wissen – unnatürlich und fehlerhaft leben! Wenn wir – so meint Erwin LIEK – nicht von neuem geboren werden, wenn wir also unsere Lebensweise, unsere Lebensanschauung nicht ganz und gar umstellen, werden wir auch nicht gesund bleiben oder gar wieder gesund werden können.

Welche Folgerungen müssen gezogen werden?

Wir haben aufgezeigt, daß die verschiedenartigsten prä- und postnatal einwirkenden Kausalfaktoren zur Verursachung des Krebsgeschehens beitragen können. Wir müssen davon ausgehen, daß Krebs niemals auf eine einzige Ursache, sondern immer auf eine kaum übersehbare Vielfalt von Ursachen zurückgeführt werden muß. Diese Ursachen anamnestisch und diagnostisch so vollständig wie möglich zu erfassen und anschließend durch die gebotenen therapeutischen und prophylaktischen Maßnahmen so gründlich und konsequent wie irgend möglich zur Ausschaltung zu bringen, ist die erste und vordringlichste Aufgabe einer Internen Krebstherapie. Jede Fahrlässigkeit bei der Erfüllung dieser ersten Aufgabe kann den Gesamterfolg der internen Therapie in Frage stellen und unter Umständen unmöglich machen. Wir wissen niemals, welchen Anteil die einzelnen Kausalfaktoren zur Geschwulstbildung beigetragen haben. Wir dürfen uns daher auch niemals damit zufrieden geben, nur die jeweils vordergründigen und auffallendsten der erfaßbaren Kausalfaktoren zu beseitigen. Je gewissenhafter wir uns um die Ausschaltung möglichst vieler dieser Faktoren bemühen, desto größer ist die Chance, die von diesen Faktoren verursachten Zweitschäden und deren Folgezustände – nämlich Tumormilieu und Abwehrschwäche – zu beseitigen.

Die Wirksamkeit der einzelnen Kausalfaktoren entfaltet sich teils auf mutativem, teils auf toxischem, teils auf sensibilisierendem, teils auf neuralem Wege. Viele dieser Faktoren können auch eine mehrfache Wirksamkeit entfalten. Alle diese Wirkungen können sich gegenseitig verstärken bzw. potenzieren. Gemeinsam ist allen Kausalfaktoren die Fähigkeit, in Zellen bzw. Organen und Organsystemen „Zweitschäden" hervorrufen zu können, über deren Entstehungsweise und Auswirkungen das nächste Kapitel Aufschluß geben wird. (Siehe auch Abbildung 4, Seite 110)

10. Kapitel

Phase II des Krebsgeschehens:

DIE ZWEITSCHÄDEN

(Siehe Abbildung 5, Seite 114)

Aufgrund ihrer toxischen, mutativen oder auch sensibilisierenden Wirksamkeit kann die Vielzahl der schädlichen Kausalfaktoren die Eigenschaften der betroffenen Zellen unmittelbar verändern und auf neuralem Wege schließlich auch mittelbar beeinflussen, wodurch an den einzelnen Organen bzw. Organsystemen die vielfältigsten Schäden hervorgerufen werden. RÖSSLE und GROTE haben diese Schäden als Zweitschäden bezeichnet.

DIE ZWEITSCHÄDEN DES TRANSIT-MESENCHYMS

(Siehe Abbildung 5, Seite 114)

Die „Kleinste Gewebseinheit"

Das Leben der Zelle, die Erhaltung und Betätigung ihrer funktionellen Strukturen, ist abhängig von der Gegenwart bestimmter Bau- und Betriebsstoffe, die von der Zelle daher ständig aus ihrer Umgebung entnommen werden müssen. Durch die Notwendigkeit, Nahrungsstoffe aufzunehmen und Schlackenstoffe abzugeben, ist die Zelle an einen beidsinnig stetig fließenden Stoffaustausch mit ihrer Umgebung – an ein sogenanntes „Fließgleichgewicht" – gebunden (H. SCHADE).

Die Zelle ist durch drei voneinander unabhängige Leitungssysteme mit allen übrigen Zellen bzw. mit dem Gesamtorganismus verbunden. Diese Leitungssysteme – also Nervensystem, Blut- und Lymphgefäße – treten, wie PISCHINGER nachgewiesen hat, auffallenderweise niemals unmittelbar an die Außen-

II

ZWEIT-SCHÄDEN

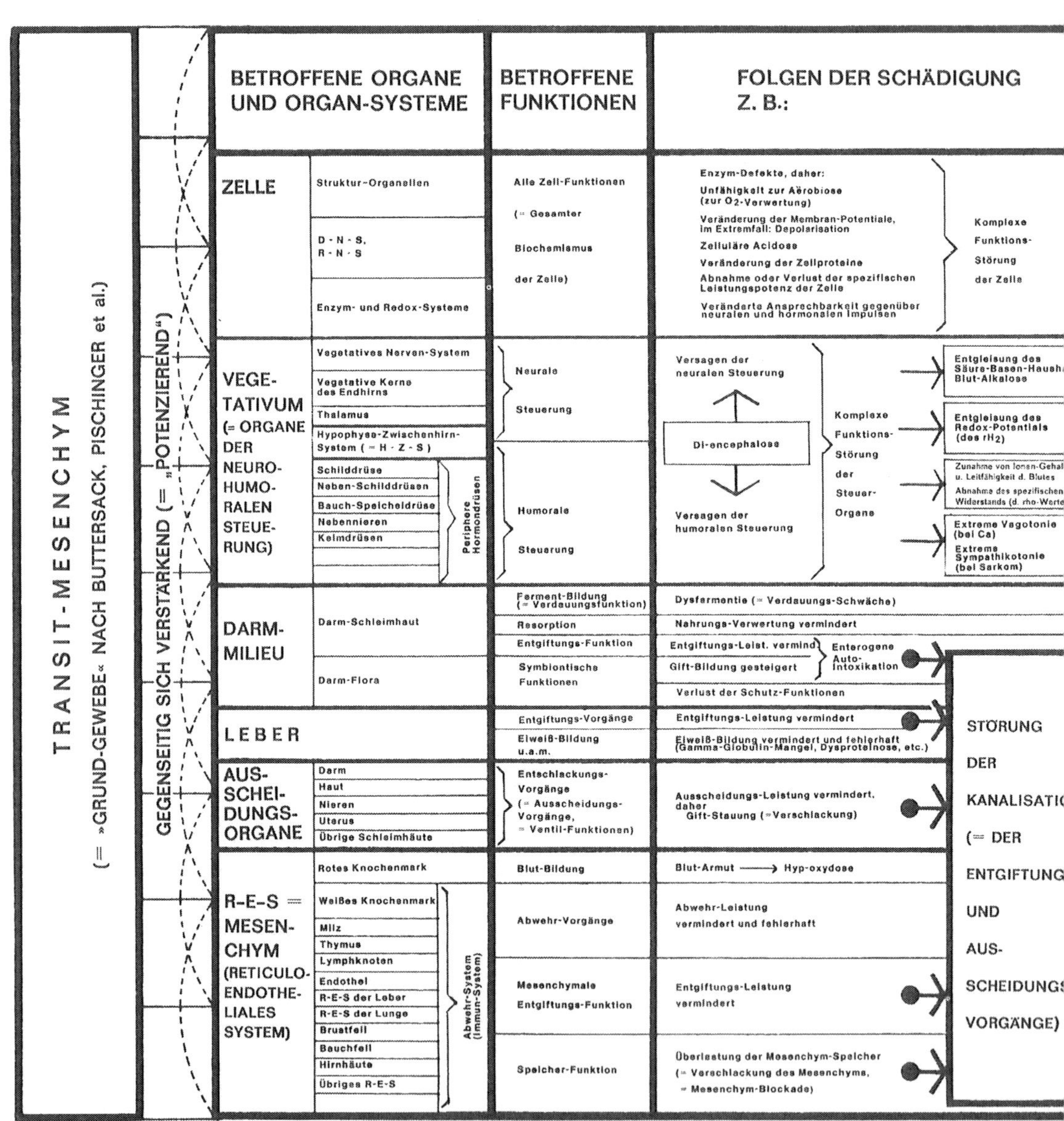

Abb. 5

fläche der Zelle heran, sondern bleiben stets durch einen Spaltraum, die Transitstrecke, von der Zelloberfläche getrennt. Die wechselseitigen Austauschvorgänge zwischen Zelle und Leitungssystemen werden nur über diesen Spaltraum vor sich gehen können. Die Parenchymzelle ist also ganz offensichtlich von einem lückenlosen Schleusensystem aus Bindegewebe umgeben. Kausalfaktoren, die auf dem Blutwege in die Organe gelangen, werden zunächst stets das Bindegewebe in Mitleidenschaft ziehen.

Das Bindegewebsorgan (= Mesenchym)

Als Weiches Bindegewebe bezeichnet man das ungeformte mesenchymale Gewebe, welches die geformten Elemente des Körpers miteinander verbindet (W. E. EHRICH). F. BUTTERSACK hat 1912 für das die Hälfte des Körpergewichts umfassende Weiche Bindegewebe die Bezeichnung Grundgewebe in Vorschlag gebracht, die neuerdings vor allem durch die Wiener Schule (H. EPPINGER, F. FEYRTER, A. PISCHINGER u. a.) wieder aufgegriffen worden ist. Das Gerüstwerk des Grundgewebes besteht aus netzig miteinander verbundenen Retikulumzellen. Die Hohlräume dieses zellulären Gerüstnetzes sind von ungeformter lebender Grundsubstanz erfüllt. Die Retikulumzellen sind früher meist als Fibroblasten oder auch als Fixe Bindegewebszellen bezeichnet worden. FEYRTER, PISCHINGER und STURM haben nachgewiesen, daß funktionell gegensätzliche Gruppen von Retikulumzellen existieren:

- Große Retikulumzellen, die sich in Monocyten verwandeln und als Endorgane (= als periphere Synapse) sympathischer Nerven fungieren.
- Kleine Retikulumzellen, die sich in Lymphocyten (= Immunocyten) verwandeln und die Endorgane parasympathischer Nerven verkörpern.
- Interkaläre Retikulumzellen (= „Helle Zellen") sind neurohumorale Zellen, welche Serotonin erzeugen.

Wie BUTTERSACK, SCHADE und die Wiener Schule (insbesondere PISCHINGER und KELLNER) nachgewiesen haben, hat das Bindegewebsorgan eine Vielfalt von Aufgaben zu erfüllen. Es vermittelt den gesamten Stoffaustausch zwischen Blut und Parenchymzelle, weshalb man es auch als „Kolloidales Strombett der Säfte" bezeichnet hat. Wegen seiner Mittler-, bzw. „Transit-Funktion" wird das Weiche Bindegewebe heute allgemein als „Transit-Mesenchym" von gewissen Sonderformationen des Mesenchyms unterschieden. (Siehe Abbildung 6, Seite 117)

Es ist Aufgabe des Bindegewebes, durch ständigen Austausch der Stoffe den osmotischen Druck, die günstigste Ionen-Mischung und das Säure-Basen-Gleichgewicht aufrechtzuerhalten. Wegen seiner Fähigkeit, die Isotonie der Säfte durch Speicherung von Eiweiß, Salzen und Wasser zu stabilisieren, ist das Bindegewebsorgan auch als Vorniere bezeichnet worden.

Körperfremde Proteine (z. B. Mikroorganismen) oder körpereigene Zerfallsstoffe, wie sie in Krankheitsherden entstehen, werden von Bindegewebszellen phagocytiert und verdaut. Fremdstoffe und Umweltgifte, die mit dem Blutstrom in die „Kleinsten Gewebseinheiten" gelangen, werden im Bindegewebe abgefangen und chemisch gebunden. Carcinogene Umweltgifte, die laut DRUCKREY durchwegs schwache Basen sind, können beispielsweise von den elektropositiven Valenzen der mesenchymalen Grundsubstanz gebunden werden. Das Bindegewebsorgan hat somit auch eine Klär- und Speicher-Funktion zu erfüllen.

Von der Bedeutung der mesenchymalen Abwehrvorgänge wird bei der Erörterung der R-E-S-Funktionen ausführlich die Rede sein.

Wie wirken die Kausalfaktoren auf das Transit-Mesenchym?

Die Leistungspotenz der Bindegewebszelle – wie ja auch die jeder anderen Zelle – wird in erster Linie vom Zustand der zellulären Informations- und Atmungsapparate bestimmt. Gerade diese Apparate werden aber durch die Einwirkung der Kausalfaktoren zuerst und bevorzugt geschädigt. Die organspezifische Aktivität der mesenchymalen Zelle wird dadurch vermindert. Daß ein Mangel an Vitaminen, an Bioelementen, an Sauerstoff und anderen lebensnotwendigen Stoffen die mesenchymale Zelle in nachteiligem Sinne beeinflussen kann, ist seit langem bekannt. Auch für toxisch bedingte Schäden des Mesenchyms sind experimentell gesicherte Erfahrungen in großer Zahl veröffentlicht worden. Von vielen Autoren wurde übereinstimmend berichtet, daß die Anwendung cancerogener Gifte von einer mikroskopisch sichtbaren Schädigung mesenchymaler Zellen begleitet ist, die sich als degenerative Veränderung (z. B. als „Trübe Schwellung") zu erkennen gibt.

Wie HAUSS, JUNGE-HÜLSING und andere berichten, scheint jede Art von Stress von einer Verlängerung der Transitstrecke begleitet zu sein. Durch fettlösliche Gifte werden vor allem die aus Eiweiß-Fett-Verbindungen (= Lipoproteinen) bestehenden Membranstrukturen in Mitleidenschaft gezogen. Auch die von der Integrität dieser Strukturen abhängigen Funktionen – so die osmotischen Austauschvorgänge und die Oberflächenaktivität – werden betroffen. Die elektrischen Membranpotentiale brechen zusammen. Durch den Ausfall dieser Transportapparate wird das normale Fließgleichgewicht des „Drei-Kammer-Systems der kleinsten Gewebseinheit" in Unordnung geraten, was auch für die mitbetroffene Organzelle nicht ohne Folgen bleibt.

Infolge der engen funktionellen Verflechtung von Nervensystem und Mesenchym wird jede Störung in einem der beiden Systeme auch das andere System in Mitleidenschaft ziehen. Wie einerseits jeder psychische Stress das extra-

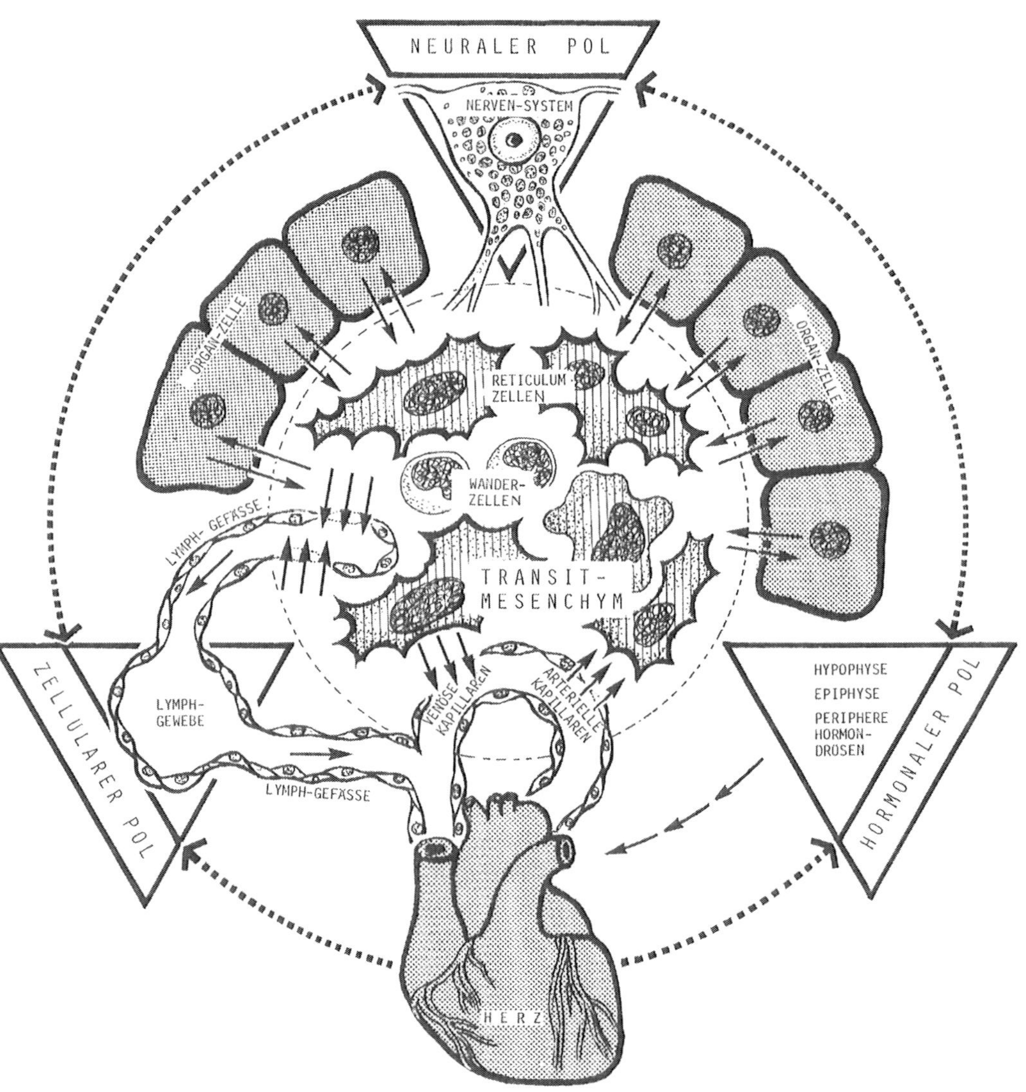

Abb. 6: Das bindegewebige Grundsystem und seine Bedeutung im Gesamtorganismus

(Nach PISCHINGER, Krebs-Arzt 21 (1966) Nr. 5, S. 303/304)

zelluläre Milieu der „Kleinsten Gewebseinheit" zu beeinflussen vermag, so wird umgekehrt jede krankhafte Veränderung der mesenchymalen Kammer auch eine Entgleisung der mesenchymalen „Erregungs-Leitung" und damit der neurohumoralen Vorgänge nach sich ziehen müssen. Die Ansprechbarkeit für neurohumorale Impulse wird sich krankhaft verändern, was beispielsweise in allergischen Reaktionen zum Ausdruck kommt.

Wenn das Mesenchym nicht mehr imstande ist, überschüssige Säuren, Basen und sonstige milieubestimmende Metaboliten im erforderlichen Umfange aus dem Verkehr zu ziehen, wird auch die Regler-Funktion des Bindegewebes verlorengehen und die Zusammensetzung des Blutes – das Säftemilieu – abnorm werden.

Die Klär- und Speicher-Funktion des Mesenchyms kann sich erschöpfen, wenn das Angebot an speicherungspflichtigen Stoffen größer ist als die Speicherungskapazität. Die Überlastung bzw. Erschöpfung der mesenchymalen Funktion wird als Mesenchymblockade bezeichnet.

DIE ZWEITSCHÄDEN DER ZELLE

(Siehe Abbildung 7, Seite 119)

Die Organe bzw. Organsysteme des Körpers sind aus etwa 60 Billionen Zellen aufgebaut, die in den einzelnen Organen zwar eine Anpassung an die jeweilige Funktion erfahren, im Grunde aber einen einheitlichen Bauplan aufweisen. Jeder einzelne der zahlreichen Kausalfaktoren schädigt auf irgendeine Weise zunächst die einzelnen Zellen. Die Gesamtheit dieser geschädigten Zellen repräsentiert die Zweitschäden in den einzelnen Organen bzw. Organsystemen. Bevor wir die Zweitschäden der großen Funktionseinheiten (= Organe) behandeln, soll erläutert werden, wie die kleinsten Funktionseinheiten des Organismus – die Zellen – normalerweise beschaffen sind und welche Veränderungen sie unter dem Einfluß schädlicher Kausalfaktoren erleiden.

Der Feinbau der Zelle

Jede Zelle besteht aus Zelleib und Zellkern. Der Zelleib läßt seinerseits wieder eine deutliche Gliederung in Gerüststrukturen, Zellplasma, Ribosomen, Mitochondrien und andere Bestandteile erkennen. Als Membran- oder Gerüststrukturen werden die äußere Zellmembran, sowie die von deren Poren in das

Abb. 7

<table>
<tr><th colspan="2">BETROFFENE ORGANE
UND ORGAN-SYSTEME</th><th>BETROFFENE
FUNKTIONEN</th><th colspan="2">FOLGEN DER SCHÄDIGUNG
Z. B.:</th></tr>
<tr><td rowspan="3">ZELLE</td><td>Struktur-
Organellen</td><td rowspan="3">Alle
Zell-Funktionen
(= Gesamter
Biochemismus
der Zelle)</td><td rowspan="3">Enzym-Defekte, daher:
Unfähigkeit zur Aërobiose
(zur O_2-Verwertung)
Veränderung der Membran-Potentiale,
im Extremfall: Depolarisation
Zelluläre Acidose
Veränderung der Zellproteine
Abnahme oder Verlust
der spezifischen Leistungspotenz
der Zelle
Veränderte Ansprechbarkeit
gegenüber neuralen und hormonalen
Impulsen</td><td rowspan="3">Komplexe
Funktions-
Störung
der Zelle</td></tr>
<tr><td>D - N - S,
R - N - S</td></tr>
<tr><td>Enzym-
und Redox-
Systeme</td></tr>
</table>

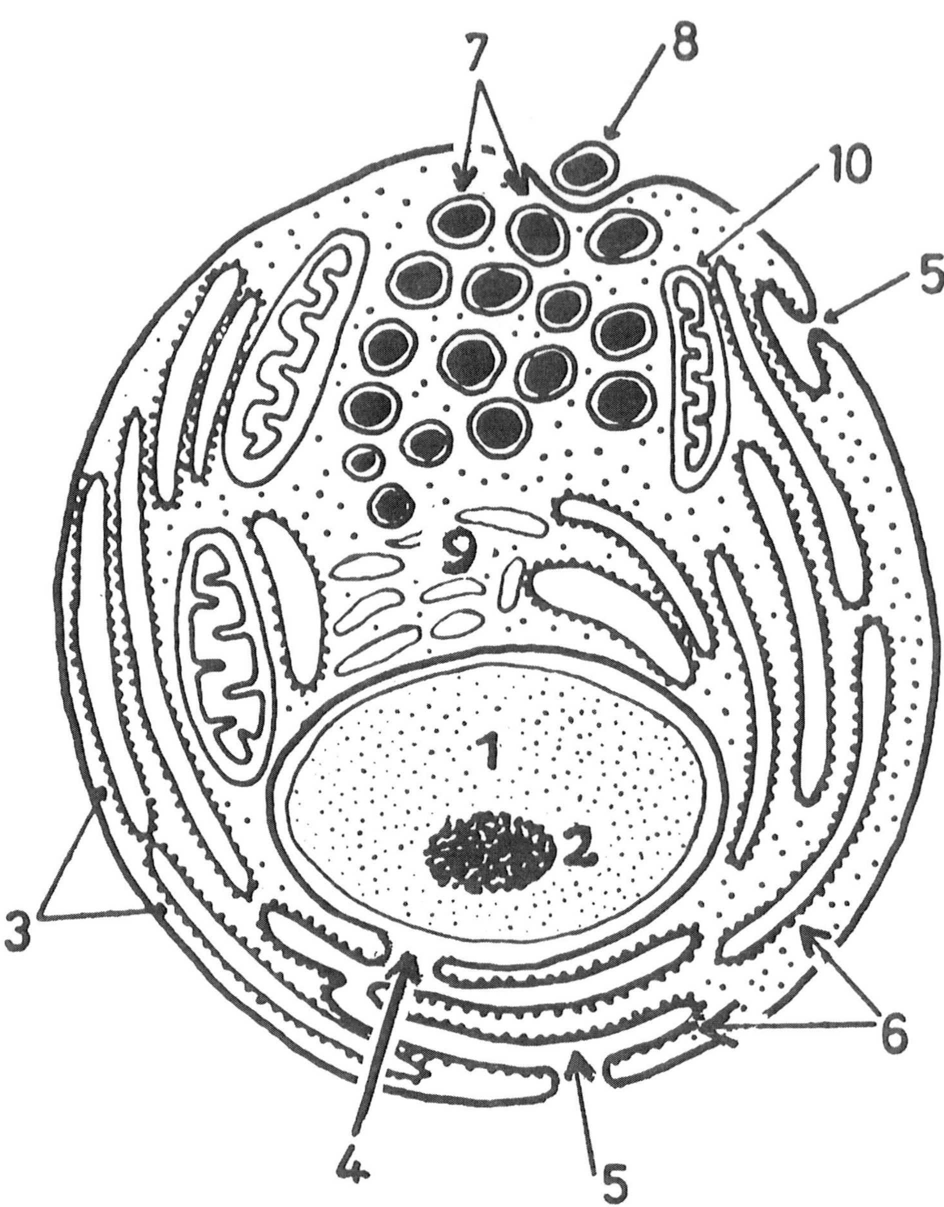

1. Zellkern
2. Kernkörperchen
3. endoplasmatisches Retikulum
4. seine Verbindung zum Kern
5. seine Verbindung nach außen
6. Ribosomen
7. Russel'sche Körperchen
8. Russel'sches Körperchen (ausgestoßen)
9. Golgi-Apparat
10. Mitochondrien

Abb. 8: Feinbau der Zelle

(Aus O. GÜNTHER: „Einführung in die Immunbiologie", Hippokrates-Verlag, Stuttgart 1969)

Innere der Zelle eindringenden Röhrchensysteme (= das Ergastoplasma) zusammengefaßt. Zellplasma bzw. Cytoplasma nennt man die mit Körnchenstrukturen (= Ribosomen, Mitochondrien u. a. m.) durchsetzte flüssige Grundsubstanz, die das Innere der Zelle erfüllt. Ribosomen (bzw. Mikrosomen) sind winzig kleine Kugelorganellen, die im wesentlichen aus Ribo-Nuclein-Säuren (= R-N-S) und Enzymen bestehen. In der Gesamtheit der Hunderttausende oder gar Millionen von Ribosomen, die in jeder Zelle enthalten sind, ist das Organ der zellulären Eiweißsynthese verkörpert. Als Mitochondrien bezeichnet man die der aëroben Energiegewinnung dienenden Atmungsorganellen der Zelle. Im Zellkern (= Nucleus) sind die Erbanlagen, also die gesamten Gen-Informationen (= das Genom) der Zelle gespeichert.

Die Lebensvorgänge in der Zelle

Lebende Zellen sind imstande, zell*fremde* Nahrungsstoffe aufzunehmen, chemisch zu zerlegen und aus den solcherart gewonnenen Abbauprodukten zell*eigene* Bau- und Betriebsstoffe zu synthetisieren.

Die Bausteine der Nahrung, so beispielsweise Traubenzucker, werden in der Zelle in 21 *an-aëroben* (= *ohne* Sauerstoffbeteiligung vor sich gehenden) Umsetzungen zunächst in Milchsäure verwandelt. Diese Phase wird üblicherweise als Gärung bzw. als *anaërobe Atmung* bezeichnet. In der zweiten (einschließlich des elfstufigen Zitronensäure-Zyklus insgesamt 15 Stufen umfassenden) Stoffwechselphase wird die Milchsäure unter Mitwirkung des Sauerstoffs und einer Vielzahl von Atmungsfermenten (also *aërob*) zu CO_2 und H_2O verbrannt. Der gesamte aërobe Stoffwechsel geht überwiegend in den Mitochondrien vor sich, die deshalb folgerichtig auch als „Kraftwerke der Zelle" bezeichnet werden.

Alle Lebensvorgänge sind an die Gegenwart von Proteinen gebunden. Weil jedoch lebendes Protein einem natürlichen Verschleiß unterworfen ist, muß es laufend durch neue Eiweißstoffe ersetzt werden, wenn das Leben nicht zum Erliegen kommen soll. Eiweißstoffe sind aus stickstoffhaltigen Fettsäuren aufgebaut, die man als Aminosäuren bezeichnet.

Um ihren Eiweißbestand aufrechterhalten zu können, muß die Zelle ständig neues Eiweiß aufnehmen, dieses in seine Aminosäuren zerlegen und aus diesen allen Lebewesen gemeinsamen Bausteinen ihre eigenen art- und organspezifischen Proteine aufbauen. Um die „richtigen" Proteine synthetisieren zu können, muß die Zelle aber „Matrizen" verfügbar haben, mit deren Hilfe diese Synthesen automatisch und fehlerfrei durchgeführt werden können. Diese Matrizen sind in den Erbanlagen (in den Genen bzw. Gen-Informationen (= im Genom) des Zellkerns) verkörpert.

Wie wirken die Kausalfaktoren auf die Zelle?

Für die Leistungspotenz der Zelle sind vor allem zwei Voraussetzungen von Bedeutung, nämlich intakte Gen-Informationen und intakte Mitochondrien. Jeder Eingriff in die Integrität dieser beiden Systeme wird die Stoffwechselvorgänge der Zelle in krankhaftem Sinne verändern.

Die Gen-Informationen der Zelle können durch vielerlei Einflüsse in Mitleidenschaft gezogen werden, so vor allem

- durch Virusinfekte aller Art, einschließlich der Erbinfekte,
- durch Mangel an Vitaminen, an Bioelementen, an Sauerstoff oder anderen Vitalstoffen,
- durch chemische Gifte, wie sie aus Zahn- und Mandelherden, aus dem Darm und aus sonstigen Herden oder als Begleitstoffe von Nahrung und Atemluft in die Zelle gelangen,
- durch physikalische Umwelteinflüsse, sei es, daß diese mutierend wirken oder einfach die elektrischen Eigenschaften der Gene (so etwa deren Ladung oder Schwingungsfähigkeit) verändern oder sei es durch mangelhafte oder fehlerhafte Aufladung mit kosmischen Energien.

Eine große Zahl experimenteller Beobachtungen hat übereinstimmend bestätigt, daß die mitochondriellen Strukturen und Funktionen durch vielerlei Gifte, ebenso aber auch durch Sauerstoff- oder Vitalstoffmangel geschädigt werden.

Eine Schädigung oder Zerstörung der mitochondriellen Strukturen wird selbstverständlich jeweils alle darin lokalisierten Biochemismen in Mitleidenschaft ziehen. Die aëroben Atmungsvorgänge werden gehemmt. Auch die A-T-P-Bildung und alle davon abhängigen Abläufe werden sich reduzieren. Der Ausfall der mitochondriellen Strukturen verursacht einen „Enzymdefekt". Viele biochemische Abläufe werden nur noch unvollständig und fehlerhaft vor sich gehen und eine Anhäufung abnormer, mehr oder weniger giftiger Zwischenprodukte – also eine Verjauchung des Zellplasmas – bewirken.

Geschädigte Mitochondrien können sich erfahrungsgemäß wieder erholen, wenn die für ihre Schädigung verantwortlichen Faktoren vollständig zur Ausschaltung gebracht werden. Das gilt allerdings nicht für mitochondrielle Anomalien, die durch mutative Schädigung der für die Mitochondrienbildung zuständigen Gen-Strukturen verursacht sind.

Zahlreiche Forscher haben übereinstimmend berichtet, daß bei teergepinselten Versuchstieren stets schwere und anhaltende Veränderungen der zellulären Strukturen, insbesondere aber der Mitochondrien erkennbar sind, die sich nicht nur auf die Zellen des gepinselten Hautareals beschränken, sondern auch in wechselnder Ausprägung in allen Zellen des geschädigten Organismus festgestellt werden können. Das Eindringen von Giften hat also zunächst eine toxisch bedingte Allgemeinerkrankung des Gesamtorganismus zur Folge. Der Organismus wird dadurch so sehr geschwächt, daß er der malignen Entartung der gepinselten Hautzellen nicht mehr wirksam begegnen kann. Wir sind daher zu der Annahme berechtigt, daß Krebs auf einer chronischen Erkrankung des Gesamtorganismus beruht, die sich durch einheitliche (wenn auch unterschiedlich ausgeprägte) strukturelle Veränderungen aller Zellen des Organismus zu erkennen gibt.

Die strukturellen und funktionellen Defekte, die der komplexen Funktionsstörung der Zelle zugrunde liegen, seien abschließend nochmals umrissen. Wir finden in unterschiedlicher Ausprägung:

- Enzymdefekte in den Organellen, insbesondere aber in den aëroben und in den D-N-S und R-N-S enthaltenden Strukturen der Zelle
- Einschränkung oder Verlust des aëroben Biochemismus
- Veränderung der Membranpotentiale, im Extremfall: Depolarisation
- Zelluläre Acidose
- Veränderung der Zellproteine
- Abnahme oder Verlust der organspezifischen Leistungspotenz der Zelle
- Veränderte Ansprechbarkeit gegenüber neurohumoralen Impulsen

DIE ZWEITSCHÄDEN DES VEGETATIVUMS
(= der neurohumoralen Steuerorgane)

(Siehe Abbildung 9, Seite 124)

Was versteht man unter Vegetativum?

Die Gesamtheit der Nerven- und Drüsenorgane, die an der Steuerung der Lebensvorgänge beteiligt sind, wird als Vegetativum bezeichnet. Die nervalen Organe des Vegetativums werden als Vegetatives Nervensystem, die drüsigen Steuerorgane als Hormondrüsen zusammengefaßt.

Das Vegetative Nervensystem gliedert sich funktionell in zwei Systeme mit gegensätzlicher Aktivität: Das Sympathische System (= der Sympathikus) steuert den Kräfteeinsatz, während das Parasympathische System (= der Parasympathikus oder Vagus) für die Bereitstellung der Reserven verantwortlich ist.

Vegetative Impulse können nicht nur auf nervalem Wege an die Erfolgsorgane herangetragen werden. Auch die Hormone, die auf dem Blutwege alle Zellen erreichen, können in diesen biochemische Abläufe zur Auslösung bringen. Wie beim Nervensystem, so müssen auch beim hormonalen Steuerungssystem zentrale und periphere Organe unterschieden werden.

Das Zwischenhirn enthält außer einer Reihe von lebenswichtigen vegetativen Nervenzentren auch die hormonale Steuerungszentrale des Organismus. Die

Abb. 9

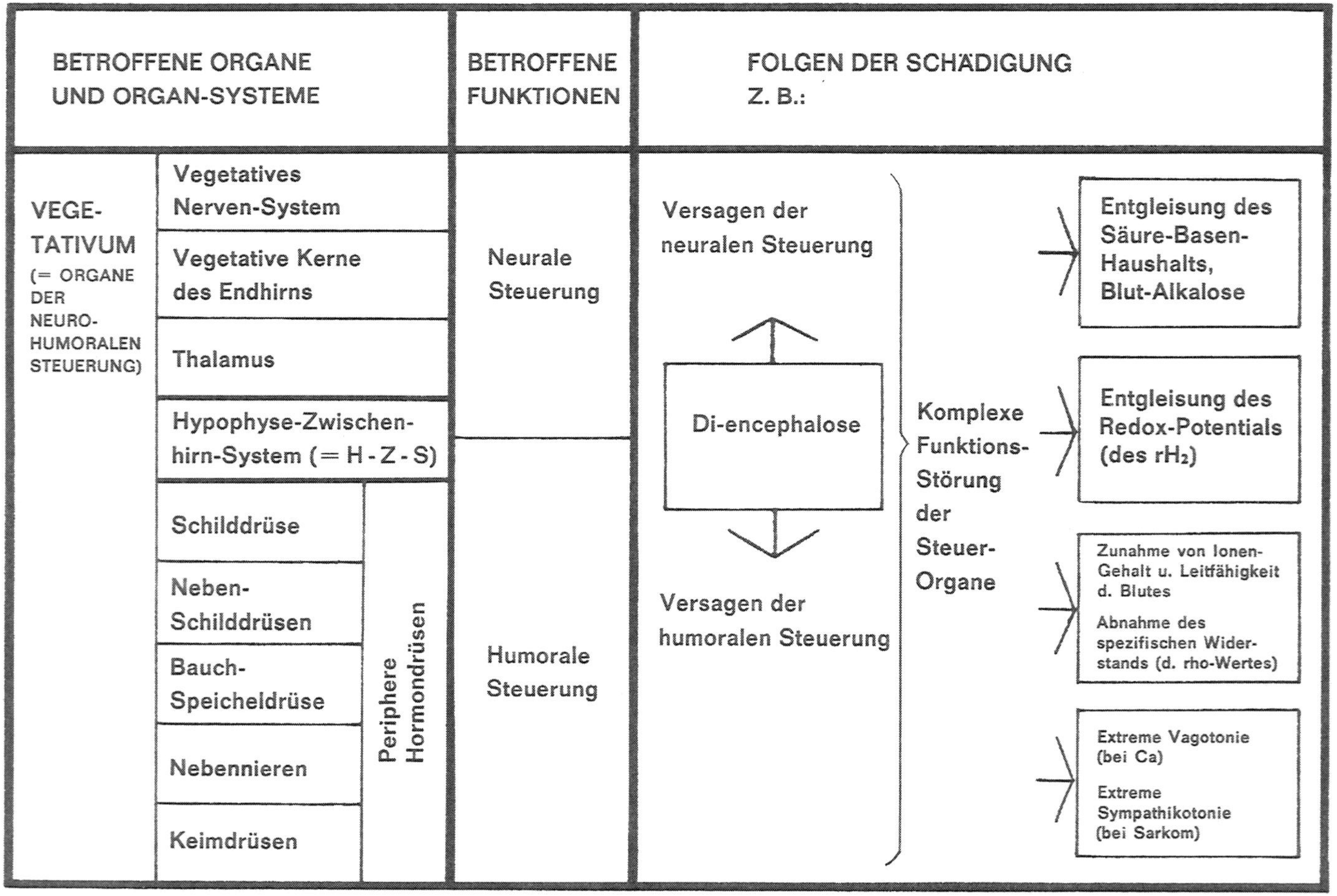

<table>
<tr><th colspan="3">BETROFFENE ORGANE
UND ORGAN-SYSTEME</th><th>BETROFFENE
FUNKTIONEN</th><th colspan="2">FOLGEN DER SCHÄDIGUNG
Z. B.:</th></tr>
<tr><td rowspan="9">VEGE-
TATIVUM
(= ORGANE DER NEURO-HUMORALEN STEUERUNG)</td><td colspan="2">Vegetatives
Nerven-System</td><td rowspan="4">Neurale
Steuerung</td><td rowspan="9">Versagen der
neuralen Steuerung

↑
Di-encephalose
↓

Versagen der
humoralen Steuerung</td><td rowspan="9">Komplexe
Funktions-
Störung
der
Steuer-
Organe

→ Entgleisung des
Säure-Basen-
Haushalts,
Blut-Alkalose

→ Entgleisung des
Redox-Potentials
(des rH_2)

→ Zunahme von Ionen-
Gehalt u. Leitfähigkeit
d. Blutes
Abnahme des
spezifischen Wider-
stands (d. rho-Wertes)

→ Extreme Vagotonie
(bei Ca)
Extreme
Sympathikotonie
(bei Sarkom)</td></tr>
<tr><td colspan="2">Vegetative Kerne
des Endhirns</td></tr>
<tr><td colspan="2">Thalamus</td></tr>
<tr><td colspan="2">Hypophyse-Zwischen-
hirn-System (= H - Z - S)</td></tr>
<tr><td>Schilddrüse</td><td rowspan="5">Periphere
Hormondrüsen</td><td rowspan="5">Humorale
Steuerung</td></tr>
<tr><td>Neben-
Schilddrüsen</td></tr>
<tr><td>Bauch-
Speicheldrüse</td></tr>
<tr><td>Nebennieren</td></tr>
<tr><td>Keimdrüsen</td></tr>
</table>

nervalen Anteile des Zwischenhirns werden als Thalamus und Hypothalamus, die drüsigen Anteile als Hypophyse (= Hirnanhang) und Epiphyse (= Zirbeldrüse) bezeichnet. Thalamus, Hypothalamus, Hypophyse und Epiphyse werden als Hypophyse-Zwischenhirn-System (= H-Z-S) zusammengefaßt, weil die neuralen und hormonalen Abläufe weder anatomisch noch funktionell voneinander zu trennen, vielmehr engstens miteinander verflochten sind. Aufgabe der Hypophyse ist es, Wirkstoffe zu erzeugen, durch welche die peripheren Hormondrüsen angeregt werden, Hormone zu bilden, die eine spezifische Wirksamkeit im Gesamtorganismus zu entfalten vermögen.

Die Schilddrüse wird durch das Thyreotrope Hormon des Hypophysen-Vorder-Lappens (= des H-V-L) veranlaßt, die Schilddrüsen-Hormone zu bilden. Sie aktivieren die Mitochondrien und damit selbstverständlich auch die aëroben Stoffwechselabläufe der Zelle. Eine Hemmung der Schilddrüsenaktivität wird daher umgekehrt eine Hemmung der aëroben Zellatmung zur Folge haben, wodurch der Entwicklung eines Krebsleidens Vorschub geleistet wird.

Die Nebenschilddrüsen (= Epithelkörperchen) werden durch das Parathyreotrope Hormon des H-V-L angeregt, Wirkstoffe zu bilden, die als Parathormon oder COLLIP-Hormon bezeichnet werden und für den Calcium-, den Magnesium- und den Phosphat-Stoffwechsel, aber auch für alle fermentativen Abläufe verantwortlich sind, an denen Calcium, Magnesium und Phosphate als Co-Enzyme oder sonstwie beteiligt sind.

In den „Inselzellen" des Pankreas (= der Bauchspeicheldrüse) wird unter dem Einfluß des Pankreotropen Hormons des H-V-L das Insulin gebildet, das dem Organismus ermöglicht, die Kohlenhydrate der Nahrung festzuhalten und als Stärke zu speichern. Bei ungenügender Insulin-Bildung bleiben die Nahrungszucker im Blute gelöst und müssen im Harn wieder zur Ausscheidung gelangen, was bekanntlich als Zuckerkrankheit oder Diabetes bezeichnet wird.

Auf die Neben-Nieren-Rinde (= N-N-R) scheinen mehrere H-V-L-Hormone Einfluß zu nehmen. Durch die Corticotropen Hormone wird das Rindenorgan veranlaßt, Gluco-Corticoide vom Typ des Cortisons auszuschütten, während das Somatotrope Hormon des H-V-L für die Bildung der Mineralo-Corticoide (z. B. des Des-oxy-cortico-sterons) von Bedeutung ist. Da die Rindenhormone für die oxydative Phosphorylierung und damit für die Energiebildung und die aëroben Abläufe innerhalb der Mitochondrien unentbehrlich sind, wird eine Unterfunktion der N-N-R zwangsläufig schwere Entgleisungen des zellulären Stoffwechsels zur Folge haben.

Die Keimdrüsen (= also Eierstock bzw. Hoden) werden durch Gonadotrope Hormone des H-V-L (und der Nebenniere) veranlaßt, geschlechtsspezifische Wirkstoffe abzusondern, die keineswegs nur für die Zeugungsorgane, sondern auch für den Gesamtorganismus in vielfacher Hinsicht bedeutsam sind.

Das Zusammenspiel der neurohumoralen Steuerungsorgane

Weder das neurale noch das humorale Vegetativum ist für sich allein imstande, einen optimalen Ablauf der Lebensvorgänge sicherzustellen. Es hat sich ergeben, daß jedes der beiden Systeme der Mitwirkung des andern bedarf, um seine Möglichkeiten voll zur Entfaltung zu bringen. F. KRAUS, der diese funktionelle Kopplung als erster erkannte, hat daher auch beide Systeme als „Vegetatives System" bzw. „Vegetativum" zusammengefaßt. F. HOFF hat das Vegetativum als eine Kette von Funktionskreisen beschrieben, die – wie ein System von ineinander greifenden Zahnrädern – durch Rückkopplungs-Mechanismen untrennbar miteinander verbunden seien. Wenn irgendeines dieser „Zahnräder" bewegt werde, müssen zwangsläufig auch alle übrigen „Zahnräder" des Systems mit in Bewegung geraten. Jeder Impuls aus einem der Funktionskreise des Systems bringt somit jeweils eine Vegetative Gesamtumschaltung in Gang. Wenn aber eines der „Zahnräder" bewegungsunfähig wird, so werden auch die übrigen „Räder" des Systems zum Stillstand gebracht. Das System wird sich daher nur noch schwer einer neuen Situation im Sinne einer Vegetativen Gesamtumschaltung anpassen. Seine Fähigkeit zur Anpassung ist einer Regulationsstarre – beim Krebs-Kranken beispielsweise einer vagotonen Starre – gewichen.

Die „Trophische Funktion" des Vegetativums

Der enge Zusammenhang zwischen Funktionszustand des Vegetativums und Erkrankungsbereitschaft wird uns in seiner ganzen Tragweite erkennbar werden, wenn wir uns näher mit der Biologie des Nervensystems befassen. Die kleinste Funktionseinheit dieses Systems, das Neuron, setzt sich zusammen aus der eigentlichen Nerven- oder Ganglienzelle und den Nervenfasern, durch welche die Ganglienzelle mit ihrem Erfolgsorgan (= dem Drei-Kammer-System der kleinsten Gewebseinheit) leitend verbunden ist. Wenn die Nervenfaser an irgendeiner beliebigen Stelle irritiert oder beschädigt wird, so wird dies, wie WALLER bereits 1850 festgestellt hat, gesetzmäßig vier Folgen nach sich ziehen. Der periphere Teil der Nervenfaser verliert seine Erregbarkeit und Leitfähigkeit und degeneriert. Die energetische Aufladung und Ernährung (= Trophik) der Nervenfaser ist nämlich nur gewährleistet, solange sie mit der zugehörigen Ganglienzelle in ungestörter Verbindung steht. Nervenfaser und Erfolgsorgan gehen demnach miteinander zugrunde. Auch die Ganglienzelle, die infolge der Zerstörung ihrer Nervenfaser zu dauernder Untätigkeit verurteilt ist, vermindert ihre Erregbarkeit und stirbt ab. Weil jede Ganglienzelle mit anderen Ganglienzellen zusammengeschaltet ist, wird durch den Untergang einer Ganglienzelle eine Kettenreaktion zur Auslösung gebracht, die früher oder später die Gesamtheit des Vegetativums erfassen kann.

Wie SPERANSKY feststellt, führt also jede Schädigung einer Ganglienzelle entweder zum Tode der Zelle oder verändert deren Funktion. In beiden Fällen kommt es daher zur Erkrankung oder zum Untergang des korrespondierenden Gewebes in der Peripherie. Man bezeichnet dieses Geschehen als „Neurale Dystrophie". Ein lokal umschriebener neuraler Defekt hemmt auf neuralem Wege die Regenerationsvorgänge im Bereich des gesamten Nervensystems, damit aber auch im Bereich des gesamten Mesenchyms. Aus jeder lokal umschriebenen Dystrophie kann auf neuralem Wege eine komplexe Funktionsstörung der Steuerorgane und in deren Gefolge eine neural bedingte Allgemeindystrophie entstehen.

Eine neural bedingte Allgemeindystrophie kann von jeder beliebigen Stelle des Organismus – z. B. von einem Zahn- oder Bandscheiben-Schaden – ihren Ausgang nehmen. Die Organe des Vegetativums können auf zwei verschiedenen Wegen geschädigt werden. Eine direkte Schädigung ist möglich durch fehlerhafte Ernährung, durch toxische Faktoren, wie überhaupt durch alle jene Kausalfaktoren, die die Organellen und damit auch den Biochemismus der Zelle in krankhaftem Sinne verändern. Eine indirekte Schädigung geht, wie oben berichtet, auf dem Leitungswege vor sich, indem jedes Trauma in der Körperperipherie immer auch das Leitwerk des Organismus in Mitleidenschaft zieht. Es ist für den Ablauf des dystrophischen Geschehens ohne Belang, ob die neurale Schädigung durch Wirkstoffmangel, durch Vergiftung, durch Infektion, durch Verletzung oder durch irgendeinen anderen Stress ausgelöst worden ist. Alle Kausalfaktoren führen zum selben Endeffekt.

Die Bedeutung der vegetativen Schädigung für den Gesamtorganismus

Der lebende Organismus unterscheidet sich von seiner unbelebten Umgebung durch die Fähigkeit, dem kausalen Geschehen eigengesetzlich entgegenwirken bzw. sich anpassen zu können. Leben bedeutet Steuerung der naturgesetzlichen Abläufe nach den Ordnungsgesetzen des Organismus. Nimmt die Fähigkeit zu eigengesetzlicher Steuerung ab, so bedeutet dies Krankheit und ihr völliger Verlust bedeutet den Tod (F. HOFF). Die Steuerorgane (= das Vegetativum) sind somit die eigentlichen Träger und Erhalter des Lebens, ohne deren Hilfe dem Organismus die Bewältigung seiner Umwelt und damit seines Schicksals nicht möglich ist.

Jede Schädigung des Vegetativums bedeutet eine Minderung der Lebenskraft, die sich als Vegetative Dystonie und als Anfälligkeit für chronische Erkrankungen jedweder Art zu erkennen gibt. Das ausgeglichene Wechselspiel zwischen sympathikotonen und parasympathikotonen Impulsen ist dann mehr oder weniger weitgehend eingeengt, unter Umständen auch im Sinne einer vegetativen Starre völlig entgleist, wobei eine sympathikotone Starre für Sarkome und Systemerkrankungen, eine parasympathikotone Starre hingegen für Carcinome charakteristisch zu sein scheint. Wenn das Vegetativum nicht mehr imstande ist, die physikalisch-chemischen Abläufe innerhalb des Organismus im eigengesetzlichen Sinne zu steuern, so ist damit nicht nur das für den Zustand der Vollgesundheit charakteristische Ordnungsprinzip verloren gegangen, sondern auch die Eukrasie, die konstante Mischung der Körpersäfte, eine Veränderung, die den Ärzten zwar seit Jahrtausenden als Dyskrasie (als Entmischung der Säfte) geläufig geblieben, aber erst heute einer exakteren Deutung zugänglich geworden ist. Das vielschichtige Geschehen, das durch den zerstörenden Einfluß der Kausalfaktoren auf das vegetative Leitwerk in Gang gebracht wird, kann somit durch eine Dreiheit von einander bedingenden Begriffen, nämlich die Dystonie des Vegetativums, die Dystrophie des Gesamtorganismus und die Dyskrasie seiner Säfte, prägnant umrissen werden.

DIE ZWEITSCHÄDEN DES DARMMILIEUS

(Siehe Abbildung 10, Seite 129)

Die Dünndarmverdauung

Die Schleimhaut des Dünndarms ist mit etwa 3000 „Zotten" je Quadratzentimeter besetzt. Die Gesamtoberfläche des Dünndarms wird dadurch auf 40 Quadratmeter erweitert, ist demnach 40- bis 50mal größer als die Oberfläche des Dickdarms. Der Dünndarm ist das wichtigste Verdauungs- und Aufsaugungsorgan des Körpers. 80–90 % der verdauten Nahrungsstoffe werden von der Dünndarmschleimhaut aufgesaugt und ins Blut geschleust. Die Verdauungsleistung des Dünndarms ist an drei Voraussetzungen gebunden. Die Nahrung muß „vorverdaut" in den Dünndarm gelangen, außerdem müssen Verdauungsfermente in ausreichender Menge verfügbar sein. Die Nahrung muß ferner lange genug im Dünndarm verbleiben. Die bestmögliche Aufschließung der Nahrung in der Dünndarmkammer wird nur dann vor sich gehen können, wenn der im Magen vorverdaute Nahrungsbrei allmählich und in kleinen Mengen in den Zwölffingerdarm abgegeben wird. Das ist nur möglich, wenn im Mageninhalt ausreichend Säure enthalten ist. Ein säurearmer oder säurefreier Mageninhalt (wie er u. a. beim Magen-Ca anzutreffen ist) wird sturzartig in den Dünndarm entleert und vom reflektorisch ebenfalls übererregten Dünndarm unverzüglich und sturzartig in den Dickdarm weitergegeben. Dieser durch Säuremangel des Magens verursachte und für diesen charakteristische Ablauf wird als „Innerer Durchfall in den Dickdarm" bezeichnet.

Die Dickdarmverdauung

In der Schleimhaut des Dickdarms sind weder Zotten noch Fermentdrüsen vorhanden. Es gibt daher auch keine Dickdarmverdauung im eigentlichen Sinne.

Abb. 10

BETROFFENE ORGANE UND ORGAN-SYSTEME		BETROFFENE FUNKTIONEN	FOLGEN DER SCHÄDIGUNG Z. B.:	
DARM-MILIEU	Darm-Schleimhaut	Ferment-Bildung (= Verdauungs-funktion)	Dysfermentie (= Verdauungs-Schwäche)	
		Resorption	Nahrungs-Verwertung vermindert	
		Entgiftungs-Funktion	Entgiftungs-Leist. vermindert	Enterogene Auto-Intoxikation
	Darm-Flora	Symbiontische Funktionen	Gift-Bildung gesteigert	
			Verlust der Schutz-Funktionen	

Die im Dickdarm sich abspielenden Verdauungsvorgänge werden vielmehr von den Fermenten geleistet, die dem Nahrungsbrei bei der Passage durch Magen und Dünndarm beigemischt worden sind. Auch die Fermente der bakteriellen Flora des Dickdarms, deren biologische Bedeutung wir später noch eingehend erörtern werden, sind an den Verdauungsvorgängen im Dickdarm beteiligt. Der Dickdarm hat vor allem die Aufgabe, dem Darminhalt Wasser zu entziehen und Gifte auszuscheiden, während er am Ablauf der eigentlichen Verdauungsvorgänge rein passiv beteiligt ist.

Die Entgiftungsfunktion der Darmschleimhaut

Die Nahrungsstoffe werden im Verlaufe der Darmpassage nicht nur in resorbierbare kleinere Einheiten zerlegt, sondern teilweise auch in äußerst giftige biogene Amine und andere Leichengifte verwandelt.

Trotz seines Toxingehalts kann der Darminhalt dem gesunden Organismus nicht gefährlich werden, weil die Gifte, bevor sie überhaupt in den Blutkreislauf gelangen, durch Entgiftungssysteme unschädlich gemacht werden. Das erste dieser Entgiftungssysteme ist die Schleimhaut des Darmes, in deren Bereich Schleimhautzellen, PEYERsche Lymphorgane und physiologisch obligate Symbionten gleichermaßen dazu beitragen, den zur Aufsaugung kommenden Darminhalt giftfrei zu machen. Das zweite Entgiftungssystem ist die Leber, die dann in Anspruch genommen wird, wenn das Darmsystem die anfallenden Toxine nicht vollständig zu bewältigen vermag. Von der exkretorischen Aktivität der Darmschleimhaut wird bei den Ausscheidungsorganen berichtet werden.

Wie wirken die Kausalfaktoren auf das Darmmilieu?

Wie jede andere Zelle, so wird auch die Schleimhautzelle des Verdauungstraktes durch fehlerhafte Ernährung, Gifte, Infekte und sonstige Kausalfaktoren geschädigt werden. Sogar ein seelischer Stress vermag sie in Mitleidenschaft zu ziehen. Durch jeden dieser Faktoren kann also die aërobe Aktivität und die regenerative Potenz der Schleimhautzelle vermindert werden. Die Verdauungsfermente können dann nicht mehr in ausreichender Menge und Qualität erzeugt werden, und infolge dieser Dysfermentie wird die aufgenommene Nahrung nicht mehr ausreichend und schnell genug aufgeschlossen und verwertet werden. Auch die Durchlässigkeit der geschädigten Darmzelle kann in krankhafter Weise verändert sein. Im Gegensatz zur gesunden Darmzelle, die nur kleinste Eiweißbausteine (= Aminosäuren) aufzunehmen vermag, kann die geschädigte Darmzelle auch für unvollständig oder gar nicht verdautes Eiweiß durchlässig werden. Die artfremden Proteine, welche auf diese Weise ins Blut gelangen, müssen fermentativ abgebaut werden, was die Abwehrpotenz laufend vermindern wird.

Eine Schädigung der Darmzelle wird auch deren Entgiftungspotenz reduzieren. Große Mengen an Darmgiften werden daher laufend in die Leber und bei absinkender Entgiftungsleistung der Leber schließlich in den großen Blutkreislauf gelangen. Man bezeichnet dieses Geschehen, das den Organismus in seiner Gesamtheit in verhängnisvoller Weise in Mitleidenschaft zieht, als Enterogene Autointoxikation, als „Selbstvergiftung aus dem Darm".

DIE ZWEITSCHÄDEN DER LEBER

(Siehe Abbildung 11, Seite 132)

Biologische Aufgaben der Leber

Die Leber ist die größte Drüse des Körpers. Sie muß aus verdauten Nahrungsstoffen körpereigene Stoffe aufbauen, z. B. also arteigene Eiweißstoffe, Kohlenhydrate, Fette und sonstige Bau- und Betriebsstoffe und sie in dieser Form speichern. Die Leber ist außerdem als zweites Entgiftungssystem zwischen Darm und Gesamtorganismus eingeschaltet. Alle im zellulären Zwischenstoffwechsel anfallenden oder aus dem Darm zufließenden Toxine, die als Fremdstoffe der Nahrung, als Heilmittel oder auf andere Weise in den Körper gelangen, werden in der gesunden Leber großenteils in ungiftige, ausscheidbare Stoffe verwandelt. Die entgifteten Stoffe und die im Stoffwechsel anfallenden Schlackenstoffe werden als Bestandteile der Galle zur Ausscheidung gebracht.

Die Leber hat aber auch eine regulative Funktion. Alle intermediären Stoffwechselabläufe – so die Säure-Basen-Bilanz, die Fibrinogen- und Heparinbildung etc. – unterliegen einer ständigen Kontrolle und Regulation durch die Leber. Schließlich wird auch ein großer Teil der Abwehrfermente und Gammaglobuline in der Leber erzeugt. Immunisierte Tiere zeigen eine charakteristische Aktivierung der Leberstrukturen. DOMAGK und HACKMANN ist es 1953 gelungen, in Leberextrakten von Kaninchen, die mit BROWN-PEARCE-Tumor immunisiert worden waren, Abwehrstoffe nachzuweisen, die bei Mäusen und Ratten das Wachstum von Impfkrebsen zu hemmen vermochten.

Der Einfluß der Kausalfaktoren auf die Leberfunktion

Leberzellen gehören zu den mitochondrien-reichsten Geweben des Organismus. Ein Viertel ihrer Zellmasse kann auf Mitochondrien entfallen. Die Leberzelle ist daher auch äußerst anfällig für alle Einflüsse, welche die Mitochondrien

Abb. 11

BETROFFENE ORGANE UND ORGAN-SYSTEME	BETROFFENE FUNKTIONEN	FOLGEN DER SCHÄDIGUNG Z. B.:
LEBER	Entgiftungs-Vorgänge	Entgiftungs-Leistung vermindert
	Eiweiß-Bildung u. a. m.	Eiweiß-Bildung vermindert und fehlerhaft (Gamma-Globulin-Mangel, Dysproteinose, etc.)

in Mitleidenschaft ziehen. Toxische und neurale Schädigung und Stress haben den Verlust mitochondrieller Enzyme zur Folge. Viele Bausteine der Mitochondrien sind zudem essentielle Nahrungsfaktoren, die der Organismus nicht selbst herzustellen vermag. Jede Art von Mangelernährung wird daher Zahl und Leistung der Mitochondrien vermindern, so ein Mangel an Vitaminen, Bioelementen oder an essentiellen Aminosäuren.

Die entgiftende Kapazität der Leberzelle ist der aëroben Aktivität ihrer Mitochondrien proportional. Solange diese Organellen intakt und mit allen notwendigen Vitalstoffen ausreichend versorgt sind, können Mitochondrien selbst sehr gefährliche Carcinogene in harmlose, weil chemisch indifferent gewordene Stoffe verwandeln.

So wird beispielsweise das „Buttergelb" (= das Di-methyl-amino-azo-Benzol) in Leberhomogenaten durch Demethylierung, Hydroxylierung und reduktive Aufspaltung der Azo-Brücke völlig entgiftet, sofern nur die erforderlichen Co-Enzyme – insbesondere die Vitamine PP, B 2 und Pantothensäure, ferner A-T-P, Magnesium u. a. m. – ständig in den benötigten Mengen verfügbar sind.

Der Vitaminbedarf des Organismus ist demnach also keine unveränderliche Größe. Er ist vielmehr abhängig von dem Ausmaß der Entgiftungsarbeit, welche von der Leber und anderen Organen erbracht werden muß. Um dem täglichen Ansturm von Insektiziden und zahllosen anderen Umweltgiften gewachsen zu sein, würde der Mensch sicherlich ein Mehrfaches der Vitalstoffmengen benötigen, die üblicherweise als täglicher „Mindestbedarf" angegeben werden. Schon dieser Mindestbedarf würde aber nur bei absolut fremdstofffreier, in jeder Beziehung höchstwertiger Naturkost gesichert sein. Mit der üblichen Zivilisationskost, die von KOLLATH so treffend als „Mesotrophie-Kost" charakterisiert worden ist, wird aber nicht einmal der theoretische Mindestbedarf an Vitalstoffen voll gedeckt.

Die an chronischem Vitalstoffmangel krankende Leberzelle wird außerstande sein, dem dauernden Einfluß von Umweltgiften wirksam zu begegnen. Sie wird vielmehr selbst von diesen Giften geschädigt werden. Einem Mißverhältnis zwischen Entgiftungspotenz und toxischer Gesamtsituation ist es zuzuschreiben, daß die in den Organismus eingedrungenen oder darin entstehenden Gifte nicht mehr vollständig unschädlich gemacht und ausgeschieden werden können, sondern in den Zellen der Leber, des Mesenchyms und anderer Organe gespeichert werden müssen, deren Aktivität dadurch immer weiter vermindert wird.

DIE ZWEITSCHÄDEN DER AUSSCHEIDUNGSORGANE

(Siehe Abbildung 12, Seite 135)

Die Aufgabe der Ausscheidungsorgane

Schädliche Stoffe müssen nicht nur entgiftet, sondern auch zur Ausscheidung gebracht werden. Als Ventil-Mechanismen für die Ausschleusung unerwünschter Stoffe stehen dem Organismus zunächst einmal die normalen Ausscheidungsfunktionen zur Verfügung. Die Ausscheidung kann auf allen verfügbaren Wegen, also über Haut, Verdauungs- und Atmungsorgane, Mandeln, Nieren und Gebärmutter vor sich gehen.

Nicht immer werden diese „normalen" Ausscheidungsvorgänge imstande sein, eine vollständige Entschlackung herbeizuführen. In diesem Falle wird der Organismus zunächst versuchen, der Situation durch entzündliche Reaktionen gerecht zu werden, die (nach LANDOIS-ROSEMANN, LETTERER u. a.) im Grunde genommen als Steigerung der normalen geweblichen Aktivität anzusehen sind. Hautausschläge aller Art, Geschwüre, Abszesse, akute und chronische Katarrhe der Mandeln, des Mittelohrs und der Luftwege, Lungen- und Rippenfell-Entzündung, Magen-Darm-Katarrh, Erbrechen, Nieren-, Blasen-, Scheiden- und Gebärmutter-Entzündung sind „Reaktionsphasen", mit denen der Körper sich unbrauchbarer Stoffe zu entledigen versucht. Der einzelne Organismus pflegt dabei in durchaus individueller Weise zu reagieren. Der eine versucht, seine Gifte bevorzugt über die Luftwege, der andere mehr über den Magen-Darm-Trakt oder sonstwie auszuwerfen. Es sollte als selbstverständlich angesehen werden, daß derartige Entlastungsreaktionen keinesfalls unterdrückt, sondern gefördert werden, insoweit dies möglich und mit den Gegebenheiten des Einzelfalles vereinbar ist.

Die Ausscheidungsfunktion der Verdauungswege

Dem Darm obliegt nicht nur – wie meist angenommen wird – die Aufgabe, zu verdauen, zu entgiften und unverdaute Reste wieder zu entleeren. Von gleicher Bedeutung ist seine giftausleitende Funktion. Außer sekretorischen, Fermente und Schleim absondernden Drüsen finden sich in allen Teilen des Magen-Darm-Traktes auch Drüsenzellen mit giftausscheidender (= exkretorischer) Funktion. Beobachtungen an Darmfisteln lassen (nach E. VOIT) darauf schließen, daß ein erheblicher Teil des Kotes aus giftigen Exkreten (= Ausscheidungen) der Darmschleimhaut und aus abgestoßenen Schleimhautzellen besteht. Diese exkretorische Aktivität der Darmschleimhaut beginnt schon vor der Geburt

Abb. 12

<table>
<tr><th colspan="2">BETROFFENE ORGANE
UND ORGAN-SYSTEME</th><th>BETROFFENE
FUNKTIONEN</th><th>FOLGEN DER SCHÄDIGUNG
Z. B.:</th></tr>
<tr><td rowspan="5">AUS-
SCHEI-
DUNGS-
ORGANE</td><td>Darm</td><td rowspan="5">Entschlackungs-
Vorgänge
(= Ausscheidungs-
Vorgänge,
= Ventil-Funktionen)</td><td rowspan="5">Ausscheidungs-Leistung vermindert,
daher
Gift-Stauung (= Verschlackung)</td></tr>
<tr><td>Haut</td></tr>
<tr><td>Nieren</td></tr>
<tr><td>Uterus</td></tr>
<tr><td>Übrige
Schleimhäute</td></tr>
</table>

einzusetzen. Vom Neugeborenen wird daher bereits wenige Stunden nach der Geburt (und lange vor der ersten Nahrungsaufnahme) grünlich-schwärzliches „Kindspech" (= Mekonium) entleert, das nahezu ausschließlich aus Exkreten und sich zersetzenden Zellen besteht. Diese Giftausscheidung über das Drüsenfilter des Darmes geht unter physiologischen Verhältnissen während des ganzen Lebens weiter vor sich und gewährleistet die Selbstentgiftung des Körpers. Am lebhaftesten pflegt die Absonderung der Giftstoffe bei Nacht und im Hungerzustand vor sich zu gehen. Sogar bei völligem Fasten werden täglich noch über 20 g Kot entleert. Stärkere Giftausscheidung kann sich unter Umständen in übelriechenden Entleerungen von schwärzlichem Aussehen bemerkbar machen. Die Alten Ärzte haben diese Ausscheidungen als „Schwarze Galle" bezeichnet.

Das Auftreten von Dickdarm-Geschwüren bei Urämie und Schwermetallvergiftungen sowie weitere Beobachtungen sprechen (nach BÜRGER) dafür, daß die Schleimhaut des Dickdarms eine stärkere giftausscheidende Aktivität entwickelt als die übrigen Abschnitte der Verdauungswege. Bei Gallenstauung werden gallepflichtige Schlackenstoffe (z. B. überschüssiges Cholesterin) über die Schleimhäute des Verdauungssystems in stark vermehrtem Umfange zur Ausscheidung gebracht, wobei sich die Ausscheidungsleistung des Dickdarms als zwei- bis dreimal höher erweist, als die der übrigen Abschnitte des Magen-Darm-Trakts.

Auch die auffallend starke Blutversorgung des Dickdarms, insbesondere aber die des Enddarms, der von einem schwammartig dichten Netz von Hämorrhoidalvenen umgeben ist, scheinen in diesem Sinne zu sprechen. Eine Erweiterung dieser Venen kann sich in Form von Hämorrhoiden bemerkbar machen. Wir finden sie erfahrungsgemäß vor allem dann, wenn die Entgiftungskapazität der Leber überfordert ist. Die Alten Ärzte haben ihre Kranken daher auch an den Hämorrhoiden (= den „Goldenen Adern") zur Ader gelassen und damit eine gezielte Entlastung von Leber und Organismus bewirkt.

Erfahrungsgemäß kann aus der Beschaffenheit der Zungenoberfläche auf das Ausmaß der exkretorischen Aktivität der Schleimhäute des Verdauungstraktes bzw. auf die Blockierung des Filters geschlossen werden. Je dicker die Zunge belegt ist, desto lebhafter ist auch die Exkretion. Auch die Färbung des Zungenbelages kann diagnostische Hinweise geben. Je dunkler die Färbung, desto toxischer sind jeweils auch die ausgeschiedenen bzw. auszuscheidenden Stoffe.

Fehlt beim Chronisch-Kranken ein deutlicher Zungenbelag, so müssen wir annehmen, daß seine Ausscheidungsfunktionen darnieder liegen, sein Darmfilter also blockiert ist.

Die Einwirkung der Kausalfaktoren beeinträchtigt demnach nicht nur die entgiftende, sondern auch die giftausscheidende (= exkretorische) Aktivität der Schleimhäute des Verdauungssystems. Das Darmfilter wird verstopft, die darmpflichtigen Gifte werden im Organismus zurückgehalten und die Toxizität des Säftemilieus wird demnach sowohl infolge vermehrter Giftbildung und Giftresorption als auch infolge verminderter Giftausscheidung immer weiter gesteigert werden.

Die Ausscheidungsfunktion der Haut

Die Haut ist keineswegs nur Schutz- und Fühlorgan, sondern gleichzeitig ein wichtiges Stoffwechsel- und Ausscheidungssystem des Organismus. Vom ruhenden Organismus werden täglich 500 bis 900 g Schweiß abgegeben, in denen durchschnittlich 10 bis 18 g Trockensubstanz enthalten sind. Durch körperliche Arbeit wird nicht nur das Volumen, sondern auch der Trockenanteil des Schweißes erheblich vermehrt. Die im Blut enthaltenen Fremd- und Schlackenstoffe können auch im Schweiß nachgewiesen werden. Durchaus zu Recht ist die Haut daher auch als Dritte Niere bezeichnet worden.

Die Haut des Mannes enthält mehr Schweißdrüsen als die Haut einer Frau. Die Schweißdrüsen sind beim Manne an manchen Stellen – so beispielsweise am Rücken – in Form sogenannter „Schweiß-Straßen" angeordnet. Die exkretorische Aktivität der Haut ist beim Manne lebhafter als bei der Frau. Sie ist für ihn auch bedeutsamer als für die Frau, die ja einen Teil ihrer endogenen Toxine mit der Regelblutung auszuscheiden vermag. Die Behinderung der Hautausscheidung durch Mangel an schweißtreibender körperlicher Bewegung, durch wasserarme Ernährung und unzweckmäßige Kleidung wirkt sich daher auf den männlichen Organismus auch besonders nachteilig aus.

Die Ausscheidungsfunktion der Harnorgane

Die Nieren haben die Aufgabe, Schlacken und Gifte abzufiltern und eine gleichmäßige Konzentration (= Isoionie) aller normalen Blutbestandteile zu erhalten. Die Höhe der Harnausscheidung ist von der Höhe des Eiweißumsatzes und der Wasseraufnahme abhängig, in gewissem Umfange aber auch von der Leistung der übrigen Ausscheidungsorgane. Dursten, starkes Schwitzen, Durchfall und eiweiß a r m e Ernährung vermindern die Harnausscheidung. Durch reichliches Trinken und eiweiß r e i c h e Ernährung wird sie vermehrt.

Im Harn werden vor allem die Endprodukte des Eiweiß-Stoffwechsels (= der „Reststickstoff") zur Ausscheidung gebracht, wobei 9/10 auf Harnstoff, der Rest auf Harnsäure, Kreatinin und Fäulnisgifte entfallen. Die zur Ausscheidung kommende Tagesmenge dieses Reststickstoffs ist der Eiweißaufnahme proportional und beträgt bei durchschnittlicher Ernährung etwa 40–50 g je Tag. Der Reststickstoff wird großenteils bereits in der Leber gebildet und den Nieren auf dem Blutwege zugeführt. Mit ihm werden auch alle im Blute kreisenden Fremdstoffe und sonstige Gifte – auch die überaus toxischen Tumor-Polysaccharide – vom Nierenparenchym zur Ausscheidung gebracht. Wenn die Nierenausscheidung behindert ist, steigt die Konzentration der harnpflichtigen Stoffe in Blut und Geweben an. Der Organismus wird in diesem Falle bestrebt sein, die angestauten Schlacken über andere Ventilorgane auszuschleusen, was sich als Erbrechen, Durchfall oder als verstärkte Schweißbildung bemerkbar machen kann. Ein völliger Ausfall der Nierenfunktion kann durch die übrigen Ventilorgane allerdings nicht mehr ausgeglichen werden.

Die Ausscheidungsfunktion der Regelblutung

Schon den antiken Ärzten ist aufgefallen, daß Frauen mit zeitlebens kräftiger und noch intakter „monatlicher Reinigung" seltener Krebs bekommen, als Frauen, deren Regelblutungen während des ganzen Lebens schwach und unregelmäßig aufgetreten oder bereits völlig zum Erliegen gekommen sind. Durch die monatliche Reinigung werden Giftstoffe (= „Menotoxine") zur Ausscheidung gebracht, und zwar um so mehr, je dunkler, kräftiger und übelriechender die Blutung ist.

Welche Folgen ergeben sich bei Schädigung der Ausscheidungsfunktionen?

Wie bereits eingangs dargelegt wurde, ist der Organismus bestrebt, krankmachende Stoffe durch E x k r e t i o n s - oder R e a k t i o n s p h a s e n so schnell und so vollständig wie irgend möglich auszuschleusen. Das wird ihm freilich nur möglich sein, solange das System der „Großen Abwehr" und die Ausscheidungssysteme noch ausreichend funktionsfähig sind. Wenn diese Systeme geschädigt und daher nicht mehr imstande sind, alle Homotoxine auszuscheiden, so wird der Organismus versuchen, mit den unbewältigten Toxinen zu leben und diese, soweit möglich, im Bindegewebe einzulagern. Diesen Vorgang hat RECKEWEG treffend als Depositions- bzw. Ablagerungsphase bezeichnet. Fettsucht, Arteriosklerose, Krampfadern, Steinkrankheiten, Wassersucht, Cystenbildungen und rheumatische Knötchen seien als Beispiele solcher Phasen genannt.

Wenn die eingelagerten Homotoxine die zellulären Strukturen in krankhafter Weise verändert haben, ist aus der Depositionsphase bereits eine Imprägnationsphase geworden, wie wir sie beispielsweise bei toxischen Leber- und Nierenschäden, bei chronischen Nervenentzündungen, gutartigen Lymphomen oder Elephantiasis vor uns haben.

Hat die toxische Imprägnation eine degenerative Zerstörung der betroffenen Zellen herbeigeführt, sehen wir uns einer Degenerations- oder Zerstörungsphase gegenüber, so etwa bei Schrumpfniere oder Schrumpfleber, bei Lähmungen und Arthrosen, bei Lepra, Lupus, Knochenmarksschwund und ähnlich schweren Erkrankungen.

Irgendein besonders schwer geschädigtes Gewebe kann schließlich bösartig entarten. Aus der Degenerationsphase ist dann eine Entartungs- oder Neoplasmaphase geworden, wie wir sie in der Geschwulstbildung vor uns haben. (RECKEWEG)

Jede chronische Schädigung der Ventilmechanismen wird für den Organismus also unabsehbare Risiken mit sich bringen.

DIE ZWEITSCHÄDEN DES „RETICULO-ENDOTHELIALEN SYSTEMS" (= des R-E-S-Mesenchyms)

(Siehe Abbildung 13, Seite 140)

Definition des R-E-S

Als Reticulo-Endotheliales System (= R-E-S) sind — erstmals 1913 von ASCHOFF — bestimmte Zellen bzw. Gewebe mesenchymaler Herkunft beschrieben worden, die teils zusammen mit dem Transit-Mesenchym bzw. Grundgewebe überall im Organismus verstreut, teils aber auch in speziellen Organen zusammengefaßt sind. Es handelt sich um Rotes und Weißes Knochenmark, Milz, Thymus, Lymphknoten, Brust- und Bauchfell, Hirnhäute und Gefäßwandzellen (= Endothelien). In der Gesamtheit dieser Gewebe ist das Abwehr- bzw. Immunsystem des Organismus verkörpert.

Abb. 13

<table>
<tr><th colspan="3">BETROFFENE ORGANE
UND ORGAN-SYSTEME</th><th>BETROFFENE
FUNKTIONEN</th><th>FOLGEN DER SCHÄDIGUNG
Z. B.:</th></tr>
<tr><td rowspan="12">R-E-S =
MESEN-
CHYM
(RETICULO-
ENDOTHE-
LIALES
SYSTEM)</td><td colspan="2">Rotes Knochenmark</td><td>Blut-Bildung</td><td>Blut-Armut → Hyp-oxydose</td></tr>
<tr><td>Weißes Knochenmark</td><td rowspan="11">Abwehr-System (Immun-System)</td><td rowspan="4">Abwehr-Vorgänge</td><td rowspan="4">Abwehr-Leistung
vermindert und fehlerhaft</td></tr>
<tr><td>Milz</td></tr>
<tr><td>Thymus</td></tr>
<tr><td>Lymphknoten</td></tr>
<tr><td>Endothel</td><td rowspan="3">Mesenchymale
Entgiftungs-Funktion</td><td rowspan="3">Entgiftungs-Leistung
vermindert</td></tr>
<tr><td>R-E-S der Leber</td></tr>
<tr><td>R-E-S der Lunge</td></tr>
<tr><td>Brustfell</td><td rowspan="4">Speicher-Funktion</td><td rowspan="4">Überlastung der Mesenchym-Speicher
(= Verschlackung des Mesenchyms,
= Mesenchym-Blockade)</td></tr>
<tr><td>Bauchfell</td></tr>
<tr><td>Hirnhäute</td></tr>
<tr><td>Übriges R-E-S</td></tr>
</table>

Wie allen Bindegewebszellen, so ist auch den Zellen des R-E-S die Fähigkeit eigen, sich aus dem ortsfesten netzigen Verbande mit benachbarten Zellen zu lösen und sich in Wanderzellen zu verwandeln, die in ein erkranktes Organ eindringen, um dort den Kampf mit Erregern oder Krebszellen aufzunehmen. Träger der Abwehraktivität sind spezifische und unspezifische Abwehrstoffe, die von den Zellen des Mesenchyms gebildet werden.

Die spezifischen Abwehrstoffe sind Proteasen, die eine proteolytische Wirksamkeit nur gegenüber nicht bzw. nicht mehr normalen Bestandteilen des Organismus entfalten, nicht jedoch gegen gesunde Zellen. Abwehrfermente dieser Art sind die Bakteriolysine, die Cytolysine (= Fermente, welche nicht mehr lebensfähige Zellen erkrankter Organe zur Auflösung bringen) und die Carcinolysine (= Fermente, welche Krebszellen zur Auflösung bringen). Alle diese Fermente können mit der ABDERHALDEN-Reaktion im Harn nachgewiesen werden. Abwehrfermente werden nur im Bedarfsfalle erzeugt, Carcinolysine also nur dann, wenn im Körper Krebszellen entstanden oder zum Zwecke der aktiven Immunisierung eingespritzt worden sind. Aber auch ohne spezifische Abwehrfermente ist ein gesunder Organismus jederzeit in der Lage, sich gegen Krebszellen bzw. Krebs-„Erreger" zur Wehr zu setzen, weil er über eine Reihe von Schutzeinrichtungen verfügt, die gegen alle potentiellen Erreger (einschließlich etwaiger onkogener Erreger) wirksam und ständig im Blut vorhanden sind.

Die Virus-inaktivierenden Serumfaktoren sind erstmals von GINSBERG und HORSFALL beschrieben worden. Der bekannteste dieser Faktoren ist das Properdin, ein Gemisch aus Alpha-, Beta- und Gamma-Globulinen, das nach SOUTHAM allerdings nur zusammen mit aktivierenden Polysacchariden, Magnesium-Ionen und weiteren Aktivatoren seine Wirkung zu entfalten vermag. Ist ein Tumor bereits vorhanden, so vermag Properdin nur noch gegenüber nekrotischen Tumorzellen wirksam zu werden (ISLIKER).

Mastzellen (= Basophile Granulocyten) sowie Lymphocyten (= Immunocyten) und andere Bindegewebszellen enthalten Heparinoide, deren Bedeutung für die Abwehrvorgänge bisher unterschätzt worden ist. Sie haben die Fähigkeit, Krebszellen zur Auflösung zu bringen.

Auch die Verdauungsfermente des Blutes können unspezifische Abwehraufgaben erfüllen. Erfahrungsgemäß können auch sie etwaige Krebszellen zur Auflösung bringen, sofern sie in ausreichender Menge gebildet und nicht durch Antifermente vorzeitig inaktiviert werden.

Beweise für das Vorhandensein einer körpereigenen Abwehrkraft gegen Krebs

Die Existenz eines körpereigenen Abwehrvermögens gegen Krebs ist von der lokalistischen Schule lange als unbeweisbares Wunschdenken bezeichnet worden. Dieser Auffassung ist neben vielen anderen Forschern vor allem G. DOMAGK mit Nachdruck entgegengetreten. Die spontane Rückbildung faust- bis kopfgroßer Tumoren ist bei Mensch und Tier eindeutig festgestellt worden.

Derartige Vorkommnisse sind nach DOMAGK aber beweisend dafür, daß es im Organismus Stoffe geben muß, welche Krebszellen vernichten können. Es muß sich dabei um Stoffe handeln, die der Organismus selbst zu erzeugen vermag.

Die Vorgänge, die sich bei malignen Wachstumsvorgängen im Bindegewebe (dem Träger der Abwehrfunktionen) abspielen, sind von vielen Autoren beobachtet worden. So ist beispielsweise mitgeteilt worden, daß bei spontan geheilten Mäusetumoren die Hauptmasse des Reaktionsgewebes aus Lymphocyten und Plasmazellen besteht. Gleichartige Beobachtungen sind von DA FANO, W. FISCHER, BIERICH, BÖHMIG, HERZOG, HUECK, FROMME, FISCHER-WASELS, KLINKE und anderen Autoren berichtet worden.

Über die Existenz einer natürlichen Resistenz des gesunden Organismus gegenüber malignen Wachstumsvorgängen kann es heute keinen Zweifel mehr geben. Die krebshemmende Wirksamkeit der R-E-S-Organe kann auch im Kulturversuch nachgewiesen werden. Sie ist außerdem durch die therapeutische Erfahrung vielfach bestätigt worden. Im nächsten Kapitel wird über die Bedeutung der Abwehrvorgänge und der Abwehrschwäche noch ausführlicher die Rede sein.

Die Zweitschäden des Abwehrsystems

Die in den Körper eindringenden Gifte schädigen nicht nur die Organe, mit denen sie zuerst in Berührung kommen. Immer wird auch der Gesamtorganismus und selbstverständlich auch das Bindegewebsorgan in Mitleidenschaft gezogen.

Wie jede andere Zelle, so wird auch die R-E-S-Zelle durch Mangelzustände und Gifte strukturell und leistungsmäßig geschädigt werden. Die mesenchymalen Schutzstoffe können dann nicht mehr in ausreichender Menge und Qualität erzeugt werden. Auch die Phagocytoseaktivität gegenüber Krebszellen und kranken Organzellen und die Entgiftungspotenz der R-E-S-Zelle werden geringer. Die unbewältigten Gifte können zwar zunächst in der Mesenchymzelle gespeichert werden. Wenn aber der Schlackenanfall dauernd größer ist, als das Entgiftungsvermögen, so wird diese Speicherungskapazität sich schließlich erschöpfen und die Gifte können dann in Blut und Gewebe übertreten. Dieser für den Organismus des Chronisch-Kranken charakteristische Zustand wird gewöhnlich als Mesenchymblockade bezeichnet, auf deren Bedeutung für Tumormilieu und Abwehrschwäche wir noch zurückkommen werden.

Die Zweitschäden des Roten Knochenmarks

Zu den mesenchymalen Organen gehört auch das der Bildung Roter Blutkörperchen dienende Rote Knochenmark. Wenn die Zellen des Knochenmarks geschädigt werden, so wird die Zahl der Blutkörperchen geringer, ihre Beschaffenheit schlechter werden. Der Mangel an Roten Blutkörperchen macht sich als Blutarmut und als verminderte Sauerstofftransport-Kapazität des Blutes bemerkbar, die ihrerseits wieder ein ungenügendes Sauerstoffangebot (= eine Hypoxydose) mit allen daraus sich ergebenden Folgen nach sich ziehen wird.

DIE ZWEITSCHÄDEN DER KANALISATION

(Siehe Abbildung 14, Seite 144)

Was versteht man unter Kanalisation?

Es hat sich eingebürgert, die biologischen Abläufe, die mit der Neutralisierung und Ausscheidung von Gift- und Schlackenstoffen zu tun haben, als Kanalisationsvorgänge anschaulich zusammenzufassen. Der Begriff der Kanalisation umfaßt somit zwei Komponenten, die Entgiftungsleistung der Darmschleimhaut, der Darmflora, der Leber, des R-E-S und des Grundgewebes und die Ausscheidungsleistung von Darm, Leber, Haut, Nieren, Uterus und sonstiger exkretorischer Epithelien.

Aufgabe der kanalisierenden Organsysteme ist es, Säfte und Gewebe rein zu halten und alle Stoffe, die für den Ablauf der normalen Lebensvorgänge nicht benötigt bzw. schädlich sind, unschädlich zu machen und aus dem Körper zu schaffen.

Die Einwirkung der Kausalfaktoren läßt in den kanalisierenden Organen Zweitschäden entstehen, wodurch deren Funktion sowohl qualitativ als auch quantitativ beeinträchtigt wird. Welche Konsequenzen sich daraus im einzelnen ergeben, ist bereits in den vorhergehenden Abschnitten ausführlich dargelegt worden. Sind Entgiftung, Abtransport und Ausscheidung von Stoffwechselschlacken und sonstigen Ballaststoffen erschwert, so wird ein Rückstau dieser Stoffe erfolgen. Eine allmähliche Verschlackung der Fließsysteme und damit des Gesamtorganismus wird die Folge sein. Das „humorale Milieu" wird sich also mehr und mehr verschlechtern und schließlich pathogene Eigenschaften annehmen.

Abb. 14

BETROFFENE ORGANE UND ORGAN-SYSTEME		BETROFFENE FUNKTIONEN	FOLGEN DER SCHÄDIGUNG Z. B.:	
DARM-MILIEU	Darm-Schleimhaut	Ferment-Bildung (= Verdauungsfunktion)	Dysfermentie (= Verdauungs-Schwäche)	
		Resorption	Nahrungs-Verwertung vermindert	
		Entgiftungs-Funktion	Entgiftungs-Leist. vermindert	Enterogene Auto-Intoxikation → STÖRUNG DER KANALISATION (= DER ENTGIFTUNGS- UND AUSSCHEIDUNGS-VORGÄNGE)
	Darm-Flora	Symbiontische Funktionen	Gift-Bildung gesteigert	
			Verlust der Schutz-Funktionen	
LEBER		Entgiftungs-Vorgänge	Entgiftungs-Leistung vermindert	→
		Eiweiß-Bildung u. a. m.	Eiweiß-Bildung vermindert und fehlerhaft (Gamma-Globulin-Mangel, Dysproteinose, etc.)	
AUS-SCHEI-DUNGS-ORGANE	Darm Haut Nieren Uterus Übrige Schleimhäute	Entschlackungs-Vorgänge (= Ausscheidungs-Vorgänge, = Ventil-Funktionen)	Ausscheidungs-Leistung vermindert, daher Gift-Stauung (= Verschlackung)	→
R-E-S = MESEN-CHYM (RETICULO-ENDOTHE-LIALES SYSTEM)	Rotes Knochenmark	Blut-Bildung	Blut-Armut → Hyp-oxydose	
	Weißes Knochenmark Milz Thymus Lymphknoten Endothel R-E-S der Leber R-E-S der Lunge Brustfell Bauchfell Hirnhäute Übriges R-E-S (Abwehr-System (Immun-System))	Abwehr-Vorgänge	Abwehr-Leistung vermindert und fehlerhaft	
		Mesenchymale Entgiftungs-Funktion	Entgiftungs-Leistung vermindert	→
		Speicher-Funktion	Überlastung der Mesenchym-Speicher (= Verschlackung des Mesenchyms, = Mesenchym-Blockade)	→

Auch Transit-Mesenchym und R-E-S werden durch Kausalfaktoren einmal direkt geschädigt, durch die im Gefolge der Zweitschäden sich einstellenden Störungen der Kanalisation aber auch indirekt in Mitleidenschaft gezogen. Damit werden auch die mesenchymalen Funktionen einschließlich der Abwehrvorgänge gehemmt. Sie können im Falle einer „Mesenchymblockade" weitgehend oder völlig zum Erliegen kommen.

Über Art und Auswirkungen der humoralen und mesenchymalen Störungen, die sich im Gefolge organischer Zweitschäden entwickeln, wird im nächsten Kapitel berichtet werden.

Abb. 15

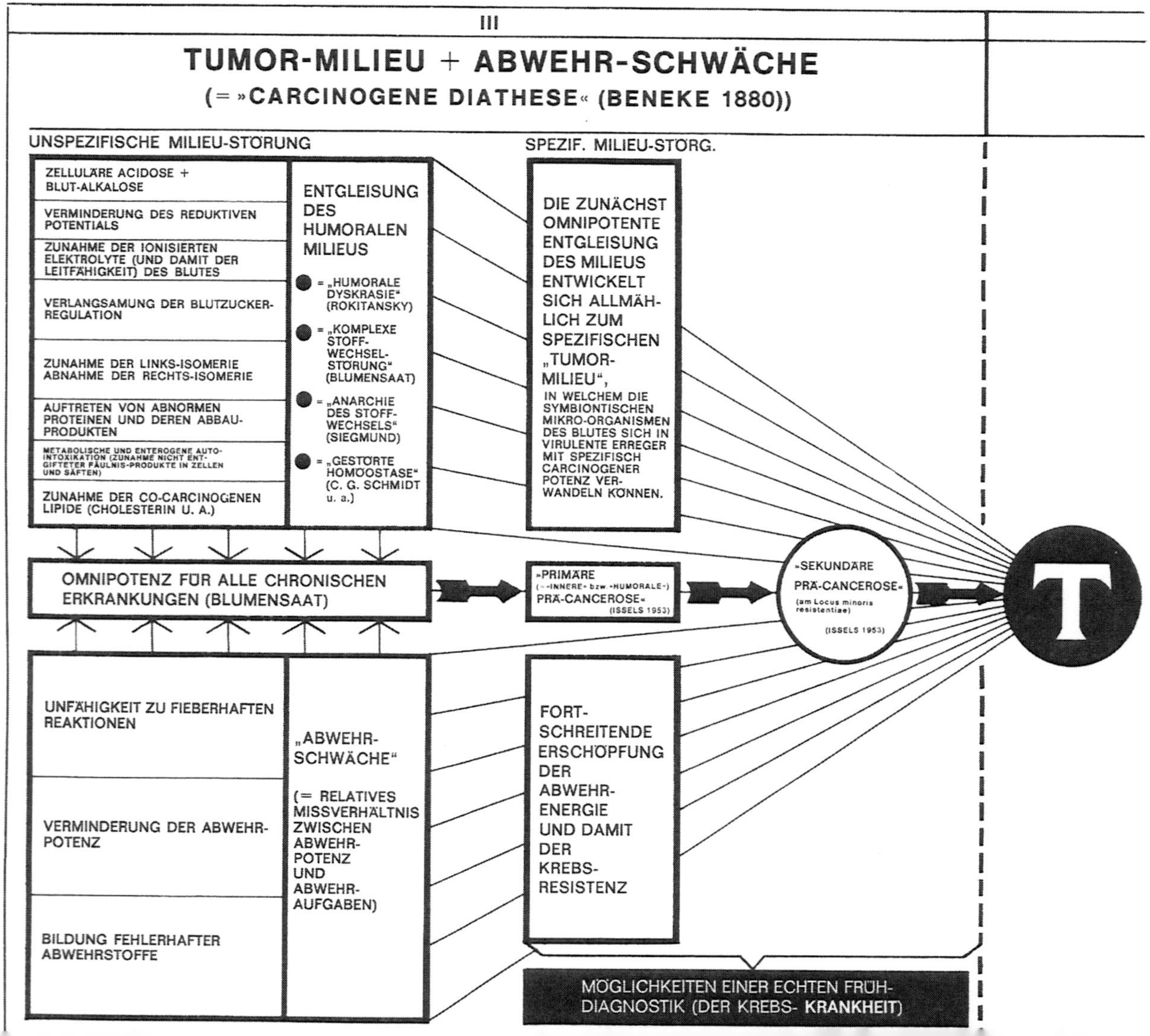
III
TUMOR-MILIEU + ABWEHR-SCHWÄCHE
(= »CARCINOGENE DIATHESE« (BENEKE 1880))
UNSPEZIFISCHE MILIEU-STÖRUNG
ZELLULÄRE ACIDOSE + BLUT-ALKALOSE
VERMINDERUNG DES REDUKTIVEN POTENTIALS
ZUNAHME DER IONISIERTEN ELEKTROLYTE (UND DAMIT DER LEITFÄHIGKEIT) DES BLUTES
VERLANGSAMUNG DER BLUTZUCKER-REGULATION
ZUNAHME DER LINKS-ISOMERIE ABNAHME DER RECHTS-ISOMERIE
AUFTRETEN VON ABNORMEN PROTEINEN UND DEREN ABBAU-PRODUKTEN
METABOLISCHE UND ENTEROGENE AUTO-INTOXIKATION (ZUNAHME NICHT ENT-GIFTETER FÄULNIS-PRODUKTE IN ZELLEN UND SÄFTEN)
ZUNAHME DER CO-CARCINOGENEN LIPIDE (CHOLESTERIN U. A.)
ENTGLEISUNG DES HUMORALEN MILIEUS
= „HUMORALE DYSKRASIE“ (ROKITANSKY)
= „KOMPLEXE STOFF-WECHSEL-STÖRUNG“ (BLUMENSAAT)
= „ANARCHIE DES STOFF-WECHSELS“ (SIEGMUND)
= „GESTÖRTE HOMÖOSTASE“ (C. G. SCHMIDT u. a.)
SPEZIF. MILIEU-STÖRG.
DIE ZUNÄCHST OMNIPOTENTE ENTGLEISUNG DES MILIEUS ENTWICKELT SICH ALLMÄHLICH ZUM SPEZIFISCHEN „TUMOR-MILIEU“, IN WELCHEM DIE SYMBIONTISCHEN MIKRO-ORGANISMEN DES BLUTES SICH IN VIRULENTE ERREGER MIT SPEZIFISCH CARCINOGENER POTENZ VERWANDELN KÖNNEN.
OMNIPOTENZ FÜR ALLE CHRONISCHEN ERKRANKUNGEN (BLUMENSAAT)
»PRIMÄRE (»INNERE« bzw. »HUMORALE«) PRÄ-CANCEROSE« (ISSELS 1953)
»SEKUNDÄRE PRÄ-CANCEROSE« (am Locus minoris resistentiae) (ISSELS 1953)
T
UNFÄHIGKEIT ZU FIEBERHAFTEN REAKTIONEN
VERMINDERUNG DER ABWEHR-POTENZ
BILDUNG FEHLERHAFTER ABWEHRSTOFFE
„ABWEHR-SCHWÄCHE“
(= RELATIVES MISSVERHÄLTNIS ZWISCHEN ABWEHR-POTENZ UND ABWEHR-AUFGABEN)
FORT-SCHREITENDE ERSCHÖPFUNG DER ABWEHR-ENERGIE UND DAMIT DER KREBS-RESISTENZ
MÖGLICHKEITEN EINER ECHTEN FRÜH-DIAGNOSTIK (DER KREBS- KRANKHEIT)

11. Kapitel

Phase III des Krebsgeschehens: TUMORMILIEU UND ABWEHRSCHWÄCHE

(Siehe Abbildung 15, Seite 146)

DIE BEDEUTUNG DES MILIEUS

Die Wechselwirkung zwischen Milieu und Organismus

Das Wort „Milieu“ bedeutet sinngemäß etwa „Umweltbedingungen“. Für jedes Lebewesen gibt es gute oder schlechte Umweltbedingungen, in denen es gut bzw. schlecht gedeihen wird. Jeder Organismus ist somit – nach VOISIN – „die biochemische Fotografie des Milieus, in dem er gewachsen ist!“

Irgendwelche Erreger – z. B. bestimmte Bakterien – werden zu Krankheitserregern erst dann, wenn sie im Wirtsorganismus ein humorales Milieu vorfinden, das für sie gedeihlich ist. PETTENKOFER hat vor seinen Hörern eine ganze Cholerakultur ausgetrunken, ohne davon zu erkranken. Offensichtlich ist in seinem Körper ein für das Angehen von Cholera-Vibrionen geeignetes Milieu nicht vorhanden gewesen.

Wie Bakterien, so werden auch höhere pflanzliche Organismen nur dann optimal gedeihen, sofern im Boden artspezifische Milieubedingungen gegeben sind. Es gibt Pflanzen, welche ausschließlich auf sauren oder alkalischen, auf kalkarmen oder kalkreichen Böden gedeihen. Da die Pflanze – wie jeder andere Organismus – die biochemische Fotografie des Milieus darstellt, auf dem sie gewachsen ist, können wir umgekehrt aus der Zusammensetzung einer Flora auch auf die Beschaffenheit des Bodens schließen, der sie hervorgebracht hat.

Ein Landwirt, auf dessen versauerten, kalkarmen Böden kalkfliehende Unkräuter überhandnehmen, wird diese nicht ausrotten können, indem er sie unterpflügt, ausreißt oder mit chemischen Mitteln vernichtet. Sie werden erst verschwinden, nachdem der Boden durch Kalkdüngung saniert worden ist. Die Milieueigenschaften des Bodens bleiben für den Landwirt allerdings „latent", solange er nicht gelernt hat, sie durch chemische Proben zu analysieren.

Das Milieu als krankheitsbegünstigender Faktor

Die Erörterung des Milieuproblems hat durch die Stress-Forschung neuen Auftrieb erhalten. In der von SELYE (dem Begründer der Stress-Lehre) aufgestellten „Drei-Faktoren-Theorie" hat das Milieuproblem eine einleuchtende Deutung gefunden. Jede Krankheit ist nach SELYE das Ergebnis eines Wechselspiels dreier voneinander völlig unabhängiger Kräfte, nämlich der „Scheinbaren Krankheitserzeuger", der „Krankheitsbegünstigenden" und der „Krankheitshemmenden Faktoren".

Als Kraft 1 – als „Scheinbare Krankheitserzeuger" – bezeichnet SELYE Bakterien oder beliebige andere scheinbar krankheitsauslösend wirksame Faktoren.

Kraft 2 – die „Krankheitsbegünstigenden Faktoren" – sieht SELYE in allen inneren und äußeren Einflüssen verkörpert, welche die scheinbaren Krankheitserzeuger fördern können. Weil diese Einflüsse eine „Krankheitsbereitschaft" (= Disposition) hervorrufen können, werden sie auch als disponierende bzw. Milieufaktoren bezeichnet.

Kraft 3 – die „Krankheitshemmenden Faktoren" – sind jene inneren Kräfte, welche den scheinbaren Krankheitserzeugern durch Anpassungs- und Abwehrreaktionen entgegenwirken.

Eine Krankheit wird nur entstehen können, wenn die Kräfte 1 und 2 zusammen stärker sind als Kraft 3. Solange Kraft 3 den vereinten Kräften 1 und 2 überlegen ist, wird sich ein Krankheitszustand nicht entwickeln können. Es gibt daher – so SELYE – auch fast keinen Krankheitserreger, der für den Menschen unbedingt gefährlich ist. Mit Recht hat daher schon Claude BERNARD (1813–1878) festgestellt, daß „das Milieu alles, die Mikrobe aber nichts bedeute". („Le milieu, c'est tout! Le microbe, c'est rien!")

Claude BERNARDs Milieutheorie

Daß zwischen dem Zustand der Säfte und dem Gesundheitszustand des Körpers ein kausaler Zusammenhang bestehen muß, ist schon von der antiken „Säftelehre" (= Humoralpathologie) angenommen worden. Die Anfänge einer exakten Erforschung der biologischen Milieufaktoren gehen zurück auf den französischen Physiologen Claude BERNARD, der erstmals die Aufrechterhaltung des „Milieu interne" als Voraussetzung des Lebens bezeichnet hat. Um die Jahrhundertwende hat Heinrich SCHADE die krankheitsbedingten Veränderungen der Kolloide, Moleküle und Ionen untersucht und festgestellt, daß der gesunde Organismus bestrebt und in der Lage ist, die Iso-ionie und Iso-tonie, also die molekulare Homöostase seiner Säfte aufrechtzuerhalten. SCHADEs Molekularpathologie hat dadurch der alten Humoralpathologie zu exakten Grundlagen verholfen.

Kehren wir zunächst zu BERNARD und zu seiner Milieutheorie zurück. Er hat zwischen äußerem und innerem Milieu unterschieden. Als äußeres Milieu bezeichnet er die freie Umwelt, die sich in den Hohlorganen bis in den Organismus hinein erstreckt. Das innere Milieu ist durch Haut und Schleimhäute vom äußeren abgegrenzt. Es gliedert sich seinerseits wieder in das zelluläre und extrazelluläre Milieu bzw. Säftemilieu.

Das Säftemilieu bzw. humorale Milieu ist somit das Medium, das zwischen äußerem und zellulärem Milieu vermittelnd eingeschaltet ist. Es bringt die Nahrungsstoffe, aber auch die Schädlichkeiten, aus der Umwelt an die Zelle heran und führt die Schlacken- und Zerfallsstoffe der Zelle in die Umwelt zurück.

Das Säftemilieu ist das Sammelbecken aller stofflichen Austauschvorgänge, die von außen nach innen und von innen nach außen ständig vor sich gehen. Jede Veränderung im Umweltbereich, jede Beeinträchtigung des zellulären Geschehens wird daher auch das intermediäre Säftemilieu in Mitleidenschaft ziehen. Der gesunde Organismus ist andererseits imstande, die molekulare und ionale Beschaffenheit seiner Säfte stets in biologisch optimalem Gleichmaß aufrechtzuerhalten und biologisch unerwünschte Ballaststoffe laufend zu eliminieren. Ist diese Fähigkeit zur Erhaltung der Homöostase verlorengegangen, so wird der molekulare Zustand der Säfte sich mehr und mehr von der biologisch optimalen Beschaffenheit entfernen.

Die Meßgrößen des Milieus

Unsere nächste Frage ist: Wodurch unterscheidet sich das Milieu eines chronisch kranken von dem eines gesunden Körpers? Wir wissen, daß für den gesunden Organismus zwei Dinge charakteristisch sind, nämlich der normale Ablauf des zellulären Stoffwechsels, der wiederum in einer normalen Beschaffenheit der Säfte zum Ausdruck kommt und die Fähigkeit, jede Veränderung des zellulären und humoralen Zustandes durch aktive Gegenregulationen wieder zu normalisieren. Wenn diese Fähigkeit sich vermindert, wird sich auch die stoffliche Beschaffenheit des Blutes verändern. Da die Milieueigenschaften des Blutes von dessen Zusammensetzung abhängig sind, kann aus einer Veränderung der stofflichen Beschaffenheit auch auf eine Veränderung der Milieuwirkung geschlossen werden. Jede dauernde Veränderung der Säure-Basen-, Ionen- und Elektrolyt-Bilanz, der Serumwerte des Blutzuckers, des Cholesterins, des Reststickstoffs und vieler anderer Stoffe wird jeweils auch das Milieu verändern und eine Bereitschaft für diese oder jene Erkrankung mit sich bringen. Einige Beispiele mögen uns dies vor Augen führen.

So sind in einem chronisch kranken Organismus beispielsweise Regulation und Tagesrhythmus des Säure-Basen-Haushalts gestört. Der „pH-Wert" des Blutes ist mehr oder weniger deutlich – und zwar beim Geschwulstkranken nach der alkalischen Seite – verschoben. Eine Verschiebung der Serumwerte im Sinne einer relativen Alkalose bringt demnach eine erhöhte Krebsgefährdung mit sich. Der Entgleisung des pH-Wertes geht meist auch eine Veränderung des oxydoreduktiven Potentials parallel, wobei eine Abnahme der reduktiven Kapazität für viele chronische Erkrankungen einschließlich des Krebses charakteristisch ist. Ionisation und elektrische Leitfähigkeit des Blutes finden sich im chronisch kranken Organismus erhöht. Der „Spezifische Widerstand" des Blutes (= der „rho-Wert") ist vermindert. Die zellulären Schäden eines chronisch kranken Organismus sind regelmäßig auch von charakteristischen Veränderungen der Mineralbilanz begleitet. Während die Serumwerte von Kalium, Magnesium, Natrium, Zink, Eisen und Aluminium in der Regel vermindert sind, finden wir die Serumwerte von Kupfer und Calcium fast immer erhöht.

Auch der Traubenzuckergehalt des Nüchternblutes ist im chronisch kranken Organismus mitunter erhöht. Die Normalisierung des nach zuckerhaltigen Mahlzeiten erhöhten Blutzuckerwertes pflegt in einem chronisch kranken Organismus mehrfach länger zu dauern als im gesunden.

Wie aus der Zu- oder Abnahme an sich normaler Metaboliten, so kann auch aus dem Auftreten abnormer Bestandteile auf das Vorliegen einer chronischen Stoffwechsel- und Milieustörung geschlossen werden. Während ein vollkommen gesunder Organismus nur biologisch optimale rechtsdrehende Bestandteile enthält, finden sich, wie KÖGL, v. EULER et al., FLASCHENTRÄGER, BUTENANDT und andere Autoren berichten, im chronisch kranken Organismus in zunehmendem Maße auch die links-drehenden Varianten dieser Stoffe. Pathogene Mikroben mit anaërobem Metabolismus werden durch diese links-aktiven Verbindungen bis zu tausendmal stärker chemotaktisch angelockt, als durch die rechts-aktiven normalen Varianten dieser Metaboliten. Wir verstehen daher auch, warum wir in der toxisch geschädigten Zelle dem von GERLACH und anderen Forschern nachgewiesenen „obligaten Pilzparasitismus" begegnen.

In der zunehmenden Verseuchung des chronisch kranken Organismus mit links-aktiven Metaboliten scheint demnach eine besonders folgenschwere Entgleisung des Milieus verkörpert zu sein. Auch durch denaturierte Eiweißstoffe kann das humorale Milieu krankhaft verändert werden. In einem späteren Kapitel werden wir darlegen, welche Einflüsse eine Denaturierung der körpereigenen Proteine bewirken und in welcher Weise das Milieu durch diese Proteine geschädigt wird.

Auswirkungen eines gestörten Milieus

Daß bei chronischen Erkrankungen Aussehen, Geruch und sonstige Eigenschaften der Körpersäfte sich in auffallender Weise verändert zeigen, ist schon den Ärzten der Antike bekannt gewesen und von HIPPOKRATES als humorale Dyskrasie (= Entmischung der Säfte) bezeichnet worden. Von SIEGMUND wurde dieser Zustand als „Anarchie des Stoffwechsels" charakterisiert. BLUMENSAAT hat von einer „Komplexen Stoffwechselstörung" gesprochen. Neuerdings haben CRAMER, GEIGER, SCHLITTER, C. G. SCHMIDT und andere — in Anlehnung an H. SCHADE — den Terminus „Gestörte Homöostase" in Vorschlag gebracht. Er umschreibt den von SMITHERS als „Gestörte Organisation" bezeichneten Zustand.

Es versteht sich von selbst, daß eine Milieustörung um so schwerer sein wird, je mehr Indexwerte verändert, je stärker diese Veränderungen ausgeprägt sind und je spezifischer sie schließlich den Organismus im Sinne einer Bereitschaft

(= Diathese) für eine bestimmte Erkrankung veranlagen (= disponieren) werden.

Aus der Tatsache, daß bei allen chronischen Erkrankungen in etwa gleichartige, wenn auch in ihren Komponenten unterschiedlich ausgeprägte Milieuveränderungen nachweisbar sind, darf umgekehrt geschlossen werden, daß diese Milieustörungen eine Bereitschaft für chronische Erkrankungen jedweder Art mit sich bringen. Wie BLUMENSAAT zum Ausdruck gebracht hat, liegt in jeder chronischen Stoffwechselstörung eine „Omnipotenz für alle chronischen Krankheiten". Ob diese zunächst zweifellos unspezifische Omnipotenz sich in der Folge dann zu einer Rheumatischen oder Uratischen oder Diabetischen, einer Carcinogenen oder einer sonstwie krankhaften Diathese differenziert, wird letztlich mit von den anlagebedingten, toxischen bzw. diätetischen Gegebenheiten des Einzelfalles bestimmt.

Das Blutbild als gradueller Indikator der Virulenz des Milieus

Die Entgleisung des Säftemilieus im Gefolge einer komplexen Stoffwechselstörung wird nicht nur von den oben genannten biochemischen Veränderungen begleitet, sondern, wie bisher noch kaum bekannt, auch von mikroskopisch sichtbaren Veränderungen an den lebenden Formelementen des Blutes. Wenn man lebendes Blut im Dunkelfeld bei 1200facher Vergrößerung untersucht, wird man neben Roten und Weißen Blutkörperchen sowie Blutplättchen auch winzig kleine leuchtende Pünktchen mit lebhafter Eigenbewegung wahrnehmen können, deren Natur lange umstritten gewesen ist. In älteren Lehrbüchern der Hämatologie sind diese Gebilde einfach als „Blutstäubchen" bzw. „Hämokonien" bezeichnet und als leblose Gebilde (z. B. als Fetttröpfchen) betrachtet worden, die durch die Kräfte der BROWNschen Molekularbewegung passiv bewegt werden würden. Dieser Auffassung stand von jeher entgegen, daß diese Stäubchen ganz offensichtlich zu aktiver Eigenbewegung befähigt sind, eine Eigenschaft, die sie als lebende Gebilde charakterisiert.

Im Blut eines gesunden Organismus' scheinen diese Gebilde nur in geringer Zahl und in ausschließlich submikroskopischer (= nur im Dunkelfeld erfaßbarer) Größenordnung vorhanden zu sein. Bei chronischen Erkrankungen kommen sie hingegen sehr viel häufiger vor. Auch Größe und Aussehen pflegen dann variabler zu sein. Neben den Granula von submikroskopischer Größenordnung können sowohl außerhalb als auch innerhalb der Blutkörperchen noch größere Gebilde vorhanden sein.

Das gehäufte Vorkommen dieser Gebilde bei Krebskranken hat den Gedanken nahegelegt, daß sie mit der malignen Erkrankung in irgendeinem Zusammenhang stehen könnten. Zahlreiche Untersucher haben in diesen vielgestaltigen Mikroben den Erreger der Krebskrankheit vermutet.

Es darf demnach angenommen werden, daß die Säfte des Organismus keineswegs „steril", sondern daß darin obligaterweise ganz bestimmte Mikroorganismen enthalten sind. (v. BREHMER, ENDERLEIN, GERLACH, SCHELLER u. a.) Aussehen und biologische Eigenschaften dieser Mikroben können von Milieufaktoren beeinflußt werden, so daß also auch sie – wie jedes andere Lebewesen – „die biochemische Fotografie des Milieus verkörpern, in dem sie gewachsen sind". Je abartiger dieses Milieu sich verändert, desto abnormer werden auch die Veränderungen an den Granula ausgeprägt sein. Umgekehrt dürfen aus der mikroskopischen Beschaffenheit des Blutbildes auch Schlüsse auf die biochemischen Eigenschaften des Blutes gezogen werden, eine Erfahrung, die wir an Tausenden von Patienten immer wieder bestätigt gefunden haben. Praktisch bedeutet dies, daß eine Dyskrasie der Säfte aus dem Blutbild objektiviert werden kann. Das Blutbild darf als gradueller Indikator für die Virulenz des Milieus bezeichnet werden. Der hämatologische Nachweis der „Dyskrasie" ist von praktischer Bedeutung, weil er nicht nur der Früherfassung präcanceröser und canceröser Prozesse dienlich ist, sondern auch als relativ einfaches und zuverlässiges Hilfsmittel für die laufende Therapiekontrolle dienen kann.

W. v. BREHMER, über dessen Arbeiten bereits im 7. Kapitel berichtet wurde, suchte nach Möglichkeiten, submikroskopische Veränderungen im Blut objektivierbar zu machen. Dabei wandte er die D u n k e l felduntersuchung des gefärbten Blutes an. (Im Gegensatz zur Hellfelduntersuchung, in der die Lichtquelle senkrecht den Objektträger durchleuchtet, fällt das Licht bei der Dunkelfelduntersuchung von den Seiten auf die zu untersuchenden Objekte, so daß diese sonst nicht sichtbaren Bestandteile hell aufleuchten wie Staubkörnchen in einem ins dunkle Zimmer fallenden abgegrenzten Sonnenstrahl.) Es gelang ihm so, verschiedene Formen von Mikroorganismen im Blut nachzuweisen, die bis dahin nicht bekannt waren.

Bei der Überprüfung seiner Arbeiten stellten wir fest, daß diese Dunkelfelduntersuchung uns ermöglicht, Aussagen über die jeweilige Stärke der Dyskrasie zu machen.

Dyskrasiesymptome im Lebend-Blut

Eine anomale Beschaffenheit der Blutflüssigkeit hat in der Regel auch den Verlust der Eukolloidität des Blutes zur Folge, was sich beispielsweise als verstärkte Gerinnungsbereitschaft bemerkbar machen kann. BOLEN und HEITAN haben daher aus dem Aussehen eines eingetrockneten Bluttropfens diagnostische Schlüsse auf einen krankhaften Zustand des Organismus gezogen. Ähnliche Ergebnisse können erzielt werden, wenn man nicht eingetrocknetes, sondern lebendes Blut untersucht. Aus dem Ablauf des Gerinnungsvorgangs und aus der Lagerung der Erythrocyten können diagnostische Aufschlüsse gewonnen werden, wie aus den Farbbildern in Tafel 1, Seite 161 zu ersehen ist.

Die Erythrocyten eines gesunden Blutes sind prallrund und schweben frei und flach ausgebreitet nebeneinander. Sie berühren sich nur tangential, ohne dabei ihre Form zu ändern, ohne zu verklumpen und zusammenzufließen. Fibrinfäden sind frühestens nach 10—15 Minuten – und auch dann nur vereinzelt – wahrzunehmen.

Im kranken Blut ist das Aussehen der Erythrocyten deutlich verändert. Sie sind nicht mehr prallrund, zeigen vielmehr schlaffe, wellige Konturen. Ihre Lagerung erweist sich abnorm. Sie schweben nicht mehr wie freie Ballons nebeneinander, zeigen vielmehr die Tendenz sich an- bzw. übereinanderzulagern. Die Fibrinfäden sind deutlich vermehrt und bilden sich viel schneller als in normalem Blut.

Der Verfasser unterscheidet eine Dyskrasie I. Grades mit schwacher, eine Dyskrasie II. Grades mit mittelstarker und eine Dyskrasie III. Grades mit maximaler Ausprägung der krankhaften Symptome. Weitere Einzelheiten sind aus Tafel 1, Seite 161 zu ersehen.

Die Dyskrasiesymptome des gefärbten Blutes

Die Granula können durch übliche Färbung des Blutbildes nach MAY-GRÜNWALD-GIEMSA nicht zur Darstellung gebracht werden. Sehr gut gelingt dies hingegen mit der „Modifizierten GRAM-Färbung“, die durch v. BREHMER entwickelt worden ist. Die Untersuchung erfolgt im Dunkelfeld bei 1200facher Vergrößerung. Die Erythrocyten erscheinen hellrot, rosa oder bräunlich, der Hintergrund ist dunkelviolett. Die innerhalb oder außerhalb der Blutkörperchen liegenden Granula heben sich als hell leuchtende Gebilde von ihrer Umgebung ab. Für die Beurteilung wesentlich sind neben Form und Lagerung der Erythrocyten auch Häufigkeit und Aussehen der in- und außerhalb der Blutkörperchen vorhandenen Granula.

Im Blut gesunder Personen liegen die Erythrocyten frei nebeneinander. Granula finden sich allenfalls vereinzelt und nur in kleinster Größenordnung.

Im Blute chronisch kranker Personen sind die Befunde auffallend verändert. Die Erythrocyten liegen nicht mehr frei nebeneinander. Sie sind außerdem von Granula verschiedenster Größenordnung befallen. Je zahlreicher die größeren, höhervalenten Formen vertreten sind, desto ernster muß der Befund beurteilt werden. Auch aus der Form der Granula können gewisse Schlüsse gezogen werden, wie aus den Bildern in Tafel 3, Seite 164 zu ersehen ist.

Das Ausmaß der granulären Veränderungen des Blutes darf als Indikator für die Beurteilung der Virulenz des Säftemilieus bezeichnet werden. Je abnormer die biochemische Beschaffenheit des Blutes verändert ist, desto stärker pflegt auch der Befall des Blutes ausgeprägt zu sein. Andererseits kann aus Art und Ausmaß der Blutveränderungen nicht mit Sicherheit auf die verursachende Erkrankung geschlossen werden. Schwere Arthrosen, Leberprozesse, Multiple Sklerose und andere chronische Erkrankungen können von Blutphänomenen begleitet sein, die sich von den Blutsymptomen einer malignen Erkrankung nicht immer abgrenzen lassen. Diese Uniformität der Befunde kann jedoch ihrem praktischen Wert keinen Abbruch tun, erweist vielmehr mit eindringlicher Deutlichkeit, daß alle chronischen Erkrankungen auf einen gemeinsamen Nenner – die Entgleisung des inneren Milieus – zurückzuführen sind.

Rückvergiftungssymptome des Blutplasmas

Durch tumorabbauende Behandlungsmaßnahmen – also z. B. durch eine immunisierende, eine chemotherapeutische oder durch eine radiologische Behandlung – werden jeweils Tumorzellen zum Zerfall gebracht, deren toxisch wirksame Zelltrümmer und Abbauprodukte in Blut und Lymphe zu den Entgiftungs- und Ausscheidungsorganen befördert werden. Wir bezeichnen diesen

Vorgang als „Rückvergiftung" (= Re-Intoxikation). Sie kann im Blutbild als grob- bis feinkörniger oder auch milchig-trüber (= amorpher) Plasma-Befall objektiviert werden, wie aus den Bildern der doppelseitigen Farbtafel 2, Seite 162/163 zu entnehmen ist.

Der Rückvergiftungsvorgang ist von Allgemeinsymptomen (= Fieber, Schmerzen, Krankheitsgefühl) begleitet, die jeweils um so schwerer verlaufen, je grobkörniger und dichter das Blutplasma von Tumortoxinen befallen ist. Bei feinkörnigem oder milchig-trübem (= amorphem), also weniger toxischem Plasmabefall pflegen die begleitenden Allgemeinsymptome viel milder ausgeprägt zu sein. Eine Krebsbehandlung wird daher auch um so besser verträglich sein, je langsamer und je feinkörniger der Abbau des Tumors vor sich geht. Rapider Zerfall großer Tumoren kann extreme, unter Umständen sogar lebensbedrohliche Rückvergiftung zur Folge haben. Aufgabe des Internen Krebstherapeuten ist es daher, die den Tumor abbauenden Behandlungsmaßnahmen so zu steuern, daß die Toxinbelastung des Organismus stets innerhalb zuträglicher Grenzen sich bewegt, sich also der individuellen Eliminationsmöglichkeit des Patienten anpaßt.

Bei einer seit langer Zeit bestehenden oder z. B. durch Röntgentherapie bedingten Mesenchymblockade ist der Tumor für die Immuntherapie oft nicht angreifbar. Unter dem Einfluß interner Basistherapie (u. a. Fieberstoß, Blutwäsche) kann es oft nach Wochen oder Monaten zu einem plötzlichen Durchbruch dieser Blockade kommen. Das führt – von einer Stunde zur andern – zu einer massiven Überflutung des Blutes mit Tumorabbauprodukten, begleitet von stürmischen fieberhaften Reaktionen. Immer ist diese Überflutung mit einem extremen Plasmabefall verbunden. Da der Zeitpunkt eines solchen Blockadedurchbruchs nicht vorhersehbar ist, können derartige Reaktionen auch nicht verhütet werden.

Was ist und wie entsteht ein Tumormilieu?

Der chronisch kranke Organismus leidet, wie erläutert, an einer „Komplexen Stoffwechselstörung", die diagnostisch als „Störung der molekularen Homöostase", klinisch als „Omnipotenz für alle chronischen Erkrankungen" betrachtet werden kann. Diese zunächst unspezifische Omnipotenz kann sich unter gewissen Voraussetzungen zur spezifischen Bereitschaft für eine bestimmte Erkrankung entwickeln.

Das Kriterium der spezifischen Potenz bzw. Virulenz eines Tumormilieus verkörpert sich in seiner Fähigkeit, dem belebten onkogenen Agens (Virus, Mykoplasmen etc.), das für die maligne Entartung der Zelle letztlich verantwortlich gemacht werden muß, die Lebensbedingungen bieten zu können, die für dessen Entwicklung und Vermehrung vorausgesetzt werden müssen. Das onkogene Agens ist ein Parasit mit anaërobem Stoffwechsel, der völlig andersartiger Nahrungsmetaboliten bedarf als die normalen Symbionten des Blutes. Je konzentrierter diese abnormen Metaboliten vorhanden sind, desto besser werden onkogene Parasiten gedeihen. Je stärker also die aëroben Stoffwechselabläufe vermindert bzw. gehemmt werden, je stärker das Milieu durch Links-Metaboliten und sonstige parasitenfördernde Stoffe verändert sein wird, desto schneller wird auch eine onkogene Parasitose sich entwickeln können.

Als Tumormilieu bezeichnen wir demnach ein biochemisches Milieu, in welchem Krebsparasiten bzw. Krebszellen alles vorfinden, was sie brauchen, um sich erhalten und schnell vermehren zu können. Ein Organismus mit Tumormileu hat eine „krebsfreundliche" Säftemischung. Sein Blut enthält alles, was für das Wachstum einer Krebszelle und -geschwulst förderlich ist.

Vorhandensein und Virulenz des Tumormilieus können durch Untersuchung des Blutserums festgestellt werden. Der pH-Wert ist in alkalischer Richtung verschoben, die reduktive Kapazität vermindert. Auch viele andere Meßwerte des Blutes – so unter anderem beispielsweise die Enzym-, Metaboliten- und Elektrolyt-Bilanz, der Ionengehalt, die Leitfähigkeit – erweisen sich in spezifischer Weise verändert.

RESISTENZ UND IMMUNITÄT

(Siehe Abbildung 15, Seite 146 und Abbildung 16, Seite 165)

Kein Tumor entwickelt sich ohne Tumormilieu. Aber nicht in jedem Tumormilieu entwickelt sich zwangsläufig ein Tumor. Eine weitere Voraussetzung für die Entwicklung einer malignen Geschwulst ist eine hochgradige Abwehrschwäche des Organismus bzw., negativ ausgedrückt, der Zusammenbruch der Resistenz.

Die „Immunität“ gegen das Entstehen maligner Erkrankungen bei der überwiegenden Mehrzahl aller Menschen, auch und gerade bei ggf. übereinstimmenden Noxen, weist aber auch darauf hin, daß es bei dem jeweils „betroffenen“ Krebspatienten außerdem einer carcinogenen Diathese und Praedisposition bedarf, b e - v o r das individuelle Krankheitsgeschehen über chronische unspezifische Schädigung des Immunsystems seinen spezifischen Verlauf bis zur Manifestwerdung des Malignoms (am locus minoris resistentiae) nehmen kann.

Die Literatur (EUGSTER, THOMAS, u. a.) stützt die Beobachtung, daß jeder vielzellige Organismus über ein Immunsystem verfügt, das zwischen „Selbst“ und „Nicht-Selbst“ zu unterscheiden scheint und imstande ist, gröbere Abweichungen von der Norm – so also auch die Krebszelle – zu erkennen und zu eliminieren. Ein intaktes Immunsystem scheint somit imstande, den Organismus gegen die Entwicklung eines Krebstumors zu schützen. Wird das Immunsystem so geschädigt, daß es diese Aufgabe nicht mehr erfüllen kann, ist der Weg zur Tumorbildung frei.

Die Untersuchungen von BUTTERSACK, EPPINGER, STANDENATH, SCHADE und anderen haben aufgezeigt, daß das Abwehrpotential auf dem Zusammenwirken zahlreicher, sehr differenter Funktionssysteme beruht. LUCKEY hat – in Anlehnung an F. SCHMID – vier hintereinander gestaffelte Abwehrzonen unterschieden:
- die adaptive „Extrakorporale Abwehrzone“
- die konstitutive „Epitheliale Abwehrzone“
- die konstitutive „Lympho-Retikuläre Abwehrzone“
- die konstitutive „Retikulo-Histiozytäre Abwehrzone“

D i e A b w e h r z o n e I:
D i e a d a p t i v e „E x t r a k o r p o r a l e A b w e h r z o n e“

Haut, Augen, Luft- und Verdauungswege, sowie urogenitale Schleimhäute sind jeweils von standortspezifischen Mikrofloren kolonisiert. Sie haben wichtige Aufgaben zu erfüllen, nämlich eine autonome Abwehrfunktion, die auf der von NISSLE erkannten antibiotischen Wirksamkeit dieser Mikrofloren beruht, und eine für den Aufbau der Immunität wichtige „Ammen-Funktion“.

Der Organismus ist jedoch offensichtlich nicht imstande, den laufenden Bedarf an Poly. nucleotiden (bzw. an deren Elementarbausteinen, den RNS-/DNS-Nucleosiden) selbst zu synthetisieren. Er bedarf dazu der „Ammen-Hilfe“ der Physiologischen obligaten Floren. Dieses Prinzip gilt – mutatis mutandis – für alle Abwehrzonen.

Es darf (nach BURNET, OOTAKA, TANAMI, HALL u. SMITH u. a.) als erwiesen gelten, daß die „Grund-Immunität" – das heißt also: eine ausreichende Funktion der drei konstitutiven Abwehrzonen – von der eubiotischen Stabilität der Mikrofloren abhängig ist. Da diese Stabilität erfahrungsgemäß beim Krebskranken nicht mehr gegeben ist, muß ihr therapeutischer Wiederaufbau dringend gefordert werden.

Vielzellige Organismen können sich nach LUCKEY ohne eubiotische Mikrofloren nicht am Leben erhalten. Eine Dysbiose der Mikrofloren hat eine zunehmende Schwächung des Abwehrpotentials zur Folge.

Es wird allgemein übersehen, daß wir in der denaturisierten Darmflora einen der an Ausdehnung und toxischer Auswirkung größten Herde erkennen müssen, der an Bedeutung den primären Kopfherden nicht nachsteht.

Abwehrzone II:
Die konstitutive „Epitheliale Abwehrzone"

Sie besteht aus der Gesamtheit der epithelialen Oberflächen-Strukturen und hat neben ihrer resorptiven und exkretorischen Funktion auch eine Filter- und Abwehrfunktion zu erfüllen.

CRABBE, CARBONARA und HEREMANS haben festgestellt, daß die Epithelien der Schleimhäute auch von Plasmazellen infiltriert werden, die ein „sekretorisches Immunglobulin A" (= 1 gA) sezernieren, das für die Abwehr pathogener Mikroben verantwortlich ist.

Abwehrzone III:
Die konstitutive „Lympho-Retikuläre Abwehrzone"

Diese Abwehrzone umfaßt das „Lympho-Epitheliale System" (= Thymus, WALDEYER'scher Rachenring, PEYER'sche Plaques des Darmes), das „Lympho-Retotheliale System" (= Weiße Pulpa der Milz, Lymphknoten und andere Lymphatische Zentren), das weiße Knochenmark und die speichernden Endothelien. Ihre Bedeutung ist vor allem durch die bahnbrechenden Arbeiten von ALEXANDER, GOOD, HELLSTRÖM, KLEIN, NOSSAL, OLD und zahlreicher weiterer Forscher aufgehellt worden. Sie haben u. a. nachgewiesen, daß die aus dem Thymus stammenden Immunocyten für die zelluläre Abwehr durch Bildung von „T-Zellen" und ihrer sub-Populationen der „natural-killer-cells" verantwortlich sind, während die bursa-äquivalenten „B-Zellen“ für die *humorale* Abwehr kompetent sind.

Die Abwehrzone IV: Das „Pluripotente aktive Mesenchym“

ist in der Krebsforschung bisher vernachlässigt worden. Wegen ihrer großen Bedeutung für alle Lebensvorgänge und Abwehrprozesse möchte ich dieser Zone besondere Aufmerksamkeit schenken. Sie gliedert sich in das „Retikulo-Histiozy-

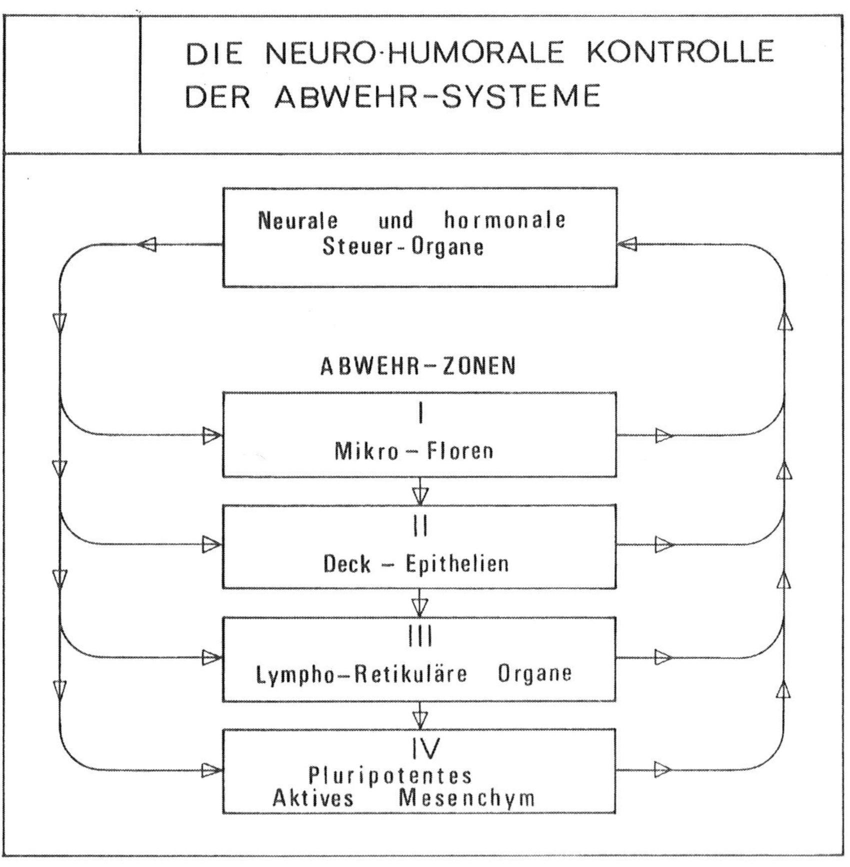

Abb. 15A

Tafel 1

DYSKRASIE-SYMPTOME IM LEBEND-BLUT
(nach J. ISSELS (1953))

Dunkelfeld-Aufnahmen 1200 : 1
Die Farbaufnahmen sind wenige Minuten nach Abnahme des Lebend-Blutes hergestellt worden.

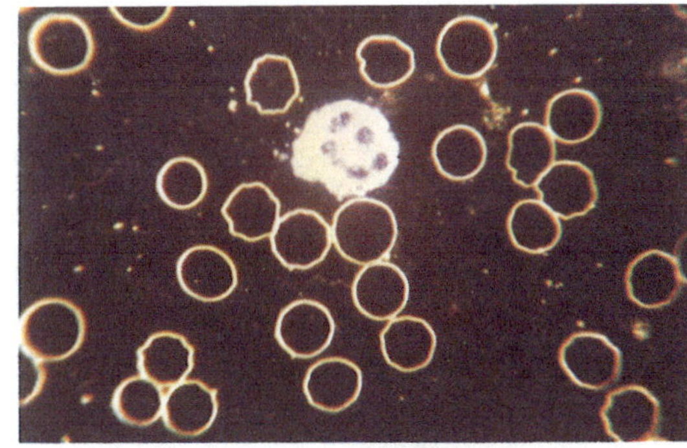

Bild A: Angenähert gesundes Blut

Das in Seite 147–157 beschriebene „Tumormilieu" verkörpert eine krebsfreundliche Säftemischung, die sich in charakteristischen Veränderungen des Blutbildes bemerkbar macht, die von uns als „Dyskrasie" bezeichnet und 1953 erstmals beschrieben worden ist.

Durch das Tumormilieu wird nicht nur die chemische, sondern auch die kolloidale Beschaffenheit des Blutes in krankhafter Weise verändert. Während die Roten Blutkörperchen im gesunden Blut (= Bild A) frei und flach ausgebreitet nebeneinander schweben, zeigen sie im dyskratischen Blut die Neigung, sich aneinander zu lagern. Der Verfasser hat drei Grade der Dyskrasie unterschieden:

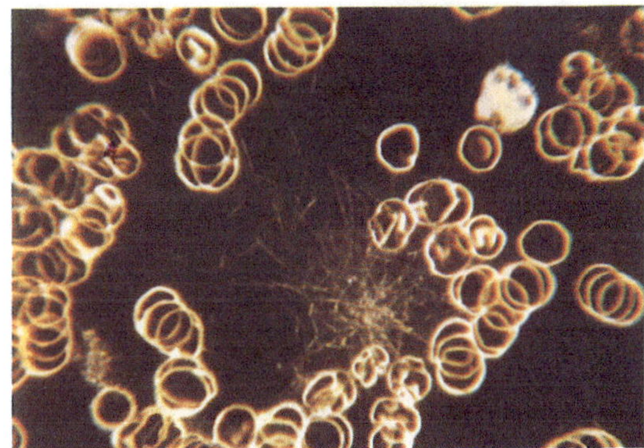

Bild B: Dyskrasie I. Grades

DIE „DYSKRASIE I. GRADES" (= Bild B) ist charakterisiert durch kleine Gruppen neben- bzw. übereinander liegender Roter Blutkörperchen und durch geringe Anzahl und Größe der Fibrinhaufen.

BEI „DYSKRASIE II. GRADES" (= Bild C) finden wir lockere Erythrocytenhaufen in dachziegelartig überlappter oder geldrollenähnlicher Anordnung, dazwischen zahlreiche Fibrinhaufen.

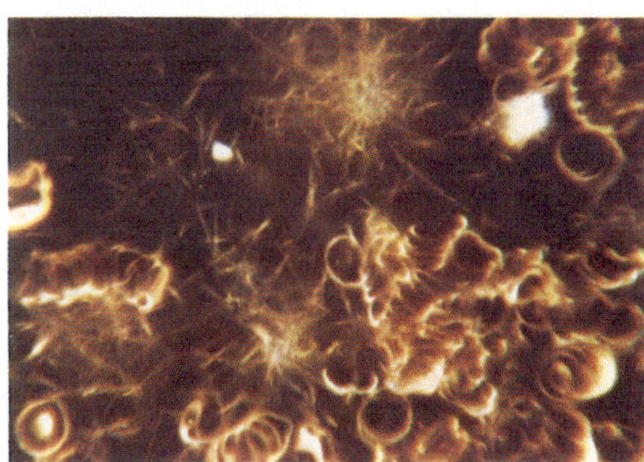

Bild C: Dyskrasie II. Grades

DIE „DYSKRASIE III. GRADES" (= Bild D) ist charakterisiert durch große Erythrocytenhaufen in „Geldrollen-Form" sowie große Fibrinhaufen. Alle Teile sind dicht und stellenweise undurchsichtig angeordnet.

Die meisten Krebspatienten kommen mit dem Zustand in Bild D in die Klinik. Die therapeutische Aufgabe besteht u. a. darin, diese Dyskrasie III. Grades wieder in den Normalzustand (= Bild A) zurückzuführen!

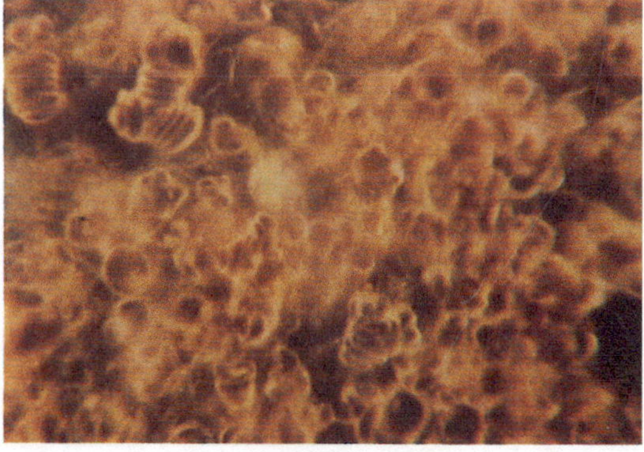

Bild D: Dyskrasie III. Grades

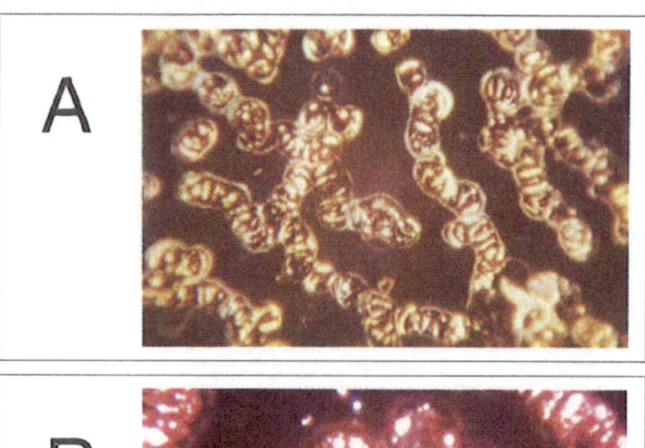

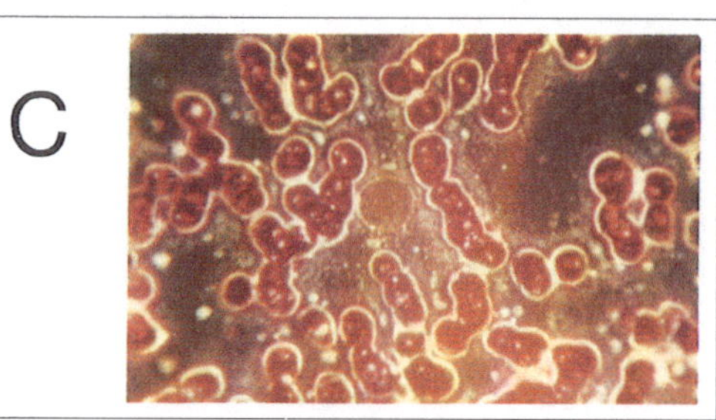

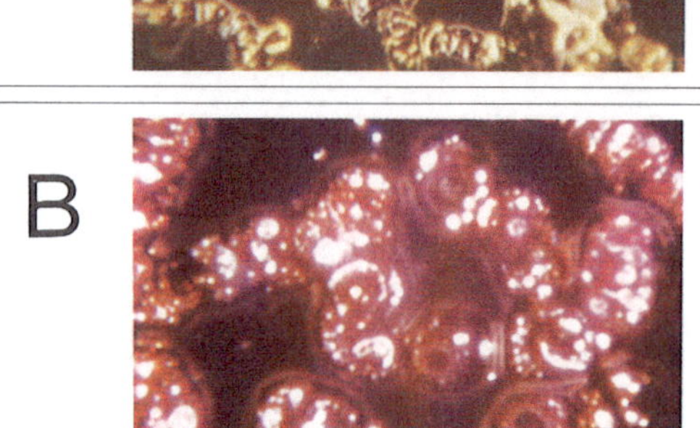

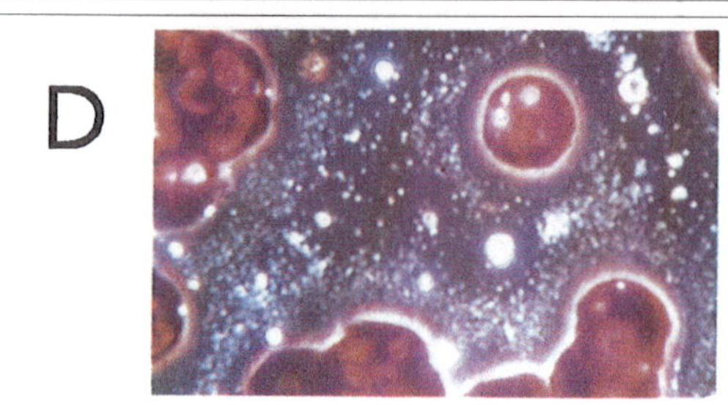

Tafel 2

RÜCKVERGIFTUNGS-SYMPTOME DES BLUT-PLASMAS WÄHREND EINER TUMOR-SPEZIFISCHEN BEHANDLUNG

(Modifizierte GRAM-Färbung nach v. BREHMER, Dunkelfeld-Aufnahmen)

In den acht Doppelbildern dieser zweiseitigen Tafel ist die obere Abbildung jeweils im Maßstab 1200 : 1, die untere jeweils etwa im Maßstab 4000 : 1 wiedergegeben worden.

Bild A/B: Befallfreies Blut-Plasma vor Beginn der tumorspezifischen Behandlung

Bild C/D: Grobkörniger Plasmabefall leichten Grades (mäßig toxisch)

Bild E/F: Grobkörniger Plasmabefall mittleren Grades (von mittelstarker Toxizität)

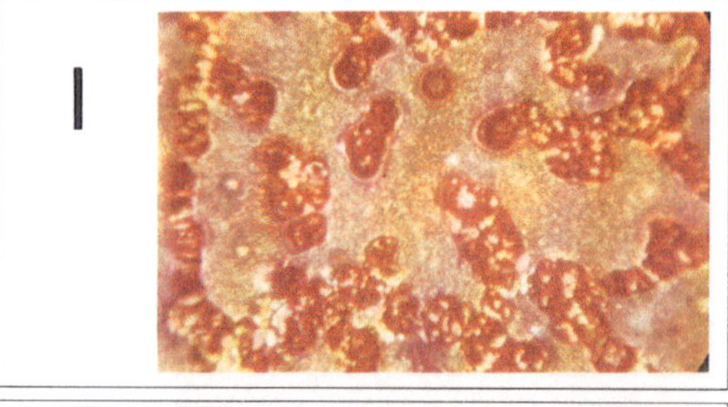

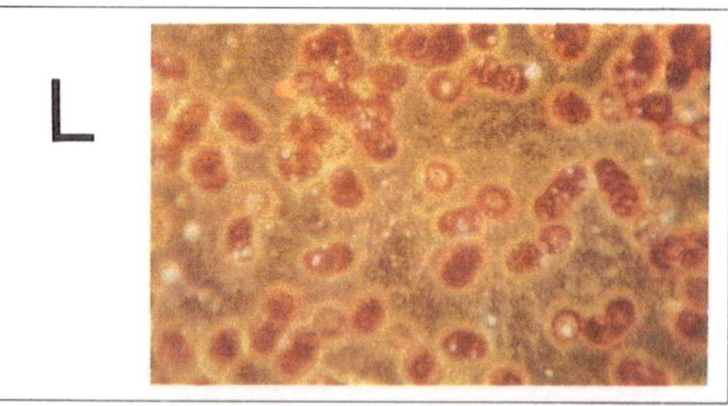

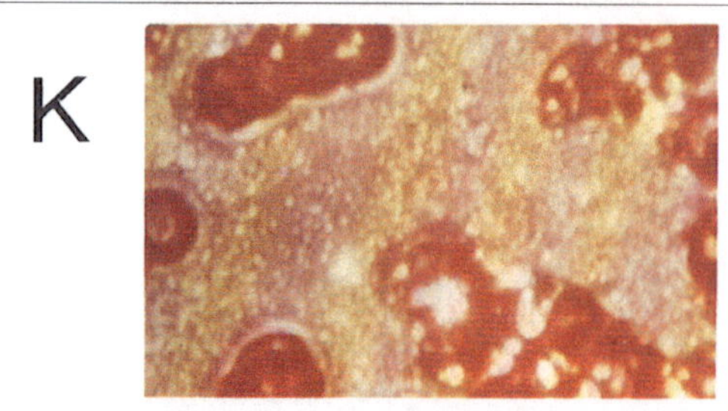

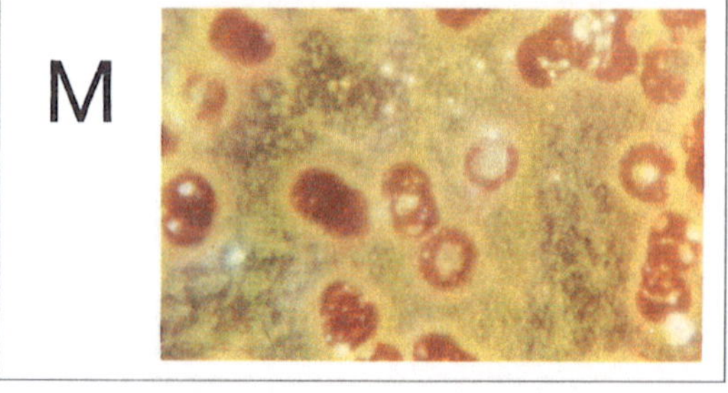

E

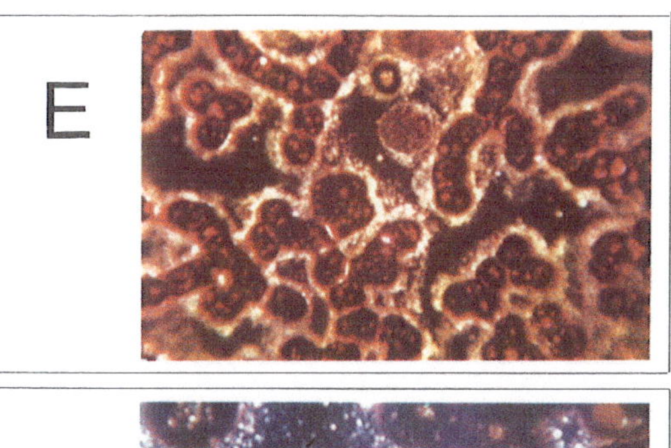

G

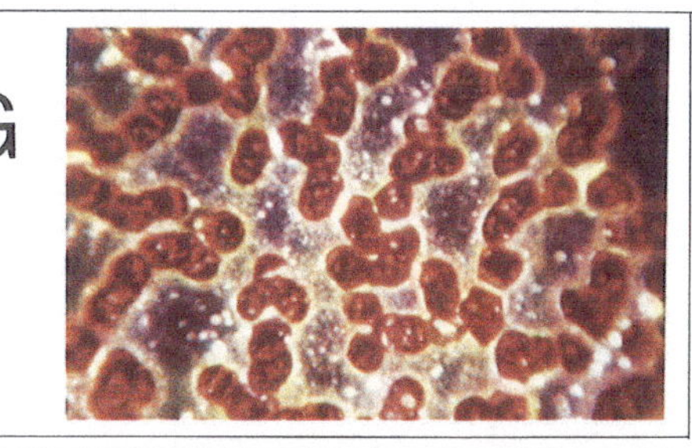

F

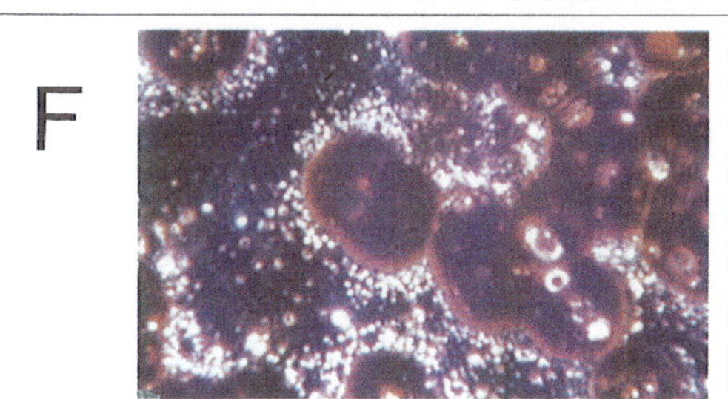

H

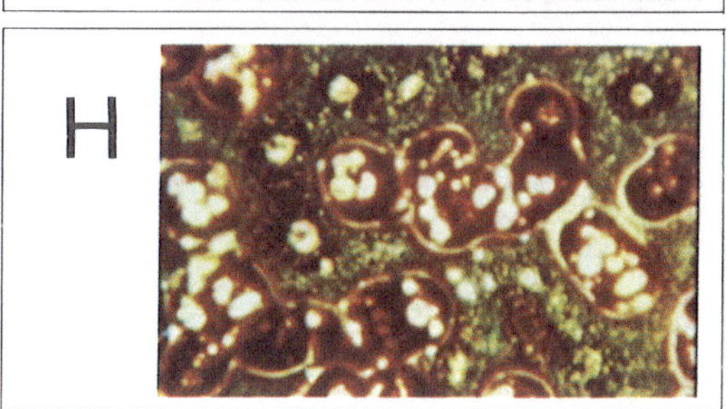

Bild G/H: Grobkörniger Plasmabefall starken Ausmaßes (und hoher Toxizität)

Bild I/K: Grobkörniger Plasmabefall extremsten Ausmaßes (von extremster, unter Umständen lebensbedrohlicher Toxizität)

Bild L/M: Feinkörniger Plasmabefall (von mäßiger Toxizität)

Bild N/O: Feinstkörniger Plasmabefall (mit sehr geringer Toxizität)

Bild P/Q: Milchigtrüber Plasmabefall mit kaum noch, bzw. nicht mehr erkennbarer Körnelung (fast nicht mehr toxisch)

N

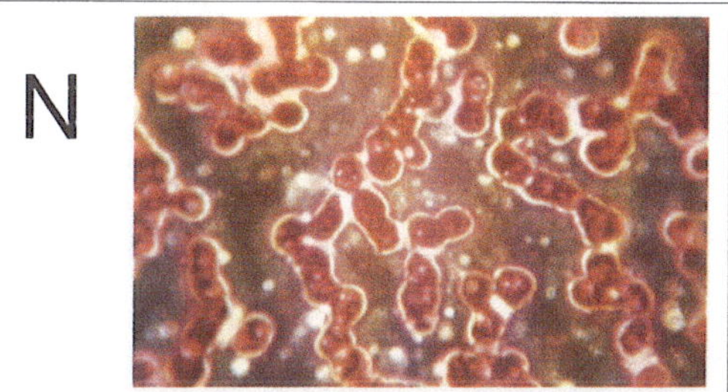

P

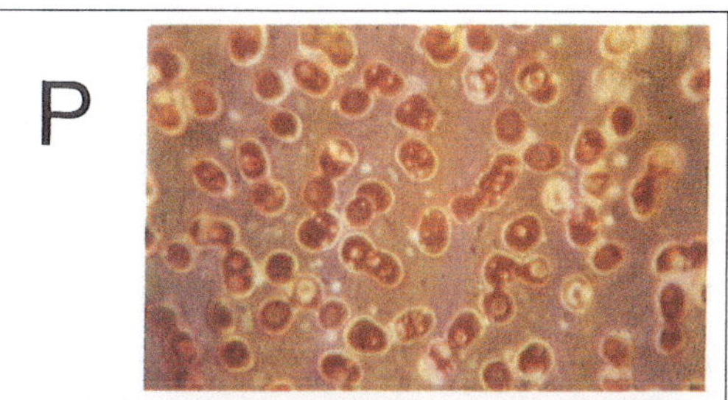

O

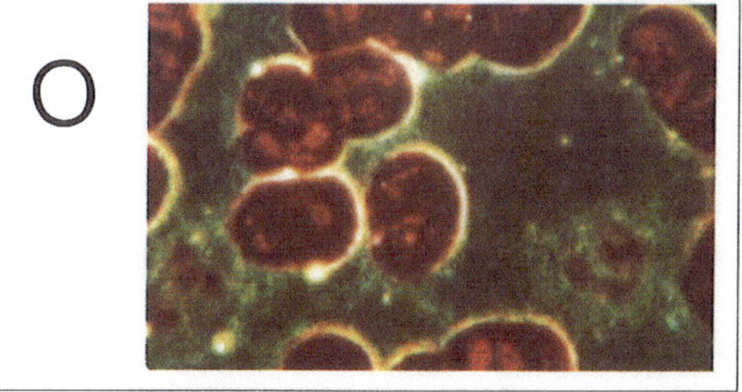

Q

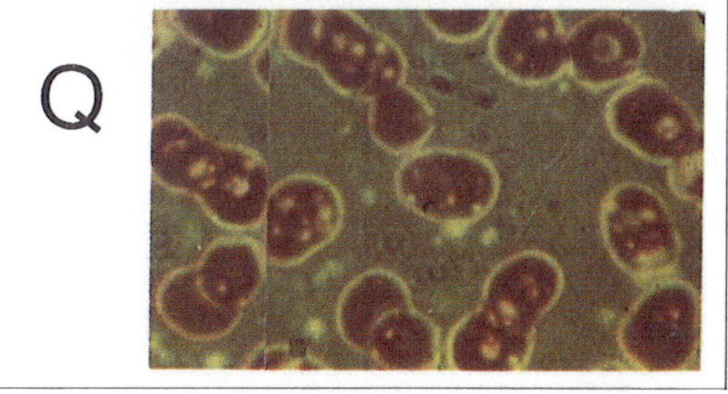

Tafel 3

DYSKRASIE-SYMPTOME DES GEFÄRBTEN BLUTES

(nach J. ISSELS (1953))

Dunkelfeld-Aufnahmen 1200 : 1
(Bei modifizierter GRAM-Färbung nach v. BREHMER)

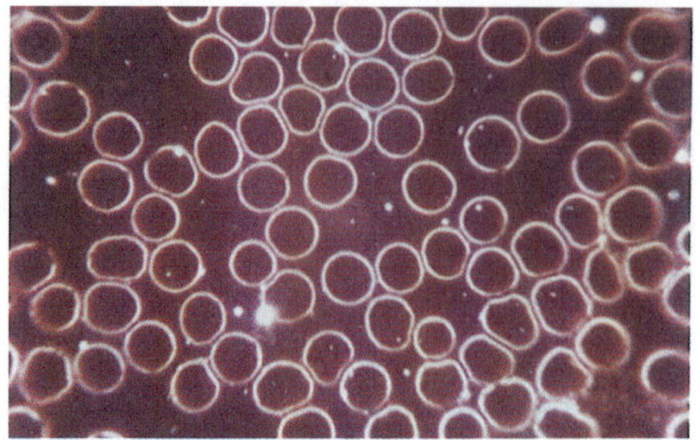

Bild A: Angenähert gesundes Blut

Während im ungefärbten Lebend-Blut (= Tafel 1) nur die für das Tumormilieu charakteristische Anordnung der Blutkörperchen und des Fibrins erkennbar ist, können durch die modifizierte GRAM-Färbung auch die in Seite 154/155 beschriebenen Granula zur Darstellung gebracht werden.

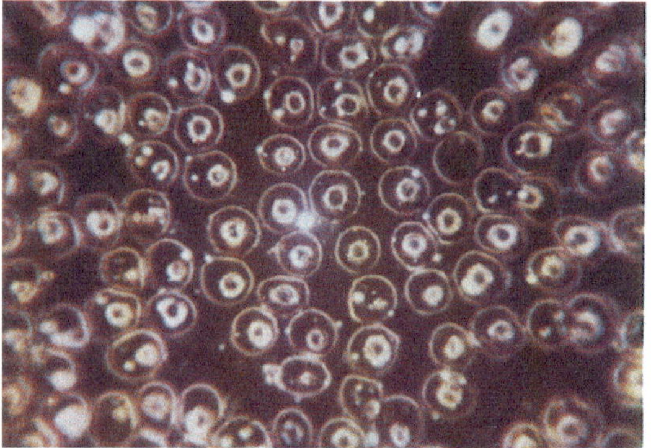

Bild B: Dyskrasie I. Grades

Bild A: GESUNDES BLUT

Erythrocyten frei nebeneinander liegend, nur vereinzelt kleine bis kleinste Granula enthaltend.

Bild B: DYSKRASIE I. GRADES

Erythrocyten überwiegend frei nebeneinander liegend, vielfach feinkörnige Ringstrukturen enthaltend.

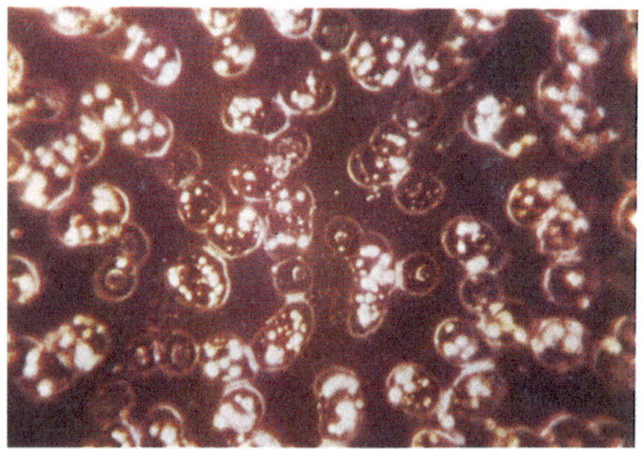

Bild C: Dyskrasie II. Grades

Bild C: DYSKRASIE II. GRADES

Haufen von aneinander klebenden Erythrocyten in denen durchwegs helleuchtende Bläschen und Stäbchen in unregelmäßiger Größe und Lagerung enthalten sind.

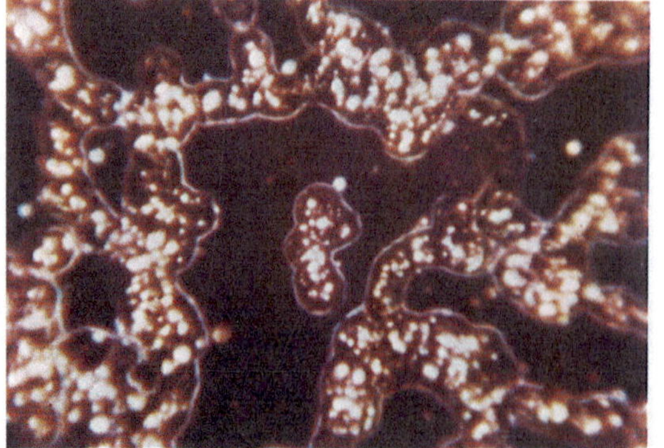

Bild D: Dyskrasie III. Grades

Bild D: DYSKRASIE III. GRADES

Schläuche aus formlos ineinander fließenden Erythrocyten in denen Bläschen und Körnchen, vereinzelt auch Stäbchen in regelloser Anordnung enthalten sind.

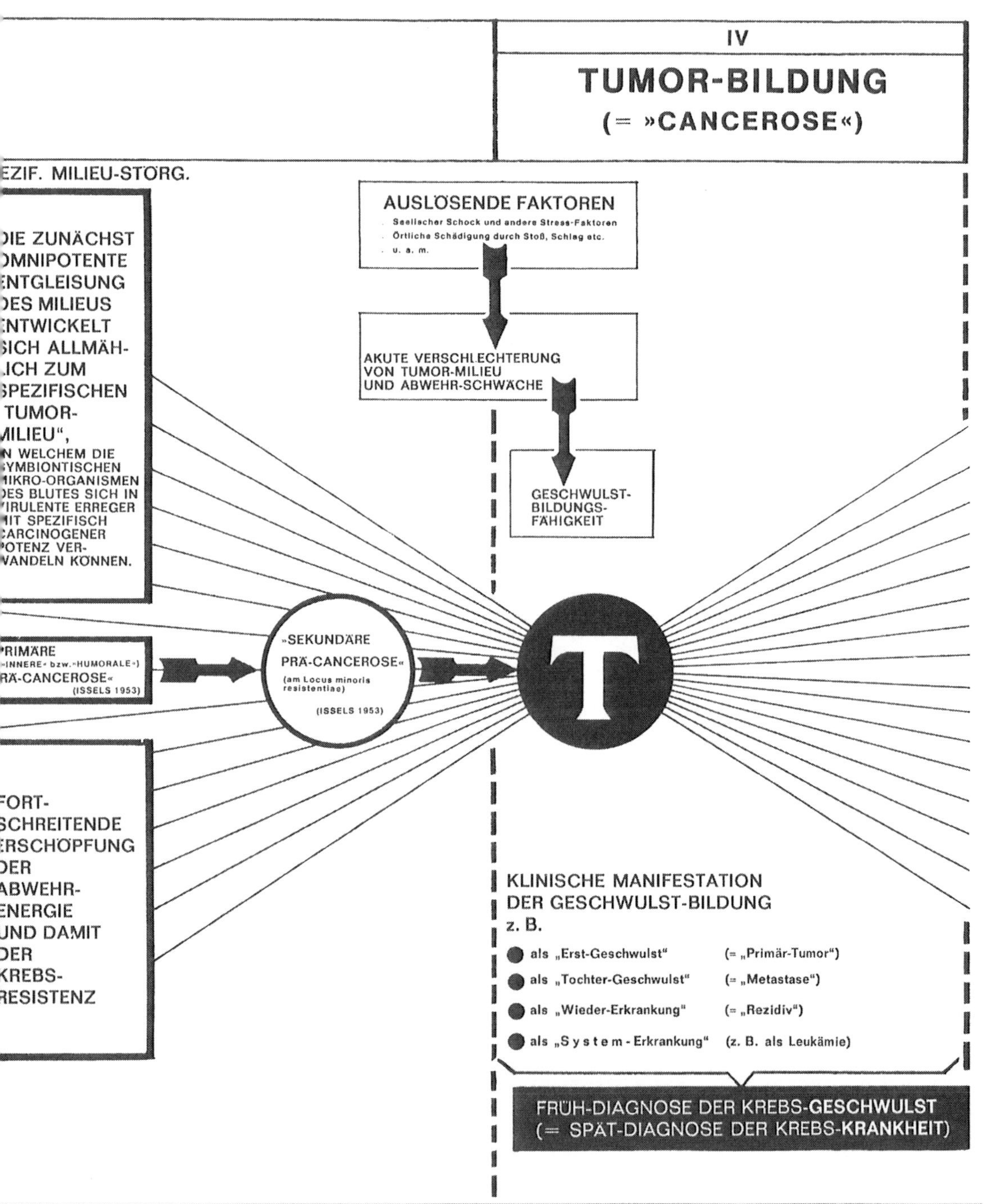
IV
TUMOR-BILDUNG
(= »CANCEROSE«)
EZIF. MILIEU-STÖRG.
AUSLÖSENDE FAKTOREN
Seelischer Schock und andere Stress-Faktoren
Örtliche Schädigung durch Stoß, Schlag etc.
u. a. m.
AKUTE VERSCHLECHTERUNG
VON TUMOR-MILIEU
UND ABWEHR-SCHWÄCHE
GESCHWULST-
BILDUNGS-
FÄHIGKEIT
IE ZUNÄCHST
MNIPOTENTE
NTGLEISUNG
ES MILIEUS
NTWICKELT
ICH ALLMÄH-
ICH ZUM
PEZIFISCHEN
TUMOR-
ILIEU“,
N WELCHEM DIE
YMBIONTISCHEN
IKRO-ORGANISMEN
ES BLUTES SICH IN
IRULENTE ERREGER
IT SPEZIFISCH
ARCINOGENER
OTENZ VER-
ANDELN KÖNNEN.
RIMÄRE
»INNERE« bzw. »HUMORALE«)
RÄ-CANCEROSE«
(ISSELS 1953)
»SEKUNDÄRE
PRÄ-CANCEROSE«
(am Locus minoris resistentiae)
(ISSELS 1953)
T
ORT-
CHREITENDE
RSCHÖPFUNG
ER
ABWEHR-
NERGIE
UND DAMIT
ER
KREBS-
RESISTENZ
KLINISCHE MANIFESTATION
DER GESCHWULST-BILDUNG
z. B.
als „Erst-Geschwulst“ (= „Primär-Tumor“)
als „Tochter-Geschwulst“ (= „Metastase“)
als „Wieder-Erkrankung“ (= „Rezidiv“)
als „S y s t e m - Erkrankung“ (z. B. als Leukämie)
FRÜH-DIAGNOSE DER KREBS-GESCHWULST
(= SPÄT-DIAGNOSE DER KREBS-KRANKHEIT)

Abb. 16

täre System" und das „Ubiquitäre Interstitielle Bindegewebe". Es wird (von PISCHINGER) auch als „Regulations-System" bzw. „Grund-System" bezeichnet, und zwar wegen seiner vielseitigen Bedeutung, so u. a. der bekannten „Stammzellen-Funktion", der „Transit-Funktion", welche zwischen Nerven, Blut, Lymphe, Interstitium und Epithelzellen vermittelt und den normalen Ablauf aller intra- und extrazellulären Vorgänge gewährleistet, der „Homöostase-Funktion", die der Aufrechterhaltung der Isotonie und anderer Milieu-Komponenten dient, und der Abwehr-, Entgiftungs- und Speicher-Funktion. (FROMME u. a.)

Dieses System reagiert empfindlich auf die Auswirkungen von Kopfherden, Störfeldern und anderen Kausalfaktoren.

Durch derartige Belastungen kommt es zur mangelhaften Ausscheidung, dadurch zu Rückstauungen durch Blockade der körpereigenen „Filter"- bzw. „Ventil"-Organe, wie Haut, Leber-Galle-System, Atmungs- und Verdauungstrakt, Mandeln, Nieren und Uterus, und damit wiederum kommt es zu objektivierbaren Stasen.

Die anhaltenden Schädigungen der 4. Zone können zu einer totalen Reaktionsblockade des Immunsystems und damit zur Immunparalyse führen.

Die 4 Abwehrzonen sind der Kontrolle durch die Neuro-Humoralen Steuerorgane unterworfen. Deren Aktivitäten oder auch der kybernetische Synergismus aller genannten Systeme werden von manchen Autoren auch als „Große Abwehr" definiert.

Je mehr die verfügbare Abwehrpotenz z. B. durch Erbinfekte, Resttoxikosen, besonders auch durch H e r d e (siehe Zähne und Mandeln) und Störfelder in Anspruch genommen und zersplittert wird, desto weniger Abwehrkraft wird für die Krebsabwehr frei gemacht werden können. Ein an Zweitschäden krankes Bindegewebe ist aber nicht nur weit weniger leistungsfähig, sondern auch weniger ausdauernd als ein gesundes Bindegewebsorgan, weshalb seine Kräfte sich auch um so früher erschöpfen werden.

Eine A b w e h r s c h w ä c h e — genauer gesagt: ein relatives Mißverhältnis zwischen Abwehr p o t e n z und Abwehr a u f g a b e n — kann sich somit ergeben, wenn eine durch Zweitschäden bereits verminderte Abwehrpotenz durch eine Vielzahl von Abwehraufgaben zersplittert und überfordert wird und sich allmählich immer weiter erschöpft. In dieser Situation kann jedes weitere Absinken der restlichen Abwehrpotenz, wie es jeder zufällige Stress mit sich bringt, zum „Auslösenden Ereignis" werden, durch welches die Geschwulstbildung in Gang gesetzt wird.

Die Primäre Präcancerose

(Siehe Abbildung 16, Seite 165)

Zusammenfassend können wir feststellen, daß eine Krebsgeschwulst niemals in einem gesunden Körper entstehen kann. Für das Ingangkommen einer Geschwulstbildung müssen mindestens drei bestimmte Voraussetzungen vorhanden sein:

- ein Tumormilieu,
- eine Abwehrschwäche und
- ein locus minoris resistentiae.

Obwohl Tumormilieu und Abwehrschwäche auf dieselben Ursachen zurückzuführen sind und sich daher auch immer gleichzeitig entwickeln, kann ihre Ausprägung doch sehr verschieden sein. Einem hochvirulenten Tumormilieu kann im einen Falle eine noch relativ leistungsfähige Restabwehr gegenüber stehen. In einem anderen Falle kann die Abwehrkraft sich schon von vornherein als derart geschwächt erweisen, daß sogar bei relativ schwach ausgeprägtem Tumormilieu bereits eine Geschwulstbildung vor sich gehen kann. Solange also die restliche Abwehrpotenz noch imstande ist, etwaige „Erste Krebszellen" zu vernichten oder deren Vermehrung zu verhindern, wird eine Geschwulstbildung nicht in Gang kommen können: Krankheitsbereitschaft und Abwehrvermögen befinden sich noch im „Gleichgewicht". Diesen Zustand hat BENEKE 1880 als „Carcinogene Diathese" (= Krebsbereitschaft) bezeichnet. Der Verfasser hat 1953 dafür den Terminus Humorale bzw. Primäre Praecancerose in Vorschlag gebracht.

Es liegt in der Natur dieses Gleichgewichts, daß es „labil" ist, daß es also leicht entgleisen kann. Jedes weitere Absinken der Abwehrkraft, eine weitere Verschärfung des Tumormilieus wird unter Umständen den letzten Akt des Krebsgeschehens zur Einleitung bringen, kann also die labile Präcancerose zur Cancerose werden lassen.

Die Sekundäre Präcancerose

(Siehe Abbildung 16, Seite 165)

Voraussetzung einer Tumorbildung ist außer der sich so entwickelnden Geschwulstbildungsfähigkeit (Krebskrankheit des Gesamtorganismus) selbstverständlich auch das Vorhandensein „Erster Krebszellen". Sie entstehen wahrscheinlich nicht wahllos irgendwo, sondern meist an einem bereits vorgeschädigten „Schwachen Punkt" (locus minoris resistentiae) des Körpers. Wird in einem Organismus mit krankem Milieu ein bereits geschwächtes Organ dauernd weiter geschädigt, so werden dadurch gewebliche Veränderungen ausgelöst, die zunächst zwar noch nicht bösartig sein müssen, bei anhaltender Schädigung jedoch früher oder später bösartig werden können. Der eigentlichen Krebszellen- bzw. Geschwulstbildung gehen sicherlich bei manchen Formen chronische örtliche Gewebsveränderungen voraus, die man gewöhnlich als örtliche Vorkrebsstadien bzw. örtliche Praecancerosen bezeichnet.

Es geht daraus also hervor, daß eine Sekundäre Praecancerose nur auf dem Boden einer Primären Praecancerose entstehen kann, was selbstverständlich auch therapeutisch berücksichtigt werden muß.

Jede chronische Erkrankung, mag sie noch so harmlos erscheinen, kann zur Praecancerose werden. Der chronische Magenkatarrh oder das chronische Magengeschwür, die chronische Bronchitis des Rauchers, die chronische Entzündung der Gallenblasen- oder der Gebärmutterschleimhaut können auf den genannten Schleimhäuten der Krebsentwicklung den Weg bereiten. Auf diesen chronisch entzündeten Schleimhäuten können sich zunächst gutartige Geschwulstbildungen entwickeln, so etwa Polypen oder Papillome, die bei anhaltender Reizschädigung ganz allmählich und stufenweise in Krebs übergehen.

In den meisten Fällen scheint allerdings die Krebsgeschwulst – ohne vorherige gutartige Neubildung – direkt auf der chronisch vorgeschädigten Schleimhaut vor sich zu gehen.

Es gibt keine Krebsgeschwulst beim Menschen (einschließlich der Berufskrebse), der nicht ein Zustand chronischer Entzündung vorausgegangen wäre (BECKER). Ob aus der Entzündung eine Proliferation wird, ist eine Frage der Dauer ihres Bestehens, der lokalen Situation, der Fortwirkung der Ursachen, der erhöhten Unfähigkeit, Toxine auszuscheiden und des auslösenden Moments.

Jeder Krebs hat seinen „Vorkrebs" (VIRCHOW), aber auch dieser macht in der Regel wenig oder gar keine Beschwerden und bleibt dieser Symptomlosigkeit wegen vielfach unentdeckt. Die meisten Krebsgeschwülste scheinen daher auch aus „heiterem Himmel" zu entstehen und plötzlich da zu sein. Es ist leider nicht so, daß man nur auf das Auftreten eines warnenden Vorkrebses zu achten braucht, um der Krebsentstehung dann durch wirksame Vorbeugungsmaßnahmen gewissermaßen noch rechtzeitig begegnen zu können.

Die Entwicklung einer praecancerösen Gewebsmetaplasie kann, wie erwähnt, nur in einem milieugeschädigten Organismus vor sich gehen. Das Vorhandensein beziehungsweise Neuauftreten noch gutartiger Gewebsmetaplasien bzw. Neubildungen kann somit umgekehrt auch als erstes Sichtbarwerden einer „Humoralen Praecancerose" gedeutet werden. Das gleichzeitige Vorhandensein von „humoraler" und „örtlicher" Krebsbereitschaft hat der Verfasser (seit 1953) als „S e k u n d ä r e (morphologische) P r a e c a n c e r o s e" bezeichnet.

Hat sich die „Innere Krebsbereitschaft" zur „Geschwulstbildungsfähigkeit" entwickelt, kann in der noch gutartigen „örtlichen" Praecancerose jederzeit der Umschlag zur Bösartigkeit vor sich gehen, wodurch dann die Tumorbildung in Gang gebracht wird.

Die in diesem Abschnitt der Hypothese dargelegte Entwicklung des Krebsgeschehens über die beiden Formen der Praecancerose zur Cancerose kann verständlicherweise kein wirkliches Bild der tatsächlichen individuellen Krankheitsentwicklung vermitteln. Es läßt sich mit heute verfügbaren diagnostischen Methoden nie exakt feststellen, wann oder ob dieses oder jenes Stadium erreicht ist bzw. in welchem Grad der Überschneidung es sich befindet. Es ist durchaus möglich, daß in einem Fall der primären Praecancerose unmittelbar eine maligne Geschwulstbildung folgt; in einem anderen Fall entsteht auch nach dem Stadium der sekundären Praecancerose (bei Besserung der Resistenz) kein Tumor. Für die Therapie hat sich – wie jahrzehntelange Erfahrung am Krankenbett bestätigt – diese Arbeitshypothese als sehr fruchtbar erwiesen.

12. Kapitel

Phase IV und V des Krebsgeschehens:

TUMORBILDUNG und TUMORSYMPTOME

DIE AUSLÖSUNG DER GESCHWULSTBILDUNG

Ob und wann eine primäre Praecancerose direkt oder über eine sekundäre Praecancerose oder gar nicht zur bösartigen Geschwulst führt, hängt von mehreren Bedingungen ab. In manchen Fällen wird bei vorgegebener Disposition ein physisches oder psychisches auslösendes Moment notwendig sein. In anderen Fällen vollzieht sich der Übergang von der Benignität in die Malignität des vorgeschädigten Punktes über lange Zeiträume und völlig unmerkbar. Rechtzeitige Sanierung von Herden, Störfeldern oder Zweitschäden kann eine vorhandene Praecancerose unter Umständen wieder verschwinden lassen.

Am Beispiel der Stressbelastung soll die mögliche Auslösung einer Tumorbildung anschaulich gemacht werden. (Siehe auch Abbildung 16, Seite 165)

Wir haben schon wiederholt darauf hingewiesen, daß jede Stressbelastung eine proportionale Immundepression mit sich bringt, da die vermehrte Ausschüttung von Stresshormonen immer auch von einer Schrumpfung und funktionellen Hemmung der mesenchymalen Abwehrorgane begleitet ist.

Wie schwer ein Stress und die damit verbundene Immundepression immer auch sein mögen, für einen gesunden Organismus werden sie kaum eine unmittelbare Gefahr bedeuten, während sie einem chronisch kranken Organismus unter Umständen zum Verhängnis werden können. Je stärker die Abwehrpotenz eines chronisch kranken Organismus bereits vermindert ist, desto mehr wird auch dessen Stresstoleranz eingeengt sein. Jeder akute Stress öffnet vorübergehend die Abwehrschranken, die der Organismus gegen seine Erb- und Resttoxikosen, seine Herde, insbesondere seine Zahn- und Mandelherde, aber auch gegen die auf seine epithelialen Grenzflächen (beispielsweise im Darm) eindringenden Toxine errichtet hat. Die Vielzahl gefährlichster Gifte, die von diesen Abwehrschranken zurückgehalten wurden, werden sich während der ganzen Dauer der Stressphase ungehindert im Organismus verbreiten und in allen Geweben ihre toxische Wirksamkeit entfalten können.

Jeder Stress wird demnach die toxische Gesamtsituation innerhalb des Organismus – also im zellulären und humoralen Milieu – ganz entscheidend verschlechtern. Die bereits vorhandenen Zweitschäden – auch diejenigen in den Abwehrsystemen – werden unvermeidlich verschlimmert, und deren Auswirkungen werden sich wieder wechselseitig potenzieren. Die im Verlaufe der Stressphase in den Organismus eindringenden und darin sich festsetzenden Toxine werden einerseits die Abwehraufgaben beträchtlich vermehren. Sie werden gleichzeitig aber durch Verschlackung des Mesenchyms dessen Abwehrpotenz noch weiter vermindern und schließlich einmal blockieren, dies um so mehr und um so eher, je intensiver und länger die stressbedingten Immundepressionen jeweils anhalten werden.

Welche Auswirkungen werden sich nun bei akuter Stressbelastung in einem chronisch kranken Organismus mit weitgehend reduzierter Stresstoleranz ergeben, dessen „Innere" bzw. „Primäre" Präcancerose bereits soweit vorgeschritten ist, daß schon eine geringfügige weitere Verschlechterung des Milieus und der Immunlage ausreichen kann, das bereits labilisierte Gleichgewicht zwischen Abwehrpotenz und Abwehraufgaben vollends entgleisen zu lassen? Jede stärkere Stressbelastung wird das pathologische Milieu dieses Organismus hochvirulent werden lassen. Die bisher latente Abwehrschwäche wird sich zum manifesten Abwehrdefizit, zur manifesten Immuntoleranz verschärfen. Sofern nun an irgendeinem „Schwachen Punkt" dieses Organismus bereits Erste Krebszellen vorhanden sein sollten, werden sich diese unter optimalen Bedingungen – in einem idealen Milieu und unbehindert durch Abwehrvorgänge – vermehren und die Geschwulstbildung in Gang bringen können. Falls Erste Krebszellen noch nicht vorhanden sind, werden sich während des stressbedingten Erlöschens der Immunpotenz derart extreme Milieubedingungen entwickeln, daß sich in den carcinopotenten Zellen einer örtlichen Praecancerose nunmehr der Umschlag zur Bösartigkeit vollziehen kann, wodurch diese in „Erste Krebszellen“ verwandelt werden.

Als „Auslösender Faktor“ kann jeder beliebige Stressor wirksam sein. In den meisten Fällen ist es wohl ein psychischer Schock, von dessen Auswirkungen schon ausführlich die Rede gewesen ist.

Aber auch ein physisches Trauma – eine Verletzung, eine Quetschung – kann zum „Auslösenden Faktor“ werden, wenn dieses Trauma zufällig einen bereits vorgeschädigten „Schwachen Punkt“ erfaßt oder einen solchen entstehen läßt. So kann folglich die durch Stoß oder Schlag verursachte Quetschung einer Knotenbrust – aber auch einer noch gesund erscheinenden Brust – die Entwicklung eines Brustkrebses induzieren, sofern im Organismus bereits eine voll entwickelte „Primäre Praecancerose“ vorhanden ist.

Die klinische Manifestation der Geschwulstbildung

Eine Geschwulstbildung kann selbstverständlich nur dort vor sich gehen, wo Krebszellen sich befinden. Die erste Geschwulstbildung – der sogenannte Primärtumor – wird daher in der Regel im Bereich der örtlichen Praecancerose entstehen, in der die „Ersten Krebszellen“ sich entwickelt haben.

Die aus der Erstgeschwulst auswandernden Krebszellen werden über die Fließsysteme (über den Blut- und den Lymphweg) im ganzen Organismus verbreitet. Unter bestimmten Voraussetzungen können sie sich an bevorzugten Stellen festsetzen und sich dort zu Tochtergeschwülsten bzw. Metastasen entwickeln.

Kommt es nach Ausrottung des Primärtumors durch Stahl oder Strahl etc. erneut zur Bildung eines Tumors, so bezeichnen wir diesen als Rezidiv. Tritt der neue Tumor an derselben Stelle wie der Primärtumor auf, so sprechen wir mit KÖNIG von einem Lokalrezidiv. Ein Rezidiv in der näheren Umgebung des früheren Primärtumors bezeichnet man als Regionales Rezidiv. Macht sich die „Wiedererkrankung“ in Form von Metastasen bemerkbar, so handelt es sich um ein Metastatisches Rezidiv.

Während früher Doppel- und Mehrfachkrebse selten festgestellt wurden, begegnet man heute öfter diesen Phänomenen, die deutlicher noch als der an einem Punkt lokalisierte Tumor für eine allgemeine Krebserkrankung des Organismus sprechen.

Die maligne Erkrankung kann sich auch als von vornherein generalisierte Systemerkrankung manifestieren, so z. B.

- als Myelose (bzw. Myeloische Leukaemie) – als maligne Entartung des Weißen Knochenmarks;
- als Lymphadenose, als maligne Entartung der lymphatischen Organe (der Lymphknoten, der Milz etc.), die sich als krankhafte Vermehrung der lymphocytären Elemente des Blutes (= als Lymphatische Leukaemie) zu erkennen gibt;
- als Lymphogranulomatose (= als Morbus HODGKIN bzw. HODGKINsche Krankheit), bei welcher die Lymphknoten bestimmter Regionen maligne entarten.

Das Wesen der Malignen Tumoren

Es ist – so K. H. BAUER – durch folgende Eigenschaften charakterisiert:

- durch autonomes Wachstum,
- durch ungehemmte Wucherungs- und Zerstörungsfähigkeit,
- durch die Fähigkeit zur Metastasierung,
- durch die Fähigkeit, Rezidive zu verursachen, solange unzerstörte Krebsreste im Organismus vorhanden sind.

Diese Eigenschaften stempeln den Krebs zu einer Erkrankung eigener Art (= sui generis), die mit keiner anderen Krankheitsgruppe vergleichbar ist.

Der schleichende Krankheitsbeginn

In den der Tumorbildung vorausgehenden Phasen des Krebsgeschehens werden subjektiv und klinisch wahrnehmbare äußere Krankheitserscheinungen in der Regel vermißt. Auch die Anfänge der eigentlichen Tumorbildung sind in der Mehrzahl der Fälle nicht von alarmierenden Beschwerden begleitet. Dieser tragischen Symptomlosigkeit der beginnenden Tumorbildung ist es zuzuschreiben, daß zwei Drittel aller malignen Erkrankungen so spät entdeckt werden, daß sie mit Stahl und Strahl nicht mehr erfolgreich behandelt werden können. So unterschiedlich der Verlauf der verschiedenen Krebsformen auch sein mag, der unmerklich schleichende Beginn ist ihnen allen gemeinsam.

Erst dann, wenn die Krebsgeschwulst bereits eine gewisse Ausdehnung erreicht hat, treten deutliche örtliche und allgemeine Krankheitssymptome auf. Die Symptomatik ist abhängig vom Sitz des jeweiligen Tumors bzw. von der Art des befallenen Organs.

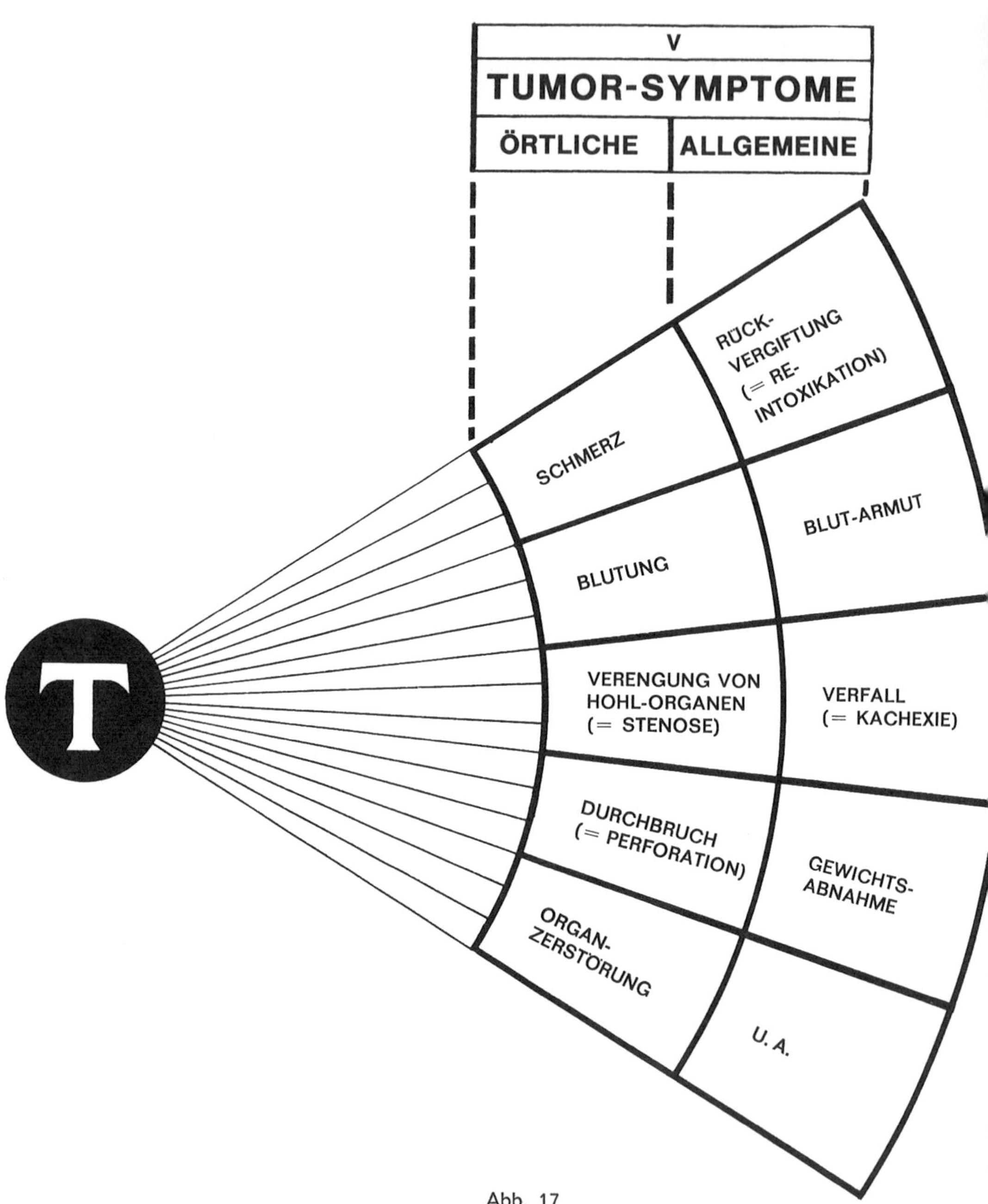
V
TUMOR-SYMPTOME
ÖRTLICHE
ALLGEMEINE
T
SCHMERZ
BLUTUNG
VERENGUNG VON HOHL-ORGANEN (= STENOSE)
DURCHBRUCH (= PERFORATION)
ORGAN-ZERSTÖRUNG
RÜCK-VERGIFTUNG (= RE-INTOXIKATION)
BLUT-ARMUT
VERFALL (= KACHEXIE)
GEWICHTS-ABNAHME
U. A.

Abb. 17

DIE TUMORSYMPTOME

Die örtlichen Tumorsymptome (Siehe Abbildung 17, Seite 174)
Als örtliche Symptome bezeichnet man die am Ort der bösartigen Neubildung bzw. in deren Umgebung sich einstellenden Krankheitszeichen. Hat die Neubildung eine gewisse Größe erreicht, so kann sie bei oberflächlicher Lage als Schwellung, als Tumor sichtbar oder tastbar werden.

Schmerzen verursacht eine maligne Neubildung in der Regel erst dann, wenn benachbarte Nervenstränge durch Druck oder Infiltration geschädigt worden sind. Ein in den ersten Anfängen der Geschwulstbildung warnender Frühschmerz wird fast immer vermißt.

Nicht heilende Geschwüre der Haut, der Zunge, der Mundschleimhaut, des Rachens, des Kehlkopfs, der Gebärmutter oder innerer Organe stellen oft Frühsymptome bösartiger Neubildungen dar. Die Bildung von Geschwürskratern ist charakteristisch für Carcinome des Magens, des Darmes und der Luftwege.

Durch den geschwürigen Zerfall und das infiltrierende Wachstum einer Geschwulst werden auch Blutgefäße eröffnet, wodurch Blutungen verursacht werden. So können beispielsweise regelwidrige Blutungen aus der Gebärmutter das erste Symptom eines Uteruskrebses sein. Geschwülste der Harnwege können sich durch blutigen Harn frühzeitig bemerkbar machen. Sichtbare Blutbeimengung im Stuhl kann der erste Hinweis auf eine Neubildung des Enddarms sein. Blutungen aus Tumoren des Magens und der höheren Darmabschnitte bleiben in der Regel okkult.

Ein Tumor, der sich in der Wandung oder Umgebung eines Hohlorgans entwickelt, wird bei fortschreitendem Wachstum eine Verengung (= Stenose) des betroffenen Hohlorgans verursachen, was eine Passagebehinderung zur Folge hat. Neubildungen der Speiseröhre können sich durch Schluckbeschwerden bemerkbar machen. Magentumoren können die Magenentleerung behindern. Tumoren des Darms können Stuhl- und Windverhaltung, unter Umständen auch vollständigen Verschluß des Darmes hervorrufen.

Schnellwachsende Tumoren bewirken vielfach eine Zerstörung bzw. Perforation benachbarter Organe. Ein Magenkrebs kann in den Dickdarm oder in die Bauchspeicheldrüse, ein Krebs der Speiseröhre in die Luftwege oder in die Aorta einbrechen.

Die genannten Beispiele verdeutlichen uns, daß die erste Krebsdiagnose bereits die Diagnose der Tumorkomplikationen ist.

Die allgemeinen Tumorsymptome
(Siehe Abbildung 17, Seite 174)

Krebszellen haben einen völlig andersartigen Stoffwechsel als gesunde Zellen. Sowohl die Bestandteile der Krebszelle als auch deren Stoffwechselprodukte sind daher für den Wirtsorganismus ausgesprochen toxisch. Dem Geschwulstwachstum geht daher stets eine dauernde Vergiftung (= Intoxikation) des Wirtsorganismus mit Stoffwechselprodukten des Tumors parallel, die sich durch Erschöpfung, Kräfteverfall und andere unspezifische Allgemeinsymptome bemerkbar macht. Diese tumorbedingte Dauervergiftung wird noch verstärkt, wenn Tumorgewebe zerfällt und zusätzlich auch eine Rückvergiftung (= Re-intoxikation) des Organismus mit Leichengiften bewirkt.

Eine chronisch blutende Neubildung wird früher oder später eine hochgradige Blutarmut (= Anaemie) entstehen lassen.

Für die Abmagerung und den körperlichen Verfall (= Kachexie bzw. Marasmus) des Tumorkranken müssen in erster Linie die vom Tumor ausgehende Intoxikation und Re-intoxikation verantwortlich gemacht werden. Durch gleichzeitige Beeinträchtigung der Nahrungsaufnahme oder der Nahrungsverwertung kann der Kräfteverfall beschleunigt werden.

Es wird im Kapitel über die Frühdiagnose noch ausgeführt werden, daß es weit fortgeschrittene Tumorstadien gibt, deren Träger (= der Patient) keinerlei Allgemeinsymptome aufweist und der mit seinem „guten" Allgemeinbefinden blendet. Der Körper dieses Patienten setzt sich mit der Krebskrankheit nicht auseinander, er begegnet allen Reizen „stumm", bis die durchbrechende Proliferation das meist verhängnisvolle Stadium des Leidens offenkundig macht.

Die Folgezustände des Tumorwachstums pflegt die lokalistische Schule bekanntlich als „Krebskrankheit" zu bezeichnen. Um einer Verwechslung mit der der Tumorbildung vorausgehenden und für diese ursächlich verantwortlichen Krebskrankheit des Gesamtorganismus zu vermeiden, sollte man diese Erscheinungen grundsätzlich als „Allgemeine Tumorsymptome" bezeichnen.

III. Teil

Praxis der Ganzheitlich-Internen Krebstherapie

13. Kapitel

DIE BEDEUTUNG DER KOPFHERDE FÜR DAS KREBSGESCHEHEN

Bereits in den ersten Jahren unseres Jahrhunderts hat PÄSSLER die ätiologische Bedeutung des Herdes (Fokus) für eine stattliche Liste von Fernsymptomen aufgezeigt.

Inzwischen haben zahlreiche namhafte Autoren (BERTZBACH, ECKERT-MÖBIUS u. a.) die „Streubreite" des Herdes, seine ursächliche Mit-Beteiligung am Entstehen der verschiedenartigsten Krankheitsbilder beschrieben. An erster Stelle stehen rheumatische, Nieren-, Haut-, sowie Herz- und Gefäßerkrankungen. Aber auch Magen-, Darm-, Urogenital- oder gewisse chronische Augenerkrankungen, Asthma, Multiple Sklerose und genuine Epilepsie finden nachweislich oft ihre Mitursache in dem Vorhandensein eines nicht sanierten Herdes. Unbestreitbare Fakten aus langer ärztlicher bzw. zahnärztlicher Erfahrung zeigten deutlich direkte Beziehungen zwischen Allgemeinerkankungen und versteckten chronischen Herden des Kopfes auf. Die Schwierigkeit, diese Fakten in ihrem Wirkungsmechanismus exakt zu erklären, verhinderten trotz der unübersehbaren praktischen Erfahrungen eine grundlegende Änderung herkömmlicher Zahnbehandlung bis zur „endgültigen Beweisbarkeit" von PÄSSLERs Lehre.

Die Beweiskraft der in den letzten sieben Jahren erbrachten Forschungsergebnisse läßt nun aber ein Verharren in der traditionellen Auffassung über die Fokaltherapie endgültig nicht mehr zu.

Die Deutsche Medizinische Arbeitsgemeinschaft für Herdforschung informiert die Ärzte- und Zahnärzteschaft über die Fortschritte internationaler Forschung.

Deren heutiger hoher Stand ist nicht zum geringen Teil Forschergruppen um SIEGMUND – der übergeordnete (Hirn-) Zentren für die Fernwirkung des Herdes verantwortlich machte – um FLECKENSTEIN/ERNSTHAUSEN – die bereits vor fast zwanzig Jahren Arbeiten über die Depolarisation von Organzellen durch fokale und toxische Irritation veröffentlichten – um HILLER/SCHUG-KOESTERS und GAEBELEIN – die Untersuchungen des Dentin-Eiweißes und seiner Zerfallsprodukte betrieben – um den Pathologen EGER und JUNGE/HÜLSING über die Beeinflussung des Bindegewebssystems durch Herdbelastung – zu danken.

Allen voran dürfen die österreichischen Grundlagenforscher und Kliniker genannt werden, für die hier die Namen PISCHINGERs und KELLNERs stehen sollen. Ihre Arbeiten führten zur Entdeckung neuartiger serologischer und elektro-physiologischer Herdtest-Methoden.

ALTMANN, AIGINGER, PERGER, RICCABONA, THIELEMANN und viele andere zeigten die Wirksamkeit der Zahnherde auf und verboten die A-vitalisierung pulpenkranker Zähne.

Der unermüdlichen Initiative von GLASER und TÜRK ist es zu danken, daß in aufklärenden Vorträgen die Fachwelt mit dem Stand der neuesten Forschung vertraut gemacht wird.

Was ist ein „Herd“?

Die Deutsche Medizinische Arbeitsgemeinschaft für Herdforschung und Herdbekämpfung definiert den „Herd“

- „als abwegige örtliche Veränderung im Organismus“,
- „die über ihre nächste Umgebung hinaus Fernwirkungen auszulösen vermag“.

Jede örtlich umschriebene krankhafte Organveränderung – so etwa eine chronische Entzündung, eine degenerative Veränderung, eine Narbe – kann (unabhängig von ihrer Größe und Lage) als „Herd“ bzw. als „Störfeld“ wirksam sein.

Am häufigsten sind Zahn- und Mandelherde und ausschließlich von diesen soll in der Folge die Rede sein, ohne damit die Bedeutung anderer Herde schmälern zu wollen.

Erkrankungen, die von einem Herd (beispielsweise also von einem Zahn- oder Mandelherd) ihren Ausgang nehmen, werden als Herderkrankungen (beziehungsweise als Herdbedingte Erkrankungen oder Fokaltoxikosen) bezeichnet, weil sie durch Fernwirkung eines Herdes (= Fokus) beziehungsweise eines Herdinfektes (= Fokalinfektes) hervorgerufen werden.

Die Fernwirkung eines Herdes kann eine örtlich umschriebene bleiben, kann sich beispielsweise auf ein einzelnes Gelenk beschränken. Sie kann aber auch (in Form einer Allgemeinerkrankung) den Organismus in seiner Gesamtheit in Mitleidenschaft ziehen. Wie wir später sehen werden, kann diese Fernwirkung auf verschiedenen, voneinander relativ unabhängigen Wegen zustande kommen.

PISCHINGER und KELLNER definieren den „Herd" als eine „chronisch abwegige lokale Veränderung im Bindegewebe, die über ihre nächste Umgebung hinaus die verschiedensten Fernwirkungen auszulösen vermag und sich daher mit der lokalen und allgemeinen Abwehr in ständiger aktiver Auseinandersetzung befindet".

Jede chronische Entzündung, jede Narbe, jede degenerative oder sonstige Veränderung kann also diese Bedingung erfüllen. Der Herd ist in das mesenchymale Grundgewebe eingebettet und hat so direkten Kontakt mit der Endstrombahn der Blut- und Lymphgefäße und den neurovegetativen Nervenfasern, die die Verbindung mit dem Organismus herstellen. Über jedes dieser Leitungssysteme wird er daher Fernwirkungen in anderen Organen auslösen können. Die Reizung der Nerven des Herdbereiches wird zunächst in die vegetativen Zentren projiziert, wo sie zur Ursache vegetativer Fehlsteuerungen werden kann, die ihrerseits ebenfalls wieder auf den Gesamtorganismus zurückwirken können. Über die Gefäßsysteme werden hingegen Herdgifte oder Bakterien in den Organismus eingeschwemmt, wo sie überall ihre infektiösen, toxischen bzw. allergisierenden Eigenschaften zu entfalten vermögen.

Nach SIEGMUND kommt es nicht darauf an, „darüber zu diskutieren, ob eine Infektion, eine Intoxikation, eine allergische Umstimmung, eine über das vegetative Nervensystem ... zur Auswirkung kommende Neurodystrophie oder eine über humorale Mechanismen in die Peripherie wirkende Zellstoffwechselstörung das Wesen der Fokalerkrankung ausmacht", sondern „daß bei den Rückwirkungen eines Herdes sämtliche Faktoren miteinander beteiligt sind", die man folglich auch mit- und nicht nebeneinander zu würdigen habe.
„In der Entwicklung der Herdlehre spiegelt sich jeweils das Bild der zeitgenössischen Medizin." (SIEGMUND)

Das Ausmaß der krankmachenden Fernwirkung eines Herdes hängt im allgemeinen davon ab, ob der Organismus dem Herd mit ausreichend wirksamen Abwehrmaßnahmen zu begegnen vermag. Solange das Herdgeschehen durch lokale Abwehrmaßnahmen beherrscht werden kann, werden sich im Organismus des „Herdträgers" noch keine herdbedingten Fernwirkungen ergeben.

Diese Fernwirkungen werden sich jedoch bemerkbar machen, wenn die körpereigene Resistenz zusammengebrochen ist. Aus dem „Herdträger" ist jetzt ein „Herdkranker" geworden, dessen Abwehrkraft sich nunmehr mit der bestehenden Fokaltoxikose auseinanderzusetzen hat.

Da bei Krebskranken stets ein Zusammenbruch der Abwehrlage erfolgt ist, ohne die es nicht zur Manifestierung der Geschwulst kommen kann, werden virulente Zahnherde und – wie wir später ausführen – Mandelherde auch bei diesen Patienten immer herdwirksam sein und damit die Krankheit fördern. Für den Krebspatienten gilt daher der Satz, daß

jeder Herdträger auch ein Herdkranker ist,

was für das therapeutische Vorgehen maßgeblich zu sein hat.

ZAHNHERDE

Eine Zahnwurzelbehandlung, die keine Herde setzt, gibt es nicht.

(SCHONDORF)

Nahezu jeder Mensch wird im Laufe seines Lebens mit dem Problem der Karies konfrontiert, gegen die auch intensivste Pflege der Zähne nicht vollständig zu schützen vermag. Ihre Ursachen reichen bis ins Kindesalter, ja sogar in die vorgeburtliche Phase zurück. Gestörte Erbanlagen, Fehlernährung (Mesotrophie) und andere krankmachende Umwelteinflüsse verschulden eine Fehlentwicklung des Gebißapparates, die sich durch Verlagerung der Zähne oder als Anfälligkeit für Zahnfleischerkrankungen und vor allem für Karies bemerkbar macht.

Die Schmelzkrone des Zahnes ist trotz ihrer porzellanharten Oberfläche durchaus verletzlich. Aus vielerlei Ursachen können sich daher Schmelzdefekte entwickeln, vorzugsweise in den Kronenfurchen oder an den Berührungsflächen benachbarter Zähne, an Stellen also, die schwer zu reinigen sind.

Die Karies wird, solange sie sich auf die nervenlose Schmelzschicht beschränkt, nicht als schmerzhaft empfunden. Das Einsetzen des Zahnschmerzes zeigt daher warnend an, daß die Karies bereits in das von Nerven durchzogene Zahnbein eingedrungen ist. Mit dem Fortschreiten der Zahnfäule wird früher oder später das Zahnbein durchsetzt, die Pulpenhöhle eröffnet und infiziert. Solange nur Schmelz- und Zahnbeinschichten von der Karies erfaßt worden sind, kann der Zahn ohne Nachteile für den Patienten durch konservierende Maßnahmen lebend erhalten werden. Ein Zahn mit eröffneter und entzündeter Pulpa ist hingegen verloren und muß unverzüglich extrahiert werden.

In dem verständlichen Bestreben, möglichst viele Zähne kaufähig zu erhalten, hat man nach Möglichkeiten gesucht, diese an sich verlorenen Zähne zu konservieren. Durch Ausräumung, Desinfektion und Füllung der Pulpenhöhle sowie durch anschließende Überkronung glaubte man, sie ohne Gefahr für den Patienten erhalten zu können. Diese Annahme ging von der Voraussetzung aus, daß die Pulpenhöhle nur an der Wurzelspitze geöffnet sei, daß man sie steril füllen und vollkommen dicht gegen den Organismus abschließen könne.

Die von W. MEYER (Göttingen) hergestellten Ausgußpräparate der Pulpenhöhle ein- und mehrwurzeliger Zähne lassen jedoch deutlich erkennen, daß der Wurzelkanal keineswegs eine geschlossene Röhre darstellt, sondern einem Baume gleicht mit vielen Ästen, die nach allen Richtungen hin in den Zahnkörper eindringen. (Siehe Abbildung 18, Seite 184)

Auch ALTMANN, DOEPKE und PRITZ, sowie G. FISCHER, HESS und andere Forscher haben sich eingehend mit der Feinstruktur des Zahnes befaßt. Sie haben gefunden, daß die Hartsubstanz des Zahnes keineswegs ein totes Gebilde darstellt, sondern daß sie mit Pulpa und Wurzelhaut in lebhaftem Stoffaustausch steht. Pulpenhöhle und Außenfläche der Zahnwurzel sind durch feinste Kanälchen miteinander verbunden. Sie stehen ihrerseits wiederum über die mesenchymalen Spalträume und Kapillaren der Wurzelhaut mit den Kanälchensystemen des Kieferknochens und dessen Markräumen – und damit mit dem Gesamtorganismus – in Verbindung. Diese Erkenntnisse haben die seit Jahrzehnten bestehende Vorstellung widerlegt, daß der Zahn nach Ausräumung und Abdichtung der Pulpenhöhle ein isoliertes, lebloses Gebilde sei, das mit dem Organismus keinerlei Austauschvorgänge mehr unterhalte.

Selbst perfekteste Konservierung wird allenfalls den senkrechten Mittelstamm des Wurzelkanal-Systems erfassen können, auf keinen Fall aber auch die davon

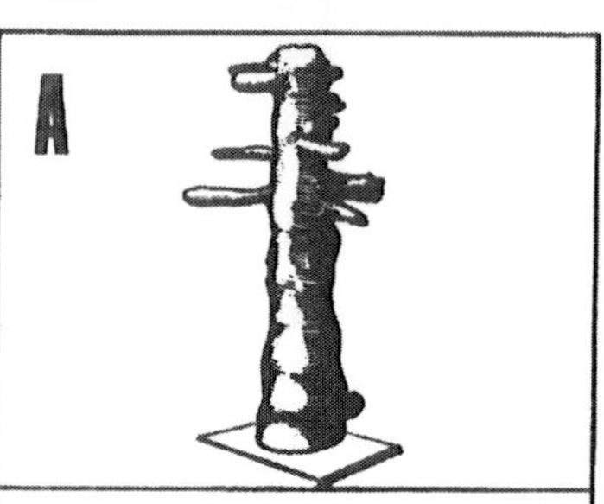

Wurzel-Kanäle eines
oberen mittleren Schneide-Zahnes

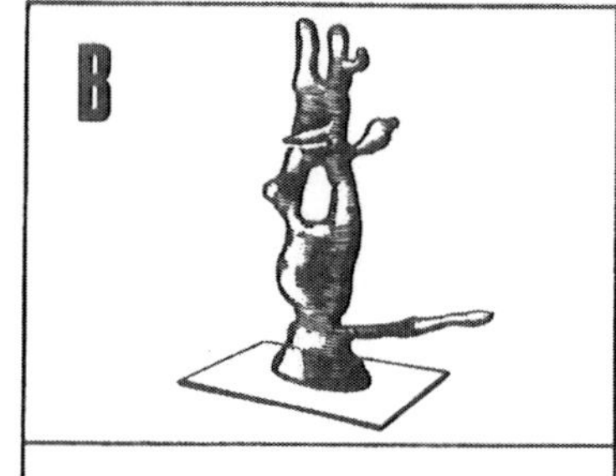

Wurzel-Kanäle eines
oberen seitlichen Schneide-Zahnes

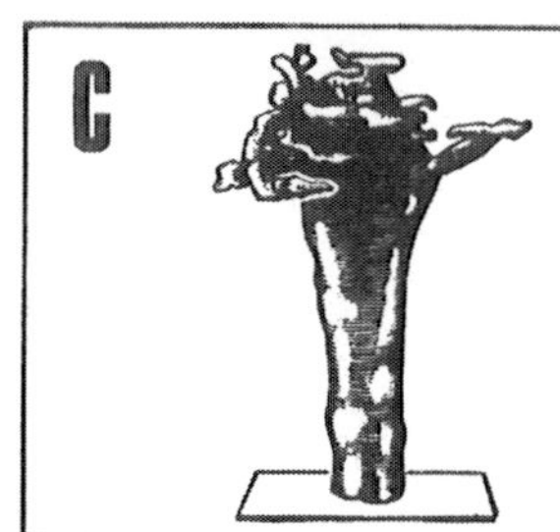

Wurzel-Kanäle eines
oberen Eck-Zahnes

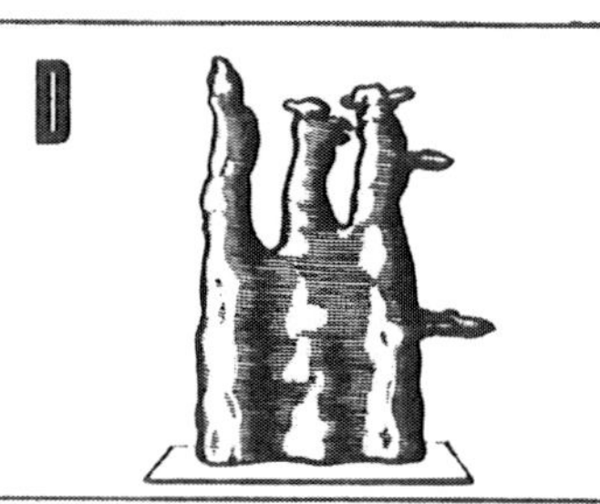

Wurzel-Kanäle eines
unteren mittleren Schneide-Zahnes

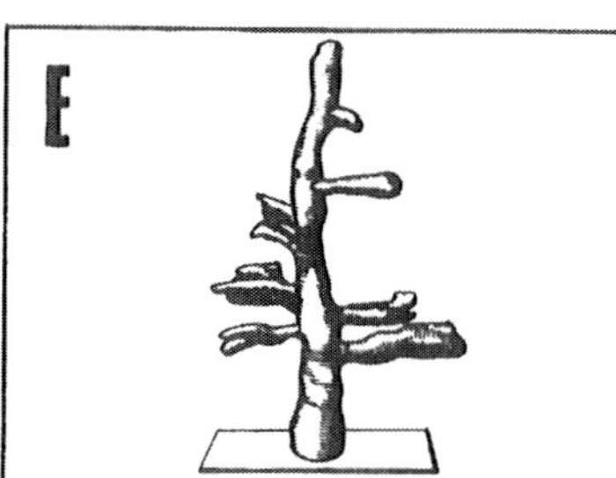

Wurzel-Kanäle eines
oberen ersten Backen-Zahnes

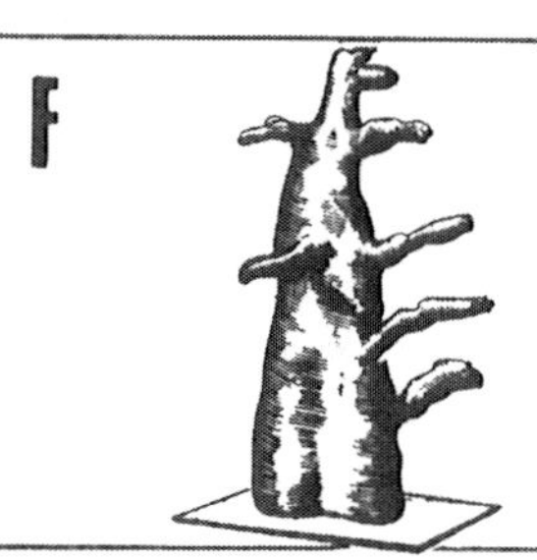

Wurzel-Kanäle eines
oberen zweiten Backen-Zahnes

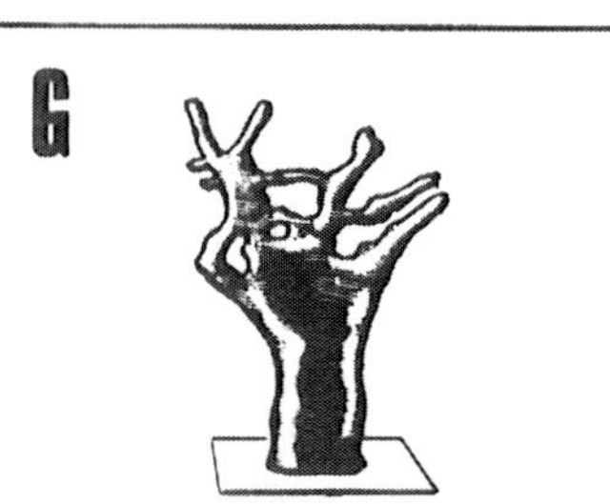

Wurzel-Kanäle der inneren Wurzel
eines oberen ersten Mahl-Zahnes

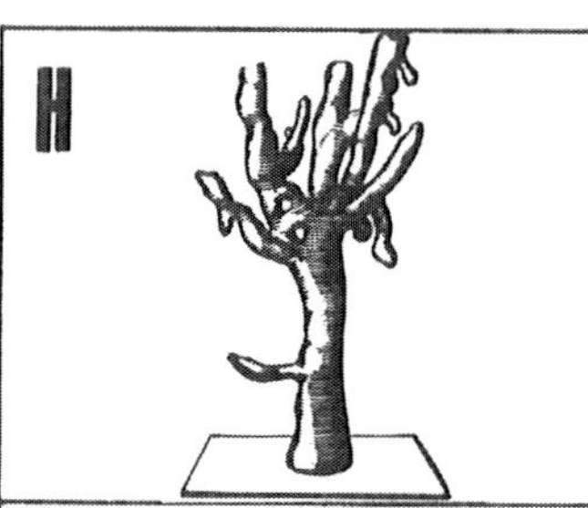

Wurzel-Kanäle der äußeren Wurzel
eines oberen Weisheits-Zahnes

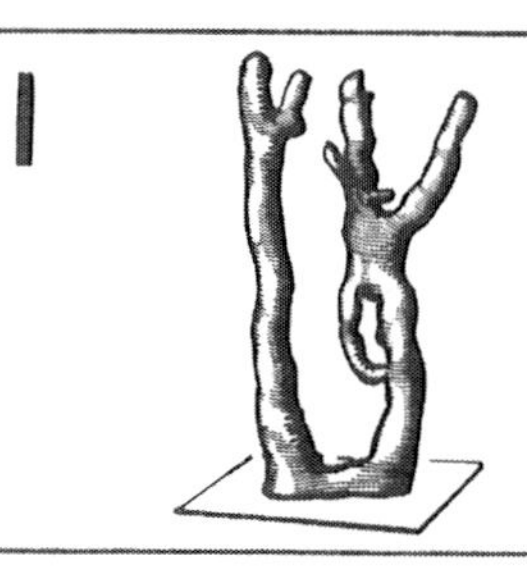

Wurzel-Kanäle eines
unteren ersten Backen-Zahnes

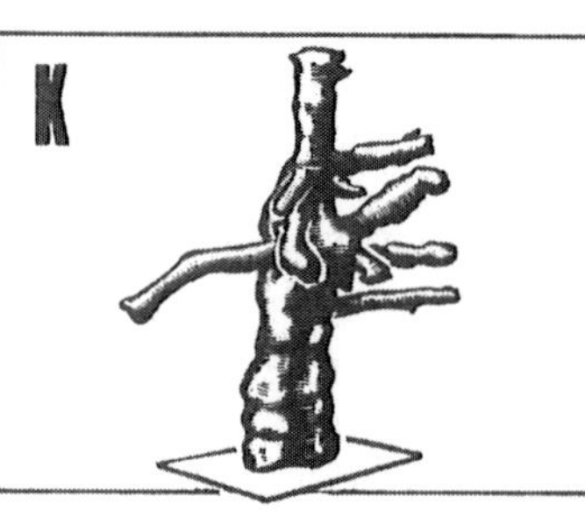

Wurzel-Kanäle eines
unteren zweiten Backen-Zahnes

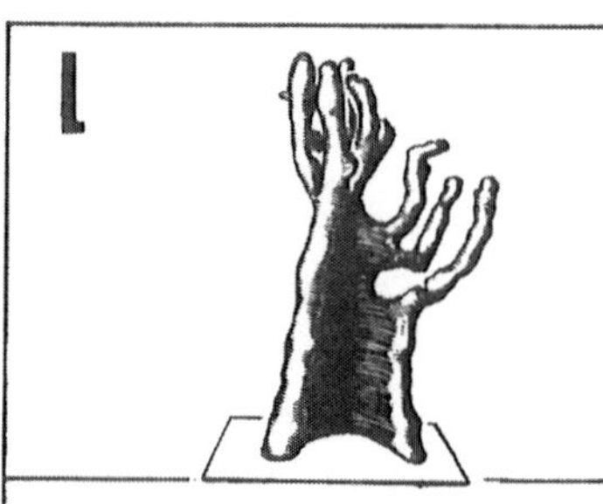

Wurzel-Kanäle eines
unteren zweiten Mahl-Zahnes

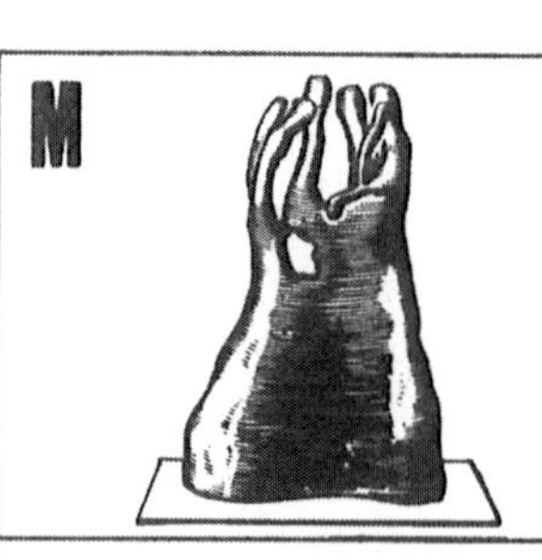

Wurzel-Kanäle der inneren Wurze
eines unteren Weisheits-Zahnes

Abb. 18: Feinbau der Wurzel-Kanäle des menschlichen Gebisses
(Nach W. MEYER, Deutsche Zahnärztliche Zeitschrift 15 (1960) Nr. 10, S. 777–786)

sich abzweigenden seitlichen Äste, ebensowenig die zahlreichen Dentinkanälchen, die ebenfalls vom Wurzelkanal ihren Ausgang nehmen. Auch nach sorgfältigster Präparation des Wurzelkanals wird in diesen Nebenräumen immer Eiweiß verbleiben. Dieses Eiweiß ist in der Regel infiziert und durch Desinfektions- und Füllstoffe denaturiert, wobei toxische Abbauprodukte gebildet werden. MEYER (Göttingen) hat gezeigt, daß die Dentinkanälchen eine reiche Bakterienbesiedlung aufweisen. Die von diesen Mikroben erzeugten Fäulnisgifte können beim wurzelgefüllten Zahn nicht mehr nach außen in die Mundhöhle entleert, sondern nur noch durch die Querverbindungen und die unverschlossenen Äste des Wurzelkanals abgeleitet werden, um schließlich in die Markräume des Kiefers und damit in die Fließsysteme des Organismus zu gelangen. Aus dem Zahn ist durch die avitalisierende und konservierende Behandlung eine „Giftfabrik" geworden, durch die der Organismus fortwährend geschädigt wird.

Der wurzeltote Zahn nimmt Entzündungsvorgänge nicht mehr wahr, auch dann nicht, wenn die Eiterung bereits in den umgebenden Knochen eingebrochen ist. Der Warnschmerz ist dem avitalen Zahn verlorengegangen. Nichts veranlaßt daher den Kranken, diesen gefährlichen Giftherd entfernen zu lassen, so daß dieser Jahrzehnte, oft genug lebenslänglich seine verheerende Wirkung entfalten kann.

Die Entzündungsvorgänge, die in den Kanälchen und Wurzelgängen des nervtoten Zahnes in Gang gekommen sind, greifen im Laufe der Zeit auch auf die Markräume des knöchernen Zahnbettes über, wo sie eine Knochenmarksentzündung hervorrufen können. Der weitere Verlauf dieser Entzündung wird durch die noch vorhandene Resistenz des Organismus bestimmt.

Bei intakter örtlicher Resistenz wird dieser Prozeß durch eine bindegewebige Kapsel abgeschirmt, die man als Granulombeutel bezeichnet. Der Organismus will damit sowohl der weiteren Ausbreitung des entzündlichen Prozesses als auch dem Abströmen des giftigen Kapselinhaltes in die Körperperipherie entgegenwirken. Bei der Röntgenaufnahme dieser Zähne zeigen sich Granulome als mehr oder weniger ausgeprägte Aufhellung z. B. an der Wurzelspitze des Zahnes. Ein solcher Zahn wird als röntgen - p o s i t i v bezeichnet.

Ist die örtliche Resistenz jedoch bereits so sehr geschwächt, daß der Entzündungsherd nicht mehr abgekapselt werden kann, werden die Entzündungsgifte ungehindert ins Knochenmark und in den Organismus vordringen können. Wenn ein Entzündungsprozeß nicht mehr lokalisiert und abgekapselt werden kann, so beweist dies, wie PISCHINGER und KELLNER betonen, d a ß d e r O r g a n i s m u s b e r e i t s w e i t g e h e n d r e a k t i o n s u n f ä h i g g e w o r d e n i s t. Bei der Röntgenaufnahme dieser Zähne zeigen sich in der Regel keine Aufhellungen. Sie werden als röntgen-n e g a t i v bezeichnet.

Bei unseren Krebskranken sind solche nicht abgekapselte Herde, also röntgennegative Zähne, besonders häufig vorhanden, was die hochgradige Abwehrschwäche dieser Patienten erkennen läßt.

Es besteht Übereinstimmung darüber, daß Gebißherde ausgeräumt werden müssen und es ist daher auch allgemein üblich geworden, mit Hilfe des Röntgenbildes nach solchen Herden zu fahnden. Leider hat sich ergeben, daß auf diese Weise nur ein Teil der Gebißherde objektiviert werden kann. Abgekapselte Herde, also Granulome und Zysten, sind in der Regel zwar von röntgenologisch wahrnehmbaren Knochendefekten begleitet, die allerdings aber nur dann auch röntgenologisch erfaßt werden können, wenn sie groß genug und nicht gerade innerhalb des Zahnschattens gelegen sind. Weit seltener finden sich deutliche Röntgensymptome hingegen bei den diffusen, nicht abgekapselten Knochenabszessen. Gerade die gefährlichsten aller Gebißherde erweisen sich demnach besonders häufig als röntgen n e g a t i v und selbst von den röntgen p o s i t i v e n Prozessen werden wiederum nur die zufällig schattenfrei gelagerten Herde erfaßbar sein. Da röntgennegative Herde sich der Sanierung entziehen, werden sie ihre zerstörende Wirksamkeit unbehindert weiter entfalten können.

Die moderne Forschung hat festgestellt, daß jeder pulpentote Zahn, sobald sein Eiweiß zerfällt, sich toxisch auswirken kann. Dieser Tatsache müssen wir therapeutisch Rechnung tragen.

Für alle nervtoten Zähne mit und ohne Röntgenbefund gibt es nur eine richtige Behandlung – die sofortige Extraktion.

Damit ist es aber oft nicht getan. Die Erfahrung hat gezeigt, daß auch vitale Zähne so geschädigt sein können, daß ihre krankmachende Wirksamkeit fast der eines avitalen Zahnes gleichkommt. So kann e i n Nerv eines dreiwurzeligen Zahnes abgestorben sein, es können chronische Pulpa-Entzündungen, Ostitiden oder sonstige Veränderungen entstehen, die man im Röntgenbild nicht erkennen kann.

Wie sehr die diagnostische Erfassung und die Sanierung von Gebißherden noch im argen liegt, zeigen uns die Patienten, die nach erfolgter Zahnsanierung bei uns eingeliefert werden. Sehr häufig finden wir bei ihnen noch röntgennegative, avitale Zähne, Wurzelreste und Restostitiden, die diagnostisch nicht erfaßt und daher auch nicht beseitigt worden sind. Die Erfahrung hat uns gelehrt, daß eine Teilsanierung ihren Zweck verfehlt. Nur einer wirklich totalen Sanierung wird es gelingen, den Organismus entscheidend zu entlasten.

Es ist daher zusätzlich zur Röntgen-Diagnostik notwendig, weitere diagnostische Hilfsmittel heranzuziehen, so zum Beispiel die I-R-Diagnostik, die Vitalmessung des Zahnes, die Messung des Hautwiderstandes und andere elektrometrische Meßmethoden. Sie stehen seit Jahren zur Verfügung und können uns Aufschluß über eventuelle Herdwirkung eines Odontons geben. Wenn man eine totale Sanierung des Gebisses durchführen will, ist es also unbedingt notwendig, nicht nur die avitalen Zähne, sondern auch die latenten Herde des Kiefers zu entfernen, die bereits herdwirksam sind oder werden können.

Mit der restlosen Entfernung des avitalen Zahnes samt seiner Wurzel(n) darf der zahnärztliche Eingriff nicht beendet werden. Die Alveole – das Zahnfach des Kiefers – ist gründlich bis auf den gesunden Knochen auszubohren. Nur so werden Restostitiden oder seitenständige Granulome verhütet. Nicht nur der Zahn ist der Herd, sondern auch der ganze Zahnhalteapparat.

Für den ursächlichen Zusammenhang zwischen Herd- und Tumorgeschehen haben die Untersuchungen in unserer Klinik eine Reihe von Belegen zu erbringen vermocht. Besonders anschaulich sind die Ergebnisse, die mit Hilfe des „Infra-Rot-Testes" gewonnen wurden. Jeder entzündliche Krankheitsherd erzeugt auf der zugehörigen Hautoberfläche eine krankhafte Zunahme der Infra-Rot-Strahlung (= der „I-R-Strahlung"), die jeweils um so kräftiger ist, je stärker der zugehörige Herd gerade aktiv ist. Mit Hilfe eines Infra-Rot-empfindlichen Meßgerätes (= des I-R-Toposkops nach SCHWAMM) kann die Stärke dieser Strahlung laufend verfolgt werden. Wir haben nun festgestellt,

- daß die Strahlungsintensität wurzeltoter Zähne und die Strahlungsintensität des Tumorbereichs sich in der Regel gleichsinnig verhalten,
- daß also beispielsweise einer Abnahme der I-R-Aktivität der Gebißherde nach der Sanierung
- jeweils eine Abnahme der I-R-Strahlung über den Tumorzonen parallel zu gehen pflegt.

Wie schon in früheren Arbeiten erwähnt, haben 98 Prozent unserer erwachsenen Krebskranken bei Aufnahme in die Klinik zwei bis zehn pulpentote Zähne, damit also ebensoviele der gefährlichsten Giftfabriken in ihrem Körper, und dies, obwohl seit Jahrzehnten immer wieder auf die Gefahren hingewiesen wird, die mit jeder konservierenden Wurzelbehandlung (Avitalisierung) zwangsläufig verbunden sind.

So bitter es vielleicht auch sein mag, auf Herden sitzende, wertvolle Kronen oder Brückenpfeiler samt den dazu gehörigen oft kostbaren Prothesen opfern zu müssen, es muß als die einzige überhaupt mögliche Alternative in Kauf genommen werden, weil erfahrungsgemäß die Heilungschancen des Krebskranken – wie auch die jedes anderen chronisch Erkrankten – dadurch bedeutend verbessert werden können.

Auswirkungen der Zahnherde

Es hat sich gezeigt, daß es vier Wege gibt, über die sich Zahnherde auf den Organismus auswirken und zur Entstehung der Zweitschäden beitragen können.

1. Der „neurale" Weg

Wenn sich an irgendeiner Stelle des Transit-Mesenchyms ein „Herd" entwickelt, wird dieser Vorgang von den nervalen Endorganen des Herdbereichs in die zuständigen Zentren des Nervensystems projiziert. Die von einem Herd bzw. Störfeld ausgehende Irritation kann unter bestimmten Voraussetzungen den Mechanismus einer Neuralen Dystrophie zur Auslösung bringen, was sich durch lokalisierte Fernwirkungen in anderen Bereichen, aber auch als dystrophische Allgemeinstörung bemerkbar machen kann. Allen diesen Erscheinungen liegen depolarisierende Vorgänge in den betroffenen Nervenzellen und in den ihnen nachgeordneten Geweben der Peripherie zugrunde, wie dies schon in den fünfziger Jahren von FLECKENSTEIN und ERNSTHAUSEN nachgewiesen worden ist. Durch Ausschaltung des Primärherdes können die betroffenen Gewebe wieder repolarisiert werden. Das eklatanteste Beispiel einer Repolarisation ist das sogenannte „Sekunden-Phänomen".

Ferdinand HUNEKE, der Begründer der Neuraltherapie, hat vor etwa vier Jahrzehnten die Entdeckung gemacht, daß durch Einspritzung eines nervbetäubenden Mittels an einen Primärherd die von diesem Herd in anderen Organen induzierten krankhaften Fernwirkungen augenblicklich symptomlos gemacht werden können. Diese als Sekunden-Phänomen bekanntgewordene Wirkung setzt in typischen Fällen bereits wenige Sekunden nach der Einspritzung ein und hält Stunden bzw. Tage an. Die Besserung stellt sich jedoch nur bei jenen Fernstörungen ein, für deren Entstehung der betäubte Herd verantwortlich ist. Das Sekunden-Phänomen ist von vielen Untersuchern — so beispielsweise von ASCHNER, GLASER, PISCHINGER u. a. — nachgeprüft und bestätigt worden.

Durch die Neuraltherapie kann nur die neurale Auswirkung eines Herdes beseitigt werden. Deshalb muß auch in den Fällen, wo die Neuraltherapie Erfolg brachte, der Herd beseitigt werden, um die latent verlaufende, toxische oder allergische Wirkung des Herdes auszuschalten. Umgekehrt müssen selbstverständlich auch jeder operativen Sanierung desensibilisierende und neuraltherapeutische Maßnahmen folgen.

Die einzige Ausnahme von dieser Regel betrifft beispielsweise blande Narben oder sonstige nicht entzündlich veränderte Stellen, die sich durch ausschließlich neurale Fernwirkung bemerkbar machen, ohne gleichzeitig auch toxische, mikrobielle oder allergische Sekundär-Phänomene hervorzurufen. Diese rein neural wirksamen Herde werden als Störfelder bezeichnet.

R. VOLL und F. KRAMER haben neurale Wechselbeziehungen zwischen Zähnen und Körperperipherie zu sichern vermocht. Wie sie berichten, steht jeder einzelne Zahn mit bestimmten Organen in neurovegetativer Korrespondenz. (Siehe Abbildung 19, Seite 190)

Mit Hilfe der Elektro-Akupunktur ist die odontogene Herddiagnostik insoweit wesentlich bereichert worden, als es nun gelingt, diese Herde nicht nur nach Art und Lage, sondern auch nach Stärke und Wirkungsrichtung zu differenzieren. Bei der Herdsanierung läßt sich somit auch ante, intra und post operationem der Erfolg des Eingriffs in bisher nie gekanntem Umfang überwachen und somit verbessern. (KRAMER)

2. Der „toxische" Weg

Die toxische Wirkung der Zahnherde dürfte für den Gesamtorganismus noch bedeutsamer sein als die neurale Störwirkung. Der Mechanismus dieser toxischen Fernwirkung und die Art der dabei beteiligten Toxine sind weitgehend aufgeklärt worden.

Als Pulpengifte bezeichnet man generell die gangränösen Inhaltsstoffe der Pulpenhöhle und ihrer Nebenräume, die bei entzündlicher Einschmelzung und fauliger Zersetzung des bakteriell infizierten Zahnmarks gebildet werden. Die Pulpengifte sind zweifellos echte Leichengifte (Nekrotoxine). Sie können daher

Abb. 19: Energetische Beziehungen zwischen Gebiß und übrigem Organismus
(nach R. VOLL und F. KRAMER)

Zahn	8	7	6	5 (V)	4 (IV)	3 (III)	2 (II)	1 (I)	1 (I)	2 (II)	3 (III)	4 (IV)	5 (V)	6	7	8
SINNESORGANE	Innenohr	Kieferhöhle		Siebbeinzellen		Auge	Stirnhöhle		Stirnhöhle		Auge	Siebbeinzellen		Kieferhöhle		Innenohr
GELENKE	Schulter Ellbogen	Kiefer		Schulter Ellbogen		Knie hinten			Knie hinten			Schulter Ellbogen		Kiefer		Schulter Ellbogen
	Hand ulnar Fuß plant. Zehen u. 1*	Knie vorn		Hand radial Fuß Großzehe		Hüfte	Kreuzsteißbein		Kreuzsteißbein		Hüfte	Hand radial Fuß Großzehe		Knie vorn		Hand ulnar Fuß plantar Zehen u. 1*
						Fuß			Fuß							
RÜCKENMARK-SEGMENTE	Th 1 C 8 Th 7 Th 6 Th 5 S 3 S 2 S 1	Th 12 Th 11 L 1		C 7 C 6 C 5 Th 4 Th 3 Th 2 L 5 L 4		Th 8 Th 9 Th 10	L 3 L 2 Co S 5 S 4		L 2 L 3 S 4 S 5 Co		Th 8 Th 9 Th 10	C 5 C 6 C 7 Th 2 Th 3 Th 4 L 4 L 5		Th 11 Th 12 L 1		C 8 Th 1 Th 5 Th 6 Th 7 S 1 S 2 S 3
WIRBEL	B 1 H 7 B 6 B 5 S 2 S 1	B 12 B 11 L 1		H 7 H 6 H 5 B 4 B 3 L 5 L 4		B 9 B 10	L 3 L 2 Co S 5 S 4 S 3		L 2 L 3 S 3 S 4 S 5 Co		B 9 B 10	H 5 H 6 H 7 B 3 B 4 L 4 L 5		B 11 B 12 L 1		H 7 B 1 B 5 B 6 S 1 S 2
ORGANE	Herz rechts	Pancreas		Lunge rechts		Leber rechts	Niere rechts		Niere links		Leber links	Lunge links		Milz		Herz links
	Duodenum	Magen rechts		Dickdarm rechts		Gallenblase	Blase rechts urogenitales Gebiet		Blase links urogenitales Gebiet		Gallengänge links	Dickdarm links		Magen links		Jejunum Ileum links
ENDOKRINE DRÜSEN	Hypophysen-Vorderlappen	Nebenschilddrüse	Schilddrüse	Thymus	Hypophysen-Hinterlappen		Epiphyse		Epiphyse		Hypophysen-Hinterlappen		Thymus	Schilddrüse	Nebenschilddrüse	Hypophysen-Vorderl.
SONSTIGES	Zentrales Nervensyst. Psyche	Mammadrüse rechts												Mammadrüse links		Z.N.S. Psyche
OBER-KIEFER	R 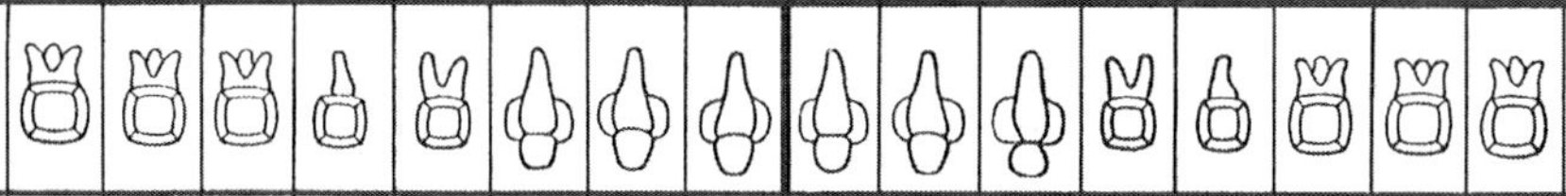															L
UNTER-KIEFER	R 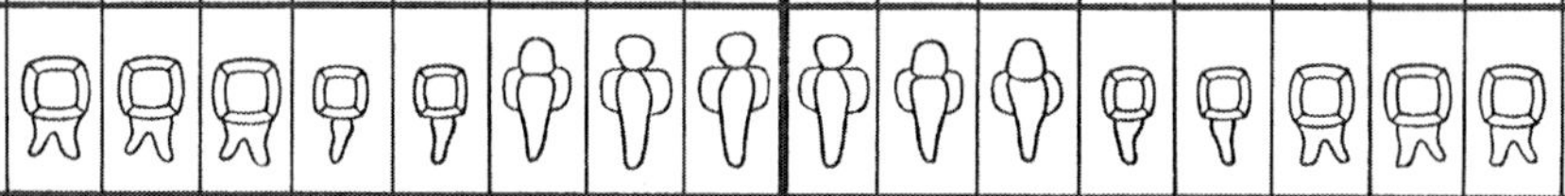															L
SONSTIGES	Energiehaushalt			Mammadrüse rechts								Mammadrüse links				Energiehaushalt
ENDOKRINE DR. GEWEBSSYSTEME	periphere Nerven	Arterien	Venen	Lymphgefäße	Keimdrüse		Nebenniere		Nebenniere		Keimdrüse		Lymphgefäße	Venen	Arterien	periph. Nervensystem
ORGANE	Ileum rechts	Dickdarm rechts		Magen rechts Pylorus		Gallenblase	Blase rechts urogenitales Gebiet		Blase links urogenitales Gebiet		Gallengänge links	Magen links		Dickdarm links		Jejunum Ileum links
	Ileocoecales Gebiet															
	Herz rechts	Lunge rechts		Pancreas		Leber rechts	Niere rechts		Niere links		Leber links	Milz		Lunge links		Herz links
WIRBEL	B 1 H 7 B 6 B 5 S 2 S 1	H 7 H 6 H 5 B 4 B 3 L 5 L 4		B 12 B 11 L 1		B 9 B 10	L 3 L 2 Co S 5 S 4 S 3		L 2 L 3 S 3 S 4 S 5 Co		B 9 B 10	B 11 B 12 L 1		H 5 H 6 H 7 B 3 B 4 L 4 L 5		H 7 B 1 B 5 B 6 S 1 S 2
RÜCKENMARK-SEGMENTE	Th 1 C 8 Th 7 Th 6 Th 5 S 3 S 2 S 1	C 7 C 6 C 5 Th 4 Th 3 Th 2 L 5 L 4		Th 12 Th 11 L 1		Th 8 Th 9 Th 10	L 3 L 2 Co S 5 S 4		L 2 L 3 S 4 S 5 Co		Th 8 Th 9 Th 10	Th 11 Th 12 L 1		C 5 C 6 C 7 Th 2 Th 3 Th 4 L 4 L 5		C 8 Th 1 Th 5 Th 6 Th 7 S 1 S 2 S 3
GELENKE	Schulter — Ellbogen			Knie vorn		Knie hinten			Knie hinten			Knie vorn		Schulter — Ellbogen		
	Hand ulnar Fuß plantar Zehen u. 1*	Hand radial Fuß Großzehe				Hüfte	Kreuzsteißbein		Kreuzsteißbein		Hüfte			Hand radial Fuß Großzehe		Hand ulnar Fuß plant. Zehen u. 1*
				Kiefer		Fuß			Fuß			Kiefer				
SINNESORGANE	Ohr	Siebbeinzellen		Kieferhöhle		Auge	Stirnhöhle		Stirnhöhle		Auge	Kieferhöhle		Siebbeinzellen		Ohr

1* = Kreuz-Darmbeingelenk (gehört zum 8. Odonton)

definiert werden als Gemisch körper e i g e n e r und körper f r e m d e r (nämlich mikrobieller) Eiweißstoffe, sowie der hoch- und nieder-molekularen Abbaustufen, die bei deren fermentativer Zersetzung gebildet werden.

KELLNER definiert die Herdtoxine als organische oder anorganische Stoffe, die vom Organismus weder entgiftet, noch durch entzündliche Reaktionen abgebaut und zur Ausstoßung gebracht werden können und die daher oft im Bindegewebe eingelagert werden.

SPRETER von KREUDENSTEIN hat sich, angeregt durch Untersuchungen amerikanischer Forscher, mit dem Stofftransport in der Hartsubstanz des Zahnes befaßt. Er fand, daß Heilmittel vier bis fünf Stunden nach Anwendung in den Querkanälchen wurzeltoter Zähne in einer Konzentration nachweisbar sind, die nur wenig geringer ist als im Blut. Daß der Stoffaustausch aber auch in umgekehrtem Sinne vor sich gehen kann, ist erst kürzlich von BARTELSTONE (USA) und DJERASSI (Bulgarien) mitgeteilt worden. Wenn Radio-Jod (J-131) in den mit Amalgam abgedichteten Wurzelkanal eingeschlossen wird, kann es 20 Stunden später im Szintigramm der Schilddrüse nachgewiesen werden. Ebenso können Farbstoffe aus dem abgedichteten Wurzelkanal und durch die Querkanälchen in Wurzelhaut, Mandeln und Lymphknoten des Halsbereichs ausgeschwemmt werden. Alle diese Ergebnisse beweisen eindeutig, daß auch im wurzeltoten Zahn ein ungehinderter Stoffaustausch von innen nach außen und umgekehrt vor sich gehen kann. Auch die Pulpengifte, die in den nicht erfaßbaren Nebenräumen des Wurzelkanals und in den Querkanälchen der Hartsubstanz des avitalen Zahnes verblieben sind bzw. darin laufend weiter entstehen, werden sich also ungehindert im Organismus verbreiten und auswirken können.

Identität und chemische Natur der Nekrotoxine sind vor allem durch die Münchener Arbeitsgruppe SCHUG-KÖSTERS, HILLER und GAEBELEIN aufgeklärt worden.

Über die pathogene Bedeutung dieser „Endotoxine" haben die Untersuchungen der Arbeitsgruppe EGER-MIEHLKE in Göttingen Klarheit geschaffen. Sie hat geprüft, welche Veränderungen sich im gesunden Versuchstier ergeben, wenn genau definierte, kleinste Mengen der Endotoxine eines Granulom-Beutels eingespritzt werden.

- Die einmalige Injektion einer Kleinstdosis dieser Stoffe scheint eine abwehraktivierende Wirksamkeit entfalten zu können.

- Bei mehrmaliger Injektion beginnen sich schwere Leberschäden bemerkbar zu machen, die innerhalb von Wochen den Tod der Versuchstiere zur Folge haben.
- Neben den tödlichen Leberschäden fanden sich bei den Versuchstieren entzündliche und degenerative Veränderungen in allen Organen, vor allem in Gefäßen, Gelenken und Muskeln.

Die Versuche EGERs haben erstmals eindeutige experimentelle Beweise dafür erbracht, daß durch Herdgifte Krankheitsvorgänge ausgelöst werden können, die dem klinischen Bilde typischer Herderkrankungen entsprechen, wie sie uns beim Chronisch-Kranken, vor allem aber beim Krebskranken, immer wieder begegnen.

Die gefährlichsten unter diesen Pulpengiften sind zweifellos die sogenannten Thio-Äther (z. B. das Di-methylsulfid), die bei der oxydativen Desaminierung und Dekarboxylierung schwefelhaltiger Aminosäuren – z. B. des Cystins und des Methionins – entstehen, wie dies von GAEBELEIN nachgewiesen wurde.

Bei Versuchsreihen, die in der Ringberg-Klinik durchgeführt wurden, konnte die Beobachtung gemacht werden, daß bei Patienten mit Zahn- und Mandelherden der Di-methyl-sulfid-Spiegel des Blutes deutlich erhöht ist. Nach gründlicher Sanierung der Herde geht dieser Giftspiegel des Blutes innerhalb weniger Tage wieder auf normale Werte zurück. Diese Thioäther sind nicht nur strukturell, sondern auch wirkungsmäßig engstens verwandt mit Stickstoff-Lost und anderen „Gelbkreuz"-Kampfstoffen, wie sie im Ersten Weltkrieg zum Einsatz gekommen sind. Die extreme Toxizität der Thioäther als auch der „Gelbkreuz"-stoffe muß auf folgende Eigenschaften zurückgeführt werden:

- Sie verhalten sich schwach basisch, also „elektro-negativ", werden daher im Transit-Mesenchym bevorzugt gespeichert.
- Sie sind fett- bzw. lipoid-löslich und haben daher eine ausgesprochene Neigung, sich in den lipoid-haltigen Gerüststrukturen der Zelle – insbesondere aber der Mitochondrien – anzureichern. Die Mitochondrien werden dadurch zerstört, ihre Lipide „denaturiert".
- Sie haben das Bestreben, sich mit elektro-positiven Metallionen zu verbinden, so z. B. also mit Eisen, Cobalt, Kupfer, Magnesium und vielen „Bio-Elementen", die als Co-Effektoren bzw. Aktivatoren zahlreicher Fermente wirksam und daher auch von unbedingt lebenswichtiger Bedeutung sind.

- Sie sind äußerst widerstandsfähig gegen Oxydation, können also nur sehr langsam entgiftet werden und bleiben daher im Bindegewebe liegen.

Diese Eigenschaften charakterisieren die Thioäther als ausgesprochene F e r - m e n t g i f t e , die nicht nur die aëroben Atmungsvorgänge, sondern auch viele weitere fermentative Umsetzungen zu blockieren imstande sind. Wie bekanntlich von WARBURG nachgewiesen worden ist, wird die Zelle durch Zerstörung ihrer Atmungsfermente in den Mitochondrien gezwungen, sich auf die genetisch ältere Möglichkeit der Energiegewinnung – nämlich auf den Gärungsstoffwechsel – zu beschränken. Sie wird dadurch in eine Krebszelle verwandelt. Es folgt daraus, daß alle chemischen Verbindungen, welche die Atmungsfermente der Zelle unwirksam machen, eine krebserzeugende Wirksamkeit entfalten, also „Carcinogene" sind. DRUCKREY (Heidelberg) hat u. a. festgestellt, daß für die Umwandlung einer Normalzelle in eine Krebszelle eine bestimmte Menge – die „krebserzeugende" Mindestdosis – eines Carcinogens erforderlich ist. Dabei ist es ohne Belang, ob diese Giftmenge auf einmal zugeführt wird oder beliebig lange in beliebig kleineren Dosen, weil Giftwirkungen sozusagen gespeichert werden, sich also summieren. Für die Entstehung der Spontankrebse des Menschen sind in erster Linie jene Carcinogene verantwortlich zu machen,

- die schon in allerkleinsten Mengen die Atmungsfermente behindern, ohne andererseits die Zelle gleichzeitig zu zerstören,
- die außerdem in dieser minimalen Konzentration ständig im Organismus vorhanden sind, entweder in diesem entstehen oder ihm von außen zugeführt werden, die sich also während der normalen Lebenserwartung allmählich und unmerklich zur krebserzeugend wirksamen Gesamtmenge summieren können.

Es gibt schwerlich ein Carcinogen, das diesen Forderungen ähnlich vollkommen entspricht, wie das als Bestandteil der Pulpengifte nachgewiesene Di-methylsulfid. Aus jedem einzelnen der vorhandenen nervtoten Zähne werden vom Augenblick des Pulpentodes an ununterbrochen – Stunde um Stunde, Jahr für Jahr – kleinste, nichtsdestoweniger aber in der Zelle bereits atmungslähmend wirksame Mengen dieser gefährlichsten aller Gifte in die Blutbahn abgegeben. Ob wir arbeiten oder uns erholen, ob wir schlafen oder wachen, ständig stehen die Atmungsfermente unter dem Beschuß dieser Gifte.

Die ständig im Blut kreisenden Pulpengifte ziehen in erster Linie die aktivsten Gewebe des Organismus in Mitleidenschaft. Je mehr Mitochondrien eine Zelle enthält, desto stärker wird sie auch durch die fermenthemmende Wirksamkeit der Thioäther geschädigt werden können. Gerade die lebenswichtigen Organe – nämlich Leber, Nervensystem, endokrine Drüsen, Herz und RES – bei denen unter Umständen ein Fünftel der Zellmasse aus Mitochondrien besteht, werden also in erster Linie betroffen sein. Je höher der Spiegel der Pulpengifte im Blut ist, desto schwerer sind auch die Auswirkungen.

Die Pulpengifte können auf dem Blutwege alle Zellen des Organismus erreichen und in diesen also „Zweitschäden" verursachen, auch die den Organen übergeordneten Leitsysteme stören, wodurch es noch zu einer zusätzlichen Schädigung der Organe kommt.

Die enge räumliche Verflechtung der Lymphgefäßsysteme des Kopfbereiches bringt es mit sich, daß die Zellen des Gehirns von den Giften der Kopfherde bevorzugt und ganz besonders schwer geschädigt werden können. Alle Lymphströme des Kopfbereichs fließen im Stausee des lymphatischen Rachenrings (im „WALDEYERschen Rachenring") zusammen, um entgiftet zu werden. Entzündliche Schwellungen dieses Bereiches werden zwangsläufig eine Rückstauung der Lymphe zur Folge haben. Mit den Lymphströmen des Mund- und Rachenbereiches werden aber auch die noch unverdünnten Pulpengifte aus den Zahn- und Mandelherden in den WALDEYERschen Rachenring geschleust und im Falle einer Abflußbehinderung durch die Poren der Schädelbasis in die Lymphräume des Gehirns hineingestaut. Die organischen Veränderungen der Hirnbasis – insbesondere aber der vegetativen Zentren des Gehirns – die MÜHLMANN (UDSSR) bei Krebskranken regelmäßig gefunden hat, könnten zwanglos als Folgen einer lebenslänglichen Schädigung durch die atmungshemmenden Herdtoxine des Kopfbereiches gedeutet werden.

Das Nervensystem wird durch Herdgifte also doppelt in Mitleidenschaft gezogen, nämlich

- durch die im Herd beginnende aufsteigende Zerstörung der nervalen Leitungssysteme,
- durch direkte toxische Schädigung des Nervengewebes.

Das Ausmaß der Zwischenhirnschädigung (Di-encephalose) und der dadurch verursachten vegetativen Ermüdung des Krebskranken kann man aus den Funktionsausfällen ersehen, die dadurch hervorgerufen werden:

- Die energetischen Impulse aus dem Zwischenhirn, die mit dem Elektro-Akupunktur-Gerät nach VOLL gemessen werden können, sind beim Herdkranken vermindert.

- Der vegetative Tonus ist erschlafft, im Sinne einer „Regulationsstarre" entgleist und zwar beim Carcinom-Kranken im Sinne einer Vagotonie, beim Sarkomkranken im Sinne einer Sympathikotonie. (REGELSBERGER, GRATZL-MARTIN, RILLING u. a.)
- Regulation (und Tages-Rhythmus) des Säure-Basen-Haushaltes sind verlorengegangen. (SANDER)
- Auch die Regulation des Zucker-, Cholesterin- und Mineralstoffwechsels und vieler anderer Stoffwechselgrößen ist weitgehend eingeschränkt. (HINSBERG)

Die vegetativen Ausfallserscheinungen bleiben selbstverständlich nicht ohne Einfluß auf den seelischen Zustand des Kranken. Der vegetativen Dystonie geht daher in der Regel auch eine neurasthenische Dystonie parallel.

3. Der „allergische" Weg

Die Giftwirkungen der Thioäther überschneiden sich mit den Folgen, die von höher-molekularen Pulpengiften hervorgerufen werden, so beispielsweise

- von den denaturierten Eigenproteinen des Herdes
- von den mikrobiellen Fremdproteinen
- von den Halbproteinen und Polypeptiden, die bei deren Spaltung gebildet werden
- von deren Reaktionsprodukten.

Diese Proteine und Halbproteine wirken als Antigene und können daher auch die Bildung von Immunkörpern provozieren, wobei sie den Organismus allergisch sensibilisieren. Dieser Vorgang ist nicht auf den Bereich des Herdes begrenzt, er kann die Gesamtheit des Organismus in Mitleidenschaft ziehen. Auch die im Blut kreisenden Thioäther haben u. a. die sehr gefährliche Eigenschaft, normale Zellbestandteile denaturieren zu können, wobei diese ihre arteigene Struktur verlieren und in Stoffe mit antigenen Eigenschaften verwandelt werden. Von der antigenen Umwandlung sind viele Bestandteile der Zelle gleichzeitig betroffen. Gegen alle diese Stoffe werden daher Antikörper gebildet, was letztendlich die Zerstörung der Zelle zur Folge hat.

Man bezeichnet diesen Ablauf als Autoimmunisierung und dessen Auswirkung als Autoaggression. Da die organzerstörenden Antikörper bzw. Abwehrfermente durch die Nieren ausgeschieden werden, können sie mit Hilfe der „ABDERHALDENschen Reaktion" im Harn nachgewiesen werden. Wir können auf diese

Weise meist objektivieren, welche Organe Zweitschäden erlitten haben. (ABDERHALDEN, DYCKERHOFF u. a.)

Das Ausmaß der Zweitschäden kann aber auch indirekt durch Vaccinebehandlung sichtbar gemacht werden. Die Anwendung von desensibilisierenden Impfstoffen, die aus Herdgiften hergestellt sind, kann von Reaktionen in allen durch Zweitschäden betroffenen Organen begleitet sein, die sich durch entsprechende lokale und allgemeine Symptome bemerkbar machen.

Diese Beobachtungen und Erfahrungen lassen erkennen, daß die Entstehung der Krebskrankheit über die Zweitschäden engstens mit dem fokalen Geschehen verbunden sein muß.

4. Der „bakterielle" Weg

Die bakterielle Aussaat dentaler Primärherde verläuft in der Regel mit kaum merklicher Symptomatik und kann die Bildung von „Sekundärherden" in anderen Organen zur Folge haben. Dazu gehören die Herde der Nasennebenhöhlen, der Gallenblase, des Blinddarms, der Prostata und des Nierenbeckens usw.

Vor allem kommt es durch eine bakterielle Aussaat auch zu Mikroherden in den Venen, die zu Mikrothromben führen und bei einer weiteren Belastung Thrombosen und Thrombophlebitiden mit evtl. Embolien zur Folge haben können. Die beim Krebskranken so häufig auftretenden Thrombophlebitiden und Thrombosen, als deren Ursache man allgemein die gestörte Stoffwechsellage bei der Krebserkrankung ansieht, sind nicht nur durch eine Dyskrasie des Krebskranken bedingt, sondern auch Auswirkungen der Zahnherde.

SHAKOW, Moskau, hat in Zusammenarbeit mit mehreren Kliniken eine interessante Untersuchung an über 1200 jugendlichen Internatszöglingen durchgeführt. Die Schüler mit avitalen Zähnen hatten in den sechs Jahren dreimal so viele Erkrankungen mit klaren Organbefunden wie die Schüler mit vitalen, gesunden Gebissen. Durch die Entfernung der avitalen Zähne konnten bei diesen jugendlichen Patienten bis 80 Prozent aller Erkrankungen ausgeheilt werden. Auch wir können bestätigen, daß die Sanierung der primären Kopfherde häufig eine Ausheilung der Sekundärherde — z. B. chronischer Entzündungen irgendwelcher Art — zur Folge hat. Rippenfell-, Lungen-, Nieren- und Venenentzündungen, sowie Thrombosen und Embolien können bei herdsanierten Patienten weit seltener beobachtet werden.

Die kausale Bedeutung von Zahn- und Mandelherden für die Entwicklung vieler innerer Erkrankungen ist seit vielen Jahrzehnten unbestritten anerkannt, so daß ihr bekanntlich auch therapeutisch Rechnung getragen wird. Um so unverständlicher – ja geradezu als Kunstfehler! – muß es erscheinen, diesen wichtigen Kausalfaktor ausgerechnet in der Krebstherapie unberücksichtigt zu lassen. Ein Kunstfehler ist es zweifellos auch, konservierende Methoden zur Anwendung zu bringen, die erfahrungsgemäß zwangsläufig gefährliche Herde entstehen lassen.

Wir wissen heute, wie entscheidend der gesamte Organismus durch Kopfherde in Mitleidenschaft gezogen werden und welche katastrophale Folgen die Abtötung der Pulpa mit sich bringen kann. Auch der Zahnarzt wird also künftig nicht mehr umhin können, sich bei seiner Arbeit von den Geboten einer ganzheitlichen Betrachtungsweise leiten zu lassen und sich stets vor Augen zu halten, daß es keine Wurzelbehandlung gibt, die nicht zwangsläufig auch Herde setzt.

Die Aufgabe des Zahnarztes ist erst in zweiter Linie eine kosmetische. In erster Linie sollte sie eine vorbeugende und heilende sein. Nicht die Erhaltung des Zahnes muß primäres Gebot sein, sondern die Erhaltung seiner Vitalität! Ist sie nicht mehr zu erreichen, so gibt es nur eine einzige richtige Behandlung: die sofortige Extraktion! Auch die schönste Goldkrone darf uns – so BIRCHER-BENNER – nicht darüber hinwegtäuschen, daß der darunter befindliche leblose Zahn nichts anderes ist, als ein „Leichnam im goldenen Sarge", dessen Verwesungsgifte den Organismus langsam aber sicher zugrunde richten!

Auch andere Kieferherde, so beispielsweise Ostitiden, Zysten, Fremdkörper, Zahnfleischentzündungen, Stellungsanomalien können eine Herdwirksamkeit entfalten. Es ist selbstverständlich, daß auch diese Herde und Störfelder beseitigt werden müssen.

Der Zahnarzt sollte immer dessen eingedenk bleiben, daß er, wie kein anderer, berufen ist, durch verantwortungsbewußtes, vorausschauendes Handeln dazu beizutragen, der Entwicklung chronischer Erkrankungen vorzubeugen und vor allem die Krebsgefährdung entscheidend zu vermindern!

MANDELHERDE

Chronisch entzündete Mandeln sind primäre Kopfherde, die sich auf den Gesamtorganismus oft in noch erheblich stärkerem Maße schädigend auswirken können als die Zahnherde. Mit ähnlichem Wirkungsmechanismus können sie gleichfalls über den neuralen, toxischen, allergischen und bakteriellen Weg an der Entstehung chronischer Erkrankungen einschließlich des Krebses beteiligt sein. Für den Zusammenhang zwischen Krebsgeschehen und Mandelherden konnten wir eine Reihe ähnlicher Beweise erbringen wie für den Zusammenhang zwischen Zahnherden und Krebsgeschehen. Wir fanden das gleiche quantitative Abhängigkeitsverhältnis von Mandelherd und Tumoraktivität in der Intensität der Infra-Rot-Ausstrahlung. Nach Entfernung der Mandeln kam es ebenfalls zur Abnahme der I-R-Strahlung über dem Tumor, vereinzelt auch zu Verkleinerung der Geschwulst.

Biologische Bedeutung der Mandeln

Die drei Mandeln bzw. Tonsillen des Menschen, nämlich die im Nasen-Rachen-Raum befindliche Rachenmandel und die im hinteren Mundbereich (in den Nischen zwischen vorderen und hinteren Gaumenbögen) gelegenen paarigen Gaumenmandeln bilden im Verein mit weiteren, aber äußerlich unscheinbaren lymphoepithelialen Organen den sog. „WALDEYERschen Rachenring“.

Die Mandeln stellen nach ROEDER Exkretionsorgane dar, in denen Lymphozyten, Mikroben, giftbeladene Lymphe und sonstige Stoffe zur Ausscheidung kommen. Auch beim gesunden Menschen können die Mandeln Pfröpfe aufweisen, die man fälschlich als Eiter bezeichnet, die in der Hauptsache jedoch aus Fettsäuren, Cholesterin und anderen Schlackenstoffen bestehen, was sie eindeutig als Exkrete charakterisiert. Im Exkret der Mandeln finden sich auch die Pulpengifte.

Nach MOMMSEN, RUSCH, KOLB und SANTO werden in den Mandelbuchten die physiologisch obligaten Floren ausgebrütet, die die Schleimhäute des Nasen-Rachen-Raumes und der übrigen Luftwege besiedeln. In den Mandeln werden ferner Antikörper gebildet und unerwünschte Mikroben und deren Toxine unschädlich gemacht. Sie haben also auch eine immunisierende bzw. entgiftende Funktion und müssen daher, wie MOMMSEN feststellt, als funktionelles Analogon der Lymphorgane der Darmschleimhaut und – wie diese – als wichtiger Bestandteil des Abwehrsystems betrachtet werden.

Gesunde Tonsillen sind durchschnittlich mandel- bis bohnengroß und können mit dem Spatel aus ihrem Bett herausluxiert werden. Sie zeigen eine blasse rosafarbene Oberfläche mit flachen Vertiefungen (= den Mandelkrypten), in denen sich auch beim Gesunden helle Pfröpfe bilden können, die in die Mundhöhle ausgestoßen und verschluckt werden. Größe und Reaktionsfähigkeit der Mandeln werden in gewissem Umfange von der angeborenen individuellen Konstitution bestimmt. Bei erblicher Veranlagung zu Lymphatischer Diathese, die vor allem auf starke Belastung mit Erbinfekten zurückzuführen ist, finden wir regelmäßig auch eine angeborene Vergrößerung bzw. Hyperplasie der Mandeln. Sie ist immer auch von einer gesteigerten Bereitschaft zu entzündlichen Reaktionen begleitet. Größe und Aktivität der Mandeln sind jeweils auch ihrer funktionellen Beanspruchung und Belastung proportional. Die physiologische Funktion der Mandeln ist, wie THIESSBÜRGER, LÜSCHER und andere Otologen betonen, immer von entzündlichen Reaktionen des Mandelgewebes begleitet. Eine normalerweise allerdings nur unterschwellige, daher symptomlos bleibende Mandelentzündung gehört demnach – so LÜSCHER – zum „normalen Körperbestand jedes Menschen".

Wenn größere Mengen an Giften und Schlackenstoffen ausgeschieden werden müssen, werden jeweils auch Durchblutung und entzündliche Aktivität der Mandeln zunehmen. Dieser Zustand ist oft von schmerzhafter Schwellung und Rötung der Mandeln begleitet und wird – je nach Verlauf – als akute, subakute oder – bei gehäuftem Auftreten – als chronische Mandelentzündung (= Tonsillitis) bezeichnet. Auch diese stärkergradigen Entzündungen des Mandelgewebes sind selbstverständlich als biologisch sinnvolle und durchaus physiologische Vorgänge anzusehen.

Die akute Mandelentzündung ist eine vorübergehende Abwehrreaktion, die durch eine Vielfalt infektiöser Ursachen ausgelöst werden kann.

Die chronische, vor allem aber die degenerative Mandelentzündung wollen wir in den Mittelpunkt dieser Betrachtung stellen, weil sich aus ihr unter bestimmten Voraussetzungen gefährliche Herdprozesse entwickeln, die für die Entstehung aller chronischen Erkrankungen, einschließlich des Krebses, von ursächlicher Bedeutung sind. Obwohl jeder chronischen Tonsillitis an sich gleichartige Vorgänge zugrunde liegen, können nach Entwicklung und klinischem Bild drei verschiedene Verlaufsformen unterschieden werden.

Zur ersten Gruppe gehören jene chronischen Tonsillitiden, die auf dem Boden eines gesunden, reaktionsfähigen Mandelgewebes als Folge von mehrfach abgelaufenen akuten Mandelentzündungen (= Anginen) entstehen, auf deren vielseitige Ursachen wir hier nicht eingehen können. Sie stellen die physiologische Reaktion dar, mit der die Mandeln auf einen Infektreiz antworten bzw. Toxine ausscheiden. Mit jeder neuen Tonsillitis kommt es zu einer Zunahme des Volumens, der Durchblutung und der Aktivität der Mandeln. Die Mandeln befinden sich dann in erhöhter Abwehrbereitschaft. Treten solche Mandelentzündungen gehäuft auf, verlieren die Mandeln im Laufe der Zeit an Reaktionsfähigkeit und Abwehrkraft und atrophieren.

Die zweite Gruppe umfaßt diejenigen Mandelherde, die sich unter bestimmten Voraussetzungen aus angeboren vergrößerten bzw. hyperplastischen Mandeln entwickeln. Eine solche Hyperplasie kann so ausgedehnt sein, daß der Schlundraum oft völlig verlegt ist. Leider ist es auch heute noch üblich, diese hyperplastischen Mandeln zu kappen. Durch diesen Eingriff werden die Mandeln der für ihre Funktionsfähigkeit unerläßlichen oberflächlichen Krypten beraubt.

Die Ausscheidungsfunktion der Mandeln kann aber nur bei intakter Oberfläche bzw. bei offenen Krypten vor sich gehen. In den restlichen, durchwegs narbig verengten bzw. verschlossenen Krypten werden (nach VOSS) die ausscheidungspflichtigen Stoffe von der Luftzufuhr abgeschnitten und daher aërob – unter Bildung toxischer Zerfallsprodukte – zersetzt. Darum sollte die Kappung auch nicht mehr durchgeführt werden. Die Herdwirksamkeit gekappter Mandeln wird heute bereits allgemein anerkannt. Sie sollten immer entfernt werden, auch dann, wenn sie keine erkennbaren Fernwirkungen verursachen.

Die dritte (bei Krebskranken am häufigsten vorkommende) Gruppe von Mandelherden sind die scheingesunden, kleinen, blanden Mandeln. Sie finden sich vor allem bei Personen mit angeborener Unterentwicklung und Funktionsschwäche der Mandeln. In der Vorgeschichte dieser Patienten werden daher Mandelbeschwerden meistens vermißt. Die Mandeln selbst sind „unauffällig" klein, mit der Unterfläche jedoch fest verbacken und nicht aus ihrem Bett luxierbar. Bei operativer Entfernung müssen sie deshalb meist scharf aus ihrem Bett gelöst werden.

Gemeinsam ist den genannten Verlaufsformen der chronischen Tonsillitis eine während des Lebens fortschreitend sich verstärkende fokaltoxische Wirksamkeit und die Neigung, früher oder später in eine atrophisch-degenerative Tonsillitis überzugehen. Dieser Vorgang wird um so schneller ablaufen, je stärker zusätzlich noch eine passive Dauerbelastung durch Pulpengifte beherdeter Zähne hinzukommt.

Der Einfluß der Pulpengifte auf die Tonsillen

Für die Entwicklung von Mandelherden müssen – wie erwähnt – zwei Ursachen verantwortlich gemacht werden, nämlich die dauernde aktive Auseinandersetzung mit pathogenen Erregern und die passive Dauerbelastung durch Toxine, die von avitalisierten Zähnen ihren Ausgang nehmen.

Beweisend für den engen Zusammenhang zwischen Zähnen und Mandeln ist die Beobachtung von PERMUT, HENKE und ROEDER, daß chinesische Tusche, die in die verschlossene Zahnpulpa gespritzt wird, in etwa 20 bis 30 Minuten bereits punktförmig an der Mandeloberfläche erscheint. Diese Versuche haben gezeigt, daß pathogene Stoffe des Kieferbereichs, so auch die Toxine der avitalisierten Zähne, dem Lymphatischen Rachenring zugeführt werden, um dort entgiftet und ausgeschleust zu werden. Die Gaumenmandeln sind also neben ihrer „natürlichen" physiologischen Belastung zusätzlich dem durch Avitalisierung der Zähne verursachten Dauerbeschuß mit konzentrierten Pulpengiften ausgesetzt. Wie gefährlich diese Zahntoxine sind, ist bereits erörtert worden. Es ist unvermeidlich, daß diese Gifte auf die Dauer das aktive lymphoepitheliale Gewebe der Mandeln schwer in Mitleidenschaft ziehen. Solange die von den Pulpengiften zerstörten Zellen noch regenerativ ersetzt werden können, wird die funktionelle Leistung der Mandeln nicht ernstlich beeinträchtigt sein. Wenn jedoch das zerstörte lymphoepitheliale Gewebe immer mehr durch inaktives Narbengewebe ersetzt wird, wird auch die Ausscheidungs-, Entgiftungs- und Abwehrleistung der Tonsillen sich fortschreitend vermindern, um eines Tages schließlich zu erlöschen.

Mit dem Verlust des reaktionsaktiven Lymphgewebes geht den Mandeln auch endgültig die Fähigkeit verloren, sich durch reinigende akute Entzündungsschübe Entlastung zu verschaffen. Die Mandeln verursachen jetzt auch keine Beschwerden mehr. Diese Beschwerdefreiheit bedeutet nach KELLNER nichts anderes, als die Unfähigkeit, noch zu reagieren. Die anfallenden Gifte werden nicht mehr ausgeschieden, sondern über die Fließorgane in den Organismus geschleust. Es versteht sich von selbst, daß diese Entwicklung um so schneller vor sich gehen wird, je weniger lymphoepitheliales Mandelgewebe noch vorhanden ist. Bei angeborener Mandelschwäche ist von vornherein so wenig aktives Gewebe vorhanden, daß dessen völlige Zerstörung u. U. schon in relativ kurzer Zeit vollendet sein kann. Normal entwickelte oder hyperplastische Mandeln werden, sofern sie nicht gekappt worden sind, den Pulpengiften wesentlich länger standhalten können. Aber auch sie werden früher oder später schließlich vollständig degenerieren. Das Endstadium aller drei Verlaufsformen der chronischen Tonsillitis ist also die „Degenerativ-atrophische Tonsillitis".

Die Degenerativ-atrophische Tonsillitis

Der Untersuchungsbefund zeigt hier kleine, atrophische Mandeln, die keine Entzündung aufweisen, jedoch mit dem Spatel nicht mehr aus ihrem Bett herausluxiert werden können. Bei der Operation müssen sie deshalb mit dem Messer aus ihrem Bett gelöst werden, da sie fest mit dem umliegenden Gewebe verwachsen sind. Während sich bei gesunden Mandeln die Farbe des vorderen Gaumenbogens nicht von der Farbe der übrigen Mundschleimhaut unterscheidet, finden wir bei der degenerativ-atrophischen Tonsillitis eine bläuliche (= livide) Verfärbung des Gaumenbogens. Das Zäpfchen erweist sich zumeist als sulzig verdickt. Die Mandeln selbst können äußerlich noch gesund erscheinen. Auch normal große — ja sogar vergrößerte Mandeln — können bereits weitgehend degenerativ verändert sein und in der Hauptsache aus narbig induriertem Gewebe bestehen, das naturgemäß Toxine nicht abzubauen vermag. Es kommt dann vielfach zur Ausbildung von meist ebenfalls völlig schmerzlos verlaufenden intra- und retrotonsillären Abszessen, in denen wir vorwiegend die hochpathogenen und für zahlreiche chronische Erkrankungen verantwortlichen beta-hämolytischen Streptokokken der Gruppe A nachweisen können, deren Gifte im Organismus verbreitet werden und zur Entwicklung der Zweitschäden, der Resistenzschwäche und des Tumormilieus entscheidend beitragen.

Neben der direkt allergisierenden und toxischen Wirksamkeit der obengenannten Zerfallsprodukte kommt es bei andauernder toxischer Belastung immer zu einer Veränderung der Mandelzellen (Lymphzellen). Sie werden in ihrer Eiweißstruktur so verändert (= denaturiert), daß der Organismus veranlaßt wird, gegen diese ihm fremd gewordenen eigenen Zellen Antikörper zu bilden, die sich schließlich auch gegen gesunde Lymphozyten richten und so das lymphatische Abwehrsystem des ganzen Organismus erheblich schwächen können (Autoaggressionsmechanismus).

Durch den Untergang des aktiven Mandelgewebes ist auch dessen biologische Aktivität zum Erliegen gekommen. Eine aktive Entgiftung und Ausscheidung tonsillenpflichtiger Gifte und Schlackenstoffe ist nicht mehr möglich. In den Mandelbuchten werden nicht mehr physiologisch obligate Symbionten, sondern gefährliche pathogene Keime ausgebrütet, die sich im Organismus ausbreiten können, weil mit der Zerstörung des lymphoepithelialen Gewebes auch dessen Immunaktivität verlorengegangen ist.

Wenn die die Tonsillen passierenden Pulpengifte von den Mandeln nicht mehr abgebaut und zur Ausscheidung gebracht werden können, werden sie auch die letzten Reste des funktionstüchtigen Mandelgewebes infiltrieren und zum Absterben bringen. Dabei entstehen hoch- und niedermolekulare Leichengifte, die wir bereits als Pulpengifte kennengelernt haben. Die Toxinbildung wird unvermeidlich vermehrt. Alle diese Toxine müssen, nachdem sie im Rachenring nicht mehr unwirksam gemacht bzw. ausgeschleust werden können, auf dem Blutwege anderen Ventilorganen zugeführt werden. Die Fließsysteme werden daher in ständig steigendem Umfang mit Giften beladen, wodurch wiederum die Zweitschäden vergrößert, das Säftemilieu und die Resistenz immer weiter verschlechtert werden.

Degenerierte Mandeln können also nicht mehr entgiften, sie sind vielmehr selbst zum gefährlichsten Giftherd geworden.

Wie auch nervtote Zähne und sonstige Gebißherde müssen sie entfernt werden. Daß die von dieser nekrotisch-atrophischen Tonsillitis verursachte Fokaltoxikose weitaus gefährlicher ist als die Herdwirkung der hyperreaktiven Tonsillitis des Kindesalters, dürfte nach dem vorstehend Ausgeführten erkennbar geworden sein.

Bei chronisch entzündeten Tonsillen bzw. bei gekappten Tonsillen besteht die klare Indikation zur Tonsillektomie. Wenn diese absolute Indikation schon im Kindesalter und bei Rheuma und anderen vergleichsweise harmlosen Erkrankungen bejaht wird, so muß sie um so dringender bei Geschwulstkrankheiten beachtet werden, zumal ein Zusammenhang zwischen Herd- und Tumorgeschehen nicht mehr zu leugnen ist.

Wir sind uns darüber im klaren, daß wir in diesem Kapitel ein Problem ansprechen, das selbst unter den Ärzten der Ganzheitsmedizin in seiner weitreichenden Bedeutung verkannt und darum noch umstritten ist. Eine Reihe von Autoren vertritt mit Recht die Auffassung, daß dem krebskranken Organismus möglichst viel lymphatisches Gewebe erhalten bleiben müsse. Es wird daher angeraten, auf die Tonsillektomie zu verzichten, weil nach ihrer Meinung auch in kranken

Mandeln noch eine gewisse Abwehrpotenz enthalten sein könne. Auch wir sind früher dieser Auffassung gewesen.

Ein Zufall hat uns schließlich auf den richtigen Weg gebracht. Bei einem inkurablen Krebspatienten mit schweren Rheumaschmerzen, bei dem eine eindeutige Mandelanamnese bestand, führten wir eine TE durch, um die die Therapie behindernden, rheumatischen Schmerzen zu beseitigen. Die TE brachte einen bemerkenswerten Erfolg. Neben dem Rückgang der rheumatischen Beschwerden verschwanden auch toxische Allgemeinsymptome, vor allem aber auch die krankhafte Pulsbeschleunigung, die für den Verlauf der Krebserkrankung immer eine schlechte Prognose bedeutet. Der Patient begann schlagartig aufzuleben und sich zu erholen. Wir stellten zu unserer Überraschung fest, daß danach auch sein Tumor kleiner wurde. Diese unerwartete Beobachtung hat uns ermutigt, auch bei anderen Patienten mit Mandelbeschwerden, therapieresistenten Herz-Kreislaufstörungen und toxischen Symptomen eine TE durchzuführen.

Auch in diesen Fällen wurden die Herz-Kreislaufsymptome und viele sonstige Beschwerden durch die TE meist zum Verschwinden gebracht. Die positive Umstimmung des Allgemeinzustandes und eine gewisse Hemmung des Tumorwachstums waren jeweils unverkennbar. Wir kamen schließlich zu der Überzeugung, daß eine tonsillogene Fokaltoxikose nicht nur entscheidend zur Entwicklung von Zweitschäden, Milieustörungen und Resistenzschwäche beitragen kann, sondern auch mit dem Tumorwachstum zusammenhängen muß. Schmerzhaft vergrößerte Mandeln und sonstige Symptome einer chronischen Tonsillitis fanden sich nicht einmal bei einem Drittel unserer Krebspatienten. Es lag nahe, auch an das Vorhandensein stummer Tonsillenherde – in Form degenerativatrophischer Tonsillen – zu denken. Bei den zwei Dritteln der Patienten, die subjektiv und klinisch völlig unauffällige, kleine, blande Tonsillen aufwiesen, prüften wir die Anamnese und suchten mit dem I-R-Toposkop, dem Elektrodermatometer und anderen Testmethoden nach stummen Mandelherden. Es ergab sich, daß die meisten dieser Patienten zwar niemals an Halsentzündungen erkrankt waren – also eine leere Mandelanamnese aufwiesen – trotzdem aber eindeutig Testbefunde zeigten, die nur im Sinne einer tonsillogenen Fokaltoxikose gedeutet werden konnten. Wo immer dies mit dem Zustand des Patienten vereinbar war, haben wir daher anschließend eine TE vorgenommen.

Die Befunde dieser unauffälligen, für gesund gehaltenen Mandeln waren unvergleichlich schwerer als die beim üblichen Patientengut jeder H-N-O-Praxis operierten „kranken" Mandeln. Diese Beobachtung wurde von allen in unserer Klinik über Jahre tätigen H-N-O-Ärzten übereinstimmend gemacht. Die Mandelkapsel erwies sich durchwegs als schwartig verdickt und so fest verwachsen, daß die Mandeln nur scharf gelöst werden konnten. Bei etwa 5 Prozent der Patienten fanden sich größere peri- bzw. retrotonsilläre Abszesse, die keine Beschwerden gemacht hatten. Weitaus häufiger fanden sich mehrere bis viele kleine Abszesse, sowie bis kirschgroße, mit flüssigem oder eingedicktem Eiter gefüllte Zysten. Das Mandelgewebe war schwammig, matschig und von aashaftem Geruch. Bei der histologischen Untersuchung dieser Tonsillen fanden sich durchwegs schwere degenerative Veränderungen, wobei in der Mehrzahl der Fälle das lymphoepitheliale Gewebe vollkommen geschwunden (= atrophiert) war.

Alle diese „blanden", klinisch unauffälligen, kleinen Tonsillen hatten sich also a u s n a h m s l o s als Herde gefährlichster Art erwiesen, die – wie ja auch die stummen Zahnherde – sicherlich bereits Jahre oder Jahrzehnte unerkannt vorhanden waren.

Die ausgesprochen positiven Auswirkungen der TE haben uns in der Folge veranlaßt, der Sanierung des Gebisses grundsätzlich immer auch eine Sanierung der Mandeln folgen zu lassen. Bei jeder der Tonsillektomien, die wir inzwischen durchführten, haben wir schwere bis schwerste destruktive Mandelprozesse mit mehr oder weniger virulenten tonsillogenen Fokaltoxikosen gefunden.

A u s w i r k u n g e n d e r T o n s i l l e k t o m i e (= T E)

Wie schon erwähnt, können Befinden und Krankheitsverlauf durch die Sanierung der Kopfherde nur in günstigem Sinne beeinflußt werden. Den nur wenige Tage anhaltenden Beschwerden, die mit den operativen Eingriffen zwangsläufig verbunden sind, stehen absolut eindeutige und anhaltende Vorteile gegenüber. Beeindruckend und immer wieder zu beobachten ist das Aufblühen des Patienten nach der TE. Die bei degenerativer Tonsillitis ständig im Blut kreisenden Toxine verursachen eine Dauerverkrampfung der Blutkapillaren, was sich äußerlich in der schlecht durchbluteten, fahlen Haut vieler Krebspatienten dokumentiert. Häufig kommt es nach der TE und damit nach Wegfall dieser Toxine und ihrer neuralen Wirkung zu einer schlagartigen Verbesserung der Durchblutung und zu gleichzeitiger Besserung des Allgemeinzustandes.

Der enge Zusammenhang zwischen dem therapieresistenten hohen Puls (Tachykardie) und der Fokaltoxikose war uns lange Zeit nicht bekannt. Erst nachdem eindeutige Besserungen nach der Tonsillektomie auftraten, wurden wir auf diese Zusammenhänge hingewiesen. Sie sind für die Krebsbehandlung von viel größerer Bedeutung als man annehmen möchte. Vor Einführung der Mandelsanierung haben wir sehr viele inkurable Patienten bereits in den ersten Monaten der Behandlung infolge akuten Herz-Kreislauf-Versagens verloren. Seit Einführung der Tonsillektomie ist das akute Herz-Kreislauf-Versagen wesentlich seltener geworden.

Über gleichsinnige Beobachtungen — nämlich daß viele Carcinomkranke nicht an ihrem Krebs, sondern an herdbedingten Herz-Kreislauferkrankungen ad exitum kommen — ist übrigens unter anderem auch von J. KRETZ berichtet worden.

Der toxische Kreislauftod ist aber nur eine der vielen Gefahren, die das Leben des Chronisch-Kranken ständig bedrohen. Auch Venenentzündungen, Thrombosen, Embolien, Lungen-, Rippenfell- und Blasenentzündungen komplizieren häufig genug den Behandlungsverlauf. Auch diese Vorkommnisse sind jedoch seit Einführung der routinemäßigen Tonsillektomie merklich seltener geworden.

Über das gehäufte Vorkommen von Thrombosebereitschaft bei Krebskranken ist bereits von vielen Klinikern berichtet worden. Man nimmt vielfach an, daß zwischen beiden Krankheitsvorgängen ein ursächlicher Zusammenhang gegeben ist. Unsere Erfahrungen haben bestätigt, daß die Thrombosebereitschaft durch Sanierung der Kopfherde vermindert wird. Manchmal kommen Krebskranke zur Aufnahme, denen wegen Thromboseneignung gerinnungshemmende Mittel als Dauertherapie verabfolgt werden müssen. Nach Sanierung der Kopfherde haben wir diese Mittel immer absetzen können.

Bei manchen Krebspatienten besteht als Nebenbefund therapieresistenter Bluthochdruck. Auch hier haben wir die Erfahrung machen müssen, daß nach Sanierung der Kopfherde dieser Hochdruck bald zur Norm abfällt. Wir führen diese Beispiele nur an, um zu zeigen, wie hartnäckige und therapieresistente Krankheitsbilder von selbst verschwinden, wenn eine vollständige Sanierung der Kopfherde durchgeführt wird.

Eine weitere, für die Krebsbehandlung sehr wichtige Beobachtung war folgende: Bei einem Großteil der Patienten stellen wir fest, daß eine vor der TE unbelegte Zunge nach der TE stark gelblich, bräunlich bis schwärzlich belegt ist.

Bei anderen Patienten verursacht die TE dagegen keine Änderung des Zungenbelages. Aufgrund zahlreicher Beobachtungen wissen wir, daß die kanalisierende Aktivität der Darmschleimhaut an der Oberflächenbeschaffenheit bzw. am Belag der Zunge abgelesen werden kann. Eine Änderung des Zungenbelages nach der TE läßt erkennen, daß ein vorher blockiertes „Darmfilter" sich geöffnet hat. Daraus schließen wir, daß durch die Mandelherde auch die Entgiftungs- und Ausscheidungsfunktion des Darmes erheblich gestört wird. Die Wiederherstellung dieser Funktion ist aber bei der Behandlung von Geschwulsterkrankungen von entscheidender Bedeutung, da auf diesem Wege der größte Teil der beim Tumorabbau anfallenden Toxine zur Ausscheidung kommt.

Es hat sich ferner ergeben, daß das Tumorwachstum durch die Herdsanierung in der Regel merklich verlangsamt wird. Hin und wieder kommt es sogar zu Wachstumsstillstand oder auch zu spontaner Verkleinerung der Geschwulst. Die Kopfherde scheinen nicht nur am Zustandekommen der Zweitschäden, also an der Entstehung der Krebskrankheit beteiligt zu sein, sondern auch insofern direkten Einfluß auf das Geschwulstwachstum zu nehmen, als sie das Tumorwachstum stimulieren. Viele Tumoren scheinen überhaupt erst nach erfolgter Entherdung für Immunotherapeutika ansprechbar zu werden.

Angesichts der aufgeführten vielfältigen Komplikationen, die durch degenerative Mandelherde verursacht werden, erscheint es zweckmäßig, die ganzheitlich-interne Behandlung mit einer Sanierung der Zahn- und Mandelherde zu beginnen, wo immer dies möglich ist. Diese muß bei Behandlungsbeginn erfolgen, weil nach gründlicher Herdsanierung und dadurch bewirkter Entlastung des Abwehrsystems von vornherein eine bessere Ansprechbarkeit gegenüber jeder immunologischen Therapie festzustellen ist.

Sind wir aus vitaler Indikation gezwungen, chemotherapeutische Maßnahmen bereits vor der Herdsanierung durchzuführen, kommt es regelmäßig zu erheblich stärker und länger anhaltender Leukozytendepression als nach einer Herdsanierung.

Im Anschluß an die Tonsillektomie, die immer erst nach der Zahnsanierung erfolgt, muß eine Desensibilisierungsbehandlung mit aus Zahn- und Mandelherden gewonnenen Vaccinen angeschlossen werden. Die Neuralsanierung des TE-Bettes schließt diese Behandlung ab.

Die weit verbreitete Auffassung, daß Schwerkranken die operative Sanierung der Kopfherde nicht mehr zugemutet werden könne, wird durch unsere langjährigen Erfahrungen ganz eindeutig widerlegt. Ebensowenig wird aber auch der Einwand überzeugen können, daß die degenerativ zerstörten Tonsillen für den Krebskranken als Entgiftungs- und Ausscheidungsorgane noch von Bedeutung seien und daher um jeden Preis erhalten bleiben müßten. Wer nämlich die degenerativen Zerstörungen im Mandelgewebe Krebskranker selbst gesehen hat, wird zu der Überzeugung kommen, daß diese Tonsillen im Gegenteil dazu beigetragen haben, die Virulenz des Tumormilieus und die Abwehrschwäche immer weiter zu potenzieren.

Wenn wir diese Kopfherde sanieren, in denen wohl die gefährlichsten aller Kausalfaktoren verkörpert sind, so holen wir damit – leider mit erheblicher Verspätung – eigentlich nur eine therapeutische Maßnahme nach, die (auch nach den Maßstäben der Schulmedizin) bereits Jahre vor dem Auftreten der Tumorbildung indiziert gewesen wäre.

Die berichteten, vom Verfasser bereits 1954 veröffentlichten Erfahrungen sprechen dafür, daß wir uns bei Krebskranken und in besonderem Maße wiederum beim inkurablen Patienten einer ungewöhnlichen Häufung von Kopfherden gegenüber sehen, deren kausale Mitverantwortung für das Tumorgeschehen nicht mehr zu leugnen ist. Das anergische Reaktionsgefüge des Tumorkranken läßt diese Herde klinisch nicht in Erscheinung treten, weshalb sie sich – sofern man nicht danach sucht – auch der ärztlichen Wahrnehmung und Behandlung entziehen. Dieser Umstand und die Tendenz, Inkurable als hoffnungslose Fälle aufzugeben, müssen dafür verantwortlich gemacht werden, daß die Koinzidenz von Tumor- und Herdgeschehen bisher so wenig Beachtung gefunden hat.

14. Kapitel

DIE BEDEUTUNG DER DARMFLORA FÜR DAS KREBSGESCHEHEN

Die Erkenntnis, „daß der Tod im Darm sitzt“, daß im Darm die Ursache vieler Krankheiten zu suchen sei, ist nicht neu. Sie ist schon den Naturvölkern, ebenso auch den Ärzten des Altertums von jeher geläufig gewesen. Schon HIPPOKRATES hat darauf hingewiesen, daß der Darm ein Giftherd und daher für alle Erkrankungen des Menschen mitverantwortlich sei. Es gebe drei Hauptgründe, aus denen sich Krankheiten entwickeln könnten, nämlich:

- wenn der Mensch nicht genügend purgiert sei, weil dies Eindickung und Entmischung der Säfte zur Folge habe;
- wenn ungünstige kosmische Kräfte (Wetter, Klima, Jahreszeiten) wirksam seien;
- wenn Leib und Seele durch heftige äußere Einwirkungen geschädigt werden.

Fasten, Diät und „Reinigung des Körpers durch Ableiten nach oben und unten, um die Schärfe der Säfte zu beheben“, werden daher als unentbehrliche Heilhilfen betrachtet.

Bakterien schützen die Gesundheit des Menschen!

Die Schleimhäute aller Körperhöhlen des Menschen – der Mundhöhle, des Nasen-Rachenraums (einschließlich seiner Nebenhöhlen), der Luftwege, des Darmes, des Genitaltraktes – sind normalerweise von nicht krankmachenden (= apathogenen) Mikroorganismen bewohnt, die man als „physiologisch obligate Flora“ bezeichnet, deren Zusammensetzung nicht etwa eine zufällige, sondern eine streng gesetzmäßige ist. In und auf jeder einzelnen der zahlreichen Schleimhäute eines gesunden Körpers sind jeweils nur ganz bestimmte ortsspezifische Keimarten, die sogenannten „Standortfloren“ anzutreffen, die dort ganz bestimmte biologische Aufgaben zu erfüllen haben und mit dem menschlichen Organismus somit durch eine für beide Teile notwendige und nützliche Lebensgemeinschaft verbunden sind. Ein derartiges, auf wechselseitiger Abhängigkeit beruhendes Zusammenleben artverschiedener Organismen wird bekanntlich als „Symbiose“, das im Wirtsorganismus lebende Kleinlebewesen daher als „Symbiont“ bezeichnet. Es ist üblich geworden, die naturgesetzlich gleichbleibende Keimbesiedlung einer Schleimhaut als deren „obligate Flora“ zu benennen. Die Darmflora kann für das Krebsgeschehen in mehrfacher Hinsicht bedeutsam sein.

Herkunft der obligaten Darmflora

Die bakterielle Besiedlung der Körperhöhlen ist im buchstäblichen Sinne „angeboren“. Sobald der Geburtsvorgang in Gang gekommen und die Fruchtblase geplatzt ist, werden die im Scheidenschleim enthaltenen Milchsäurebildner (Lactobacillus acidophilus und Lactobacillus bifidus) in alle Körperöffnungen der Frucht hineingepreßt. Weil Haut und Schleimhaut des Scheideneingangs außerdem stets auch mit Darmkeimen besiedelt sind, werden die Körperöffnungen des Neugeborenen zwangsläufig auch mit diesen Keimen imprägniert. Innerhalb von Stunden werden sie von diesen Eintrittspforten aus über die gesamte innere Oberfläche der Körperhöhlen verbreitet (BOVENTER, KLEINSCHMIDT, BAUMGÄRTEL u.a.). Das weitere Schicksal dieser Keime – und damit des Wirtsorganismus – wird von der Art der Ernährung bestimmt: Beim Brustkind entwickelt sich eine Bifidusflora, durch welche alle nicht physiologischen Keimarten zurückgedrängt werden, weil in der Muttermilch ein „Bifidusfaktor“ (der aus Fruktose und Galaktose bestehende Zweifachzucker „Lactulose“) enthalten ist. Weil dieser Faktor der Kuhmilch ermangelt, bleibt beim Flaschenkind die Bifidusflora unterentwickelt. Auch die nicht physiologischen Keime können sich daher entfalten, was sich, wie wir sehen werden, auf Entwicklung und künftiges Lebensschicksal des Kindes nachteilig auszuwirken vermag. Jedes Neugeborene sollte deshalb möglichst lange gestillt werden.

Die obligate Dünndarmflora des Menschen

Das Darmrohr des Menschen gliedert sich in zwei „Gärkammern“, den Dünndarm und den Dickdarm, die sowohl anatomisch und funktionell als auch hinsichtlich der bakteriellen Besiedlung deutlich voneinander unterschieden sind.

Der Dünndarm ist ein fünf Meter langes Schleimhautrohr, das an beiden Enden durch Ringmuskelschleusen abgedichtet ist. Er ist das Organ der fermentativen Verdauung, in welchem alle Verdauungssäfte des Körpers, also die Säfte der Mundspeicheldrüsen, des Magens, des Dünndarms, der Bauchspeicheldrüse und die Galle, zusammenfließen. Jeder Quadratzentimeter der Dünndarmschleimhaut ist mit 3000 automatisch saugenden Darmzotten besetzt, wodurch die saugaktive Oberfläche des Dünndarms auf rund vierzig Quadratmeter vergrößert wird, so daß die Aufsaugung der fermentativ aufgespaltenen Nahrungsstoffe jeweils schnellstens erfolgen kann. Die Dünndarmkammer des gesunden Organismus ist obligat und nahezu ausschließlich von milchsäurebildenden Organismen der Acidophilus-Bifidus-Streptococcus-Gruppe besiedelt, ohne deren Mitwirkung die Nahrung weder optimal verdaut noch ausreichend aufgesaugt werden könnte. Sie erzeugen jenes ungefähr neutral gestimmte pH-Optimum, welches die im Dünndarm zusammenwirkenden Fermente benötigen, um die Aufschließung und sofortige Aufsaugung der Nahrung innerhalb der verfügbaren Frist bewältigen zu können. Sie gewährleisten auch die Mineralversorgung unseres Körpers, weil viele Mineralien ausschließlich als milchsaure Salze aufgenommen werden können. Außerdem schützt das von der obligaten Flora aufrechterhaltene Redoxpotential die Darmschleimhaut und die Vitamine unserer Nahrung vor zerstörenden Einflüssen aller Art und verwandelt unwirksam gewordene Vitamine wieder in die wirksame Form zurück. Sie erzeugen selbst reichliche Mengen von Vitaminen, die ebenfalls unserem Organismus zugute kommen. Die Antibiosefunktion der Milchsäurebildner schützt nicht nur den Dünndarm gegen Besiedelung durch „dünndarmfremde" Keime, sondern auch den Dickdarm gegen das Eindringen „dickdarmfremder" Keime von oben und gewährleisten so die physiologisch richtige Zusammensetzung der Dickdarmflora. Ohne gesunde Acidophilus und Bifidus keine gesunden Coli!

Die obligate Flora des Dickdarms

Schon wenige Stunden nach der Geburt ist die Wand des Dünndarms, wie bereits erwähnt, mit Acidophilus- und Bifiduskeimen, die Wand des Dickdarms hingegen mit einer dichten Tapete von Colibakterien überzogen. Wir können im Darm einen aëroben und einen anaëroben Milieubereich unterscheiden. Zum aëroben Bereich gehören die reich durchblutete Schleimhaut selbst und der schleimhautnahe Bereich, soweit er für den von den Schleimhautgefäßen abgegebenen Sauerstoff erreichbar ist. Der schleimhautferne Bereich der Darmhöhlung hat hingegen ein anaërobes Milieu. Das nach seinem Entdecker als „Escherichia Coli" bezeichnete Colistäbchen bevorzugt die Schleimhaut und das schleimhautnahe aërobe Milieu. Das Innere der Dickdarmzellen ist (nach KOHLBRUGGE u. a.) von lebenden Colistäbchen erfüllt. Auch die der Oberfläche der Schleimhautzellen Kopf an Kopf aufsitzenden Colistäbchen sind in der Regel innerhalb der Zelle verankert. Diese lückenlose Colitapete macht es, wie LAVES betont, allen anderen, insbesondere aber allen darmfremden Keimen normalerweise unmöglich, mit der Dickdarmschleimhaut überhaupt in direkten Kontakt zu treten. Der schleimhautferne, also anaërobe Dickdarmraum wird bei intakter Coliflora überwiegend von Acidophilus-Bifiduskeimen beherrscht, die wir bereits als obligate Symbionten des Dünndarmes kennengelernt haben. Sie gedeihen am besten im sauerstofffreien Milieu. Je dichter, je atmungsaktiver also die Colitapete der Darmwand jeweils beschaffen ist, desto besser werden in der Lichtung des Dickdarms jeweils auch die anaëroben Milchsäurebildner gedeihen, weshalb das Bacterium coli auch als „Amme" der Acidophilus- und Bifidusflora bezeichnet wurde. Je kräftiger die Coliflora entwickelt ist, desto kräftiger ist jeweils auch die antibiotische Wirksamkeit der Acidophilus- und Bifidusflora ausgebildet und desto geringer ist daher – optimale Ernährungsverhältnisse vorausgesetzt – die Wahrscheinlichkeit, daß gifterzeugende, anaërobe Fäulniserreger im Dickdarm die Oberhand gewinnen.

Wie KOHLBRUGGE im Jahre 1901 erstmals angegeben hat, muß der Wurmfortsatz des Blinddarms mit hoher Wahrscheinlichkeit als die hauptsächlichste Bildungsstätte der individuellen körpereigenen Colirasse betrachtet werden. Im gesunden Wurmfortsatz ist in der Regel eine Reinkultur von Colibakterien anzutreffen (ROBINSON). Im Gegensatz dazu ist, wie u. a. ASCHOFF, BAUMGÄRTEL und ZENKER erwähnen, bei Blinddarmentzündung niemals Coli, sondern der anaërobe Streptococcus putridus vorhanden. Die Symbiontennatur der säurebildenden Flora des Dünn- und Dickdarms ist lange bezweifelt worden, darf heute jedoch als gesichert betrachtet werden.

Die Bedeutung der Darmflora für den Vitalstoffhaushalt des Organismus

In der Trockenmasse gesunder Darmbakterien können zahlreiche Vitamine der B-Gruppe – so B 1, B 2, B 6, B 12, B c (= Folsäure), H (= Biotin), PP und Pantothensäure – nachgewiesen werden. Durch Bifidus- und Colibakterien wird außerdem noch das für die Blutgerinnung erforderliche Vitamin K gebildet. Daß diese Vitamine dem menschlichen Organismus zugute kommen, erweisen die Mangelerscheinungen, die nach Behandlung mit Penicillin oder mit Sulfonamiden beobachtet werden können. Durch diese Heilmittel werden nämlich mit den krankmachenden auch die symbiontischen Mikroorganismen vernichtet, wobei selbstverständlich auch die Vitaminbildung der letzteren verlorengeht.

Die normale Darmflora kann jedoch auch in indirekter Weise dazu beitragen, die Vitaminversorgung des Organismus sicherzustellen. Die Mehrzahl der Vitamine, die mit der Nahrung aufgenommen werden, ist alkali-empfindlich, würde also in alkalischem Darmmilieu unwirksam werden, wenn nicht die von den obligaten Darmkeimen erzeugte Milchsäure – im Verein mit anderen von diesen Organismen erzeugten Stoffen – als schützender Puffer wirksam sein würde.

Alkali-empfindlich sind u. a. die Vitamine K, C, B 1, B 2, B 6, B 12, PP, Pantothensäure und Cholin, die somit nur durch Mitwirkung der säurebildenden Flora in ausreichenden Mengen aus dem Darm aufgenommen werden können. Vitamine können auch durch Sauerstoffeinwirkung unwirksam gemacht werden, so die Wirkstoffe A 1, A 2, Beta-Carotin, B 1, B 6, B 12, C, D 2, D 3, E, F, H, P und K. Acidophilus und Bifidus sind vermöge ihrer reduktiven Potenz befähigt, oxydierte Vitamine zu reduzieren und damit zu reaktivieren (BAUMGÄRTEL). Auch die beste Ernährung, auch noch so reichliche Vitalstoffzufuhr wird daher ohne die erwartete Wirkung bleiben, solange die Verdauungswege nicht von gesunder, sondern von krankhaft veränderter Flora besiedelt sind.

Normale Floraverhältnisse sind auch Voraussetzung einer mengenmäßig ausreichenden Mineralversorgung des Organismus. Kalk, Kalium, Magnesium, Phosphate, Eisen und viele andere lebenswichtige Mineralstoffe können erfahrungsgemäß nämlich nur als milchsaure Verbindungen oder auch in Verbindung mit anderen Stoffwechselprodukten normaler Darmbakterien so ausreichend ins Blut aufgenommen werden, daß Mangelzustände verhindert oder beseitigt werden können.

Die dünndarmobligaten Bakterien erzeugen bestimmte, bisher noch nicht näher definierte Vitalstoffe, welche auf die Entwicklung dickdarmobligater Colibakterien anregend wirken. Gesunde Dünndarmbakterien müssen daher auch nach BAUMGÄRTEL als unerläßliche Voraussetzung für die Entwicklung einer gesunden Dickdarmflora betrachtet werden. Viele Beobachtungen deuten darauf hin, daß nicht nur bestimmte Wirkstoffe der obligaten Darmkeime – so etwa die von diesen Keimen gebildeten Vitamine – für die menschliche Gesundheit Bedeutung haben, daß für deren Erhaltung vielmehr der bakterielle Organismus in seiner Gesamtheit notwendig ist. So hat sich ergeben, daß gesunde Darmkeime nicht nur auf, sondern auch in den Zellen der Darmschleimhaut leben und als normale Bestandteile der Darmzelle zu betrachten sind, für deren Funktion sie irgendwie mitverantwortlich zu sein scheinen.

Die physiologisch obligaten Coli-Keime zeigen jeweils dieselben serologischen bzw. Blutgruppen-Eigenschaften wie der Wirtsorganismus. Wie vor vielen Jahrzehnten schon ESCHERICH festgestellt hat, scheint jeder Mensch eine ausgesprochen individuelle, ausschließlich bei ihm vorhandene Colirasse zu besitzen. BAUMGÄRTEL, BELENOWSKY, GÄRTNER, KREISEL, SEIFFERT und andere Coliforscher haben dafür Beweise erbracht. Die Forschungsgruppe SEARS (USA) hat bei vielen Hunderten von Versuchspersonen und Tieren die serologischen Eigenschaften der individuellen Colirasse bestimmt. Sie haben festgestellt, daß der körpereigene Colistamm zwar gestört und krank gemacht, aber nicht vollständig aus dem Dickdarm verdrängt werden kann. Darmfremde Colikeime, welche mit der Nahrung oder als Heilmittel zugeführt werden, sind spätestens innerhalb von zehn Tagen wieder verschwunden. Daß die körpereigenen Colikeime sich serologisch wie körpereigene Blutzellen verhalten, ist erstmals 1901 von KREISEL, 1908 von GUYOT berichtet und in der Folge unter anderem von ROSENTHAL, KAUFFMANN, VORLAENDER und SANTO bestätigt worden. Die Colisymbionten sind, wie es scheint, Organismen, deren Gene mit gewissen Genen des Wirtsorganismus zumindest teilweise identisch sind. Diese Eigenschaften qualifizieren die Symbionten geradezu als körpereigenes Organ.

Es darf (nach DUBOS, GRUMBACH, HÖRING, HAWKING und anderen Forschern) stammesgeschichtlich als erwiesen gelten, daß alle mehrzelligen Organismen, alles höhere Leben, aus einer Symbiose von einzelligen Mikroorganismen hervorgegangen ist und daher auch nur durch ununterbrochene Ernährung mit lebender bakterieller Substanz erhalten werden kann. Die bakteriellen Symbionten wären somit gewissermaßen als lebende Vitalstoffe anzusehen, die der laufenden Regeneration des Wirtsorganismus dienen. Die DNS-Bausteine menschlicher Zellen unterliegen dem Verschleiß und müssen laufend erneuert werden. Diese Erneuerung kann nur erfolgen, indem unverbrauchte DNS aus entsprechenden tierischen Organen oder aus biologisch hochwertigen Symbionten in die Zelle aufgenommen wird. Ebenso können etwaige molekulare Defekte der zellulären Gen-Informationen und die diesen parallel laufenden Enzym-defekte durch Symbionten-DNS repariert werden. Kleinlebewesen jeder Größenordnung können also u. U. — wie es scheint — als „Gene" höherer Organismen fungieren. (RUSCH, KOLB, SANTO, MOMMSEN)

Die Bedeutung der Darmflora für das Nerven- und Hormonsystem

Gesunde Colikeime erzeugen bestimmte Liposaccharide, welche für die Aufrechterhaltung der normalen Funktionen des Nervensystems und des hormonbildenden Organsystems, insbesondere aber für die Funktionen des Hypophyse-Zwischenhirn-Systems (des „HZS") und der Neben-Nieren-Rinde (der NNR) erforderlich sind. Bereits ein hundertmillionstel Gramm (also der hunderttausendste Teil eines Milligramms) dieser Liposaccharide vermag Störungen im Bereich von HZS und NNR merklich zu bessern.

Die Bedeutung der Darmflora für die „Grundimmunität" des Organismus

Amerikanische und japanische Forscher (z. B. GORDON, MIYAKAWA u. a.) haben bestätigt, daß bei „steril" (also ohne bakterielle Besiedlung der Körperhöhlen) aufgezogenen Tieren die Lymphknoten und sonstigen Abwehrorgane verkümmert sind. Antikörper (so etwa Properdin und Gammaglobuline) und andere Abwehrstoffe (beispielsweise Heparin) sind bei diesen Tieren kaum oder gar nicht vorhanden (STRASSBURG-PODSZUS u. a.). Auch eine normale „Freßaktivität" (Phagozytose-Fähigkeit) der weißen Blutzellen ist nicht ausgebildet. Die Verdauungsorgane sind ohne Tonus. Verdauungsleistung und Entleerung des Darmes sind daher gehemmt, was schwerwiegende Folgen hat (STRASSBURG-PODSZUS). Aufgrund dieser Beobachtungen darf angenommen werden, daß die Aufgabe der symbiontischen Flora in Mund, Rachen, Darm, Scheide etc. darin besteht, eine „Grundimmunität" zu erzeugen, die es dem Organismus ermöglicht, einer Besiedlung mit parasitischen Keimen erfolgreich zu begegnen. Daß die Symbionten lebens- und arterhaltende Aufgaben zu erfüllen haben, kann angesichts dieser Zusammenhänge nicht mehr angezweifelt werden (RAETTIG, PIEKARSKI).

Die Bedeutung der Lymphknoten, die — wie berichtet — sehr enge Beziehungen zur Coliflora des Darmes haben, scheint sich keineswegs auf die Abwehrvorgänge zu beschränken. RUSCH, KOLB und SANTO verweisen in ihren Arbeiten immer wieder auf die Fähigkeit des Lymphatikums, gen-kranke Zellen durch „Gen-Transplantation" wieder von ihren molekularen Defekten zu heilen. Nicht nur Gene, sondern auch beliebige andere kranke Organellen der Zelle können durch Lymphzellen regeneriert werden. Wenn das nicht so wäre, würden – wie RUSCH betont – längst alle Menschen an Krebs gestorben sein. Andererseits sei es daher auch verständlich, warum jede Abnahme der Funktionstüchtigkeit des Lymphatikums mit einer Abnahme der Krebsresistenz verbunden ist. Wer gesund bleiben wolle, brauche unbedingt ein gesundes Lymphatikum. Dieses wiederum bedürfe zu seiner Erhaltung unbedingt einer gesunden Symbiontenflora, insbesondere aber einer gesunden Coliflora.

Der Wurmfortsatz des Blinddarms (der Appendix), die wichtigste Colibrutanstalt des Organismus, dürfte daher auch keineswegs zufällig aus einer den Rachenmandeln ähnlichen und als „Bauchmandel" bezeichneten Häufung von Lymphknoten (von PEYERschen Haufen) bestehen. Es kann auch nicht Zufall sein, daß (wie die US-Krebsforscher MC VAY und BIERMANN in umfangreichen statistischen Erhebungen nachgewiesen haben) am Blinddarm operierte Personen häufiger an Krebs erkranken als nicht operierte Personen. Wie bedeutsam die Funktion des Appendix für die Erhaltung der Immunität des Organismus sein kann, ist auch den Untersuchungen zu entnehmen, die von SUSSDORF (USA) im Auftrag der US-Atomenergiekommission durchgeführt worden sind. Durch eine an sich tödliche Strahlendosis geschädigte Tiere gehen nämlich nicht zugrunde, wenn der Blinddarm gegen die Einwirkung der Strahlung abgeschirmt worden ist. Die aus Colikeimen entstehenden und Colikeime erzeugenden Lymphknoten im Wurmfortsatz des Blinddarms können somit – und dies insbesondere bei akutem Versagen der übrigen Abwehrorgane des Körpers – von unmittelbar lebensrettender Bedeutung sein.

Die antibiotische Wirksamkeit der Darmflora

Viele Mikroben scheiden Stoffe aus, die auf artfremde Mikroorganismen giftig wirken. Derartige Stoffe – so das 1928 von FLEMING entdeckte "Penicillin" – werden bekanntlich als „Antibiotika" bezeichnet. Das Prinzip der „Antibiose" ist jedoch bereits lange vor FLEMING von dem Bakteriologen NISSLE (Freiburg) entdeckt worden. Von einem Mitarbeiter NISSLEs wurde 1916 – während einer Ruhr- und Typhusepidemie an der Ostfront – die Beobachtung gemacht, daß Soldaten mit gesunder Coliflora trotz Ansteckung von Typhus, Paratyphus, Ruhr und anderen Darminfektionen verschont blieben. NISSLEs Untersuchungen ergaben, daß die Colibakterien typhusfester Personen die Erreger des Typhus und anderer Darm- und Allgemeininfekte vernichten und auf diese Weise ihren Wirtsorganismus vor Erkrankung bewahren können. Damit war erwiesen, daß die Colisymbionten antibiotische Schutzstoffe erzeugen, mit deren Hilfe sie sowohl sich selbst als auch den menschlichen Wirtsorganismus gegen den Angriff feindlicher Mikroorganismen zu schützen vermögen. Es hat sich ergeben, daß diese antibiotische Wirksamkeit gesunder Colikeime nicht nur gegen darmfremde Keime, sondern auch gegen krankhaft veränderte körpereigene Symbionten gerichtet ist. Bakterien vom Typ des „Dyspepsie-Coli" oder des „Krebs-Coli" (= „Ca-Coli"), ebenso körperfremde Colikeime werden durch gesunde Normal-Coli ebenso vernichtet wie jeder andere „nicht physiologisch obligate" Mikroorganismus, der auf irgendeine Weise eingedrungen oder entstanden ist (NISSLE, BAUMGÄRTEL u. a.). Die gegen abnorme Keime gerichteten Abwehrstoffe werden auch als „Colicine" bezeichnet.

Colibakterien sind, wie Bifidus-Acidophilus-Keime und Streptokokken, ebenfalls Milchsäurebildner. Neben Rechts-Milchsäure erzeugen sie außerdem Butter-, Propion-, Essig- und Ameisensäure und weitere Stoffe, die ebenfalls eine antibiotische, außerdem aber eine beim Krebskranken besonders erwünschte, umstimmende Wirksamkeit entfalten. Neben der unspezifisch wirkenden Milchsäure erzeugen diese Keime noch ein spezifisches antibiotisches Prinzip, das gegen abartige Colirassen, Fäulniserreger, Pneumokokken und andere krankmachende Organismen gerichtet ist (BAUMGÄRTEL u. a.). Dieser antibiotischen Wirksamkeit aller physiologisch obligaten Bakterien des Darmes ist es zuzuschreiben, daß die mit der Nahrung eindringenden krankmachenden Bakterien nicht gefährlich werden können. Pathogene Mikroorganismen sind – von wenigen Ausnahmen abgesehen – „Säureflüchter", die sich im Darm nicht ansiedeln können, solange die Säureschranken von Magen und Dünndarm ausreichend wirksam sind (BAUMGÄRTEL u. a.).

Die krebsverhütende Schutzwirkung der obligaten Darmflora

Wie FREUND und KAMINER schon vor 60 Jahren nachgewiesen haben, wird von gesunden Colikeimen ein Schutzstoff (angeblich eine Dicarbonsäure) gebildet, welcher Carcinomzellen (nicht jedoch Sarkomzellen) aufzulösen vermag. Er wird deshalb als „Cytolysefaktor" bezeichnet. Abartige Colikeime sind nicht imstande, diesen Schutzstoff zu bilden, sie erzeugen vielmehr sogar Toxine, welche in umgekehrtem Sinne wirksam sind, somit das Wachstum von Carcinomzellen begünstigen können. Wenn die dünndarmobligaten Mikroben (Acidophilus und Bifidus und Streptococcus lacticus) von hochvirulenten pathogenen Staphylokokken überwuchert werden, können (wie außer FREUND und KAMINER auch BOSTROEM und A. BECKER beobachtet haben) im Darminhalt und im Blut sarkomerzeugende Gifte nachgewiesen werden, die offensichtlich von der Staphylococcus-Flora hervorgebracht werden. Die gesunde Coliflora soll (nach KOLLATH) aber noch einen weiteren Schutzfaktor gegen Krebs erzeugen, der seiner chemischen Struktur nach den K-Vitaminen nahestehen, mit diesen jedoch nicht identisch sein soll. Dieser Faktor soll verhindern, daß die obligaten Mikroorganismen des Blutes zu carcinogenen Erregern entarten können. Von BAUMGÄRTEL wurde 1967 des weiteren berichtet, daß gesunde Colikeime das Ferment Asparaginase erzeugen, dessen tumorhemmende Wirksamkeit allgemein bekannt ist, seit es (von Bayer-Leverkusen) als Heilmittel in den Handel gebracht worden ist.

Gesunde Darmbakterien können aber noch auf andere Weise einer Krebsgefährdung begegnen:

- weil sie das von der Galle ausgeschiedene krebsbegünstigende Cholesterin unlöslich machen und so dessen Wiederaufsaugung verhindern (BAUMGÄRTEL u. a.);
- weil sie (nach BAUMGÄRTEL u. a.) die Leber veranlassen, einen Großteil des entstehenden Cholesterins in Gallensäuren umzuwandeln, durch welche die Resorption der Nahrungsstoffe, insbesondere aber die der Vitalstoffe entscheidend gefördert wird;
- weil sie verhindern, daß das in den Darm gelangte Cholesterin von den Fäulniskeimen zu krebsfördernder Cholesterin-Buttersäure verestert wird, die nach Aufnahme in die Blutbahn krebszellenauflösende Schutzstoffe unwirksam zu machen vermag (FREUND, KAMINER u. a.);
- weil sie durch Bildung von Rechts-Milchsäure die wachstumsfördernde Links-Milchsäure der Krebszellen neutralisieren und auf diese Weise wachstumshemmend wirken können (SEEGER u. a.);
- weil sie, wie SHEAR nachgewiesen hat, Polysaccharid-Simplexe erzeugen, welche Krebszellen zum Zerfall bringen können;

- weil sie die Darmfäulnis hemmen, die Darmschleimhaut für Gifte undurchlässig machen und die Entgiftungspotenz von Darmschleimhaut und Leber leistungsfähig erhalten (BAUMGÄRTEL, KOLB, RUSCH u. a.);
- weil sie, wie oben berichtet, ständig die körpereigene Abwehr (einschließlich der Properdinbildung) reaktivieren und die Entwicklung einer Abwehrschwäche verhindern;
- weil sie (nach BAMMER, MARTINI, WINDLE u. a.) durch regenerationsanregende Hormone die gewebliche Erneuerung ermöglichen, außerdem molekulare Defekte schwacher Stellen des Organismus regenerieren und dadurch ggf. deren maligne Entartung verhindern können;
- weil sie – insbesondere aber die Coliflora! – die Sauerstoffatmung gesunder und kranker Zellen deutlich aktivieren (BAYERHAUS-LIENHOP-STÜTTGEN 1954), den krankhaften Gärungsvorgängen in der Krebszelle somit entgegenwirken können.

Was versteht man unter „Dysbakterie"?

NISSLE und viele andere Forscher haben beobachtet, daß bei chronischen Erkrankungen einschließlich des Krebses abnorme Symbionten vorhanden sind. Im Jahre 1929 wurde von NISSLE der Vorschlag gemacht, den Zustand der Coliflora an Hand der Stuhluntersuchung zu begutachten und das völlige Fehlen „normaler" Colikeime bzw. das ausschließliche Vorhandensein von Paracolikeimen, also von krankhaft veränderten Colistäbchen im Stuhl, als „Dysbakterie des Colons" zu bezeichnen. Paracoli werden bei chronischen Erkrankungen zwar häufig, aber keineswegs immer angetroffen, woraus manche Untersucher den voreiligen Schluß gezogen haben, daß zwischen dem Zustand der Darmsymbionten und der Erkrankungsbereitschaft irgendein kausaler Zusammenhang nicht bestehen könne. Diese Folgerung ist jedoch verfehlt. Wenn Colikeime unterschiedlicher Rasse und Virulenz in der Darmwand miteinander konkurrieren, so wird die jeweils virulentere Rasse die jeweils schwächere Rasse von der Schleimhaut verdrängen und daher auch vermehrt im Stuhl erscheinen lassen.

Solange die normale Colirasse virulenter ist als eine mit ihr konkurrierende Paracolirasse, wird im Stuhl auch die Paracoliflora dominieren. Sobald die biochemisch normal erscheinende Coliflora in antibiotischer Hinsicht so weitgehend geschwächt ist, daß sie die giftige Paracoliflora nicht mehr verdrängen kann, wird die Normalflora durch diese nunmehr virulenteren Paracolikeime verdrängt werden und daher im Stuhl erscheinen. Die im Stuhl erscheinenden „Normalcoli" imponieren als „normaler" Colibefund, als „Eubakterie", wodurch das genaue Gegenteil der tatsächlichen Verhältnisse vorgetäuscht wird. Durchaus zu Recht ist dieser Zustand daher auch (von RUSCH, KOLB, SANTO u. a.) als „S c h e i n - E u b a k t e r i e" charakterisiert worden. Sobald irgendwelche Maßnahmen zur Regeneration der Darmflora eingeleitet werden, pflegt diese Schein-Eubakterie unverzüglich in eine ausgeprägte Dysbakterie überzugehen, die somit als Ausleitungsvorgang – als „A u s l e i t u n g s - D y s b a k t e r i e" – zu deuten ist. Das Ergebnis einer einmaligen Stuhluntersuchung kann demnach auch keineswegs immer als eindeutiger Maßstab für die Beurteilung des Darmmilieus herangezogen werden. Eine kulturell intakte, also scheinbar normale Colirasse kann antibiotisch durchaus unwirksam und wertlos sein und wird daher auch nicht in der Lage sein, das Wuchern gefährlicher karzinogener Keime und deren Fäulnisvorgänge einzudämmen. Ein Schwerkranker kann daher, wie unter anderem RUSCH immer wieder betont, eine (Schein-) Eubakterie haben, während wir bei einem gesunden Menschen beispielsweise nach Fasten eine ausgesprochene Dysbakterie feststellen müssen, weil der Organismus die unbrauchbar gewordenen Symbionten auszuwerfen beginnt. Maßgeblich für die Beurteilung eines Darmmilieus sind also nicht biochemisches Verhalten, Färbbarkeit und Aussehen der im Stuhl vorhandenen Flora, vielmehr einzig und allein deren Antibioseleistung. Wenn scheinbar „normale" Colistäbchen von Paracoli und Proteusbakterien oder von Staphylokokken überwuchert werden, so sind die Colikeime diesen hochvirulenten Organismen gegenüber relativ schwach. Eine Dysbakterie besteht also keineswegs erst dann, wenn alle Colikeime bereits zur Paracoliform entartet sind.

W i e e n t s t e h t e i n e D y s b a k t e r i e ?

Jeder Mensch hat seine eigene Colirasse, die seiner Individualität entspricht. Sie kann im antibiotischen Sinne stark oder schwach veranlagt sein. Der menschliche Organismus und seine Mikroben bilden zusammen eine Lebensgemeinschaft, eine Symbiose. Wenn diese Lebensgemeinschaft in Ordnung ist, wenn sowohl Wirtsorganismus als auch Mikroben gesund sind, spricht man von „Eubiose". Die Lebensbedingungen von Mensch und Mikroben sind jedoch ständigem Wechsel unterworfen. Wenn sich die Bedingungen ihres Zusammenlebens in eingreifender Weise verändern, so etwa infolge einer Erkrankung des

Menschen oder auch seiner Bakterien (auch Bakterien können nämlich erkranken!), so kann die Gemeinsamkeit mit Nachteilen verbunden sein. Die Eubiose wird dann in eine „Dysbiose" übergehen, die „Eubakterie" in eine „Dysbakterie" verwandelt werden.

Wenn das Nervensystem des menschlichen Wirtsorganismus (etwa unter dem Einfluß von Kopfherden und Störfeldern) funktionell zu entgleisen und den Körper in krankhaftem Sinne „umzustimmen" beginnt, so wird von dieser „Umstimmung" selbstverständlich auch die Darmschleimhaut und damit der Lebensraum der Darmflora mitbetroffen. Durchblutung und Stoffwechsel der Schleimhäute werden vermindert und die physiologische Zusammensetzung ihrer Säfte verändert werden. Die Lebensbedingungen der in und auf den Schleimhäuten ansässigen Symbionten werden dadurch verschlechtert, ihre antibiotische Leistung und ihre Entgiftungspotenz verringert. Eines Tages wird die symbiontische Darmflora schließlich nicht mehr in der Lage sein, die Entwicklung parasitischer Keime zu unterdrücken. Sie wird durch deren Gifte selbst geschädigt, dadurch erkranken und nunmehr auch ihrerseits zur Giftquelle werden.

Jede Veränderung der Umweltbedingungen kann für Mensch und Symbiont irgendwie von Bedeutung sein. Sowohl der Mensch als auch dessen Symbionten sind beispielsweise „wetterfühlig", können ihre biochemischen Leistungen also unter dem Einfluß von Klima, Wetter und Strahlenwirkung einschneidend verändern (CURRY, DEICHMANN, PETSCHKE u. a.).

Der Zustand der Darmkeime – wie überhaupt aller Symbionten – ist zudem noch weitgehend abhängig von der Art der Ernährung. Eine wertlose Kost kann nicht nur im menschlichen Wirtsorganismus, sondern auch bei dessen Symbionten Mangelkrankheiten und Entartungsvorgänge zur Folge haben.

Chemischen Einflüssen gegenüber sind unsere Symbionten in hohem Maße empfindlich. Auch durch Antibiotika (so etwa durch Penicillin) oder durch Sulfonamide werden sie genauso geschädigt wie darmfremde Keime. Wenn man chemisch konservierte Nahrung zu sich nimmt, z. B. Rauchfleisch, Räucherwurst, Räucherfische, so werden durch die desinfizierenden Teerstoffe dieser Nahrungsmittel nicht nur die nahrungszerstörenden Fäulniskeime, sondern wahllos auch die Symbionten geschädigt bzw. vernichtet. Vernichtend für die Flora wirken aber auch die Teerstoffe des Tabakrauches, die auf Obst und Gemüse gespritzten Insektizide, ebenso Röststoffe und sonstige Fremdstoffe, die der Nahrung zugesetzt werden oder bei der Zubereitung in dieser entstehen. Viele chemische Heilmittel, ebenfalls die zahllosen Desinfektionsmittel, die u. a. in Zahnpasten, Mundwassern und anderen kosmetischen Zubereitungen enthalten sind und bei jeder Anwendung unvermeidlich in wirksamen Mengen verschluckt werden, die technischen Fremdstoffe unserer Umwelt, die Abgase, die Waschmittel und tausend andere Dinge – sie alle schädigen nachweislich unsere Symbionten ebensowohl wie uns selbst. Jeder einzelne dieser schädlichen Faktoren vermag im Laufe der Zeit schon in kleinen Mengen unsere Symbionten „krank" zu machen, wie RUSCH, KOLB und SANTO nachgewiesen haben. Kranke Symbionten können ihre für uns lebenswichtigen biologischen Aufgaben nicht mehr erfüllen. Mit der Zerstörung unserer Symbionten geht der allmähliche Verfall unserer Gesundheit also Hand in Hand.

Die enterale Autointoxikation im Gefolge der Dysbakterie

Die „innere Selbstvergiftung aus dem Darm" wird durch Fäulnisgifte verursacht, die im Darm unter dem Einfluß nicht-symbiontischer Fäulniskeime entstehen und in die Blutbahn gelangen. Wenige Milligramm des Darminhaltes, in die Vene gespritzt, können den sofortigen Tod zur Folge haben. In die Pfortader injiziert, wirken sie hingegen nicht tödlich, weil sie dann in der Leber unschädlich gemacht werden können. Ob und wieviele Gifte in die Blutbahn eindringen können, ist abhängig vom Zustand der Darmflora, vom Ausmaß der Giftbildung und damit unter anderem auch von der Art der Ernährung und nicht zuletzt vom Zustand der Darmschleimhaut, der Leber und ihrer Entgiftungspotenz.

Je geringer die antibiotische Kraft der Darmflora geworden ist, desto mehr können Fäulniskeime die Oberhand gewinnen und desto mehr Leichengifte werden im Darm gebildet werden. Die im Darm entstehenden Gifte werden sowohl von den in gesundem Zustand giftfesten und entgiftungspotenten Symbionten, als auch von den PEYERschen Lymphknoten der Schleimhaut und von der Schleimhaut selbst unschädlich gemacht. Sind jedoch die Symbionten erkrankt, ist ihre Entgiftungsfähigkeit vermindert, wird der ebenfalls kranken und daher geschwächten Schleimhaut und ihren ebenfalls geschwächten Lymphknoten die Aufgabe zuteil, ein Vielfaches der üblichen Entgiftungsleistung vollbringen zu müssen. Auch sie werden durch diese Aufgabe überfordert sein, und die unbewältigten Gifte werden daher im Pfortaderblut der Leber, dem größten Entgiftungsorgan des Körpers, zugeführt werden. Solange nun die vereinten

Entgiftungskapazitäten von Darmschleimhaut und Leber dem Giftansturm aus dem Verdauungsrohr voll gewachsen sind, werden natürlich auch keine Darmgifte ins Blut übertreten und gesundheitliche Störungen hervorrufen können.

Erst dann, wenn die Entgiftungsleistung von Darm und Leber nicht mehr ausreicht, um alle anfallenden Darmgifte aufzufangen und zu entgiften, werden Darmgifte auch in die Blutbahn gelangen. Sie verursachen in diesem Falle eine „Enterale Autointoxikation", eine „Selbstvergiftung aus dem Darm". Das Ausmaß der Giftbildung ist abhängig von Art und Menge der Nahrung, von ihrer Zerkleinerung und von der Verdauungsleistung in Magen und Dünndarm.

Bei normaler Funktion wird die durch den Magen vorverdaute Nahrung im Dünndarm nahezu vollständig verdaut und einschließlich der Fermentsäfte von den Zotten unverzüglich aufgesaugt. In den Dickdarm gelangen somit normalerweise eigentlich nur unverdauliche Stoffe, beispielsweise also Zellulosen oder bestimmte schwer verdauliche Eiweißstoffe. Verdauliche Nahrungsmittel erreichen also den Dickdarm nur dann, wenn sie, wie beispielsweise Milchzucker, im Wasser schwer löslich sind. Nur schwer- und unverdauliche bzw. schwerlösliche Nahrungsstoffe können normalerweise also in den Dickdarm gelangen, wo sie zum Nährboden der im Dickdarm lebenden Bakterien werden. Wenn die Nahrung hingegen ungenügend gekaut und hastig verschlungen wird, so können die groben Bissen, weil sie den Verdauungssäften zu wenig Oberfläche bieten, während der Dünndarmpassage nicht vollständig aufgeschlossen werden. Das Gleiche ist der Fall, wenn zu wenig Verdauungssäfte gebildet werden oder wenn die Dünndarmpassage aus irgendwelchen Gründen krankhaft beschleunigt ist. In allen diesen Fällen, aber auch bei chronischer Vielesserei, werden dann abnorme Mengen unverdauter Nahrung in den Dickdarm gelangen und dort der fauligen Zersetzung verfallen. Die Gifterzeugung wird dadurch vervielfacht und dies um so mehr, je stärker die zugeführte Nahrung biologisch entwertet ist. Schon ein gesunder Organismus dürfte dieser Belastung auf die Dauer schwerlich gewachsen sein. Ein dysbiotisch entgleistes Darmmilieu wird von dieser Situation endgültig überfordert werden.

Welche Giftstoffe bewirken die Selbstvergiftung aus dem Darm?

Am Zustandekommen der enterogenen Vergiftung sind drei Gruppen von Giften beteiligt, nämlich die Fäulnisgifte (Leichengifte), die bei der Zersetzung der unverdauten Eiweißstoffe entstehen, die bakteriellen Gifte (Endotoxine), die von krankhaft veränderten Symbionten und Fäulnisparasiten erzeugt werden und die unverdauten und halbverdauten Eiweißstoffe, die infolge der krankhaft gesteigerten Durchlässigkeit der toxisch geschädigten Darmwand ins Blut gelangen und dort allergische Reaktionen veranlassen. Die Darmwand wird von diesen Giften gelähmt und entzündlich gereizt. Verstopfung – unter Umständen von gelegentlichen Durchfällen unterbrochen – pflegt sich einzustellen. Im gestauten Darminhalt entwickeln sich extrem virulente Floren, von denen große Giftmengen erzeugt werden. Gestauter Darminhalt ist daher ein gefährlicher Herd, durch den auf die Dauer auch die Entgiftungspotenz einer gesunden Leber überfordert wird. (DEICHMANN u. a.) Die unvermeidlich entstehende Leberschädigung verstärkt die ohnehin bereits vorhandene Fermentschwäche in Magen und Pankreas. Sie vermehrt dadurch die Giftbildung im Darmmilieu, wodurch wiederum die Belastung der Leber verstärkt wird. Die aus der überforderten Leber ins Blut übertretenden Gifte werden in den Mesenchymdepots abgelagert, deren Entgiftungskapazität dadurch allmählich blockiert wird, wodurch der Entwicklung eines Tumormilieus und einer Abwehrschwäche der Weg bereitet wird.

Wie kann die Dysbakterie rückgängig gemacht werden?

In erster Linie muß versucht werden, das Darmmilieu wieder zu normalisieren, um zunächst einmal dessen Herdwirkung und deren verhängnisvollen Einfluß auf die Abwehrvorgänge zu unterbinden. Ausschaltung der Zivilisationskost und Neuordnung der Ernährung nach biologischen Regeln ist der erste Schritt auf diesem Wege. Auch die Eßgewohnheiten sollten vernünftig geordnet werden. Die Mahlzeiten sollen klein gehalten sein. Jeder Bissen sollte gründlich – also bis zur Verflüssigung – gekaut werden, um den Verdauungsfermenten eine schnelle Aufschließung der Nahrung zu ermöglichen und das Übertreten von unverdauter Nahrung in den Dickdarm soweit wie irgend möglich einzuschränken. Die geschwächte Verdauungskraft muß durch Fermenthilfen ausreichend gestützt werden. Die Fermentgaben müssen so reichlich sein, daß während der beim Verdauungskranken meist beschleunigten, höchstens dreißig Minuten dauernden Dünndarmpassage eine möglichst vollständige Aufschließung der jeweiligen Mahlzeit erfolgen kann. In erster Linie muß aber dafür Sorge getragen werden, daß die krankhafte Darmflora durch eine gesunde Flora ersetzt wird. Das geschieht am besten durch Ausschaltung der krankhaften Floren, durch

Wiedereinpflanzung normaler Stämme aller physiologisch obligaten Bakterien und durch ersatzweise Zufuhr von Symbiontenwirkstoffen, solange das Darmmilieu nicht völlig saniert ist.

Zusammenfassung

Wie die Herde des Kopfbereiches, so können auch entartete Schleimhautfloren gefährliche Gifte erzeugen und dazu beitragen, die Voraussetzungen eines Geschwulstwachstums – nämlich Tumormilieu und Abwehrschwäche – entstehen zu lassen. Der weitaus gefährlichste und größte dieser Herde ist das dysbiotisch veränderte Darmmilieu. Nach KOLLATH gibt es keinen Krebs ohne Dysbakterie! Die gesunde Darmflora wirkt sowohl durch Sicherung der Vitamin- und Mineralversorgung als auch der Zellatmungs-, Abwehr- und Entgiftungsvorgänge einer Krebsgefährdung aktiv entgegen. Die kranke Darmflora hat alle diese Fähigkeiten verloren. Die Vitalstoffe werden zerstört, Zellatmung, Abwehr- und Entgiftungsvorgänge werden gelähmt, der Organismus gleichzeitig mit giftigen Zerfallsstoffen und krebserzeugenden Stoffen überschwemmt, deren Bewältigung allenfalls einem vollgesunden Organismus noch möglich sein würde. Neben der Sanierung der Zahn- und Mandelherde muß somit die Sanierung der Schleimhautherde – insbesondere aber die Sanierung der Darmflora – als notwendiger Bestandteil einer kausalen Behandlung des Krebskranken und Krebsgefährdeten betrachtet werden.

15. Kapitel

DIE BEDEUTUNG DER ERNÄHRUNG FÜR KREBSKRANKE UND KREBSGEFÄHRDETE

Jedermann weiß, daß bei der Behandlung chronischer Erkrankungen die Ernährungsweise von großer Bedeutung ist, daß bei Zuckerkrankheit eine kohlenhydratarme Diät verabreicht werden muß, bei Rheuma oder Nierensteinen eine harnsäure- und oxalsäurefreie Diät oder eine eiweißreiche Leberschutzkost bei Leberschäden. Es ist verständlich und naheliegend, daß man auch beim Krebskranken versuchen wird, durch Umstellung der Ernährung Einfluß auf den Heilverlauf zu gewinnen. Daß die übliche Durchschnittskost nicht beibehalten werden kann, versteht sich von selbst. Sie muß durch eine Kost ersetzt werden, die einerseits weitgehend frei ist von krebserzeugenden (carcinogenen) und krebsbegünstigenden Faktoren, gleichzeitig aber auch eine gegen Krebs vorbeugende Wirksamkeit zu entfalten vermag, die sich also der pathologischen Stoffwechsellage des Krebskranken anpaßt. Eine Kost, welche in diesem Sinne wirksam sein soll, müßte – wie in der Mehrzahl der einschlägigen Kostvorschläge übereinstimmend festgestellt wird – gewisse Voraussetzungen erfüllen. Sie muß reich an Vitalstoffen sein und ausreichende Mengen von vollwertigem und leichtverdaulichem Eiweiß enthalten. Sie muß ferner arm sein an tierischen, aber reich an pflanzlichen Fetten mit hohem Gehalt an Vitamin F und muß möglichst wenig vergärbare Kohlenhydrate, also möglichst wenig Traubenzucker bzw. traubenzuckerbildende Kohlenhydrate enthalten. Sie muß schließlich überwiegend aus Frischkost bestehen.

Wieviel und welche Eiweißstoffe?

Eiweißstoffe bilden bei Mensch und Tier den mengenmäßig bedeutsamsten Bestandteil aller Zellen des Organismus. Eiweißstoffe sind hochmolekulare organische Verbindungen, die aus vielgliedrigen Ketten stickstoffhaltiger Aminosäuren bestehen. Es gibt 27 verschiedene Aminosäuren. Für die Eiweißbildung sind sie jeweils alle erforderlich. Zwölf dieser Aminosäuren können jedoch im menschlichen Organismus nicht gebildet werden und müssen daher mit der täglichen Nahrung regelmäßig in bestimmten Mengen aufgenommen werden.

Biologisch vollwertig ist eine eiweißhaltige Nahrung daher auch nur dann, wenn diese zwölf lebensnotwendigen Aminosäuren im richtigen Verhältnis und in ausreichenden Mengen darin enthalten sind. Diese Bedingung ist zum Beispiel beim Getreidevollkorn, bei der Sojabohne, bei Nüssen, Hefe, Ei, Milch und Milcherzeugnissen, sowie bei Fleisch und Fisch erfüllt. Ausreichende Mengen vollwertiger Eiweißstoffe können dem Organismus also mit den verschiedenartigsten Nahrungsmitteln zugeführt werden. Die weitverbreitete Auffassung, daß der menschliche Organismus ausschließlich durch Fleischkost mit hochwertigem Eiweiß versorgt werden könne, widerlegt sich aus dieser Aufzählung von selbst. Das am leichtesten verdauliche und daher auch bekömmlichste tierische Eiweiß ist das Milcheiweiß in Form von Quark, Sauermilch oder Käse. Der tägliche Eiweißbedarf kann in etwa aus dem Körpergewicht errechnet werden. Je Kilo Körpergewicht sollte täglich ein Gramm Eiweißsubstanz aufgenommen werden. Etwa ein Sechstel des Gewichtes von Quark oder Fleisch entfällt auf Eiweißsubstanz. Der 60 Gramm betragende tägliche Eiweißbedarf eines 60 Kilogramm schweren Menschen kann somit durch 350 Gramm Quark oder durch 350 Gramm Magerfleisch gedeckt werden.

Während jedoch der Quark infolge seiner feinflockigen Struktur leicht und schnell verdaulich ist, kann das Muskelfleisch durch Verdauungssäfte sehr viel schwerer, daher auch nur unvollständig aufgeschlossen und zum Aufbau körpereigenen Proteins verwendet werden. Wenn der Eiweißbedarf durch Fleisch gedeckt wird, verfallen also weit größere Mengen an unvollständig verdautem Protein der bakteriellen Zersetzung im Dickdarm als bei einer fleischfreien Quarkkost. Die insbesondere bei Verdauungsschwäche unvermeidlich sich ergebende Überschwemmung des Blutes mit allergisierenden Oligo- und Polypeptiden, mit cancerogenen Fäulnisgiften, so etwa mit Indol, Skatol, Cadaverin, Putrescin und anderen Nekrotoxinen, pflegt daher auch nach Fleischmahlzeiten ungleich schwerer zu sein als nach Quarkmahlzeiten: Obwohl Fleisch- und Milcheiweiß sich weitgehend ähnlich sind, unterscheiden sie sich also grundsätzlich hinsichtlich ihrer Verdaulichkeit, Verwertbarkeit und Verträglichkeit.

M i l c h e i w e i ß wird schnell verdaut und daher auch überwiegend zu körpereigenem Eiweiß aufgebaut. Nur relativ bescheidene Reste werden in Fäulnisgifte und Allergene verwandelt. F l e i s c h wird hingegen infolge seiner Schwerverdaulichkeit nur langsam aufgeschlossen und daher auch in viel geringeren Anteilen assimiliert, in sehr viel größeren Mengen in Fäulnisgifte verwandelt, die in der Leber entgiftet werden müssen. Durch regelmäßige und reichliche Fleischkost wird demnach der Selbstvergiftung Vorschub geleistet, was in einem krebsgefährdeten oder bereits lebensgefährlich erkrankten Organismus keineswegs mehr in Kauf genommen werden kann.

Jede tumorabbauende Therapie ist von einer „Rückvergiftung" durch Zerfallsstoffe des Tumors begleitet. Die Ausscheidung dieser äußerst giftigen Zerfallsstoffe wird aber behindert, wenn gleichzeitig eine „Enterogene Autointoxikation" und eine Blockade der kanalisierenden Funktionen (= der Entgiftungs- und Ausscheidungsfunktionen) der Darmschleimhaut vorhanden ist. Da beides beim Krebskranken die Regel ist, sollte während der Tumortherapie möglichst wenig Fleisch verzehrt werden.

Der Durchführung einer laktovegetabilen, fleischfreien oder wenigstens fleischarmen Ernährungsweise stehen aber gewisse Schwierigkeiten entgegen. CURRY hat darauf hingewiesen, daß Personen des sogenannten „K-Typs" (die kälteempfindlichen, hageren Typen) meist eine Abneigung gegen Milch haben und ein einseitiges Fleischverlangen entwickeln. Das ist darauf zurückzuführen, daß der „K-Typ" eine hohe Alkali-, aber eine geringe Säurereserve hat. Er vermag aus diesem Grunde nur wenig Magensäure zu entwickeln und neigt deshalb zu Appetitlosigkeit. Die beim Kochen und Braten des Fleisches entstehenden, den würzigen Fleischgeschmack bedingenden Oligo- und Polypeptide haben andererseits die Eigenschaft, die Bildung von Verdauungssäften – damit aber auch den Appetit – anzuregen. Die Zunahme der Verdauungssäfte hat aber nicht nur eine Vermehrung der Nahrungsaufnahme, sondern auch eine wesentlich bessere Aufschließung – insbesondere auch der eiweißhaltigen Fleischkost – zur Folge. Bessere Eiweißverdauung ist wiederum gleichbedeutend mit vermehrter Aufnahme essentieller Aminosäuren, die der Organismus für die Synthese seiner körpereigenen Eiweißstoffe benötigt. Wir haben die Erfahrung gemacht, daß appetitlose Patienten des K-Typs bei einer rein laktovegetabilen Diät nicht recht gedeihen wollen, andererseits aber schneller zu Kräften kommen, wenn sie ab und zu pikant und schmackhaft zubereitete Fleisch- und Fischgerichte erhalten.

Welche Milch?

Milcheiweiß kann dem Körper in Form von Quark, Milch oder Käse zugeführt werden. Zwei Liter Milch haben etwa denselben Eiweißgehalt wie 350 Gramm Quark oder Magerfleisch. Die diätetische Wertigkeit der einzelnen Milcharten ist allerdings unterschiedlich, und gewisse Milchsorten sind für den Krebskranken ungeeignet und daher verboten. Frischmilch (Süßmilch) ist zu meiden, weil sie wachstumsfördernde Östrogene enthält, die im Rahmen einer krebsfeindlichen Diät verständlicherweise nicht erwünscht sein können. Frischmilch ist außerdem nur pasteurisiert erhältlich und daher nicht mehr als „lebende" Nahrung anzusehen. Sauermilch ist hingegen infolge der bakteriellen Gärung an unerwünschten Wuchsstoffen verarmt und gleichzeitig in erheblichem Umfange wieder in Lebendeiweiß (nämlich in bakterielles Eiweiß) verwandelt worden.

Regelmäßig und in ausreichender Menge aufgenommen, können Sauermilchen, worauf insbesondere KUHL immer wieder hingewiesen hat, entscheidend dazu beitragen, unsere Ernährung krebsvorbeugend bzw. krebsfeindlich zu gestalten. Nicht alle Sauermilchsorten sind allerdings gleichermaßen geeignet. Der biologische Wert einer Sauermilch ist um so höher, je mehr freie „Rechts-Milchsäure" und darmobligate Sauerbakterien darin enthalten sind. „Sanoghurt"® scheint in dieser Hinsicht alle bisher bekannten Sauermilchen zu übertreffen. Er enthält, wie „Dickmilch", Rechts-Milchsäure erzeugende Streptokokken, die zur physiologisch obligaten Flora des Darmes gehören. Bifidus-Milchen stehen dem „Sanoghurt" nicht nach. Die Bifidus-Flora des gesunden Brustkindes scheint auch für den Organismus des Erwachsenen noch von großer Bedeutung zu sein. Buttermilch ist dank ihres hohen Vitamingehaltes, insbesondere wegen ihres hohen Orotsäuregehaltes, aber auch wegen ihrer speziell leberschützenden Eigenschaften besonders wertvoll. „Bioghurt"® ist eine Acidophilus-Taette-Milch, in welcher Milchsäure ausschließlich in racemischer Form enthalten ist. Joghurt ist die einzige Sauermilch, die trotz ihres hohen Milchsäuregehaltes weniger geeignet ist. Joghurt vermag zwar krankhafte Bakterien schnell aus dem Darm zu verdrängen, die anderen Sauermilchen im übrigen aber nicht zu ersetzen, weil die Joghurt-Keime nicht im Darm bleiben, sondern wieder ausgeschieden werden. Das Joghurt der Bulgaren wird übrigens aus Schaf- oder Ziegenmich und nicht – wie bei uns – aus Kuhmilch hergestellt.

Welcher Käse?

Auch Käse ist (wie Sauermilch) als „lebendes" Eiweiß zu betrachten. Nicht alle Käsesorten sind allerdings für die krebsfeindliche Diät gleichermaßen geeignet. Als Bewertungsmaßstab können Fermentationsart, Fett- und Kochsalzgehalt herangezogen werden. Sauerkäse sind eindeutig wertvoller als Faulkäse. Magerkäse sind wertvoller als Fettkäse. Salzarme bzw. salzfreie Käsesorten sollten den stark gesalzenen Sorten vorgezogen werden.

Welches Fleisch?

Es ist bereits erläutert worden, daß Fleischgerichte wegen ihrer schweren Verdaulichkeit und wegen ihrer nachteiligen Wirkung auf das Darmmilieu im Rahmen einer Krebsdiät wenig geeignet erscheinen und daher allenfalls in kleinen Mengen Verwendung finden sollen. Welche Fleischsorten können nun empfohlen werden? Alle Innereien – also: Leber, Milz, Bries, Lunge etc. – sind dem Muskelfleisch wertmäßig überlegen. Wildtiere (Hirsch, Reh, Wildgeflügel) und wie Wildtiere lebende Weidetiere (Hammel, Lamm), sowie magere See- und Süßwasserfische verdienen den Vorzug vor allen anderen Fleischtieren. (Wildschwein und Wildkaninchen sind ungeeignet!) Stalltiere (Kalb, Rind, Huhn) folgen erst in zweiter Linie. Masttiere (Schwein, Kaninchen, Enten, Gänse, Puten) sind absolut ungeeignet. Schweinefleisch (auch Wildschweinfleisch), wie auch alle daraus hergestellten Fleischwaren (Schinken, Wurst etc.) sind nach RECKEWEG wegen der darin enthaltenen „Schweinegifte" (= „Sutoxine") auch in kleinsten Mengen zu meiden. Als gefährlichste dieser Sutoxine werden genannt die Wachstumshormone, die Histamin-Polypeptide, das Grippe-Virus SHOPE, das Cholesterin und andere mesenchymblockierende Lipide und die ebenfalls das Mesenchym belastenden Mucopolysaccharide.

Welche Zubereitung ist die beste? Ob ein Fleischgericht diätetisch wertvoll und bekömmlich ist, hängt weitgehend von dessen Zubereitung ab. Gekochtes und gebratenes Fleisch kann rohem Frischfleisch in geschmacklicher Hinsicht überlegen sein, kommt ihm aber an biologischem Wert keineswegs gleich. Geschabtes und fein gehacktes Fleisch ist vielmals besser verdaulich als nicht zerkleinertes Fleisch. Geräuchertes Fleisch (wie überhaupt alles Geräucherte, also auch Wurst, Räucherfisch etc.) ist – unabhängig von seiner Herkunft – für jede Diät ungeeignet, weil diese Nahrungsmittel durch das Räuchern mit antiseptischen Stoffen angereichert worden sind, welche die Schleimhautfloren zerstören, darüber hinaus aber auch mehr oder weniger große Mengen von „Carcinogenen“ enthalten können.

Welche sonstige Eiweißnahrung?

Die Sojabohne ist das eiweißreichste von allen Nahrungsmitteln: 200 Gramm Sojabohnen haben denselben Aminosäuren-Nährwert wie 400 Gramm Magerfleisch, sie enthalten außerdem aber noch 27 Prozent Stärke sowie 18 Prozent hochwertigen Öles mit einem F-Vitamingehalt von rund 50 Prozent und hohem Anteil an Lezithinen. Nüsse (insbesondere Haselnüsse, Walnüsse, Mandeln) stehen hinsichtlich des Eiweißwertes dem Magerfleisch nicht nach, enthalten zusätzlich aber durchschnittlich 60 Prozent hochwertige F-vitamin- und lezithinreiche, cholesterinfreie Fette. Erdnüsse sind trotz vieler wertvoller Inhaltsstoffe für die Krebsdiät ungeeignet. Hefe hingegen ist ein ausgesprochen und spezifisch geeignetes Diätetikum für die Ernährung des Krebskranken und Krebsgefährdeten. Sie enthält zahlreiche Bestandteile, welche eine krebshemmende und entgiftende Wirksamkeit entfalten können, wie von zahlreichen Untersuchern experimentell gesichert worden ist. Trockenhefen sind ebenso diätgeeignet wie lebende Frischhefe bzw. gärende Bierhefe. Die Lebendhefen sind jedoch wirkungsmäßig den Trockenpräparaten deutlich überlegen.

Welche Fette?

Als Fette werden jene organischen Verbindungen bezeichnet, die durch Vereinigung eines Glyzerin-Moleküls mit drei Molekülen sogenannter Fettsäuren entstehen. Fettsäuren sind organische Verbindungen, die aus denselben Elementen bestehen wie die Zucker und die sich von diesen lediglich durch andersartige Struktur unterscheiden. Es gibt zwei verschiedene Arten von Fettsäuren.

„Gesättigte“ Fettsäuren bilden mit Glyzerin feste Fette („Hart“-Fette, bzw. „Depot“-Fette). Sie sind vollständig mit Wasserstoff-Atomen gesättigt und daher nicht mehr chemisch reaktionsfähig. Sie sind „tote Fette“.

„Ungesättigte“ Fettsäuren sind hingegen nicht vollständig mit Wasserstoff abgesättigt. Mit Glyzerin bilden sie flüssige Fette, also Öle. Es gibt viele ungesättigte Fettsäuren. Einige sind von besonderer biologischer Bedeutung, weil sie im Organismus nicht nur als Bau- und Betriebsstoffe, sondern auch als Cofermente und Stoffwechselelemente der Zelle Verwendung finden, demnach also eine echte Vitalstoffwirkung entfalten. Man hat diese lebensnotwendigen (= „essentiellen"), hochungesättigten Fettsäuren (Linol-Säure, Linolen-Säure u. a.) daher auch unter der Bezeichnung „Vitamin F" zusammengefaßt. Diese F-Vitamine haben das Bestreben, sich mit Wasserstoff zu sättigen. Sie sind „Wasserstoff-Akzeptoren" und damit echte Atmungsfermente, die als stoffwechsel-beschleunigender Zündstoff in die Kette der zellulären Atmungsvorgänge eingeschaltet sind. Die biologische Wertigkeit eines Fettes ist daher um so größer, je mehr hochungesättigte Fettsäuren darin enthalten sind. Vitamin F ist Bestandteil der Lezithine, die als stoffwechselaktive Gerüstsubstanz der Zellhüllen, der Mitochondrien und des Zellkerns dienen. Eine lezithinreiche Zelle unterscheidet sich durch lebhaften Stoffaustausch und schlackenfreien Innenraum von einer lezithinverarmten, mit Schlackenstoffen überfüllten Zelle.

NEIFAKH (UdSSR) hat 1962 auf dem Krebskongreß in Moskau berichtet, daß Tumorgewebe keine essentiellen Fettsäuren (= keine F-Vitamine) enthalten!

Jede an Hartfetten reiche, an F-Vitamin arme Ernährung kann das Auftreten von Krebs begünstigen, wie u. a. von KOUSMINE–MEYER, BUDWIG, sowie von TANNENBAUM und SILVERSTONE nachgewiesen worden ist. Umgekehrt wirken alle F-reichen Öle und Fette der Krebsgefährdung entgegen und dies um so ausgeprägter, je mehr Vitamin F und sonstige sauerstoff-aktivierende Bestandteile darin enthalten sind. Wie schon erwähnt, müssen alle tierischen Fette (z. B. Speck, Schweinefett, Talg, Butter, Butterschmalz etc.) wegen ihres hohen Cholesteringehaltes, aber auch aus anderen Gründen als ungeeignet bezeichnet werden. Alle diese cholesterinreichen tierischen Produkte enthalten überwiegend bis ausschließlich tote Depotfette und zu wenig „lebendes", also F-haltiges Fett. Das gilt – leider muß dies gesagt werden – auch für Sahne und Butter (und selbstverständlich auch für die Käsesorten, die daraus hergestellt werden!). Wie sorgfältig man auf diese Dinge achten sollte, haben die Untersuchungen von KOUSMINE–MEYER ergeben.

Der F-Vitamingehalt pflanzlicher Öle ist abhängig von der Art ihrer Gewinnung und Zubereitung. Der höchstmögliche Gehalt an Vitamin F ist nur in naturbelassenen, also in kalt geschlagenen (in kalt gepreßten) Ölen enthalten. Durch hohen Gehalt an Vitamin F oder an anderen sauerstoffaktivierenden Bestandteilen sind ausgezeichnet: kalt geschlagenes und naturbelassenes Sonnenblumenöl, Leinöl, Sojaöl, Weizenkeimöl, Maiskeimöl, sowie Distelöl, dessen Vitamin-F-Gehalt 80 Prozent erreichen kann (zum Vergleich: Butter = 3 Prozent!), ferner Reform-Margarine, die aus diesen Ölen ohne Erhitzung zubereitet worden ist.

Nicht alle F-haltigen Öle sind andererseits geeignet. Erdnußöl, ein an sich zwar F-reiches und wohlschmeckendes Öl, kann u. U. mit „Aflatoxin" verunreinigt sein. Es handelt sich dabei um das Gift eines gelben Schimmelpilzes, der häufig in Erdnüssen anzutreffen und für den bei Erdnußpflanzern vorkommenden Leberkrebs verantwortlich ist. Erdnußöl (aber auch Erdnüsse) sollten dieser unberechenbaren Gefährdung wegen – im Rahmen einer Krebsdiät – gemieden werden.

Durch Erhitzung von Ölen und Fetten wird deren Vitamin-F-Gehalt vermindert oder zerstört, weil sich das F-Vitamin bei höherer Temperatur leicht mit Sauerstoff verbindet und dadurch „gesättigt" wird, wodurch es seinen Vitamincharakter verliert. Auch Fette pflanzlicher Herkunft werden also ihrer F-Vitamine beraubt und biologisch entwertet, wenn sie bei ihrer Herstellung einer Langzeiterhitzung unterworfen worden sind, wie z. B. die heiß gepreßten Öle und die Margarinesorten etc., die durch künstliche Härtung von Ölen gewonnen werden. Bei stärkerem oder längerem Erhitzen von Fetten können außerdem krebserzeugende Gifte entstehen. Erhitzte Fette nehmen schließlich auch allergisierende Eigenschaften an, wie von PAVEL (Paris) nachgewiesen worden ist. Chronische Verdauungsstörungen, damit aber auch präcanceröse Zustände vielfältiger Art, können durch regelmäßigen Genuß erhitzter Fette verursacht werden. Aus guten Gründen wird daher empfohlen, Öle den Speisen erst nach dem Kochen zuzusetzen.

Die Kohlenhydrate

Kohlenhydrate sind Zucker, sie sind Verbindungen, welche neben Kohlenstoff die Elemente Wasserstoff und Sauerstoff im selben Verhältnis enthalten wie Wasser. Man unterscheidet „Einfach-", „Zweifach-" und „Vielfach-Zucker".

Kohlenhydrate mit 6 Kohlenstoff-Atomen werden als sechsgliedrige Zucker (= Hexosen) bzw. als „Einfach-Zucker" (= Monosaccharide) bezeichnet. Einfachzucker sind z. B. der Traubenzucker (= die Glukose, = ein „rechtsdrehender" Zucker, = eine Dextrose), der Fruchtzucker (= die Fruktose, = ein „linksdrehender" Zucker, = eine Laevulose), ferner der Sorbit, ein ebenfalls in Früchten (besonders reichlich in Vogelbeeren) vorkommender Einfachzucker, der im Organismus in Fruchtzucker umgebaut und als solcher in den

Stoffwechsel aufgenommen wird. Einfachzucker bedürfen keiner Verdauung. Sie können in gelöstem Zustand ohne weiteres durch die Darmwand ins Blut aufgenommen werden.

Zweifach-Zucker (= Disaccharide, = Oligosaccharide) – so etwa Rohr- oder Rübenzucker, Malz- oder Milchzucker – enthalten als chemische Verbindungen aus jeweils zwei Einfachzucker-Molekülen 12 Kohlenstoff-Atome. Sie werden durch Disaccharasen (durch die disaccharid-spaltenden Fermente der Bauchspeicheldrüse und der Darmschleimhaut) in Einfachzucker zerlegt und in dieser Form ins Blut aufgenommen.

Vielfach-Zucker (Polysaccharide) – so etwa Stärke, Glykogen, Zellulose – sind Verbindungen aus zahlreichen Molekülen von Einfachzuckern. Durch Polysaccharasen (z. B. Diastasen, Amylasen, Zellulasen) können sie zu Einfach-Zuckern verdaut und in dieser Form durch die Darmwand aufgenommen werden.

Welche Eigenschaften bestimmen den diätetischen Wert eines Zuckers?

Wie bekannt, unterscheiden sich gesunde Zellen und Krebszellen durch die Art der Zuckerverwertung. Gesunde Zellen können Einfachzucker (mit Hilfe des eingeatmeten Sauerstoffes) vollständig zu Kohlensäure und Wasser verbrennen. Krebszellen können in Ermangelung der dafür erforderlichen Atmungsfermente den Sauerstoff nicht verwerten. In der Krebszelle kann Zucker daher lediglich unter Bildung von Links-Milchsäure vergärt werden. Das Fermentsystem der Krebszelle vermag andererseits nicht jeden Zucker zu vergären. Es vergärt vielmehr ausschließlich Traubenzucker, der in Form des Blutzuckers ständig im Organismus vorhanden ist. Alle anderen Einfach-Zucker sind in Ermangelung der dazu erforderlichen Enzymsysteme für die Krebszelle unverwertbar. Man kann daher zwei Gruppen von Kohlenhydraten unterscheiden, nämlich die für die Krebszellen vergärbaren und daher krebsfördernd wirksamen Zuckerarten und die für Krebszellen nicht vergärbaren und daher nicht krebsfördernd wirksamen Zucker. Zu den krebsbegünstigenden Zuckern zählen neben dem bereits oben erwähnten Traubenzucker im weiteren Sinne auch die traubenzukkerbildenden Di- und Polysaccharide, also diejenigen Kohlenhydrate, die unter Einwirkung von Verdauungsfermenten in Traubenzucker übergehen können, so vor allem Malz-, Rohr- und Rübenzucker. Selbstverständlich trifft das auch für den nicht raffinierten „braunen" Zucker zu, ebenso für den Zuckersirup und alle aus diesen Zuckern hergestellten Kräftigungsmittel, Süßigkeiten, Marmeladen u. a. m. Nicht krebsbegünstigend wirksam sind vor allem der Fruchtzucker und der „Vogelbeerenzucker" bzw. Sorbit, der in der Leber ebenfalls in Fruchtzucker umgebaut wird. Ob die Zelle den verfügbaren Zucker vergärt oder zu Kohlensäure und Wasser verbrennt, ist nicht nur von der molekularen Beschaffenheit dieses Zuckers abhängig, sondern auch von der Fermentbilanz und Stoffwechselleistung der Zelle. Viele Fermente sind Vitamin-Eiweiß-Verbindungen, die aus einem Coferment (= dem Vitamin) und einem Apoferment (= dem Nukleoproteid) zusammengesetzt sind. Der normale Ablauf der Stoffwechsel- und Atmungsvorgänge ist somit nur dann gesichert, wenn die Zelle ausreichend mit allen Vitalstoffen ausgerüstet ist. Ist hingegen die Vitalstoffversorgung der Zelle ungenügend, so entsteht in der Zelle ein sogenannter „Fermentdefekt". Die solcherart geschädigte Zelle ist nicht mehr imstande, die normale Stoffwechselleistung zu erbringen und muß sich daher notgedrungen darauf beschränken, die energieliefernden Kohlenhydrate zu vergären.

Es versteht sich von selbst, daß die Gärungsvorgänge um so intensiver sein werden, je mehr Zucker der Zelle zur Verfügung steht. Bei hohem Traubenzuckergehalt des Blutes wird die Gärung eine lebhafte sein, bei niedrigem Blutzucker wird auch die Gärung entsprechend verringert sein. Die leider immer noch weit verbreitete Unsitte, Traubenzucker als „Kräftigungsmittel" einzuspritzen, kann für den Krebskranken daher geradezu verhängnisvoll sein und muß unbedingt verlassen werden. Ob und in welchem Umfange Kohlenhydrate krankhaft vergärt werden, hängt nicht allein von der Beschaffenheit der Zelle ab, sondern auch davon, in welcher Form diese Kohlenhydrate zugeführt werden. Es ist keineswegs gleichgültig, ob wir uns die benötigten Kohlenhydrate in Form lebender Früchte bzw. lebenden Vollkornmüslis („im natürlichen Verbande") oder aber als hochkonzentrierte Reinsubstanz einverleiben, so etwa in Form handelsüblichen Trauben-, Rüben- und Rohrzuckers oder daraus hergestellter Süßigkeiten und Speisen. Durch das explosive Ansteigen des Blutzuckerspiegels nach Aufnahme derartiger Zuckerkonzentrate kann u. U. sogar der Fermentapparat der gesunden Zelle überfordert und in einen Zustand akuter Vitalstoffnot geraten, wodurch verhängnisvolle Stoffwechselentgleisungen hervorgerufen werden können, wie u. a. von LEUPOLD und anderen Forschern nachgewiesen worden ist. Es dürfte sich daher von selbst verstehen, daß Kohlenhydrate am besten in „lebendem" Zustand – „im natürlichen Verbande" mit allen Begleitstoffen, insbesondere mit allen zur Verwertung erforderlichen Lebendfermenten und Vitalstoffen – aufgenommen werden sollten, weil sie nur dann ohne nachteilige Folgen assimiliert werden können.

Welche Kohlenhydrate dürfen verwendet beziehungsweise müssen vermieden werden?

Die Gewohnheit, Süßigkeiten zu essen oder Speisen und Getränke mit Zucker zu süßen, kann mit mancherlei gesundheitlichen Gefahren verbunden sein. Im Rahmen einer biologisch einwandfreien Ernährung sollte auf diese Gewohnheit völlig verzichtet werden. Wer aber meint, es nicht lassen zu können, sollte anstelle des handelsüblichen Zuckers nicht vergärbare und daher auch nicht krebsbegünstigend wirksame Zucker verwenden, z. B. Fruchtzucker oder Sorbit (Diabetiker-Zucker). Diese Zucker sind nicht vergärbar und entfalten außerdem eine spezifische Schutzwirkung auf die Leber.

Allerdings kann auch Fruchtzucker (wie auch der ihm nahestehende Sorbit) nur im Verein mit allen erforderlichen Vitaminen verwertet werden, die jedoch in den handelsüblichen Reinkonzentraten der genannten Zucker nicht enthalten sind. Auch bei Verwendung dieser „Gesundheitszucker" muß daher auf eine ausreichende Vitaminzufuhr geachtet werden.

Anstelle der handelsüblichen Reinzubereitungen aus Fruchtzucker oder Sorbit kann auch naturbelassener, nicht erhitzter Honig Verwendung finden, ein „lebender Zucker", der (in guten Qualitäten) zu zwei Dritteln aus Fruchtzucker, zu einem Drittel aus Traubenzucker besteht und darüber hinaus zahlreiche wertvolle Vitalstoffe enthält.

Milchzucker (Beta-Laktose), ein ausschließlich in Milch vorkommender Zweifach-Zucker, dessen fermentative Aufschließung Galaktose und Traubenzucker ergibt, ist ein absolut lebenswichtiger Bestandteil der täglichen Nahrung, weil viele biologisch bedeutsame Vorgänge ausschließlich mit Hilfe des Milchzuckers ablaufen können. Milchzucker ist unumgänglich notwendig für die Erhaltung sowohl der physiologisch obligaten Flora des Dünndarmes, als auch der Coli-Flora des Dickdarmes. Der Milchzucker-Baustein Galaktose wird für die Biosynthese vieler Zellbestandteile laufend in großen Mengen benötigt. Aus den genannten Gründen ist ersichtlich, daß die tägliche Aufnahme von Milchzucker notwendig ist.

Die Stärke – ein durch chemische Verbindung vieler „Einfach-Zucker" entstandener „Vielfach-Zucker" – wird im Darm zu Einfach-Zuckern abgebaut und in dieser Form ins Blut aufgenommen. Die in Brot, Mehlspeisen, Teig- und Backwaren sowie in stärkehaltigen Gemüsen (z. B. Kartoffeln) enthaltene Stärke bildet einen wesentlichen Bestandteil der täglichen Nahrung jedes Menschen. Der gesundheitliche Wert einer stärkehaltigen Nahrung ist weitgehend abhängig von ihrer Zubereitung. Als lebendes Vollkorn genossen, sind die Getreidefrüchte ein Nahrungsmittel von unnachahmbarer Vollkommenheit. Ein Liter „lebender" Weizenkörner und etwas Meersalz bildeten die Tagesration des römischen Soldaten. Neben Stärke, biologisch höchstwertigen Fetten, Lebendfermenten und sonstigen unersetzlich wertvollen Vitalstoffen ist in 100 Gramm Weizenvollkorn sogar noch biologisch vollwertiges Eiweiß in einer Menge enthalten, die dem Eiweiß von etwa 80 Gramm Magerfleisch entspricht. Ein möglichst großer Teil der täglichen Stärkenahrung sollte daher auch in Form von „lebendem" Vollkornmüsli genossen werden.

Bedauerlicherweise werden Getreidefrüchte heutzutage üblicherweise weder als Vollkorn noch auch in lebendem Zustand verzehrt. Sie werden in der Regel vielmehr durch Feinmahlung aufbereitet, also von ihren nicht-mehligen Bestandteilen (von der Kleie) und damit auch von den überwiegend gerade darin enthaltenen Vitaminen und Mineralien „befreit". Das dieserart „veredelte" Mehl ist zudem mit Insektiziden, Bleichungs- und Schönungsmitteln versetzt, von deren bedenklichen Eigenschaften bereits die Rede gewesen ist. Mit derart zerstörter und vergifteter Nahrung kann aber, wie wir wissen, Leben und Gesundheit nicht auf die Dauer erhalten werden. In diesem Zusammenhang ist grundsätzlich zu empfehlen: der Krebskranke sollte sich wie ein Diabetiker ernähren.

Wieviel Frischkost?

Der neue Wertbegriff der „Lebendnahrung" hat in den vergangenen Jahren eine ständig zunehmende Bedeutung erlangt und die Ernährungslehre vor bisher unbekannte Probleme gestellt. Je größer der Frischkostanteil der täglichen Nahrung ist, desto höher ist – wie berichtet – auch ihr gesundheitlicher Wert. Was man roh essen kann, soll man daher auch nicht kochen! Mindestens die Hälfte, noch besser aber zwei Drittel jeder einzelnen Mahlzeit sollten aus Frischkost bestehen.

Abnorme Gärungsvorgänge – das Stoffwechsel-Charakteristikum bösartiger Zellen – können durch sie verhindert werden. Als lebende Frischkost können unter anderem rohes Obst und Gemüse und deren Preßsäfte („Muttersäfte" aus biologischer Erzeugung!), rohes Vollkorn, rohe Vollkornflocken, Weizenkeime, nicht erhitzte Sauermilchen, Quark und Käse, nicht erhitztes Sauergemüse und rohes Eigelb Verwendung finden. Voraussetzung einer vollwertigen und schmackhaften Rohkosternährung ist allerdings eine biologisch einwandfreie Küchentechnik. Ein gutes Reform-Kochbuch und andere einschlägige Fachwerke aus dem Reformhaus können die erforderlichen Kenntnisse vermitteln.

Frischobst und Frischgemüse sind die leichtest verdaulichen Nahrungsmittel, die wir kennen. Sie werden vom Magen sehr schnell in den Darm weitergeleitet.

Sogar diese leicht verdaulichen Gerichte können andererseits bei Vorliegen einer Fermentschwäche und einer Dysbakterie Blähungen und Bauchschmerzen verursachen. Der Patient pflegt für die Beschwerden allerdings nicht die mangelhaften Funktionen seines Körpers, sondern — und dies durchaus zu Unrecht — die aufgenommene Nahrung verantwortlich zu machen. Es ist möglich, diesen Beschwerden vorzubeugen, indem man Frischkost entweder für sich allein — als selbständige Mahlzeit also — oder aber als ersten Gang einer kombinierten Mahlzeit verzehrt. Wenn sie zusammen mit schwer verdaulichen Dingen (z. B. mit Fleisch, Kartoffeln etc.) oder im Anschluß an diese verzehrt wird, bleibt sie „im Magen liegen". Jede Frischkost muß bedächtig und besonders gründlich gekaut werden. Hastig verzehrt, wird sie auch für den Gesunden unbekömmlich sein. Wir ersehen daraus, wie wichtig es ist, die Kaufähigkeit zu erhalten oder wiederherzustellen. Wenn auch dann noch Blähungen und sonstige Beschwerden auftreten sollten, so kann diesen vorgebeugt werden, indem man vor und zur Frischkostmahlzeit ausreichende Mengen eines Fermentpräparates zu sich nimmt.

Wie günstig sich eine naturbelassene Vollwerternährung auf den Zustand des Krebskranken auszuwirken vermag, geht aus den Berichten von BIRCHER-BENNER, NOLFI und anderer biologisch orientierter Ärzte hervor, die wir aufgrund unserer eigenen Erfahrungen bestätigen können. Eine biologisch vollwertige Gesundkost mit hohem Frischkostanteil, wie sie von den Lebensreformern seit langem gefordert worden ist, hat also nicht nur eine allgemein gesundheitsfördernde, sondern zugleich eine krebsvorbeugende Wirksamkeit, weil durch eine derartige Ernährung ein sehr erheblicher Teil jener krebsbegünstigenden Eigenschaften ausgeschaltet wird, die der üblichen Zivilisationskost unvermeidlich anzuhaften pflegen. Es versteht sich von selbst, daß eine Interne Krebsbehandlung – auch eine vorbeugende Behandlung – diesen Erkenntnissen unbedingt Rechnung tragen und alle ernährungsbedingten Mitursachen des Krebses zur Ausschaltung bringen muß. Wer seine Gesundheit erhalten oder wieder gewinnen will, wird also auf viele lieb gewordene Ernährungsgewohnheiten verzichten müssen. Wer das nicht fertig bringt, erschwert nicht nur die Arbeit des Arztes, sondern fügt sich selbst den meisten Schaden zu. Handelsübliche Frischkost ist, wie wir wissen, leider auch oft durch Fremdstoffe verunreinigt. Man sollte also einen möglichst großen Teil seines Obst- und Gemüsebedarfs auf biologisch unbedenkliche Weise selbst erzeugen oder von einem biologisch arbeitenden Erzeuger oder aus einem Reformhaus beziehen.

Wieviel Wasser?

Ein erwachsener menschlicher Organismus besteht zu 65 Prozent aus Wasser. Mindestens ein Zwanzigstel dieser Wassermenge geht schon dem ruhenden Organismus täglich verloren und muß laufend ersetzt werden. Je höher die Temperatur der Luft, je stärker die Schweißbildung und je reichlicher die Nahrungsaufnahme ist, desto höher wird auch der Wasserbedarf des Organismus. Wie wichtig es ist, den Wasserhaushalt im Gleichgewicht zu erhalten, ersehen wir daraus, daß ein gesunder Organismus zwar 4 bis 6 Wochen ohne feste Nahrung, aber nur 6 bis 10 Tage ohne Wasser zu leben vermag.

Die im Organismus anfallenden festen Schlackenstoffe können von den Ventilorganen (Leber, Darm, Haut, Nieren) nur mit Hilfe des Wassers ausgeschieden werden. Je mehr Schlackenstoffe anfallen, desto mehr Wasser wird für deren Ausscheidung benötigt. Da die Schlackenkonzentration in Harn und Schweiß (wie von BOUCHARD schon vor 80 Jahren nachgewiesen worden ist) nicht über einen bestimmten Höchstwert gesteigert werden kann, vermag ungenügende Wasseraufnahme schon im gesunden Organismus eine Schlackenstauung und vielfältige Gesundheitsstörungen in deren Gefolge zu verursachen. Ein kranker Organismus mit erhöhtem Schlackenanfall wird also bei Wassermangel – bei „Wasserunterernährung" – nicht gesunden können, sondern noch kränker werden. Unzureichende Flüssigkeitsaufnahme hat vielseitige Störungen zur Folge. Die zirkulierende Blutmenge, deren Stoffwechselfunktionen und die davon abhängigen Organleistungen werden vermindert. Das Blut wird eingedickt. Der Herzmuskel muß daher mehr Arbeit leisten, um dieses eingedickte Blut im Umlauf zu halten. Die Absonderung von Verdauungssäften in Speicheldrüsen, Leber und Darm wird ungenügend. Ungenügende Verdauungsleistung und Resorption und vermehrte Darmfäulnis mit „Enteraler Autointoxikation" (mit „Selbstvergiftung aus dem Darm") sind die unvermeidliche Folge. Die Schlackenausscheidung ist, wie bereits oben berichtet, nur teilweise möglich.

Die nicht ausgeschiedenen Abfallstoffe werden in den Speicherzellen des Bindegewebes deponiert, was früher oder später eine „Mesenchym-Blockade", ein Versagen der Abwehrfunktion, zur Folge haben kann. Die Forderung, dem Organismus – und in besonderem Maße selbstverständlich dem krebskranken Organismus – täglich ausreichende Wassermengen zuzuführen, ist daher wohlbegründet.

Wie groß ist der Wasserbedarf des Menschen? Genaue Untersuchungen haben ergeben, daß ein gesunder Mensch bei üblicher Lebensweise ohne körperliche Anstrengung täglich 40 bis 50 ml Wasser je kg Körpergewicht, ein 60 kg schwerer Mensch also ca. 3 Liter Wasser täglich benötigen würde, um seine Wasserbilanz im Gleichgewicht zu halten. Da in der Tagesmenge einer üblichen Durchschnittskost etwa ein bis eineinhalb Liter Wasser enthalten sind, müssen demnach im Laufe des Tages wenigstens noch etwa $1^1/_2$ bis 2 Liter reinen Wassers zugeführt werden, um das tägliche Wasserminimum zu decken. Nur die Hälfte dieser notwendigen Flüssigkeitsmengen pflegt jedoch üblicherweise aufgenommen zu werden. Ohne es zu empfinden, leidet der Durchschnittsmensch an Austrocknung infolge chronischen Wassermangels. Um eine bereits bestehende Verschlackung abzubauen, bzw. die Entwicklung einer solchen zu verhindern, sollten zusätzlich zu den gewohnten Suppen und sonstigen Flüssigspeisen zwischen den Mahlzeiten (keineswegs aber zu den Mahlzeiten!) täglich noch wenigstens zwei Liter ungezuckerter Tee (Apfelschalen- oder Brombeerblättertee) oder auch reines, chlorfreies Brunnenwasser, unter Umständen mit etwas reinem Obstsaft schmackhaft gemacht, getrunken werden. Die Patienten der Ringberg-Klinik müssen täglich um 7 h, 10 h und 16 h je 750 ml (= je drei Viertelliter) derartiger Getränke zu sich nehmen, so daß außerhalb der eigentlichen Mahlzeiten insgesamt also noch $2^1/_4$ Liter „freien Wassers" zugeführt werden. Wir empfehlen unseren Patienten, dieses Regime für immer beizubehalten.

Welches Salz?

Handelsübliches Salinensalz – ein nahezu chemisch reines, also nicht durch Calcium, Kalium und Magnesium äquilibriertes Natriumchlorid – ist leider in gesundheitlicher Hinsicht nicht unbedenklich. Es sensibilisiert den Organismus für die Wirkung der entzündungserregenden Hormone der Nebennierenrinde wie auch für das Wachstumshormon der Hypophyse und provoziert außerdem die vermehrte Bildung von Cholesterin. Frisch geschlüpfte Kücken, denen anstelle reinen Wassers eine einprozentige Kochsalzlösung zum Trinken gereicht wird, sind – wie SELYE gezeigt hat – nach drei Wochen bereits vollkommen vergreist, ihre Blutgefäße durch Cholesterineinlagerung weitgehend verengt. Verengte Gefäße haben bekanntlich aber Durchblutungsstörungen und daher eine das Wachstum von Krebszellen begünstigende Sauerstoffnot in allen Organen zur Folge.

Anstelle des Salinensalzes sollte daher in der Küche entweder „lebendes" Meerwasser oder Vollmeersalz Verwendung finden, weil sie alle lebenswichtigen Salzstoffe in blutähnlicher Mischung enthalten. Aber auch diese Salze sollten der Nahrung keineswegs in übermäßigen Mengen zugesetzt werden. Einem übersteigerten Salzverlangen muß durch Verwendung anderer Gewürze entgegengewirkt werden. Außer grünen Kräutern können vielerlei Gewürzdrogen Verwendung finden, wie sie in biologisch hochwertigen Qualitäten in jedem Reformhaus erhältlich sind. Viele handelsübliche Nahrungsmittel – z. B. Brot, Käse, Konserven, Fleisch- und Wurstwaren etc. – werden bei der Herstellung mit Salinensalz gewürzt. Mit üblicher Durchschnittskost werden daher unbewußt sehr erhebliche Mengen versteckten Kochsalzes aufgenommen. Viele Nahrungsmittel sind andererseits aber auch in salzfreier Zubereitung oder mit Meersalzwürzung erhältlich. Es versteht sich von selbst, daß diese Waren der üblichen Konsumware überlegen und daher auch vorzuziehen sind.

Die Bedeutung des Säure-Basen-Gleichgewichts

Eiweiß, Fett und Kohlenhydrate, sowie sonstige in Nahrungsmitteln enthaltene Nahrungsstoffe werden durch den Verdauungsvorgang in niedermolekulare wasserlösliche Verbindungen verwandelt, die in wäßriger Lösung entweder sauer oder basisch reagieren und die chemische Reaktion der Körperflüssigkeiten daher in saurem oder basischem Sinne umstimmen können. Weil aber ein normaler Ablauf der Lebensvorgänge nur bei etwa neutraler Reaktion der Säfte aufrechterhalten werden kann, würde also die dauernde Zufuhr von ausschließlich „saurer" oder „basischer" Nahrung unserer Gesundheit nicht zuträglich sein. Wir sollten daher darauf bedacht sein, das „Säure-Basen-Gleichgewicht" des Organismus durch richtige Auswahl der Nahrung zu erhalten. BIRCHER–BENNER, Ragnar BERG, LAHMANN und andere Befürworter einer biologischen Ernährung haben nachgewiesen, daß dieses Gleichgewicht auf die Dauer nur dann gewährleistet ist, wenn dem Körper mit jeder Mahlzeit „Basenbildner" und „Säurebildner" in ausgewogenem Verhältnis zugeführt werden. Basenbildner sind alle Gemüse- und Obstarten (mit Ausnahme der unten genannten), ferner alle Milchgerichte. Säurebildner sind alle Getreidearten, wie auch die daraus hergestellten Mehle, Mehlgerichte, Brote und Backwaren (mit Ausnahme von Pumpernickel), ferner Rosenkohl, Artischocken, Pilze, Hülsenfrüchte, Nüsse, Preiselbeeren, Pflaumen und alle Fette und Öle, ebenso Eier und Eierspeisen, Quark und Käse, alle Arten von Fleisch und Fisch. Das Säure-Basen-Gleichgewicht ist gewahrt, wenn 80 Gewichtsprozent jeder Mahlzeit aus Basenbildnern (nach Möglichkeit aus Frischkost-Basenbildnern), 20 Gewichtsprozent hingegen aus Säurebildnern bestehen.

Tagesrhythmus und Ernährungsrhythmus

Alle Lebensvorgänge sind einem sonnenabhängigen Tagesrhythmus unterworfen, wie unter anderem von FORSGREN nachgewiesen worden ist. Jede Lebensfunktion zeigt also ein wellenartiges Auf und Ab mit Höchst- und Tiefstwerten, die jeweils ganz bestimmten Tageszeiten zugeordnet sind. Es ist erfahrungsgemäß von großer gesundheitlicher Bedeutung, die Ernährungsgewohnheiten mit diesen biokosmischen Rhythmen abzustimmen. Weil die eiweißverdauende Kraft der Magen-Darm-Säfte um die Tagesmitte am größten ist, sollten (nach HAY) eiweißhaltige Nahrungsmittel überwiegend morgens und mittags verzehrt werden. Die Abendmahlzeit sollte sich vorwiegend auf Rohkostsalate, Obst, Müsli und ähnliche, sowohl eiweiß- wie kalorienarme Gerichte beschränken. Über die sogenannte „Trennkost", ein Ernährungsregime, welches speziell auf die Rhythmik der Verdauungsvorgänge abgestimmt ist, können nähere Einzelheiten bei WALB nachgelesen werden. Bei Trennkost kommt es zu Blutzuckerabfall und Gewichtsabnahme, was besonders bei der Behandlung übergewichtiger Krebspatienten von Bedeutung ist.

Zwölf Gebote, die wir bei der Zusammenstellung der täglichen Nahrung beachten müssen!

1 Auf vollwertige Versorgung mit allen Vitalstoffen achten! Dazu gehören aber nicht nur die „Bioelemente" und sonstigen

Mineralien, sondern auch alle Vitamine, ebenso aber die gärungshemmend wirksamen, weil die Zellatmungsvorgänge anregenden pflanzlichen Atmungsfermente (Chlorophyll, Anthocyane, Rechts-Milchsäure u. a. m.).

2 Was man roh essen kann, soll man nicht kochen. „Leben kann nur durch Leben erhalten werden!"

3 Jede Überernährung ist unbedingt schädlich!

4 Auf den Tagesrhythmus der Stoffwechselvorgänge achten! (Siehe HAY!)

5 Sechs kleine Mahlzeiten sind bekömmlicher als drei große!

6 Auf Vollwert und Giftfreiheit der Nahrung achten! Sie soll auf biologisch hochwertigem Boden erzeugt und nicht mit chemischen Fremdstoffen verunreinigt sein.

7 Auf vollwertige Eiweißversorgung achten!

8 Auf vollwertige Fettversorgung achten!

9 Auf Vollwertigkeit der Kohlenhydrate achten!

10 Auf ausgeglichene Säure-Basenbilanz achten!

11 Auf ausgeglichene Mineralbilanz achten!

12 Auf ausreichende Wasseraufnahme zwischen den Mahlzeiten achten!

16. Kapitel

DIE BEDEUTUNG DER BIOSPHÄRE FÜR DAS KREBSGESCHEHEN

Neben „inneren" können auch „äußere" Ursachen für die Entwicklung chronischer Erkrankungen einschließlich des Krebses verantwortlich sein. Alles irdische Leben unterliegt der Einwirkung kosmischer Kräfte, der Einwirkung der Erde und der Einwirkung seines engeren Lebensraumes, z. B. also des „Wohnmilieus" und seines „Mikroklimas". Das Zusammenspiel dieser drei Kräfte kann von schicksalhafter Bedeutung sein. Viele Krankheiten des Menschen können von diesen Kräften mitverursacht werden. Fast jede Erkrankung ist irgendwie „standortbedingt", hat also (nach HARTMANN) einen „Standort-Koeffizienten". Die Erforschung dieser Umweltwirkungen ist biologisches Neuland, das noch wenig bekannt, daher leider noch vielfach verkannt und (sehr zu Unrecht!) umstritten ist. Den praktischen Erörterungen soll daher eine kurze Einführung in die bisher gesicherten wissenschaftlichen Ergebnisse dieses Sachgebietes vorangestellt werden.

Das Wissen um die Kräfte des Bodens ist keineswegs eine Entdeckung der Neuzeit, es gehört zum ältesten Erfahrungsschatz des Menschen überhaupt. Schon auf Felszeichnungen des spanisch-afrikanischen Kulturkreises der Jung-Steinzeit, denen ein Alter von wenigstens 20 000 Jahren zugeschrieben wird, finden sich Menschen mit Gabelruten abgebildet. Auch die Kulturvölker des Altertums sind mit diesen Dingen noch weitgehend vertraut gewesen. Schon seit wenigstens vier Jahrtausenden ist es im alten China gesetzliche Pflicht gewesen, vor der Errichtung eines Hauses den Baugrund durch einen beamteten „Geomanten" auf schädliche Bodeneinflüsse untersuchen zu lassen, wobei dieser sich eines hochempfindlichen Elektroskopes bediente. Aus dem Anfang des dritten Jahrtausends v. Chr. ist uns das Porträt eines der sagenhaften „Urkaiser" des alten China überliefert – mit der Wünschelrute in der Hand! Auch in ägyptischen Gräbern des dritten Jahrtausends vor Christus finden wir Priester mit einem Gabelzweig abgebildet. MOSES, der ja von ägyptischen Priestern erzogen wurde, ist rutenkundig gewesen: Der „Stab des MOSES" war eine Wünschelrute!

Der römische Ingenieur und Baumeister VITRUVIUS POLLO warnt in seinem um 25 v. Chr. erschienenen, dem Kaiser AUGUSTUS gewidmeten Buch „De architectura" vor den „giftigen Ausstrahlungen feuchten Bodens" und beschreibt, welche Vorkehrungen die Römer zu treffen pflegten, um sich vor Bodenreizen zu schützen. Von jeher und bis in die Neuzeit hinein sind bei allen Völkern – auch bei Kulturnationen – bestimmte Landschaften und Örtlichkeiten wegen ihrer ungesunden Eigenschaften gemieden worden, und zu allen Zeiten verstand man sich auch darauf, Wasser und andere Bodenschätze mit Hilfe der Rute zu orten.

Weil der Mensch durch bestimmte Bodenreize, wie sie beispielsweise über blitzgefährdeten Stellen besonders ausgeprägt wirksam werden, in eigenartiger Weise seelisch umgestimmt und beeinflußt werden kann, sind blitzgefährdete Stellen – bei den Germanen beispielsweise vom Blitz zerstörte „DONAR-Eichen" – von jeher als Kultstätten benutzt und verehrt worden. Auch die christliche Kirche hat diese Zusammenhänge gekannt und geachtet. Die ältesten christlichen Kirchen des Nordens sind bekanntlich über gefällten Donar-Eichen errichtet worden. Rutengänger wissen zu berichten, daß die Altar- und Weiheplätze alter Kirchen immer über gekreuzten Wasseradern oder über sonstwie extrem gestörten Bodenstellen mit „abladender" Strahlung sich befinden und wie oft die Kirchen im Laufe der Jahrhunderte auch dem Blitzschlag zum Opfer fallen mochten, immer wieder wurden sie trotzdem genau an der alten Stelle neu aufgebaut. Die Wünschelrute war von jeher mit dem Schleier des Geheimnisvollen umgeben. Ihre Anwendung wurde vielfach – so bei den Medizinmännern der Naturvölker, bei den Ärzte- und Priesterkasten der alten Kulturen – als Geheimkunst betrieben, und noch bis ins Mittelalter (mancherorts sogar bis ins 18. Jahrhundert hinein!) war die Anwendung außerhalb des kultischen Bereiches als „Teufelswerk" und „Hexerei" geächtet und vielfach mit dem Tode bedroht.

Erste Versuche einer wissenschaftlichen Erforschung geobiologischer Zusammenhänge begannen im 19. Jahrhundert, sind aber damals noch nicht vorangekommen. Nach der Jahrhundertwende kamen dann entscheidende Impulse von der Universität Kiel, wo FRANZIUS und HAAS tätig waren, vor allem aber von der Universität Halle, wo der Ordinarius für Geologie und Paläontologie, Johannes WALTHER, aufgrund seiner vorgeschichtlichen Arbeiten die Überzeugung gewonnen hatte, daß zwischen Lebewesen und Boden gesetzmäßige Verknüpfungen bestehen müssen. Diese Abhängigkeit sei ein Grundgesetz allen Lebens, dem alle Geschöpfe, mithin auch der Mensch, unterworfen seien. Die Bestätigung dieser Erkenntnis erhielt WALTHER aus jahrzehntelangen Untersuchungen, an denen Hunderte von fachlich ausgebildeten rutenkundigen Studenten beteiligt waren. Ihre Aufgabe bestand darin, geologische Beschaffenheit, Wasserführung und Störungszonen des Bodens mit größtmöglicher Genauigkeit zu ermitteln und mit der gesundheitlichen Verfassung der darauf seßhaften Bevölkerung zu vergleichen, wobei alle Korrelationen durch fachärztliche Kontrollen gefestigt wurden. Die große Zahl der dabei festgestellten bodenbedingten und bodenabhängigen biologischen Reaktionsweisen veranlaßte WALTHER, die Geopathie – die Lehre von der Bodenbedingtheit der Krankheiten – zu begründen.
Nach WALTHER kann es nicht länger zweifelhaft sein, daß eine Fülle verschiedenartigster Emanationen von unten und oben auf die Erdoberfläche dringen und in vielfältigster Weise auf den lebenden Organismus Einfluß nehmen. WALTHER bringt erstmals Ordnung in die Begriffe. Er spricht nicht mehr von „Wasseradern" oder „Erdstrahlen", sondern von „Bodenreizen", die überall dort in Erscheinung treten, wo die elektrische Leitfähigkeit der Erdrinde durch Änderung ihrer Zusammensetzung, ihrer Schichtung, ihrer Struktur oder durch sonstige Anomalien verändert sei.

Im Gegensatz zu WALTHER, der sich vor allem mit der krankmachenden (= pathogenen) Wirksamkeit der Bodeneinflüsse befaßt hat, hat sich der Heidelberger Arbeitskreis um W. HELLPACH in erster Linie der allgemeinbiologischen Zusammenhänge zwischen Organismus und Umwelt angenommen. In seinem Lehrbuch „Geopsyche" („Die Menschenseele unter dem Einfluß von Wetter, Klima, Boden und Landschaft") hat HELLPACH eine eindrucksvolle Gesamtschau gegeben, in welcher er die Aufhellung der „Boden-Wesenhaftigkeit" des Menschen als die vornehmste und eigentliche Aufgabe des 20. Jahrhunderts bezeichnet. Eine Vielzahl von Bodeneinflüssen sei gesichert, die

Bodenbeschaffenheit könne daher auch nicht gleichgültig sein, nachdem der Organismus aus dem Boden Einwirkungen erfahre, die denen der Atmosphäre wenigstens ebenbürtig seien. Nachdem eine Fülle von Beobachtungen erkennen lasse, daß der Boden nicht nur auf das Befinden, sondern auch auf Erscheinung und Wesensart des Menschen Einfluß nehme, müsse man annehmen, daß die Konstitution des Menschen „geobiotisch" mitbestimmt sei. HELLPACH löst sich von der isolierten Betrachtung der zahllosen Einzelvorgänge, die sich in unserer Umwelt abspielen. Er hat erstmals die Zusammengehörigkeit und die wechselseitige Abhängigkeit dieser Vorgänge in den Vordergrund gestellt und eine erste Literaturbilanz des bisher gesicherten Wissens geschaffen. „Geobiotik" (die Lehre von der bodenbedingten Wesenhaftigkeit der Organismen) und „Geopathie" (die Lehre von der Bodenbedingtheit des Krankheitsgeschehens) sind scheinbar zwar gegensätzliche, aber nichtsdestoweniger zusammengehörige Aspekte des gleichen Geschehens, die ihrer wechselseitigen Verflechtung wegen aus praktischen Gründen als „Geobiologie" (als Lehre von der Bodenabhängigkeit aller Lebensvorgänge) zusammengefaßt werden sollten. Die „Geobiologie" umfaßt außerdem noch eine Reihe von speziellen Arbeitsgebieten, so z. B. die „Biophysik" (die Lehre von den physikalischen Lebensvorgängen), ferner die „Klimatologie" und die „Meteorobiologie" (die Lehre von der Klima- bzw. Wetterabhängigkeit der Lebensvorgänge). Alle diese Sondergebiete sind jedoch im Grunde genommen, wie wir heute wissen, mit denselben Naturkräften und biologischen Abläufen befaßt, sind somit eigentlich nur unterschiedliche Betrachtungsweisen desselben Geschehens.

Der Anstoß zur Vertiefung der einschlägigen Naturerkenntnis und damit der geophysikalischen und geobiologischen Forschung ist von der Raumfahrt ausgegangen. Infolge des Wettbewerbs um den Vorsprung im Weltraum ist es für die rivalisierenden Großmächte plötzlich bedeutsam und lebenswichtig geworden, viele bisher unbekannte oder kaum beachtete Probleme zu untersuchen. In geheimer Forschung versucht man nunmehr zu klären, welche Umwelteinflüsse in freier Natur auf den lebenden Organismus einwirken, wie der Organismus auf diese Einflüsse reagiert, in welcher Weise diese Umweltwirkungen im umbauten Raum (im Haus, im Flugzeug, im Raumschiff) sich verändern, in welchem Umfange der Organismus sich diesen Veränderungen anzupassen und auf welche Weise man sich gegen unerwünschte Umwelteinflüsse zu schützen vermag. Die Untersuchung dieser Probleme wird nicht nur den aktuellen technischen und strategischen Bedürfnissen entgegenkommen, sondern zweifellos auch dazu beitragen, bisher ungelöste hygienische und medizinische Probleme ihrer Lösung näher zu bringen.

Grundlagen der „Geobiologie"

Wie bekannt, ist das Befinden lebender Organismen von Wetter- und Klimaeinflüssen bestimmt. Kein Organismus, weder der Mensch, noch auch Tiere und Pflanzen, können sich den Einwirkungen ihrer Umwelt entziehen. Selbst Bakterien und unbelebte Materie können durch Klimafaktoren erkennbar verändert werden. Der Begriff des Klimas wird am besten durch die klassische Definition A. von HUMBOLDTs (1769–1859), des Begründers der wissenschaftlichen Klimatologie und Landschaftskunde, erläutert:

> „Der Begriff des Klimas umfaßt alle Eigenschaften und Veränderungen der Atmosphäre, die unseren Organismus beeinflussen, also die Temperatur, die Feuchtigkeit, den Luftdruck, die elektrische Spannung, die Sonnenstrahlung und vieles andere . . ."

Die biologische Bedeutung der Sonnenstrahlung darf als bekannt vorausgesetzt werden. Sie besteht allerdings nicht nur aus sichtbarem Licht, sondern enthält auch elektromagnetische Wellenstrahlungen anderer Frequenzen, so beispielsweise Elektrische Wellen, sowie Infrarot-Strahlung, Ultraviolett-Strahlung, Röntgen-, Gamma-Strahlen, sowie ultraharte Frequenzen vom Typ der „Weltraum-Strahlung". Alle diese Strahlungsenergien sind bestimmten Rhythmen unterworfen, die sich aus dem Wechselspiel zwischen Kosmos, Sonne und Erde herleiten. Sonne und Erde sind elektrische Leiter bzw. Kapazitäten, die sich in einem elektromagnetischen Kraftfeld bewegen, wodurch Induktionsströme hervorgerufen werden. Die Stärke dieses Erdstromes und seiner Feldkräfte ist u. a. abhängig von der Sonnenperiodik. Seine örtliche Ausprägung wird durch die geologische Beschaffenheit der Erdrinde bestimmt.

Die elektrischen Vorgänge im Erdboden stehen naturgemäß in engem Zusammenhang mit den elektrischen Vorgängen in der Luft. Die Erdoberfläche ist gegensinnig zur Hochatmosphäre gepolt, wodurch zwischen Erdboden und Luft ein Spannungsgefälle von durchschnittlich 100 Volt je Meter Bodenabstand entsteht. Zwischen Füßen und Kopf eines 180 Zentimeter großen Menschen besteht daher normalerweise ein Spannungsgefälle (ein Potentialgefälle) von mindestens 180 Volt, was einen ständigen Austausch von Ladungen zur Folge hat, dessen „Stromstärke“ allerdings normalerweise nur in der Größenordnung von $3 \cdot 10^{-16}$ Amp./cm^2 sich bewegt. (BARTELS)

Unser spannungserfüllter Lebensraum – die „Biosphäre“ – wird aus allen Richtungen von strahlender Energie durchdrungen. Sie kommt als Weltraum- und Sonnenstrahlung von oben, als „Terrestrische Strahlung“ aus dem glühflüssigen Atomreaktor im Inneren der Erde. Auf das Vorhandensein dieser Vielfalt von Energien sind alle Lebewesen – auch der menschliche Organismus – „eingestellt“. Alle Lebewesen sind im Bereich dieser Energien – und unter ihrer Mitwirkung – entstanden. Belebte und unbelebte Materie sind im Grunde genommen – wie die Physiker sagen – stofflich und geistig miteinander identisch.

Die atomaren Antriebskräfte des unbelebten Stoffes hätten im lebenden Organismus lediglich eine „autokatalytische Verstärkung“ erhalten, und zwar durch ein Wahrnehmungssystem (= die Sinnesorgane) und ein Leitwerk (= die neuralen und hormonalen Regelkreise und Steuerorgane). Obwohl nun aber alle Organismen seit Milliarden Jahren mit den Kräften ihrer Umwelt in unlösbarer Gemeinschaft verbunden sind, kann ein Zuviel oder Zuwenig an Umweltenergie mit dem Leben unvereinbar werden. Je höher ein Organismus spezialisiert ist, desto empfindlicher wird er von drastischen Veränderungen seines Umweltmilieus getroffen werden. Er wird nur dann und nur solange gesund und lebensfähig bleiben, als er sich etwaigen Veränderungen völlig anzupassen vermag.

Das energetische Spannungsfeld zwischen Erde und Hochatmosphäre ist nicht gleichmäßig beschaffen, ist also kein „homogenes“ Feld. Im Rahmen bioklimatischer Arbeiten haben sich CURRY und WITTMANN auch mit den klimabedingten Veränderungen im elektromagnetischen „Körperfeld“ des Menschen befaßt und festgestellt, daß dessen Meßwerte vom Standort abhängig waren. Sie schlossen daraus, daß es auf der Erdoberfläche Stellen mit elektrisch auf-ladender und elektrisch ab ladender Wirkung geben müsse. Es gelang ihnen in der Tat, 10 bis 20 Zentimeter breite, durch höhere Ionisationsdichte ausgezeichnete „Reaktionslinien“ – und zwar „aufladende“ und „abladende“ Linien – nachzuweisen, die parallel zueinander in 18 bis 23 Metern Abstand über die Erdoberfläche ausgebreitet sind. Es gibt zwei einander senkrecht kreuzende Systeme von Reaktionslinien. Das eine dieser Systeme zieht von Nord-West nach Süd-Ost, das zweite rechtwinkelig dazu von Nord-Ost nach Süd-West. Die beiden Liniengitter überkreuzen sich in schachbrettartiger Anordnung, und die Kreuzungspunkte dieser Systeme erwiesen sich als besonders aktive Stellen.

Das System der Reaktionslinien wird neuerdings auch als „Globalnetz-Gitter" bezeichnet.

Im Bereich der „aufladenden" Streifen fließt positive elektrische Energie von oben nach unten. Im Bereich „abladender" Streifen fließt negative elektrische Energie von unten nach oben. Der Aufenthalt auf positiven Zonen wirkt „aufladend" auf den Organismus. Der Aufenthalt auf negativen Zonen hat eine entgegengesetzte – nämlich eine „abladende" Wirkung – zur Folge. Über positiven Zonen erweist sich der Hautwiderstand als geringer, über negativen Zonen hingegen als höher als auf indifferenten Zonen. Wo zwei aufladende Reaktionslinien sich überschneiden, entsteht eine (durchschnittlich etwa 10 mal 10 cm große) „Aufladende Kreuzung". Längeres Verbleiben in diesem Bereich hat eine sehr starke Aufladung des Körperfeldes zur Folge. Den Schnittpunkt zweier abladender Reaktionslinien bezeichnet CURRY als „Abladende Kreuzung". In ihrem Bereich wird das Körperfeld sehr stark abgebaut. WITTMANN hat die „Reaktionslinien" als „Polstrahlen" und deren Kreuzungspunkte als „Polpunkte" bezeichnet. Diese „Polpunkte" und „Polstrahlen" sind nach WITTMANN nur „Energieverdichtungen" innerhalb der jeweiligen „Polaren Felder", wobei die „Minuspole" die Mittelpunkte „Negativer Felder", die „Pluspole" die Mittelpunkte „Positiver Felder" repräsentieren. Der Ladungscharakter des „Polpunktes" bestimmt also jeweils auch die „Polarität" des Feldes, gleichzeitig aber auch die Polarität der Wassergerinne, der Verwerfungen oder etwaiger sonstiger Störzonen im Bereich dieses Feldes. Die Erdoberfläche ist demnach von positiven und negativen Feldern bzw. Feldquadraten bedeckt, deren Anordnung den schwarzen und weißen Feldern eines Schachbrettes entspricht.

Der Abstand der Reaktionslinien der Erdoberfläche ist von der Beschaffenheit des Untergrundes abhängig. Über Wasser, Erzlagern, Verwerfungen und anderen relativ besser leitenden Bodenbestandteilen scheint das Netz jeweils relativ dichter zu sein, als über weniger gut leitendem bzw. über gleichmäßig beschaffenem Untergrund. Im Bereich geologischer Störungen können sich somit bodenbedingte Reizzonen und Verdichtungszonen (= die „Polpunkte" bzw. „Kreuzungen" und die „Pollinien" bzw. „Reaktionslinien") der „Polaren Felder" überlagern, wobei sich deren Störwirkungen gegenseitig potenzieren.

Der Organismus ist bestrebt, diesen Störungen durch vegetative Gegensteuerung entgegenzuwirken. Sobald die dauernd angespannten Regulationsmechanismen ermüden, beginnen sich schließlich chronische Gesundheitsstörungen bemerkbar zu machen. Diese schädliche Wirkung wird jedoch in der Regel nur dann eintreten können, wenn ein nicht ausreichend anpassungsfähiger Organismus über Jahre im Bereich einer solchen Störzone verweilt.

Die Bezeichnung „Erdstrahlen" ist zu einer Zeit geprägt worden, wo man sich über die Natur der beteiligten Kräfte noch längst nicht im klaren war. Die Wortbildung entsprang also dem Bedürfnis, ein wissenschaftlich noch nicht deutbares Geschehen anschaulich darzustellen, ohne damit eine exakte Aussage über die Natur der zugrunde liegenden Vorgänge zu verbinden. Inzwischen konnte in der Erdoberfläche eine Reihe von Strahlungsvorgängen wissenschaftlich gesichert werden, so z. B. eine überall vorhandene, in ihrer Ausprägung aber von der Dichte des Untergrundes abhängige radioaktive „Terrestrische Strahlung", die aus dem Inneren der Erde stammt und als ionisierende Teilchenstrahlung erkannt worden ist. „Erdstrahlen" sind also tatsächlich existent und werden von der Wissenschaft auch als solche bezeichnet. Diese allgegenwärtigen Erdstrahlen entwickeln krankmachende Eigenschaften allerdings nur über Verwerfungen, Wassergerinnen und sonstigen Anomalien des Bodens, ferner z. B. über den Kreuzungen des oben beschriebenen „Globalnetz-Gitters". Alle diese Zonen sind – wie schon erwähnt – von WALTHER als „Geopathische Stör- oder Reizzonen" definiert worden, und nur diese Zonen pflegen im Volksmund als „Erdstrahlen" bezeichnet zu werden. Besonders krasse Sprünge der elektrischen Kräfte ergeben sich dann, wenn im Untergrund mehrere Reaktionslinien, Wasseradern oder sonstige Bodenstörungen sich überkreuzen. Diese sogenannten „Kreuzungen" sind daher als die weitaus gefährlichsten aller Bodenreize anzusehen.

Der Strahlensinn und die Rutenfühligkeit

Das Vorhandensein derartiger Störungen kann am einfachsten mit der „Wünschelrute" nachgewiesen werden. Manche Menschen haben bekanntlich die Fähigkeit, das Vorhandensein unterirdischer Wasseradern oder Bodenschätze fühlen zu können, wenn sie einen Gabelzweig oder eine Metallrute in bestimmter Weise zwischen beiden Händen ausgespannt halten. Die Realität des Rutenphänomens kann durch physikalische Meßgeräte objektiviert werden. Die „Strahlenfühligkeit" ist von vielen wissenschaftlichen Instituten eingehend geprüft und immer wieder bestätigt worden. Viele bedeutende Physiker sind selbst strahlenfühlig und rutenkundig gewesen, so Albert EINSTEIN und andere hervorragende Wissenschaftler. Die Strahlenfühligkeit ist eine Begabung, die bei

Mensch und Tier, wenn auch in verschieden starker Ausprägung, vorhanden ist. Die Empfindlichkeit des „Strahlensinns" – oder aber die Intensität der damit wahrgenommenen Naturvorgänge – sind periodischen (zum Beispiel tagesrhythmischen) Schwankungen unterworfen. Die wahrgenommenen Naturvorgänge können durch bestimmte Hilfsmittel – ebenso durch zufällige äußere Konstellationen – in reproduzierbarer Weise abgeschwächt oder verstärkt werden. Keine Übereinstimmung besteht bisher darüber, welche Energien wirksam und für das Rutenphänomen verantwortlich zu machen sind, welche dieser Energien eine krankmachende, insbesondere aber eine krebsbegünstigende Wirksamkeit entfalten können und wie diese Wirkungen zustande kommen.

Beweise für die krankmachende (pathogene) Wirkung von Bodenreizen

Rutenfachleuten war von jeher bekannt, daß Haustiere zu schweren Erkrankungen neigen, wenn sie zufällig über einer Reizzone – also über einem Streifen oder über einer Kreuzung – eingestallt sind. Die meisten Tiere sind „Reizzonenflüchter", sie vermeiden strahlende Bodenreize instinktiv. Vogelnester z. B. sind regelmäßig über neutralen Bodenstellen angelegt. Nur sehr wenige Tiere weichen von dieser Regel ab und scheinen sich auf gewissen Reizstreifen geradezu wohlzufühlen, so etwa Bienen, Ameisen, Katzen und Eulen.

JENNY, einem Schweizer Arzt, war 1934 aufgefallen, daß zwei ursprünglich gleich große Zuchtgruppen weißer Mäuse sich trotz gleicher Lebensbedingungen ungleich vermehrt hatten. Um die Strahlenfühligkeit der Tiere zu testen, wurden diese in 3 bis 4 Meter langen, schmalen Wohnkisten untergebracht. Diese Kisten wurden derart aufgestellt, daß sie zur Hälfte auf neutralem Boden, zur Hälfte über eine Reizzone sich befanden. Es zeigte sich, daß die Tiere ausschließlich im jeweils „neutralen" Teil der Kisten ihre Nester anlegten, den „bestrahlten" Teil der Kisten aber vermieden. Sobald die Langkisten um 180 Grad herumgedreht wurden (wodurch die Nester auf die Reizzone zu liegen kamen), siedelten die Tiere jeweils alsbald wieder in den neutralen Teil der Kiste über, wie oft man auch die Stellung der Kiste wieder verändern mochte.

In weiteren Versuchsreihen wurde schließlich geprüft, ob über Reizzonen mehr Tiere an Krebs erkranken als auf neutralem Boden. Vierjährige Versuche mit 800 teergepinselten Tieren erbrachten auf bestrahltem Boden 21 Prozent mehr Tumoren und 30 Prozent mehr Todesfälle bei sehr viel kürzerer Lebensdauer aller Tiere als in neutral aufgestellten Ställen. Noch überzeugender waren Versuche mit einem Mäusestamm, der eine spontane Krebsanfälligkeit von 20 bis 25 Prozent aufwies. Von diesen Tieren erkrankten in den unterstrahlten Ställen bis zu 65 Prozent mehr als in den neutralen Ställen. LAUTENSCHLAGER, GÄUMANN, LIECHTI, MIESCHER und andere Untersucher haben diese Versuche wiederholt und übereinstimmende Ergebnisse erzielt. Auch BEITZKE hat 1937 mitgeteilt, daß weiße Mäuse über Reizzonen eine viermal höhere Krebssterblichkeit aufweisen als über neutralem Boden.

Daß die pathogene Wirksamkeit schädlicher Bodenreize keineswegs auf Tiere beschränkt ist, versteht sich von selbst. Sie erfaßt – wenn auch in unterschiedlicher Ausprägung – alle Organismen, einschließlich des Menschen. Wie schicksalhaft pathogene Bodenreize sich auswirken können, ist durch eine große Fülle von Beobachtungen belegt worden. Schon von jeher ist es aufgefallen, daß es „Unglückshäuser" gibt, deren Bewohner weit häufiger von schweren Leiden betroffen und dahingerafft werden als der Durchschnitt der Bevölkerung. Diese Zusammenhänge sind schon im 19. Jahrhundert genauestens verfolgt worden. Hunderte von Beobachtern haben über sogenannte „Krebshäuser" und deren Bodenverhältnisse berichtet. Es bestätigte sich, daß Krebshäuser immer auf irgendwie gestörtem Untergrund errichtet worden sind.

v. POHL hat 1929 erstmals auch einen statistischen Beweis für diese Zusammenhänge zu erbringen vermocht. Er wies nach, daß die Betten der 54 innerhalb von elf Jahren in Vilsbiburg (Niederbayern) an Krebs Verstorbenen auf „Reizstreifen" gestanden hatten. Zu ähnlichen Ergebnissen kamen BLOS und BIRKELBACH.

Einen besonders beweiskräftigen Beitrag zum Problem der geopathogenen Mitverursachung des Krebses hat eine von HAGER durchgeführte Untersuchung erbracht. HAGER hat die Wohnungen der 5348 Einwohner von Stettin, die in den Jahren 1910 bis 1931 an Krebs verstorben waren, auf geopathische Reizzonen überprüfen lassen und festgestellt, daß seine Ergebnisse die Beobachtungen v. POHLs bestätigen.

Im Jahre 1935 stellt HECHT fest, daß man berechtigt sei, von „Krebshäusern", von „Krebsstraßen", ja sogar von „Krebsorten" zu sprechen. Er stützt diese Feststellung auf Erhebungen des Badischen Statistischen Landesamtes.

Im Jahre 1939 überprüft der Geophysiker CODY die Medizinalstatistik der Stadt Le Havre (Frankreich) für die Jahre 1920 bis 1930 und stellt fest, daß in vier Stadtteilen die Krebssterblichkeit viereinhalbmal so hoch ist wie im Gesamtdurchschnitt der Stadt. Es erweist sich ferner, daß diese vier Stadtbezirke von zahlreichen Wasseradern unterströmt sind. Mit Rute und objektiven physikalischen Meßmethoden wird festgestellt, daß in einer jeden Zufall weit übersteigenden Zahl von Fällen Betten und (oder) Arbeitsplätze der an Krebs Verstorbenen genau über solchen Reizzonen gelegen sind. Unter Aufsicht des Physikers DESLANDRE (Paris) hat CODY außerdem festgestellt, daß die Betten der an Krebs Verstorbenen tatsächlich einer objektiv nachweisbaren, weil meßbaren Strahlenwirkung ausgesetzt waren.

RAMBEAU untersuchte 1933 drei Ortschaften des Kreises Marburg/Lahn und stellte fest:

> „Aus meiner statistischen Arbeit ergibt sich mit voller Klarheit, daß es (in diesen Ortschaften) keinen Fall von Carcinom gab, der nicht über einem gestörten Gebiet lag! Wir haben das Haus gesucht, das auf geologisch nicht gestörtem Gebiet liegt und trotzdem Erkrankungen an Krebs aufweist und dieses Haus haben wir nicht gefunden. Wir konnten aber auch feststellen, daß es Menschen gibt, die in Krebshäusern wohnen und trotzdem gesund bleiben und ein hohes Alter erreichen. Es müssen also noch andere Ursachen da sein – vielleicht eine gewisse Veranlagung, eine herabgesetzte Widerstandsfähigkeit – um Krebsbildung hervorzurufen!"

Auch die Untersuchungen, welche von PETSCHKE (1951), von TROMP und DIEHL (Holland), von O. D. LEGON (England), von NISSLE (Freiburg) und vielen anderen Forschern veröffentlicht worden sind, sprechen in diesem Sinne.

Auch CURRY und dessen Mitarbeiter haben nach Zusammenhängen zwischen Bodenreizen und Krebs gesucht. Sie haben gefunden, daß das Bett eines Krebspatienten häufig im Bereich von Reaktionslinien oder deren Kreuzungen (= „Polpunkten") sich befindet und daß die Krebsgeschwulst jeweils in jenem Körperbereich sich zu entwickeln pflegt, der beim Schlafenden von dieser Reaktionslinie bzw. Kreuzung durchstrahlt wird. Hunderte von Untersuchungen haben – so CURRY – immer wieder bestätigt, daß bei der Entwicklung der menschlichen Krebserkrankung auch ein „geopathogener Faktor" mitbeteiligt ist, daß Krebs demnach auch eine standortabhängige Erkrankung sein müsse. Nachdem es möglich sei, die Lage der co-carcinogen wirksamen Reizzonen zu ermitteln, sei es jedem mit dieser Arbeitsweise vertrauten Untersucher ohne weiteres möglich, in jedem beliebigen, ihm völlig unbekannten Hause anzugeben, welches Bett im Bereich derartiger Reizzonen gelegen sei, welcher Körperteil von einer Geschwulsterkrankung befallen worden und welche Art von Geschwulsterkrankung aufgetreten sei.

CURRY ist 1952 vom Verfasser eingeladen worden, auch in Rottach-Egern derartige Blindteste zu demonstrieren. In drei CURRY mit Sicherheit völlig unbekannten Häusern wurde ihm jeweils die Aufgabe gestellt, das Bett und die Art der Erkrankung der in diesen Häusern verstorbenen Krebskranken zu ermitteln. Um jede Möglichkeit einer Verständigung auszuschließen, wurden die Testhäuser jeweils von ihren Bewohnern geräumt. Vier wissenschaftliche Beobachter – E. K. FREY (München), W. ZABEL (Berchtesgaden), ALTMANN (der Hausarzt der Patienten) und ISSELS – haben an dieser Untersuchung als Zeugen teilgenommen. Im ersten Haus findet CURRY fast genau im Mittelpunkt einer Bettfläche eine von oben einstrahlende „aufladende" (also positive) Kreuzung, welche – wie CURRY feststellt – die Beckengegend des Schlafenden in Mitleidenschaft gezogen haben müsse. Der später herbeigerufene Hausarzt bestätigt, daß in diesem Bett nacheinander zwei Frauen an einem Krebs der Gebärmutter verstorben seien, nämlich vor 15 Jahren die Mutter des Hausbesitzers und vor 5 Jahren auch dessen Ehefrau.

Im zweiten Haus findet CURRY ebenfalls eine von oben einstrahlende, „aufladende" (also positive) Kreuzung in der äußeren oberen Ecke eines Bettes. Nur Kopf oder Hals – so meinte CURRY – könnten hier als Ort einer Geschwulstbildung in Frage kommen. Der Hausarzt bestätigt, daß der Benützer dieses Bettes an einem Kehlkopf-Ca verstorben sei. Im dritten Haus findet CURRY schließlich eine aus dem Boden kommende, „abladende" (also negative) Kreuzung im Fußteil des Bettes. Er vermutet ein Knochensarkom des Unterschenkels, was ebenfalls vom Hausarzt bestätigt werden kann.

Bei allen einschlägigen Untersuchungen – er hat deren Hunderte vorgenommen – hat CURRY immer wieder bestätigt gefunden, daß über Reizzonen und Kreuzungen mit positiver, aufladender, von oben einfallender Strahlung stets nur Carcinome auftreten. Über Reizzonen und Kreuzungen mit negativer, abladender, aus der Erde kommender Strahlung finden sich dagegen nur Sarkome.

Aus allen diesen Beobachtungen muß zwingend gefolgert werden, daß an der Entstehung eines Krebsleidens nicht nur innere, sondern offensichtlich auch äußere physikalische Ursachen mitbeteiligt sind. Es wird einleuchten, daß wir um deren Ausschaltung ebenso konsequent bemüht sein müssen, wie um die Beseitigung der zahlreichen anderen Ursachen, die wir bereits kennengelernt haben. Angesichts der unübersehbaren, praktischen Bedeutung des Strahlenproblems für Biohygiene und Krankheitsvorbeugung muß es befremden, daß sowohl die offizielle Physik und die offizielle Medizin, als auch die berufenen Verwaltungsorgane des Staates sich bisher immer noch weigern, dieses Problem überhaupt zur Kenntnis zu nehmen.

Auf welche Weise kann pathogenen Bodenreizen entgegengewirkt werden?

Wir dürfen also annehmen, daß bei der Entwicklung einer Krebserkrankung nahezu immer auch pathogene Bodenkräfte mit im Spiele sind. Logischerweise folgt daraus, daß wir bemüht sein müssen, auch diese Bodenreize – wie jede andere Krankheitsursache – zur Ausschaltung zu bringen. Der Krebskranke darf also nach Entlassung aus klinischer Behandlung auf keinen Fall wieder in dieselbe Schlafstelle zurückkehren, in welcher seine Erkrankung aufgetreten ist, wenn sie im Einfluß einer Reizzone steht. Auch der beste Behandlungserfolg wird logischerweise in Frage gestellt werden, sobald der Kranke wieder in den Bereich derselben geopathischen Reizwirkung gerät, die für seine Erkrankung in wesentlichem Umfange mitverantwortlich ist. Alle Mühen und Opfer können unter Umständen vergeblich gewesen sein, wenn diese wichtige, aber am wenigsten beachtete Teilursache des Krebses nicht zur Ausschaltung gebracht wird. Diese Erkenntnis ist übrigens nicht etwa neu. Schon um die Jahrhundertwende pflegten manche Chirurgen – so etwa die damals in Wien wirkenden Professoren HOCHENEGG und NOTHNAGEL; später (in München und Berlin) u. a. auch SAUERBRUCH – jedem operierten Krebspatienten anzuraten, sich unter keinen Umständen wieder in das Bett zu legen, in welchem er krank geworden sei. Dieses Bett, das mit großer Wahrscheinlichkeit für die Erkrankung mitverantwortlich sei, dürfte – so meinten sie – am allerwenigsten geeignet erscheinen, dem Kranken zur Wiedergesundung zu verhelfen. Wie weitsichtig diese Auffassung gewesen ist, dürfte durch die Ergebnisse von CODY, CURRY, BÜRKLIN, WITTMANN, WÜST und vieler anderer Forscher wohl hinreichend belegt erscheinen.

Wenn wir wirklich alles tun wollen, um eine gesundheitlich unbedenkliche Aufstellung der Betten und Sitzmöbel durchführen zu können, muß der Verlauf etwaiger Reizstreifen in der Wohnung (unter Umständen auch am außerhäuslichen Arbeitsplatz) des Kranken genau bekannt sein und daher so bald als möglich durch einen zuverlässigen und erfahrenen Rutengänger ermittelt werden. Wir raten daher jedem unserer Patienten, in diesem Sinne zu verfahren, jedoch nur wirklich sachkundige Rutenfachleute – keinesfalls etwa unerfahrene, nicht einschlägig ausgebildete, rutenfühlige Laien – mit der Überprüfung der Wohnung zu beauftragen.

Sobald über die Bodensituation Klarheit geschaffen ist, wird man daran gehen, die Betten jeweils so weit wie irgend möglich von den Reizzonen zu entfernen. In sehr unterstrahlten Wohnungen kann dies eine schwierige Aufgabe sein. Unter allen Umständen muß jedoch erreicht werden, daß Bett und Arbeitsplatz wenigstens aus dem Bereich etwaiger Kreuzungen herausverlegt werden.

GLASSER hat beobachtet, daß geopathische Reize im Blut typische Dyskrasie-Symptome erzeugen. Er hat des weiteren festgestellt, daß immunisierende Behandlungsmaßnahmen mehr oder weniger unwirksam bleiben können, solange das Bett bzw. der Sitz- oder Arbeitsplatz eines Patienten im Bereich co-carcinogener Reizzonen verbleibt.

Noch ein weiteres sollte bei der Aufstellung der Betten unbedingt beachtet werden. Sie sollten niemals über einem Öltank oder über einer Ölheizung gelegen sein. Ein Öltank wirkt ebenso stark strahlenbremsend wie Paraffin, Kohle oder Wasser. Bei der Ölheizung addieren sich die depolarisierenden Einflüsse von Flamme, Turbine und Elektromotor.

In manchen Fällen werden Reizstreifen oder Kreuzungen nicht an der erwarteten Stelle gefunden. Erbringt die Untersuchung der Wohnung kein Ergebnis, wird es daher zweckmäßig sein, auch den häuslichen oder außerhäuslichen Arbeitsplatz untersuchen zu lassen. Das gilt selbstverständlich in erster Linie für Personen mit sitzenden Berufen – z. B. für Büroangestellte oder für Näherinnen – die ein Drittel ihres Daseins auf dem gleichen Sitzplatz verbringen müssen. Daß ein zufällig über einer Kreuzung befindlicher Sitzplatz nicht weniger gefährlich sein dürfte als ein unterstrahltes Bett, versteht sich wohl von selbst.

Wie von DANNERT, HENRICH, WÜST, HARTMANN und vielen anderen Geobiologen nachgewiesen worden ist, treten geopathogene Reize unter anderem auch als ultralangwellige elektromagnetische Kippschwingungs-Strahlung in

---

Die Fachschaft Deutscher Rutengänger (F. D. R.) – Leiter: Ing. L. OBERNEDER – 68 Mannheim-Feudenheim, Arndtstraße 22, ist gerne bereit, anfragenden Interessenten in der Nähe wohnende, fachlich geprüfte und erfahrene Rutenmeister zu benennen. Den Anfragen ist ein Freiumschlag beizufügen.

Erscheinung, deren Frequenz zwischen 0,5 und 20 HERTZ sich bewegen kann. WITTMANN ist der Auffassung, daß außerdem „molekulare Frequenzen" wirksam sind, deren Energie und biologische Wirkung ihrer Frequenz direkt proportional ist.

Wir haben im vorliegenden Zusammenhang nur einige der für das Krebsgeschehen bedeutsamen geophysikalischen Phänomene erörtern können. Das Problem ist damit aber keineswegs erschöpft. Es gibt vielmehr noch eine ganze Reihe weiterer Klimafaktoren, über deren pathogene Bedeutung und Wirkungsweise in den Monographien von B. de RUDDER, W. HELLPACH, M. CURRY, E. HARTMANN, WÜST etc. nachgelesen werden kann.

Auch die physikalischen Phänomene des umbauten Raumes, des „Wohn-Milieus", sind neuerdings als Störfaktoren erkannt und vor allem von KRITZINGER, PALM und KAUFMANN in den Vordergrund gestellt worden.

Zusammenfassung

Es ist wissenschaftlich nachgewiesen, daß im Bereich der Biosphäre vielerlei Energien existent sind, darunter auch solche, die aus der Erde kommen und unter gewissen Voraussetzungen bei Mensch, Tier und Pflanze in schädlichem Sinne wirksam sind. Viele Erkrankungen einschließlich des Krebses können durch diese Strahlungen mitverursacht oder verschlimmert werden. Diese Störfaktoren können mit empfindlichen Meßgeräten, so etwa mit UKW-Feldstärke-Sonden, mit Niederfrequenz-Feldsonden, mit Geigerzähler, Neutronenzähler usw., nachgewiesen werden. Gesundheitsschädliche Strahlenwirkungen sind erfahrungsgemäß vor allem zu erwarten über den WITTMANN-CURRYschen Reaktionslinien des Globalnetz-Gitters und über deren Kreuzungen, ferner über Wassergerinnen, Verwerfungen, Mineral- und Erdölvorkommen, aber auch über einem Heizöltank. Im umbauten Raum können durch stark strahlenbremsend wirksame Baustoffe, wie Beton, Eisenträger etc. die schädlichen Strahlenwirkungen geopathogener Zonen unter Umständen potenziert werden. Der krankmachende Einfluß dieser Reize äußert sich in der Regel erst dann, wenn sie längere Zeit, beispielsweise mehrere Jahre, auf den Organismus eingewirkt haben. Nach CURRY ist durch „aufladende" (= positive) Reize vor allem der „K-Typ", durch „abladende" (= negative) Reize hingegen in erster Linie der „W-Typ" gefährdet. Die Wirkung wird um so schneller eintreten, je mehr gleichsinnig wirksame Schädlichkeiten (chemische Carcinogene, Fehlernährung, Herdgifte etc.) gleichzeitig eingewirkt haben.

Die Heilung einer chronischen Erkrankung wird demnach auf die Dauer nur möglich sein, wenn mit allen anderen Ursachen auch die bodenbedingten Störungen ausgeschaltet werden können. Die einfachste Möglichkeit, sich gegen derartige Reize zu schützen, besteht darin, sie zu meiden, u. a. also Bett und Arbeitsplatz an sicher reizfreie Stellen zu verlegen. Ob darüber hinaus im Einzelfall noch weitere Maßnahmen sich als möglich und zweckmäßig erweisen, kann nur durch einen Fachmann (und ausschließlich aufgrund einer örtlichen Analyse) entschieden werden.

17. Kapitel

DIE KOMBINATIONS-BEHANDLUNG DES KREBSES NACH DER GANZHEITLICHEN KONZEPTION

Wir kommen in eine für die Krebstherapie schwierige Ära, weil nur sinnvolle Kombination einen Erfolg erwarten läßt. Wir werden uns vom bisherigen Schema entfernen und ernsthaft allgemeine biologische Maßnahmen erwägen müssen und werden — und das ist das Entscheidende — einen Kampf um jeden einzelnen Krebspatienten mit wechselnden Methoden aufnehmen müssen. Vermutlich werden wir dabei vor sehr schwierigen Aufgaben stehen. Ein großes Maß an Idealismus und Einsatzbereitschaft wird den erfolgreichen Krebstherapeuten charakterisieren.

H. WRBA (1969)

AUFGABEN DER KREBSTHERAPIE

Wir werden das Ausmaß der therapeutischen Aufgaben nur dann richtig übersehen können, wenn wir uns die Vorgänge der Krebsentstehung nochmals in übersichtlicher Kurzform vergegenwärtigen.

Phase I:

Viele pathogene „Kausalfaktoren" verursachen molekulare „E r s t - s c h ä d e n" in allen Zellen des Organismus.

Phase II:

Daraus entwickeln sich chronische „Z w e i t s c h ä d e n", deren pathogenetische Wertigkeit der funktionellen Bedeutung der betroffenen Organe entspricht.

Phase III:

Aus den Zweitschäden entwickelt sich allmählich das „T u m o rmilieu" und die „Abwehrschwäche". Sie stehen lange Zeit in labilem Gleichgewicht mit den malignen Vorgängen beispielsweise einer örtlichen Präcancerose (oder auch mit malignen Restzuständen, die (aus den bereits genannten Gründen) auch nach optimaler Lokalbehandlung in jedem Falle im Organismus verbleiben).

Phase IV:

Irgendein auslösendes Ereignis läßt diesen labilen Zustand entgleisen. Der Organismus erlangt dadurch die Fähigkeit zur Geschwulstbildung, die sich in der nunmehr in Gang kommenden Tumorbildung (bzw. Metastasen- und Rezidiv-Bildung) manifestiert.

Phase V:

Die Tumorbildung ist begleitet

. von örtlichen Symptomen (Schmerz, Organzerstörung, Hohlraumverschluß, Blutung, etc.)
. von Allgemein-Symptomen (Anämie, Kachexie, Re-Intoxikation u. a. m.)

Diese fünf Phasen des Krebsgeschehens entwickeln sich zwar stufenweise nacheinander, sind dann aber beim voll entwickelten Krankheitsbild gleichzeitig nebeneinander vorhanden und wirksam.

Der Krebstherapeut sieht sich somit – und dies unabhängig vom Stadium der jeweiligen Erkrankung – einer Fülle von Aufgaben gegenüber:

1. Er muß darum bemüht sein, durch geeignete örtliche Maßnahmen den Tumor auszuschalten, um zunächst einmal die örtlichen und allgemeinen Auswirkungen der Geschwulst zu beseitigen.
2. Er muß aber auch die der Geschwulstbildung zugrunde liegende „Geschwulstbildungsfähigkeit" des Gesamtorganismus beseitigen, was nur durch Ausschaltung von Tumormilieu und Abwehrschwäche geschehen kann.
3. Das wird wiederum nur dann effektiv möglich sein, wenn gleichzeitig alle jene „Zweitschäden" behoben werden, die dem Stoffwechselchaos zugrunde liegen.

4. Die Zweitschäden an Organen und Organsystemen werden ihrerseits wiederum nur dann wirklich eliminiert werden können, wenn gleichzeitig auch die verursachenden pathogenen „Kausalfaktoren" mit zur Ausschaltung gebracht werden.

Der Krebskranke ist, wir wir wissen, ständig von zwei Gefahren bedroht, nämlich

. von der bereits vorhandenen Krebs geschwulst,

. von der krankhaften Fähigkeit des Organismus (= „Tumorträgers"), jederzeit weitere Krebsgeschwülste bilden zu können, was wir bekanntlich als „Geschwulstbildungsfähigkeit" bzw. als „Krebs krankheit" bezeichnet haben.

Durch das Messer des Chirurgen kann zwar die erste, keineswegs aber die zweite dieser Gefahren beseitigt werden. Auch durch eine Strahlen-, Chemo-, Hormon- oder Ferment-Therapie — sei diese auch noch so intensiv — wird dies nicht möglich sein. Ausschließlich eine gegen die Ursachen der Geschwulstbildungsfähigkeit gerichtete Ganzheitsbehandlung wird dieser Gefahr begegnen können.

Jede Krebsbehandlung muß also, um dies nochmals ganz klar zum Ausdruck zu bringen, stets zwei Ziele verfolgen, nämlich:

1. Die örtliche Behandlung der Krebsgeschwulst
   mit den im Einzelfall anwendbaren Möglichkeiten der lokalen (= symptomatischen) Behandlung (z. B. mit Stahl, Strahl, Chemo-, Ferment-, Immuno-Therapie etc.)
2. Die Behandlung der eigentlichen Krebsursache, nämlich der unsichtbar vorhandenen Krebskrankheit des Gesamtorganismus.
   Weil diese den Organismus in seiner Ganzheit betrifft, kann sie auch nur durch eine Behandlung des ganzen Organismus — durch eine „Ganzheitsbehandlung" — beeinflußt werden. Ihr Ziel ist die Wiederherstellung normaler Milieu- und Abwehrverhältnisse. Sie ist daher eine kausal angreifende, die Ursachen ausschaltende Grundbehandlung, die grundsätzlich bei jedem Krebskranken und jedem Krebsgefährdeten zur Anwendung kommen sollte und durch die übliche Lokalbehandlung mit Stahl und Strahl zwar ergänzt, nicht aber ersetzt werden kann.

Diese beiden Behandlungsaufgaben — die kausal angreifende Allgemeinbehandlung und die symptomatisch angreifende Lokalbehandlung – können einander also nicht ersetzen. Sie müssen sich vielmehr immer ergänzen.

Die empirisch und experimentell ausreichend begründete Auffassung, daß Krebs ursächlich auf einer Allgemeinerkrankung beruht, bietet endlich die wissenschaftlich fundierte Grundlage für eine therapeutische Beeinflussung aller Stadien des Krebsgeschehens, einschließlich derjenigen, die von der bisherigen (ausschließlich lokalistischen) Auffassung nicht berücksichtigt werden konnten.

Das Bedeutsame der ganzheitlichen Betrachtungsweise liegt darin, daß sie endlich in der chronischen Schädigung des Gesamtorganismus die wirkliche Ursache der Geschwulstbildung erkennt und damit auch die Möglichkeit eröffnet, dieser allen Stadien der Erkrankung zugrunde liegende Ursache durch eine gezielte Behandlung zu begegnen.

Die ganzheitlich-interne Therapie kann grundsätzlich in jedem Stadium des Krebsgeschehens mit Aussicht auf Erfolg zur Anwendung kommen:

1. Als vorbeugende Behandlung bei Präcancerosen und erhöhter Krebsgefährdung.
2. Als vorbereitende Behandlung vor Operation und Bestrahlung, um die Risiken dieser lokalen Eingriffe zu verringern.
3. Als Nachbehandlung nach Operation oder Bestrahlung, um die Heilungschancen zu verbessern.
4. Als einleitende bzw. unter Umständen ausschließliche Behandlung bei Kranken mit nicht (mehr) operablen oder nicht (mehr) bestrahlbaren Geschwulstkrankheiten.

Die moderne Krebsheilkunde hat somit also drei Waffen verfügbar:

. Die erste Waffe: Der Stahl
. Die zweite Waffe: Der Strahl
. Die dritte Waffe: Die „Interne Krebstherapie"

Darunter verstehen wir die koordinierte Anwendung aller gegen Krebs erforderlichen bzw. möglichen inneren Behandlungsmethoden, nämlich

▷ die der internen Kausaltherapie
(= der Ganzheitsbehandlung) und

▷ die der internen L o k a l therapie
(= der Immuno-, Ferment-, Chemo- und Hormon-Therapie etc.)

Als „K o m b i n a t i o n s - T h e r a p i e d e s K r e b s e s", wie sie von ISSELS bereits seit 1952 gefordert wird, pflegen wir die sinnvoll aufeinander abgestimmte, koordinierte Anwendung aller verfügbaren Waffen (soweit diese im Einzelfall jeweils anwendbar sind) zu bezeichnen.

Während die Krebsheilkunde sich gegenwärtig immer noch darauf beschränkt, unter einer Vielzahl von Krebskranken die Minderzahl der mit Stahl und Strahl Behandelbaren herauszufinden und die übrigen (= die mit Stahl und Strahl nicht bzw. nicht mehr Behandelbaren) ihrem Schicksal zu überlassen, ist ihr mit der neuen Waffe (= der Internen Krebstherapie) endlich die Möglichkeit geboten, a l l e n Krebskranken eine Chance zu geben und das drängende Problem des inkurablen Krebses seiner Lösung näher zu bringen.

Sie eröffnet uns darüber hinaus auch die Möglichkeit, durch vorbeugende Behandlung der Krebsgefährdung zu begegnen und auf diese Weise der bisher unaufhaltsamen Zunahme der Geschwulstkrankheiten Einhalt zu tun.

MASSNAHMEN ZUR AUSSCHALTUNG DER PATHOGENEN KAUSALFAKTOREN

Es versteht sich von selbst, daß krankhafte Vorgänge irgendwelcher Art erst dann rationell behandelt werden können, nachdem alle ursächlichen Faktoren erfaßt und beseitigt worden sind. Wir kennen heute schon viele wesentliche Ursachen des Krebsgeschehens. Es handelt sich dabei um Faktoren, von denen wir mit Sicherheit annehmen dürfen, daß sie „Zweitschäden" in vielen Organen hervorrufen, wodurch sie Milieu und Abwehr in spezifischer Weise verändern und so dem Krebsgeschehen direkt oder indirekt den Weg bereiten. Fast alle diese Faktoren können wir vermeiden bzw. ausschalten, wenn wir nur ernstlich wollen.

Die vordringlichste Aufgabe jeder Ganzheitsbehandlung muß also darin bestehen, alle diese inneren und äußeren Kausalfaktoren ebenso kompromißlos wie konsequent zur Ausschaltung zu bringen. Dieser Absicht dienen beispielsweise folgende Maßnahmen:

1. A u s s c h a l t u n g v o n E r b i n f e k t e n u n d R e s t t o x i k o s e n durch entsprechende Desensibilisierungsmaßnahmen.

2. Radikale Sanierung der Kopfherde
   sowie sonstiger Herde und Störfelder nach den Richtlinien des 13. Kapitels. Die Herdsanierung hat eine Entlastung der Abwehrsysteme, eine bessere Ansprechbarkeit gegenüber immunisierenden und anderen therapeutischen Maßnahmen zur Folge.
3. Sanierung des dysbiotisch entgleisten Darmmilieus.
   Während die Abwehrkraft beim gesunden Menschen sich u. a. auch aus dem Reservoir einer gesunden Darmflora immer wieder erneuern kann, ist die dysbiotische Flora des Krebskranken zum abwehrvernichtenden Giftherd geworden. Die therapeutische Aufgabe besteht also darin,
   - die toxischen Floren zu eliminieren,
   - und die physiologisch obligaten Floren des Darmes – unter Umständen auch die der übrigen Schleimhäute – wiederherzustellen.
4. Ausschaltung aller äußeren Giftfaktoren.
   (Genußmittel: Alkohol, Tabak, Kaffee, Tee; fremdstoffhaltige Nahrungsmittel; Strahlungsfaktoren etc.) Ausführliche Informationen bringen die entsprechenden Kapitel dieses Buches.
5. Ausschaltung der Zivilisationskost.
   Über die theoretischen Grundlagen unterrichtet das 15. Kapitel.
6. Ausschaltung seelischer Dauerbelastungen.
   Psychische Umstimmung.

Alle diese Ursachen können und müssen unverzüglich und so vollständig als möglich beseitigt werden, um zunächst einmal einer weiteren Verschlimmerung der Zweitschäden, des Tumormilieus und der Abwehrschwäche vorzubeugen.

Nicht immer wird es nun aber dem Organismus gelingen, nach erfolgter Ausschaltung dieser Ursachen aus eigener Kraft ein gesundes Gleichgewicht wiederzufinden. Organe bzw. Organsysteme, welche durch oft lebenslängliche Einwirkung zahlloser Gifte überfordert, in ihrer molekularen Beschaffenheit verändert und in krankhafter Weise „umgestimmt" (= „sensibilisiert") worden sind, müssen nicht nur entlastet, vielmehr noch durch weitere Maßnahmen unterstützt werden.

MASSNAHMEN ZUR BESEITIGUNG DER „ZWEITSCHÄDEN"

(= Maßnahmen zur Wiederherstellung normaler Organfunktionen)

Schädliche Einflüsse, die von innen oder außen auf die Zelle eindringen, pflegen in jedem Falle Struktur und Lebensvorgänge der Zelle in irgendwie krankhafter Weise zu verändern. Diese Veränderungen bleiben vielfach auch dann noch bestehen, wenn die verursachenden Faktoren beseitigt sind. Es genügt also offensichtlich nicht, nur die zerstörenden Faktoren auszuschalten. Man muß vielmehr darüber hinaus bemüht sein, auch die entstandenen Schäden zu reparieren.

Folgende Maßnahmen haben sich in diesem Sinne bewährt:

1. Frischkost- und vitalstoff-reiche Vollwert-Ernährung.

   Je natürlicher die Ernährung, desto besser und schneller wird auch die Regeneration des Organismus vor sich gehen! Nur eine in jeder Hinsicht höchstwertige Ernährung mit nach Möglichkeit biologisch erzeugten, naturbelassenen und nicht mit irgendwelchen Fremdstoffen belasteten Lebensmitteln wird aber den Organismus tatsächlich mit ausreichenden Mengen aller benötigten Lebensstoffe versorgen können. Ohne Vollwert-Ernährung wird die Revitalisierung eines chronisch kranken Organismus schwerlich möglich sein.

2. Normalisierung der zellulären Atmung
   durch Dauergaben von Vitaminen (= Co-Fermenten), Bioelementen, Rechts-Milchsäure und anderer essentieller Zell-Metaboliten.

3. Aktivierung der zellulären Atmung
   durch Ozon-Therapie.

   Bei der in Blut und Zellen sich abspielenden Spaltung des therapeutisch zugeführten Ozons entsteht neben gewöhnlichem (nur mit katalytischer Hilfe beispielsweise der Atmungsfermente reaktionsfähigem) Sauerstoff (= O_2) auch spontan reaktionsfähiger atomarer Sauerstoff „in statu nascendi" (= O), dessen Gegenwart eine maximale Aktivierung der aëroben Stoffwechselvorgänge zur Folge hat, gleichzeitig aber auch eine chemotherapeutische Wirksamkeit gegenüber anaëroben onkogenen Parasiten (und Krebszellen) zu entfalten vermag.

   Zur allgemeinen Basistherapie gehört ferner die wöchentlich vorgenommene Blutwäsche (HOT = Haematogene Oxydations-Therapie). Eine gewisse Menge von venösem Eigenblut (bzw. beim anaemisch Kranken von Fremdblut) wird mit Sauerstoff durchflutet und der so entstandene Blutschaum mit einem definierten Ausschnitt aus dem ultravioletten Spektrum bestrahlt, wobei Ozon gebildet wird.

4. Regenerierende Maßnahmen
müssen zusätzlich zur Anwendung kommen, weil die Organzellen eines krebskranken Körpers nachweislich aus molekular verändertem bzw. „gealtertem“ Eiweiß bestehen. Von derart veränderten Zellen kann aber eine biologisch ausreichende Leistung weder erbracht noch erwartet werden. Die geschädigten RNS-DNS-Moleküle der Zellen müssen regeneriert werden, weil sie sich sonst immer wieder in fehlerhafter Form reproduzieren und daher auch weiterhin denaturiertes Eiweiß mit pathogenen Eigenschaften erzeugen. Durch Bereitstellung gesunder organspezifischer RNS-DNS-Substrate können molekulare Defekte der Zelle wieder normalisiert werden.
5. Bindegewebsanregende Mittel
müssen zur Anwendung kommen, um die Bildung von Abwehrstoffen zu intensivieren.
6. Auch leberschützende Maßnahmen sind erfahrungsgemäß für den Krebskranken unerläßlich. Die Leber, das wichtigste aller Entgiftungsorgane des Körpers, muß zusätzlich zu ihren üblichen Aufgaben auch noch die giftigen Zerfallsstoffe verarbeiten und zur Ausscheidung bringen, die beim Abbau einer Krebsgeschwulst gebildet werden. Sofern die Leber diese zusätzliche Entgiftungsleistung nicht zu bewältigen vermag, droht die Gefahr einer „Rückvergiftung“ des Gesamtorganismus, wodurch in erster Linie wieder die Abwehrvorgänge in verhängnisvoller Weise beeinträchtigt werden.
Es ist des weiteren nachgewiesen worden, daß in den Zellen einer gesunden Leber auch krebszellen-auflösende Schutzstoffe gebildet werden.
7. Maßnahmen zur „Rückumstimmung“ des Gesamtorganismus.
Nicht nur die inneren Lebensvorgänge der Zelle, sondern auch deren Ansprechbarkeit für nervale und hormonale Impulse, ebenso das Zusammenspiel der Organe untereinander, sind im krebskranken Organismus – mehr als man annehmen möchte – gestört.
Die Unfähigkeit des chronisch kranken Organismus, krankmachenden Reizen durch Anpassungsreaktionen zu begegnen, wird in der Ganzheitsmedizin als „krankhafte Umstimmung“ definiert. Behandlungsmaßnahmen, welche diese „Umstimmung“ beseitigen sollen, werden folgerichtig als „Rück-umstimmende Maßnahmen“ bezeichnet.
Ein chronisch kranker Organismus spricht aber auch therapeutischen Reizen gegenüber niemals in gleicher Weise an, wie ein gesunder. Seine Reak-

tionen sind weitaus träger, viel weniger ausgeprägt, nicht selten auch noch in anderer Hinsicht abnorm – ein Phänomen, das üblicherweise als „Therapie-Resistenz" bezeichnet wird.

Für diese krankhafte Umstimmung müssen vor allem verantwortlich gemacht werden:

- Die Vegetative Starre des chronisch kranken Organismus, die Entgleisung der neurohumoralen Steuerungsfunktionen, die sich bei Carcinomen in der Regel als extreme Vagotonie, bei Sarkomen und System-Erkrankungen hingegen als extreme Sympathikotonie bemerkbar macht!
- Die zellulären Zweitschäden der peripheren Organe: Die durch vielerlei Einflüsse molekular geschädigten Organzellen sind nicht mehr in der Lage, die von den Steuerorganen geforderten Leistungen zu erbringen.

Was kann nun geschehen, um die Reaktionsfähigkeit des Organismus wieder zu normalisieren?

a. Die geschädigten Organzellen müssen (siehe oben!) durch Ausschaltung aller erfaßbaren Kausalfaktoren zunächst vor weiterer Schädigung bewahrt werden.

b. Die durch sensibilisierende Herdgifte verursachten Zweitschäden müssen durch eine de-sensibilisierende Behandlung mit Eigen- oder Fremd-Vaccinen aus Zahn- und Mandelherden angegangen werden.

c. Die Fernwirkung depolarisierter Kopfherde, Narben und sonstiger Störfelder muß durch Einspritzung repolarisierender Heilmittel – also durch eine „Neuraltherapie" im Sinne HUNEKE's – ausgeschaltet werden.

d. Durch Auslösung einer „Vegetativen Gesamtumschaltung" (im Sinne F. HOFF's) kann eine (allerdings meist nur kurzfristige) Steigerung bzw. Wiederherstellung der Reaktionsfähigkeit des Organismus bewirkt werden. In diesem Sinne wirken beispielsweise medikamentös provozierte Fieberstöße, Überwärmungsmaßnahmen, u. a. m.

8. Ausreichende „Substitution" bis zum Erfolg! Die Normalisierung der Organfunktionen nimmt gewöhnlich Monate in Anspruch. Wir müssen daher das Leistungsdefizit (beispielsweise der Leber, des Pankreas, des Herzens, des Abwehrsystems usw. usw.) durch geeignete Maßnahmen aus-

gleichen (= „s u b s t i t u i e r e n“) bis die geschädigten Organe wieder ausreichend funktionstüchtig geworden sind.

MASSNAHMEN ZUR BESEITIGUNG DES TUMOR-MILIEUS

Die oben beschriebenen Therapiemaßnahmen zur Beseitigung der Zweitschäden (bzw. zur Wiederherstellung normaler Organfunktionen) bringen zwangsläufig auch eine allmähliche Normalisierung des Milieus (und der Abwehrpotenz) mit sich.

Von besonderer Bedeutung für die Sanierung des Milieus ist vor allem die Wiederherstellung leistungsfähiger Entgiftungs- und Ausscheidungsfunktionen – also einer leistungsfähigen „K a n a l i s a t i o n“.

Eine wertvolle Hilfe bei der Milieu-Sanierung ist u. a. die bereits andernorts erwähnte T r i n k b e h a n d l u n g. Je mehr „freies Wasser“ dem Organismus zugeführt wird, desto mehr Schlackenstoffe werden auch aus den Depotorganen herausgelöst und zur Ausscheidung gebracht werden können.

MASSNAHMEN ZUR BEHEBUNG DER ABWEHRSCHWÄCHE

Angesichts der positiven Erfahrungen, die man seit 1890 mit aktiver und passiver Immunisierung bei der Bekämpfung von Infektionskrankheiten sammeln konnte, lag nichts näher als der Gedanke, diese Behandlungsmöglichkeiten auch in der Krebsheilkunde zur Anwendung zu bringen. Seit 75 Jahren hat es daher auch nicht an Versuchen gefehlt, Krebspatienten durch Einspritzung von Krebszellen oder deren Extrakten aktiv zu immunisieren, bzw. aus dem Blute aktiv immunisierter Tiere Serumzubereitungen für eine passive Immunisierung des Krebskranken zu gewinnen.

Im Jahre 1907 hat der Schweizer Physiologe Emil ABDERHALDEN erstmals den Nachweis erbracht, daß „blutfremde“ Eiweißstoffe als „Antigene“ wirksam sind, die der gesunde Organismus durch proteolytisch wirksame „Antikörper“ bzw. „Abwehrfermente“ zur Auflösung bringt. Als blutfremde Antigene wirken u. a.

- die normalen Proteine gesunder körpereigener Zellen, sofern diese (z. B. bei Verletzungen) in die Blutbahn gelangen,
- die denaturierten Proteine kranker körpereigener Zellen,
- körperfremde Proteine jedweder Art (z. B. also die Proteine onkogener Parasiten und sonstiger Erreger).

Die durch diese Proteine induzierten spezifischen Abwehrfermente können in der Regel mit der „ABDERHALDEN-schen Reaktion“ in Blut und Harn nachgewiesen werden. Solange die abwehrkompetenten Organsysteme imstande sind, ausreichende Mengen wirksamer Abwehrstoffe zu erzeugen, werden sich chronische Erkrankungen, beispielsweise also ein Tumorleiden, nicht entwickeln können.

Die Leistung der abwehrkompetenten Systeme kann nun aber aus vielerlei Gründen quantitativ und qualitativ so sehr vermindert werden, daß ein relatives Mißverhältnis zwischen Abwehrpotenz und Abwehraufgaben – eine „Abwehrschwäche" – sich entwickelt.

Damit eine maligne Geschwulst entstehen kann, muß diese von der Umgebung geduldet und somit „verkannt" werden. Dieses „Verkennen" kann sowohl durch mangelhafte oder fehlende Antigen-Wirksamkeit der Tumorzellen bedingt sein, als auch durch molekulare Defekte und Leistungsschwäche der immunkompetenten Organe und durch qualitative Mängel sowie zahlenmäßige Unterlegenheit der Immunocyten, die von diesen Organen hervorgebracht werden. (M. WEISSBERG) Wir wissen aus sehr präzisen Erfahrungen mit Virus-Tumoren, daß nur eine enorme Überzahl von Immunocyten imstande ist, eine Krebszelle zu vernichten. (P. KREPLER)

Seit RUBIN's Untersuchungen ist bekannt, daß durch Stahl und Strahl nur diejenigen Patienten geheilt werden können, die noch über eine ausreichende restliche Abwehrpotenz verfügen. Auch auf der 88. Tagung der Deutschen Gesellschaft für Chirurgie (im April 1971 in München) ist von mehreren Referenten übereinstimmend festgestellt worden, daß die Prognose des Krebskranken von seiner restlichen Abwehrpotenz abhängig ist. Krebskranke mit noch nachweisbarer Antikörperbildung bekommen nach Operation oder Bestrahlung in der Regel keine Rezidive. Bei Krebskranken mit Rezidiven bzw. Metastasen können hingegen Antikörper meist überhaupt nicht mehr nachgewiesen werden. Aus diesen Beobachtungen kann gefolgert werden, daß bei ausnahmslos jedem Krebskranken abwehraktivierende Maßnahmen erforderlich sind, um entweder das weitere Absinken einer geschwächten Abwehrpotenz zu verhindern oder um eine bereits weitgehend erloschene Abwehr wieder in Gang zu bringen.

Seit der Jahrhundertwende ist bekannt, daß man die Bildung von krebszellenauflösenden Schutzstoffen verstärken bzw. wieder in Gang bringen kann, wenn dem Organismus kleine Mengen von Krebszellen oder onkogenen Parasiten eingeimpft werden. Wir bezeichnen diesen Vorgang als „Immunisierung" und eine diese Immunisierung anstrebende Behandlung als „Immunbehandlung" (bzw. als „Immuntherapie").

Man unterscheidet drei Formen der Immuntherapie: die „aktive", die „passive" und die „adoptive" Immunisierung.

1. Die „Aktive Immunisierung"

   Dieses Verfahren zielt darauf ab, den Organismus des Krebskranken zu veranlassen, die benötigten Abwehrfermente selbst zu erzeugen, mit anderen Worten: die körpereigenen Abwehrreaktionen zu aktivieren. Das kann erreicht werden:

   . durch Impfung mit lebenden (u. U. aber abgeschwächten) Tumorzellen aus menschlichen oder tierischen Tumoren

   . durch Impfung mit lebenden (u. U. aber abgeschwächten) onkogenen Parasiten aus menschlichen oder tierischen Tumoren.

   Man bezeichnet dieses Verfahren als „Aktive spezifische Immuntherapie". Sie kann mit autologen, mit homologen oder mit heterologen Impfstoffen durchgeführt werden.

   . Autologe Impfstoffe können aus dem eigenen Tumor oder aus dem eigenen Blut des Krebskranken hergestellt werden.

   . Homologe Impfstoffe sind Vaccinen, die nicht aus dem eigenen Organismus des Krebskranken, sondern aus Blut oder Tumoren anderer Krebspatienten gewonnen werden.

   . Heterologe Impfstoffe sind schließlich Vaccinen, die nicht aus menschlichen, sondern aus tierischen Tumoren hergestellt werden.

   Jede dieser Vaccinen kann therapeutisch wirksam sein, wobei allerdings nicht von vornherein zu entscheiden ist, welcher Impfstoff im Einzelfall den optimalen Erfolg zu erbringen vermag. Wenn eine Vaccine sich als ungenügend wirksam erweist, ist es erfahrungsgemäß zu empfehlen, alsbald zu einer anderen Impfstoff-Variante überzugehen.

   Manches spricht dafür, daß organ-homologe Impfstoffe (z. B. also Magen-Ca-Vaccine gegen Magen-Ca) besser wirksam sind, als Impfstoffe, die aus nicht organhomologen Tumoren hergestellt worden sind. Auch für polyvalente (aus möglichst vielen verschiedenartigen Tumoren gewonnene) Impfstoffe trifft dies manchmal zu.

   Die Wirksamkeit einer aktiven spezifischen Immuntherapie kann u. U. merklich gesteigert werden, wenn gleichzeitig mit der spezifischen

Tumor-Vaccine zusätzlich noch eine unspezifische Vaccine – z. B. hochdosierter BCG-Impfstoff – zur Anwendung gebracht wird.

Jede aktive Immuntherapie setzt jedoch ein noch ansprechbares Abwehrsystem voraus.

2. Die „Passive Immuntherapie"

Bei der passiven Immuntherapie werden dem Krebspatienten krebszellenauflösende Abwehrfermente (= Antikörper) eingespritzt, die durch wiederholte Impfung gesunder Tiere (oder Menschen) gewonnen worden sind.

Der Organismus gesunder Tiere (oder Menschen) kann durch wiederholte Impfung mit Tumorzellen oder Tumorfiltraten veranlaßt werden, carcinolytische Antikörper zu erzeugen. Sobald das Blutserum des geimpften Organismus einen ausreichend hohen Carcinolyse-Titer erreicht hat, kann es zur passiven Immunisierung Krebskranker verwendet werden.

Eine (allerdings unspezifische) passive Immunisierung könnte auch durch Einspritzung von „Interferon" oder anderen Komplement-Faktoren bewirkt werden.

3. Die „Adoptive Immuntherapie"

Die Abwehrschwäche des krebskranken Organismus ist im wesentlichen auf einen Mangel an abwehraktiven Immunocyten zurückzuführen. Durch Übertragung gruppengleicher Leukocyten (oder auch von Milz-, Thymus- und Knochenmarkszellen) gesunder Spender kann das Abwehrpotential erheblich gesteigert werden, vor allem dann, wenn die Spender vorher bereits durch wiederholte Impfung mit onkogenen Substraten immunisiert worden sind. Dieses Verfahren wird als „Adoptive Immuntherapie" bezeichnet.

Wirkungsweise der Immuntherapie

Allen immunisierenden Methoden liegt die Absicht zugrunde, spezifisch die Krebszellen auflösende Schutzstoffe zuzuführen oder im Organismus zu erzeugen. Die Wirkungsweise dieser Stoffe ist im Grunde genommen mit derjenigen einer unspezifischen Fermenttherapie weitgehend identisch:

. Alle vorhandenen Krebsherde können gehemmt und allmählich zur Rückbildung gebracht werden.

. Auch vagabundierende Krebszellen werden aufgelöst, wodurch der weiteren Metastasierung vorgebeugt werden kann.

- Giftige Tumorproteine werden teilweise in ausscheidbare Bruchstücke zerlegt. Die Abwehrfermente haben somit auch eine „entschlackende Wirkung".

Eine ausreichend wirksame Verbesserung der Abwehrsituation kann jedoch durch Immuntherapie erst nach einer gewissen (individuell äußerst variablen) Anlaufzeit erreicht werden.

Verträglichkeit und Nebenerscheinungen

Durch Immunbehandlung werden Krebszellen zum Zerfall gebracht, wobei äußerst giftige Abbauprodukte entstehen. Die von diesen Krebsgiften erzeugte „Rückvergiftung" (= „Re-Intoxikation") kann sich auf mehrfache Weise bemerkbar zu machen:

- Als örtliche Reaktion im Tumorbereich, die als schmerzhafte, entzündliche Anschwellung der vorhandenen Krebsherde in Erscheinung tritt. Auch klinisch unauffällige Metastasen und Rezidive können in diesem Sinne reagieren.
- Als fieberhafte Allgemeinreaktion.
  Sie wird durch die Zerfallsstoffe des Tumors hervorgerufen und ist daher meist auch um so ausgeprägter, je größere Mengen dieser Zerfallstoffe ins Blut gelangen.

Je schneller der Tumorabbau vor sich geht, desto deutlicher sind im allgemeinen auch diese Symptome ausgeprägt. Die reaktive Anquellung des Tumors kann u. U. so stark sein, daß benachbarte Hohlräume – bei Darmtumoren beispielsweise der Darm – vorübergehend eingeengt oder verschlossen werden. Die Anquellung von Hirntumoren bzw. Hirnmetastasen kann von starken Kopfschmerzen und Hirndrucksymptomen begleitet sein.

Dreierlei muß geschehen, um derart überschießenden Reaktionen nach Möglichkeit vorzubeugen:

1. Die Immunpräparate müssen individuell dosiert werden, also in kleinstmöglicher, nur ganz allmählich ansteigender Dosierung zur Anwendung kommen.
2. Die Entgiftungspotenz der Leber und des Bindegewebes muß durch geeignete Präparate gestützt werden.

3. Die Ausscheidungsfunktionen der Ventilorgane müssen angeregt werden.

Da sich die individuelle Ansprechbarkeit eines Patienten aus mancherlei Gründen sprunghaft ändern kann, werden auch bei sachgemäßer Therapie exzessive Reaktionen nicht immer vermeidbar sein. Derartige Zwischenfälle sind zwar für den Patienten subjektiv wenig angenehm, im übrigen aber unbedenklich, da sie durch Antiphlogistika (Antihistamine, Calcium etc.) schnell und sicher beherrscht werden können.

Durch aktive Immuntherapie kann das kranke Bindegewebe zwar zu vermehrter Aktivität gezwungen, aber nicht gleichzeitig auch regeneriert werden.

Auch eine Immuntherapie ist also kein im eigentlichen Sinne kausal angreifendes, vielmehr ein eher substitutives und symptomatisch wirksames Verfahren. Sie ist carcinolytisch, in gewissem Umfange auch entgiftend wirksam und dabei unschädlich.

Von der weiteren Entwicklung der immunisierenden Behandlungsmethoden dürfen sicherlich entscheidende Fortschritte erwartet werden.

Die Immunisierung durch Fieberbehandlung

Während einer fieberhaften Erkrankung werden — je nach Höhe des Fiebers — weit mehr Abwehrstoffe erzeugt, als bei normaler Temperatur. In malariaverseuchten Gebieten (deren Bewohner häufig an fieberhaften Reaktionen erkranken) ist Krebs weit seltener anzutreffen, als in malariafreien Gebieten. Die von WAGNER-JAUREGG (Wien) eingeführte Behandlung der Lues und anderer chronischer Erkrankungen durch therapeutische Malaria-Impfung oder durch Erzeugung künstlichen Fiebers muß ihrer abwehraktivierenden Wirksamkeit wegen in erster Linie ebenfalls als eine Art von unspezifischer Immuntherapie betrachtet werden, deren Anwendung selbstverständlich auch beim Krebskranken in vielerlei Varianten möglich und nützlich ist.

Es hat sich gezeigt, daß eine Fieberbehandlung den Effekt einer gleichzeitigen Immuntherapie zu steigern vermag, vor allem dann, wenn durch übliche Dosen immunisierender Mittel ausreichende Lokal- und Allgemeinreaktionen nicht in Gang kommen sollten.

Was ist vor Einleitung einer Immunotherapie zu bedenken?

Die beim Tumorpatienten bestehende Abwehrschwäche beruht – um dies nochmals zu betonen – auf einem Mißverhältnis zwischen Abwehrpotenz und Abwehraufgaben. Aufgabe der Therapie ist es, dieses Mißverhältnis zu beseitigen.

Man muß daher zunächst bestrebt sein, mit Stahl, Strahl bzw. Chemotherapie möglichst viele Tumorzellen aus dem Organismus zu entfernen, und dies nicht nur beim „kurablen", sondern auch beim „inkurablen" Patienten. (BURKITT, MATHÉ, SKIPPER, TREPEL, u. a.) Auch beim inkurablen Patienten sollte man also versuchen, durch schonende subtotale Operation vorher noch möglichst viel Tumormasse aus dem Körper zu schaffen.

WARUM ALSO KOMBINATIONS-THERAPIE?

Im Heilplan einer Kombinations-Therapie müssen vorgesehen sein:

1. Die Ausschaltung der Krebsgeschwulst durch die im Einzelfalle durchführbaren beziehungsweise zweckmäßigsten Möglichkeiten der symptomatischen Lokaltherapie (= Stahl, Strahl, Chemo-, Hormon-, Ferment- und Immun-Therapie).
2. Die Ausschaltung der Krebsursachen (der Krebskrankheit des Gesamtorganismus) durch eine umfassende Ganzheitsbehandlung.

Es versteht sich von selbst, daß eine derartige Kombinationsbehandlung keineswegs etwa nur bei den inoperablen, bzw. „inkurablen" Tumoren, sondern grundsätzlich bei allen, also auch bei den operablen und bestrahlbaren Verlaufsformen des Krebses, zur Durchführung kommen muß, weil ausschließlich durch eine derartige Kombinationsbehandlung verhindert werden kann, daß scheinbar erfolgreich mit Stahl und Strahl behandelte Erkrankungen sich nachträglich in „sekundär inkurable" Erkrankungen verwandeln.

Die Kombinationsbehandlung des Krebses vermag daher ein Höchstmaß an therapeutischer Sicherheit (= an Heilungschancen) zu verbürgen und darf daher auch als die derzeit bzw. aufgrund des gegenwärtigen Wissensstandes beste und wirksamste Behandlung aller Stadien und Verlaufsformen des Krebses bezeichnet werden, für die primär günstig erscheinenden „operablen" Fälle ebensowohl als auch für jene Erkrankungen, die mit Stahl und Strahl nicht mehr mit Aussicht auf Erfolg behandelt werden können.

Wenn wir das Krebsgeschehen richtig verstehen wollen, müssen wir uns immer vor Augen halten, daß die Krebsgeschwulst gewissermaßen nur ein Unkraut ist, das ausschließlich auf einem „krebskranken" Acker – in einem krebskranken Organismus also – zu gedeihen vermag. Wir dürfen also niemals vergessen, daß die Krebsgeschwulst nicht ein „Ding an sich" ist – ein Ding, das aus sich selbst heraus zu entstehen vermag – daß ihr vielmehr immer ein Organismus gegenübersteht, der sie hervorgebracht hat, der andererseits gleichzeitig aber auch bemüht ist, sie zu bekämpfen und nach Möglichkeit wieder zu vernichten. Sowohl die Geschwulst, als auch der Geschwulstträger – nämlich der krebskranke Gesamtorganismus – bedürfen daher der Hilfe des Arztes.

Wer sich darauf beschränkt, ausschließlich die Krebsgeschwulst zu behandeln, ohne gleichzeitig auch um eine Beseitigung der ihr zugrundeliegenden Krebskrankheit bemüht zu sein, handelt ebensowenig logisch, wie ein Arzt, der immer wieder den chronischen Karbunkel des Zuckerkranken eröffnet, ohne gleichzeitig auch die dem Karbunkel zugrundeliegende Zuckerkrankheit zu behandeln.

Bei jedem Krebskranken, der durch Stahl und Strahl von seinem Tumor befreit worden ist, muß daher immer auch eine unmittelbar daran anschließende ganzheitliche Nachbehandlung im soeben beschriebenen Sinne zur Durchführung kommen. Durch eine solche Ergänzungsbehandlung könnten nach unseren Erfahrungen die Heilungsziffern chirurgischer und radiologischer Eingriffe ganz entscheidend verbessert werden.

Die gleichzeitige bzw. koordinierte Behandlung von Krebsgeschwulst und Krebskrankheit, wie wir sie seit 20 Jahren wieder und wieder gefordert haben, ist also – im Gegensatz zu so manchen rein spekulativen Theorien – eine jederzeit realisierbare Möglichkeit, durch welche die Heilungschancen des Krebskranken tatsächlich und sofort entscheidend verbessert werden könnten.

18. Kapitel

DIE BEDEUTUNG DER GANZHEITSBEHANDLUNG FÜR DEN OPERABLEN UND BESTRAHLBAREN KREBSPATIENTEN

Aus experimentellen Untersuchungen ergibt sich die Folgerung, in der Krebsbehandlung nicht nur, wie bisher, der möglichst frühzeitigen Operation oder Bestrahlung unsere Aufmerksamkeit zu schenken, sondern mit demselben Interesse auch zu versuchen, die Abwehrreaktionen gegen Krebszellen zu intensivieren . . . . ! G. DOMAGK (1956)

Warum muß auch der operable und bestrahlbare Krebspatient unbedingt noch ganzheitlich behandelt werden?

Jeder Geschwulstbildungsvorgang – sei dieser nun ein Primärtumor, ein Rezidiv oder eine Metastase – setzt immer zwei Dinge voraus:

- Das Vorhandensein von Tumormilieu, Abwehrschwäche und daraus resultierender Geschwulstbildungsfähigkeit.
- Das gleichzeitige Vorhandensein vermehrungsfähiger Krebszellen oder onkogener Mikroorganismen.

Tumormilieu, Abwehrschwäche – und daher auch Geschwulstbildungsfähigkeit – finden sich in jedem krebskranken Organismus. Sie können weder chirurgisch noch auch durch Bestrahlung beseitigt werden. Wenn daher nach der Lokaltherapie irgendwo im Körper vermehrungsfähige Krebszellen zurückgeblieben sind, können sich daraus jederzeit wieder neue Tumoren, also Rezidive, entwickeln.

Wie die Statistiken zeigen, kommt es in der Tat bei der Mehrzahl der chirurgisch und radiologisch behandelten Krebspatienten früher oder später zur Wiedererkrankung (= zum „Rezidiv") und zwar

- entweder zum „Lokalen (bzw. regionalen) Rezidiv" (= zur Wiedererkrankung am Orte des Primärtumors oder in dessen Umgebung)
- oder aber zum „Metastatischen Rezidiv".

Rezidive pflegen sich am häufigsten in den ersten Monaten oder ein bis eineinhalb Jahre nach dem Eingriff bemerkbar zu machen. Wenn beim Auftreten eines

Rezidivs mehr als 5 Jahre seit beendeter Behandlung vergangen sind, spricht man von „S p ä t - Rezidiv".

Die chirurgische Behandlung der Geschwulsterkrankung basiert — so K. H. BAUER, HADDOW, PERTHES, u. a. — auf der Auffassung, daß jede Krebsgeschwulst immer als örtlich begrenztes Leiden aus einer „Ersten Krebszelle" sich entwickelt und daher bei frühzeitiger Erfassung auch durch örtlichen Eingriff restlos ausgerottet werden könne. Durchaus folgerichtig zielt der radikale chirurgische Eingriff also darauf ab, alle Krebszellen aus dem Körper zu schaffen, und — wenigstens theoretisch — auch nicht eine einzige Krebszelle zurückzulassen, weil sich daraus jederzeit wieder eine neue Geschwulst entwickeln könnte.

Wir wissen heute, daß dieses Ziel niemals erreichbar ist, weil bereits aus kleinsten Mikrocarcinomen ständig Krebszellen emigrieren. Die Anzahl der im Organismus verstreuten Tumorzellen ist, wie eine große Zahl von Untersuchern festgestellt hat, von unübersehbarer Größenordnung. Tierexperimentelle Untersuchungen haben — so MATHÉ, WRBA, u. a. — bestätigt, daß auch nach perfektester Radikaloperation (ebenso nach einer Strahlenbehandlung) wenigstens noch einige Millionen Krebszellen im Organismus verbleiben!

Aber auch dann, wenn es möglich wäre, tatsächlich a l l e Krebszellen aus dem Organismus zu entfernen, würde eine Wiedererkrankung keineswegs ausgeschlossen sein, weil Krebs nachweislich ja auch durch krebszellenfreie Filtrate, beispielsweise also durch den Zellsaft zerquetschter Tumorzellen oder durch das die Geschwulst durchströmende Blut, übertragen bzw. verschleppt werden kann, nachdem in diesen Säften ultravisible Mikroben enthalten sind, die in einem tumorfreundlichen, abwehrgeschwächten Organismus jederzeit wieder die Bildung neuer Krebszellen veranlassen können.

Allen diesen Gefahren wird also der auch nach dem Eingriff „krebskrank" gebliebene Organismus daher in jedem Falle aus eigener Kraft begegnen müssen und nur dann, wenn er dazu ausreichend imstande ist, wird die Mühe des Chirurgen auch durch eine Heilung belohnt werden können.

Trotzdem werden, wie wir wissen, rund 20 % der ausschließlich mit Stahl und Strahl Behandelten durch diese Eingriffe geheilt. Der Organismus dieser Patienten muß also offensichtlich imstande gewesen sein, die restlichen Krebszellen und Krebskeime aus eigener Kraft zu vernichten.

Bei der Mehrzahl der mit Stahl und Strahl behandelten Patienten kommt es jedoch früher oder später zum lokalen oder metastatischen Rezidiv. Dem Organismus des Rezidivpatienten ist es offenbar nicht möglich gewesen, mit den restlichen Krebszellen etc. fertig zu werden.

Lebenserwartung und Heilungsaussichten des für Stahl und Strahl kurablen Geschwulstpatienten werden somit – wie RUBIN und andere Forscher seit 1962 auf den internationalen Krebskongressen berichtet haben – unzweifelhaft vom Ausmaß seines restlichen Abwehrvermögens bestimmt. Wenn dieses noch ausreichend ist, wird es nach dem entlastenden Eingriff die Oberhand gewinnen und der Patient wird geheilt. Ist es jedoch bereits allzu sehr geschädigt, so werden die im Organismus verbliebenen bzw. verschleppten oder neu sich bildenden Krebszellen auch nicht vernichtet werden können und irgendwann ein Rezidiv induzieren.

Ob ein Patient geheilt werden wird oder nicht, ist demnach – so RUBIN – bereits entschieden, bevor der Chirurg den Stahl, der Radiologe den Strahl anzuwenden beginnt. Nicht so sehr die Perfektion des lokalen Eingriffs ist für die Heilung entscheidend, sondern in erster Linie die Resistenz des Patienten. Die immer noch dominierende Auffassung, daß es möglich sei, durch radikale Anwendung von Stahl und Strahl alle Krebszellen auszurotten, beruht somit auf einer Fiktion. Der örtliche Eingriff vermag – siehe oben – deren Anzahl lediglich zu vermindern.

„Operabilität" und „Bestrahlbarkeit" sind allein also kein Maßstab für die Beurteilung der Heilungsaussichten eines Krebspatienten. Für Stahl und Strahl behandelbar und heilbar ist eine Geschwulsterkrankung vielmehr nur dann, wenn die restliche Abwehrkraft des Organismus noch stark genug ist, um die nach der lokalen Behandlung im Körper verbliebenen Krebsherde und Krebskeime zu vernichten.

Welche Richtlinien ergeben sich daraus für die Behandlung des mit Stahl und Strahl behandelbaren Krebspatienten?

Wenn – wie wir heute wissen – eine Lokaltherapie auch nicht alle Krebszellen vollständig auszurotten vermag, so wird sie in jedem Falle zweifellos eine wesentliche Entlastung der Abwehrsituation bewirken. Bei noch einigermaßen intakter Abwehr wird diese Entlastung der natürlichen Heilkraft unter Umständen zum Siege verhelfen, also eine Heilung herbeiführen können. Bei stark geschwächter Abwehrpotenz wird die Entlastungswirkung des lokalen Eingriffs allein dafür nicht ausreichend sein.

Effektiv g e h e i l t ist auch der scheinbar erfolgreich Operierte, der scheinbar erfolgreich Bestrahlte jedenfalls immer erst dann, wenn die in jedem Falle noch vorhandenen Krebszellen

- entweder mit den Resten seiner eigenen Abwehrkraft
- oder mit Hilfe einer unterstützenden, abwehraktivierenden Vor- bzw. Nachbehandlung endgültig niedergekämpft
- und seine Abwehrkräfte nicht nur vorübergehend, sondern dauerhaft reaktiviert worden sind.

Will man die Heilungschancen also nicht allein dem Zufall überlassen, so wird unmittelbar vor und nach Operation oder Bestrahlung etwas geschehen müssen, um der ständig gegenwärtigen Gefahr einer Wiedererkrankung vorzubeugen. Hand in Hand mit dem entlastenden örtlichen Eingriff muß durch ganzheitlich-interne Maßnahmen die Gewähr dafür geschaffen werden, daß der Organismus den geforderten Abwehraufgaben gerecht werden kann.

Die nach ausschließlicher Stahl- und Strahl-Behandlung so häufigen Wiedererkrankungen sind – um auch dies noch einmal ganz klar herauszustellen – keineswegs etwa einer technisch fehlerhaften Arbeitsweise der Chirurgen oder der Strahlenärzte zuzuschreiben. Sie sind vielmehr die Folge einer akausalen Betrachtungsweise, einer daraus resultierenden irrealen Einschätzung des Krebsgeschehens und einer gleichzeitig daraus sich ergebenden Verkennung der Möglichkeiten und Aufgaben einer lokalen Therapie.

Die Krebsgeschwulst ist ja – wie wir uns erinnern – nur Endprodukt bzw. Symptom einer schweren chronischen Erkrankung des Gesamtorganismus. Die Beseitigung dieses Symptoms kann daher auch nicht als kausale, vielmehr lediglich als symptomatische Maßnahme betrachtet werden. Die Heilung eines Geschwulstleidens setzt die Ausschaltung seiner Ursachen voraus, die in der Mehrzahl der Fälle nur durch ganzheitlich-interne Maßnahmen erreichbar ist. Der Eingriff des Lokaltherapeuten wird diese Maßnahmen zwar entscheidend unterstützen, nicht jedoch ersetzen können.

Auch der unter optimalen Umständen operierte bzw. mit Strahlen behandelte Patient darf daher auch nicht einfach sich selbst überlassen werden. Mit der schonenden operativen Entfernung oder Bestrahlung des Tumors allein ist es nicht getan! Diesem Eingriff muß – so AULER, DICK, DIETRICH, FISCHER-WASELS, OPITZ, WRBA und viele andere – in jedem Falle eine milieu-umstimmende und abwehr-kräftigende Nachbehandlung angeschlossen werden, deren

Bedeutung sicherlich nicht geringer sei, als die einer Operation oder einer Bestrahlung.

Kein operierter, kein bestrahlter Patient darf also nach dem örtlichen Eingriff – so gut dieser immer auch gelungen sein mag – als „geheilt" betrachtet werden. Er sollte vielmehr (auf internem Wege) unverzüglich genauso weiterbehandelt werden, als ob noch ein Tumor vorhanden wäre.

Richtlinien für eine kombinierte Behandlung des operablen Krebspatienten

Dem chirurgischen Vorgehen liegt – um dies nochmals zu präzisieren – die Annahme zugrunde, daß Krebs – so K. H. BAUER, so REICHEL, so HADDOW und viele andere – „ausnahmslos und stets als örtlich begrenztes Leiden beginne", und daher – zum mindestens primär und auf längere Zeit – als örtliche (damit aber radikal operable!) Erkrankung anzusehen sei.

Diese Auffassung kann – siehe oben – heute nicht mehr aufrechterhalten werden. Wir wissen, daß auch die „rechtzeitige" Radikaloperation die Zahl der Krebszellen zwar erheblich verringern kann, auf keinen Fall aber etwa alle Krebszellen und onkogenen Mykoplasmen samt Tumormilieu, Abwehrschwäche und daraus resultierender Geschwulstbildungsfähigkeit aus dem Körper zu schaffen vermag.

Obwohl also die dem chirurgischen Eingriff zugrundeliegende Konzeption mit dem heutigen wissenschaftlichen Weltbild nicht mehr vereinbar ist, sprechen nach wie vor gewichtige Gründe dafür, dem chirurgischen Eingriff den Vorzug zu geben, wo immer dies geboten und möglich erscheint, und dies deshalb,

- weil er den Organismus sofort von der Gefahr einer geschwulstbedingten Verblutung und sonstigen durch die Geschwulst heraufbeschworenen akuten Gefahren befreit,
- weil er die stetig von der Geschwulst ausgehende Aussaat von Krebszellen bzw. Krebskeimen beendet,
- weil er auch der Rückvergiftung durch die Zerfallsstoffe des Tumors ein Ende bereitet,
- weil der operative Eingriff somit also – im ganzen gesehen – sowohl die Entgiftungs-, als auch die Abwehrsysteme des Organismus in ganz entscheidendem Umfange zu entlasten vermag.

Für jedes Gramm Tumor, das operativ entfernt werden kann, müssen wir dem Chirurgen dankbar sein.

Auch im Zeitalter der ganzheitlich-kausalen Krebstherapie wird die chirurgische Behandlung also immer ihre Bedeutung behalten, wenn sie auch unter völlig anderen Vorzeichen arbeiten wird, wie früher. Der Blick des Chirurgen wird nicht mehr auf die praktisch unmögliche Ausmerzung auch der „letzten Krebszelle", sondern auf seine eigentliche Aufgabe – die Erhaltung der Abwehr – gerichtet sein. Der wirkliche Auftrag des Chirurgen muß ja – siehe RUBIN – darin gesehen werden, das im krebskranken Organismus bestehende Mißverhältnis zwischen natürlicher Heilkraft (= Abwehrpotenz) und Abwehraufgabe durch Entfernung möglichst vieler onkogener Substrate zugunsten der Abwehr zu verschieben. Diese Absicht wird freilich nur unter ganz bestimmten Voraussetzungen zu erreichen sein:

- Es muß noch ein aktivierbarer Rest körpereigenen Abwehrvermögens vorhanden sein.
- Das Abwehrvermögen darf durch das ärztliche Handeln nicht weiter vermindert werden.

Mit vollem Recht ist von G. DOMAGK darauf hingewiesen worden, daß die vielfach noch übliche Art des diagnostischen oder therapeutischen Vorgehens für den Krebskranken keineswegs immer eine Verminderung, allzuoft vielmehr sogar eine Erhöhung der Gefahr mit sich bringe. So kann nachweislich schon die übliche gynäkologische Untersuchung eines Uteruskrebses oder das Abtasten eines Mammaknotens eine Aussaat von Krebszellen zur Folge haben, ebenso eine zur Sicherung der Diagnose erfolgende Gewebsentnahme. Schon die manuelle Untersuchung eines Tumors muß also so behutsam wie möglich erfolgen und auch auf eine Probeexzision wird man in vielen Fällen verzichten können, nachdem die histologische Sicherung ja auch nachträglich – am herausoperierten Tumor – vorgenommen werden kann.

Es versteht sich von selbst, daß auch die operative Entfernung des Tumors mit gebotener Vorsicht durchgeführt werden soll. Während des Eingriffes ist – soweit irgend möglich – eine Gewebsquetschung zu vermeiden, weil auch sie zwangsläufig wieder eine massive Krebszellen-Aussaat auslösen wird. Jeder operative Eingriff sollte sich außerdem grundsätzlich auf das unbedingt notwendige Ausmaß beschränken, um den operativen Stress – und die dadurch zwangsläufig ausgelöste Schwächung der Abwehrmechanismen – so klein wie möglich zu halten.

Daß der operative Eingriff, wo immer er nach Abwägung aller Umstände möglich erscheint, jeder anderen Lokaltherapie vorzuziehen ist, und alsbald ausgeführt werden sollte, steht außer Zweifel. Durchaus mit Recht kann der Chirurg auch heute noch für sich in Anspruch nehmen, daß ausschließlich sein Eingriff in der Lage sei, den Kranken „von einer Stunde zur andern" vom Tumor und von den durch ihn bedingten örtlichen und allgemeinen Gefahren – der Blutung, der Organzerstörung, des Hohlraumverschlusses u. a. m. – zu befreien. Er leitet daraus die Folgerung ab, daß jeder operabel erscheinende Tumor unmittelbar nach der diagnostischen Erfassung zuerst der operativen Behandlung zugeführt werden müsse. Alle anderen Behandlungsmöglichkeiten sollen – wenn überhaupt – erst in zweiter und dritter Linie zur Anwendung kommen.

So wenig nun zweifelhaft sein kann, daß dieses Vorgehen in vielen Fällen seine Berechtigung haben mag, so wenig sollte es andererseits unbedingt verallgemeinert werden. Allen Fortschritten zum Trotz sind Zwischenfälle während und nach der Operation auch heute noch keineswegs selten, wobei Herz-Kreislauf-Versagen und Embolien als Ursachen an der Spitze stehen.

Es kommt hinzu, daß auch der harmloseste Eingriff stets von einer Krebszellen-Aussaat begleitet ist. Sie erfolgt in einem Organismus, dessen Abwehrpotenz ohnehin bereits stark angeschlagen und – auch bei schonendstem Vorgehen – durch den operativen Stress ja vorübergehend noch weiter vermindert und damit die Gefahr einer Metastasierung vergrößert wird.

Alle diese Gefahren lassen es eigentlich geboten erscheinen, eine den chirurgischen Eingriff ergänzende ganzheitlich-interne Behandlung nicht erst nach diesem Eingriff – als Nachbehandlung – in die Wege zu leiten, sondern teilweise bereits – in Form einer kurzen Vorbehandlung – dem Eingriff vorausgehen zu lassen.

Als unbedingte Notwendigkeit erscheint dieses Vorgehen vor allem bei allen jenen Tumoren, deren chirurgische Beseitigung erfahrungsgemäß mit besonders hohem Mortalitäts- und Rezidiv-Risiko belastet ist, so beispielsweise also bei Tumoren der Lunge und anderer innerer Organe.

Sofern nicht ein akut lebensbedrohlicher Notfall den sofortigen Eingriff unabweislich erscheinen läßt, *wird sich also folgendes Vorgehen als optimale Lösung empfehlen:*

1. Unmittelbar nach der Diagnosestellung einleitende interne *Vorbehandlung* zur Verbesserung des Milieus und der Abwehrkraft, um den operationsbedingten Risiken vorbeugend zu begegnen.

2. Anschließend chirurgische Ausschaltung des Tumors.

3. Im Anschluß daran ausreichende interne *Nachbehandlung* bis zur endgültigen Beseitigung der Krebskrankheit.

Das ärztliche Handeln nach dieser Konzeption würde Lebenserwartung und Heilungschancen der Krebskranken ganz entscheidend verbessern können. Der Therapeut muß grundsätzlich immer davon ausgehen, daß im krebskranken Organismus neben dem Tumor ja auch ein dessen Entstehung und Virulenz bedingendes „Tumormilieu" sowie eine hochgradige Abwehrschwäche vorhanden sind. Bevor dem Kranken die mit dem chirurgischen Eingriff verbundenen Belastungen und Risiken zugemutet werden, sollte daher die Virulenz von Milieu und Tumor abgeschwächt, die Abwehrpotenz hingegen gesteigert werden, um die Chancen einer Heilung von vornherein optimal zu gestalten. Durch konsequente Umstellung der Ernährung, ferner durch Herdsanierung, Entgiftungs- und Umstimmungsmaßnahmen, Symbioselenkung, u. a. m. können diese Voraussetzungen fast immer in wenigen Wochen verwirklicht werden. *Der Chirurg übernimmt dann einen Patienten, der in jeder Hinsicht optimal für den Eingriff vorbereitet ist:*

1. Die mitunter ziemlich ausgedehnte „peritumorale Entzündung", die die Unterscheidung zwischen gesundem und bösartigem Gewebe so oft erschwert, wird in der Regel weitgehend zum Abklingen gebracht. Die Ausdehnung der Geschwulst wird sich dann klarer abgrenzen lassen. Der Eingriff wird daher auf das unbedingt notwendige Ausmaß eingeschränkt werden können. Eine *ohne* Vorbehandlung unter Umständen als inoperabel imponierende Erkrankung kann sich *nach* einer solchen Vorbehandlung als operabel erweisen.

2. Die für den Krebskranken so charakteristische und bedrohliche Thrombose- und Embolie-Gefährdung ist stark verringert.

3. Die Verträglichkeit der Operation wird erhöht, der Operationsschock abgeschwächt. Alle mit dem Eingriff verbundenen Risiken werden also — auch

bei größeren Eingriffen – ganz entscheidend vermindert. Die Lebenserwartung wird umgekehrt beträchtlich erhöht.

Der Aufschub des chirurgischen Eingriffs zugunsten einer intensiven Vorbehandlung wird in vielen Fällen zweifellos mit eindeutigen Vorteilen verbunden sein. Es bedarf andererseits wohl kaum einer Betonung, daß bei akuter Lebensgefahr oder sonstwie dringlichen Umständen dem chirurgischen Eingriff trotz dieser Vorteile der Vorrang eingeräumt werden muß, daß ferner eine interne Vorbehandlung unverzüglich abzubrechen ist, falls das Wachstum des Tumors während der internen Vorbereitungsbehandlung fortschreiten sollte.

Nach dem chirurgischen Eingriff muß der Kranke unbedingt zum frühestmöglichen Zeitpunkt der ganzheitlich-internen Weiterbehandlung zugeführt werden! Welche Maßnahmen im Rahmen einer sachgemäßen ganzheitlich-internen Vor- und Nachbehandlung erforderlich werden, ist bereits im 17. Kapitel ausführlich erörtert worden.

Daß wir bei genereller Verwirklichung dieser Routine eine sofort realisierbare Möglichkeit hätten, die Heilungsaussichten operabler Krebspatienten ganz entscheidend – nämlich auf mindestens 80 %! – zu erhöhen, wird in einer im nächsten Jahr erscheinenden statistischen Analyse bewiesen werden.

Richtlinien für die kombinierte Behandlung des bestrahlbaren Patienten

Was soeben über den operablen Patienten gesagt worden ist, gilt sinngemäß auch für diejenigen Patienten, deren Tumor einer ausschließlichen oder zusätzlichen Strahlenbehandlung unterzogen werden soll.

Wie die Operation, so wird auch eine noch so erfolgreiche Strahlenbehandlung die Anzahl der im Organismus vorhandenen onkogenen Zellen und Mikroben zwar beträchtlich vermindern, niemals aber restlos vernichten können.

Wie die Operation, so ist auch eine Strahlenbehandlung mit gewissen Risiken und Gefahren verbunden. Für den Gesamtorganismus stellt sie jedenfalls eine weit schwerere Belastung dar, als eine einfache Operation:

- Während nämlich der Chirurg den Tumor sofort aus dem Organismus zu entfernen und dadurch mit einem Schlage dessen Lokal- und Allgemeinsymptome auszuschalten und die Abwehr zu entlasten vermag, muß bei einer Strahlenbehandlung der Tumor bekanntlich innerhalb des Organismus zerstört, bzw. zum Zerfall gebracht werden, was zwangsläufig eine massive Rückvergiftung des Gesamtorganismus – mit allen daraus sich ergebenden Rückwirkungen auf das Milieu und die Resistenz des Organismus – zur Folge hat.

- Das vornherein bereits leistungsschwache, durch die Rückvergiftung noch zusätzlich überforderte Abwehrsystem wird infolge der spezifisch bindegewebslähmenden Wirksamkeit einer hochdosierten ionisierenden Strahlung noch weiter geschwächt, nicht selten sogar für lange Zeit vollständig reaktionsunfähig gemacht. Die strahlenbedingte Lähmung des Mesenchyms (= bzw. „Mesenchym-Blockade") kann sich über eine Reihe von Monaten erstrecken. „Alles was wir" (mit radiologischen und chemischen Waffen) „dem Krebs antun, tun wir" – so WRBA – „leider auch seinem Träger an!" Was das für den Organismus bedeutet, zeigt uns das Tierexperiment: Bei vorbestrahlten Versuchstieren gehen Impftumoren vielmals häufiger an, als bei nicht vorbestrahlten Tieren. Den auch im Körper des bestrahlten Patienten in einem noch dazu eindeutig verschlechterten Milieu überlebenden Krebszellen hat der Organismus also wenig entgegenzustellen.

Eine zusätzliche ganzheitlich-interne Behandlung dürfte somit für den bestrahlbaren Patienten womöglich sogar noch wichtiger sein als für den operablen Patienten. Ihre bestmögliche Wirksamkeit wird eine Strahlenbehandlung also niemals für sich allein, vielmehr ausschließlich im Rahmen einer Kombinationstherapie erzielen können. Der ideale und sicherste Weg zum optimalen Erfolg führt demnach auch beim bestrahlbaren Patienten über drei Stufen:

1. Unmittelbar nach der Diagnosestellung:
   Einleitung einer internen Vorbehandlung
2. Anschließend: Strahlenbehandlung;
   u. U. parallel dazu: Fortsetzung der internen Therapie
3. Sofort anschließend:
   Intensive ganzheitlich-interne Weiterbehandlung (in stationärer und ambulanter Form) bis zur vollständigen und dauerhaften Normalisierung von Milieu und Abwehrpotenz.

Eine ganzheitlich-interne Vorbehandlung muß beim Bestrahlungspatienten etwas andere Ziele verfolgen, als beim operablen Patienten. Nachdem die Anwendung jeder Art von ionisierender Strahlung zwangsläufig immer eine längere Hemmung der Abwehrfunktion zur Folge hat, sollte sie grundsätzlich so schonend wie möglich – also mit kleinstmöglicher Dosis – durchgeführt werden, um die Nebenwirkungen in Grenzen zu halten. Vordringlichste Aufgabe einer internen Vorbehandlung wird es also sein, die Strahlenempfindlichkeit des Tumors – ebenso aber auch die Verträglichkeit der Strahlenbehandlung – zu erhöhen. Beides kann durch eine ganzheitlich-interne Vorbehandlung erfahrungsgemäß auch erreicht werden.

- Alle Maßnahmen, die eine Entschärfung des Milieus – und damit eine Abschwächung der Tumorvirulenz – anstreben, werden nämlich gleichzeitig immer auch die Strahlenempfindlichkeit des Tumors vergrößern.
- Durch zusätzliche Anwendung spezifisch strahlen-sensibilisierender Mittel kann die Strahlenempfindlichkeit sogar noch beträchtlich gesteigert werden. Auch nicht bestrahlbare Geschwülste können so manchmal doch noch einer Strahlenbehandlung zugeführt werden.
- Die Strahlendosis kann dadurch in vielen Fällen so niedrig gehalten werden, daß die Gefahr einer lokalen Strahlenschädigung weitgehend ausgeschaltet wird.
- Auch der Bestrahlungsschock verläuft nach interner Vorbereitung des Patienten viel milder, weil die durch den Tumorabbau verursachte Rückvergiftung infolge der vorausgegangenen Entschlackung und Umstimmung weit besser vertragen wird.

Die mit jeder Strahlenbehandlung obligat verbundene Schädigung des Milieus und der Abwehrpotenz wird freilich auch durch interne Vorbehandlung nicht verhindert werden können, wenn sie auch – wenigstens nach Anwendung reduzierter Strahlendosen – vielleicht weniger stark ausgeprägt sein mag, als nach durchschnittlich üblicher Strahlenbelastung. Der Zustand des Patienten ist somit nach einer Strahlenbehandlung immer relativ ungünstiger, als der eines operierten Patienten. Während ein schonender operativer Eingriff die Abwehrsituation regelmäßig entscheidend entlasten und das Milieu jedenfalls nicht weiter beeinträchtigen wird, werden Milieu und Abwehrpotenz im Verlauf einer Strahlenbehandlung in jedem Falle – wenn auch vorübergehend – zwangsläufig noch erheblich weiter verschlechtert werden.

Der daraus sich ergebenden Rezidivgefährdung muß daher unbedingt durch intensive ganzheitlich-interne Weiterbehandlung entgegengewirkt werden. Je früher diese Nachbehandlung in die Wege geleitet wird, desto größer wird für den Patienten auch die Chance einer Heilung sein.

Die Erfahrung hat gezeigt, daß eine in diesem Sinne programmierte Kombinationstherapie tatsächlich imstande ist, dem bestrahlbaren Krebspatienten ein Höchstmaß an Überlebens- und Heilungsaussichten zu sichern.

DIE N A C H BEHANDLUNG – Wie SIE N I C H T SEIN SOLL

Die Aufgabe einer „Internen Krebstherapie" – mag diese nun als V o r - u n d N a c h behandlung oder auch als V o r - o d e r N a c h behandlung zur Durchführung kommen, besteht, um dies nochmals zu betonen, in jedem Falle darin:

1. die im Organismus verbliebenen restlichen Krebsherde, Krebszellen und onkogenen Mikroben anzugreifen,
2. ihrem Wachstum den Boden (= das „Tumormilieu") zu entziehen,
3. die körpereigene Abwehrpotenz wiederherzustellen und durch diese und weitere Maßnahmen der natürlichen Heilkraft zum Siege zu verhelfen.

Wie bereits früher dargelegt, wird dieser Aufgabe allerdings nur eine wirklich umfassende und vielseitige Ganzheitsbehandlung gerecht werden können. Sie muß also bestrebt sein,

- a l l e erkennbaren Ursachen auszuschalten,
- die durch Zweitschäden gestörten Organfunktionen wieder herzustellen,
- das krankhaft veränderte Milieu wieder zu normalisieren
- und außerdem der krankhaften Umstimmung des Gesamtorganismus durch rück-umstimmende Maßnahmen zu begegnen.

Wer einmal begriffen hat, daß in diesem Vorgehen die e i n z i g e Möglichkeit einer Verbesserung der Lebenserwartung und der Heilungschancen des Krebskranken verkörpert ist, wird auch verstehen können, daß und warum diese Maßnahmen durch keine andere Art von „ N a c h behandlung" ersetzt werden können.

W a s g e s c h i e h t n u n a b e r i n d e r P r a x i s ?

Die Fehlschläge der üblichen Stahl- und Strahlbehandlung – die „Sekundär Inkurablen" – pflegen sich in den Fachkliniken für Interne Krebsbehandlung zu sammeln. Wer könnte daher wohl besser imstande und kompetenter sein, Unzulänglichkeiten der üblichen einseitigen therapeutischen Routine rückblikkend zu erkennen und Vorschläge zur Verbesserung zu machen, als die Ganzheitstherapeuten?

Der „sekundär" inkurabel gewordene Krebspatient ist ursprünglich operabel und bestrahlbar gewesen und unmittelbar nach der diagnostischen Erfassung des Primärtumors zunächst – und zwar scheinbar erfolgreich – mit Stahl und/oder Strahl behandelt worden, ohne jedoch eine ganzheitliche Vor- und Nachbehandlung zu erhalten.

Alle diese Kranken fühlten sich nach Operation oder Strahlenbehandlung zunächst gesund und glaubten sich daher geheilt. Trotzdem war es früher oder später doch wieder zur Bildung neuer Krebsgeschwülste gekommen, die sich dann bei der Mehrzahl dieser Patienten als nicht mehr operabel und nicht mehr bestrahlbar erwiesen hatten. Aus den zunächst scheinbar erfolgreich Behandelten waren also jetzt sogenannte „Unheilbare" geworden.

Auch bei vielen dieser für Stahl und Strahl unheilbaren Rezidivpatienten gelingt es jedoch, den Tumor durch interne Maßnahmen doch noch zu hemmen oder zurückzubilden, und eine Lebensverlängerung, nicht selten sogar eine Heilung zu erreichen. Die Erfolgsaussichten werden begreiflicherweise am höchsten sein, wenn diese Behandlung zum frühestmöglichen Zeitpunkt in die Wege geleitet wird. Die erfolgsentscheidende Sanierung des Milieus und der Abwehrpotenz nimmt längere Zeit, in der Regel mehrere Monate in Anspruch. Je kürzer die restliche Lebenserwartung des Kranken ist, und je später mit der internen Behandlung begonnen wird, desto mehr werden sich daher begreiflicherweise auch die Überlebens- und Heilungschancen verringern.

Die übergroße Mehrzahl der inkurablen Rezidivpatienten kommt nun leider keineswegs zum frühestmöglichen, günstigsten Zeitpunkt, sondern erst sehr viel später, oft genug leider endgültig zu spät.

Wir müssen uns daher fragen: Warum sind diese Patienten nicht sofort nach Operation und Bestrahlung mit abwehrsteigernden Maßnahmen behandelt worden?

Wer Gelegenheit hat, Tausende von einschlägigen Krankengeschichten zu übersehen, wird feststellen, daß für dieses Versäumnis immer die gleichen Fehler verantwortlich sind. Nur wer diese Fehler kennt, wird sie vermeiden können. Es soll deshalb versucht werden, sie anhand von Beispielen zu präzisieren.

Der erste Fehler:

Die „Barmherzige Lüge", die dem bereits operierten oder bestrahlten Krebspatienten verschweigt, an welcher Krankheit er tatsächlich leidet, muß auch in diesem Zusammenhang als wichtigster Fehler angesehen werden. Der Patient, der über seine Krankheit nicht aufgeklärt wird, ist auch nicht imstande, die optimalen Heilmaßnahmen zu nutzen. Diesen Fehler sollte man keinesfalls bagatellisieren.

Der zweite Fehler:

Die ganzheitliche Vor- und Nachbehandlung wird als völlig überflüssig betrachtet!

Auch heute – genau wie vor 50 oder 100 Jahren! – ist die Mehrzahl der Chirurgen und Strahlenärzte immer noch davon überzeugt, mit der Lokalbehandlung bereits alle Möglichkeiten einer wirksamen Krebstherapie erschöpft zu haben. Vielfach pflegt den Patienten (oder deren Angehörigen) nach Operation und Bestrahlung versichert zu werden, man sei wieder „völlig gesund" und es bestehe daher keinerlei Notwendigkeit, noch weiteres zu unternehmen. Eine interne „Nachbehandlung" irgendwelcher Art müsse als völlig überflüssig bezeichnet werden, nachdem man ja „radikal" habe operieren können! Diese Beispiele beweisen wohl eindeutig genug, wie sehr die längst überholten Begriffe der Lokalistischen Schule in der Praxis leider noch vorherrschend sind.

Auch der beste Chirurg, auch der routinierteste Strahlenarzt wird nun aber niemals mehr jene Krebszellen erfassen können, die bereits vor dem Eingriff oder während desselben über die Blutbahn im Organismus verstreut worden sind. Sie werden auch bei radikalster Operation oder Bestrahlung dem Zugriff des Therapeuten entzogen bleiben. Dieser Gefahr wird der Organismus – um dies ausdrücklich nochmals zu betonen – daher in jedem Falle aus eigener Kraft begegnen müssen.

Von der Gesamtheit aller mit Stahl und Strahl behandelten Krebskranken können andererseits durchschnittlich nur etwa zwanzig Prozent geheilt werden! Nur bei diesen zwanzig Prozent der Behandelten war also das Abwehrvermögen noch so kräftig, daß es nach der durch den Eingriff herbeigeführten Entlastung wieder die Oberhand zu gewinnen vermochte.

Kann es angesichts dieser Situation noch verantwortet werden, auf eine Ganzheitsbehandlung zu verzichten, deren sachgemäße Durchführung erfahrungsgemäß einer bedeutend größeren Zahl von Kranken Heilung zu sichern vermag?

Obwohl nun aber seit mehr als zwanzig Jahren auf die unbedingte Notwendigkeit einer systematischen Ganzheitsbehandlung des operablen und bestrahlbaren Krebspatienten wieder und wieder hingewiesen worden ist, scheint die Notwendigkeit und Zweckmäßigkeit der kombinierten Anwendung von Stahl oder Strahl plus Interner Therapie immer noch praktisch unbekannt bzw. unbeachtet geblieben zu sein. Jahr für Jahr pflegt sich somit auch weiterhin an Hunderttausenden von Krebspatienten ein Schicksal zu vollziehen, das bei rechtzeitiger Vorsorge vielfach vermeidbar wäre. Einige Krankengeschichten sollen dies illustrieren:

(Patientin; 49 Jahre)

Mai 1950: Absetzung der linken Brust wegen Brustkrebses. Sofort anschließend 24 Röntgenbestrahlungen, jedoch keine Ganzheitsbehandlung.

Juli 1951: Auf der Operationsnarbe hat sich ein neuer Krebsknoten (= ein Narbenrezidiv), in der Achselhöhle außerdem eine Metastase gebildet. Beide werden wieder operativ entfernt und in 12 Sitzungen nachbestrahlt. Auch diesmal keine Ganzheitsbehandlung.

Ab September 1951: Verschlechterung des Allgemeinbefindens, Appetitlosigkeit, Abmagerung, Ödeme am linken Arm und an beiden Unterschenkeln.

Ab März 1952: Völlige Arbeitsunfähigkeit, Atemnot, rapider körperlicher Verfall (= Kachexie), Auftreten von Lungen- und Halsmetastasen. Die Patientin ist „ausbestrahlt" und wird von den behandelnden Ärzten als hoffnungsloser Fall aufgegeben.

(Patientin; 36 Jahre)

Januar 1960: Auftreten eines Krebses des Gebärmutterkörpers; operative Ausräumung des Beckens, anschließend 28 Bestrahlungen mit Kobalt-Bombe, dazu 4 Radium-Einlagen. Keine Ganzheitsbehandlung.

Ab Juni 1960: Auftreten eines Lokalrezidivs; kolikartige Bauchschmerzen, Zunahme des Bauchumfanges, Auftreten einer Blasenfistel.

Oktober 1960: Verkrebsung des ganzen Bauchfells, Bauchwassersucht, Darmverengung.

Januar 1961: Notoperation: Anlegung eines künstlichen Afters wegen totalen Darmverschlusses. Anschließend nur noch schmerzstillende Mittel und regelmäßige Punktion der Bauchwassersucht. – Keine Ganzheitsbehandlung! Die Patientin wird als hoffnungsloser Fall aufgegeben!

(Patient; 61 Jahre)

April 1955: Radikaloperation eines Magenkrebses, keine Bestrahlung, keine Ganzheitsbehandlung.

Januar 1958: Nach drei Jahren relativer Beschwerdefreiheit erneutes Auftreten akuter Magenbeschwerden. Bei der probeweisen Eröffnung der Bauchhöhle findet sich ein regionales Rezidiv im Bereich des Magenstumpfes mit ausgedehnten Verwachsungen und zahlreichen Metastasen in Bauchfell und Leber. Die Bauchhöhle wird unverändert wieder verschlossen. – Keine Ganzheitsbehandlung, keinerlei sonstige Therapie, schmerzstillende Mittel ausgenommen! Der Patient wird als absolut aussichtsloser Fall betrachtet und von den behandelnden Ärzten aufgegeben!

Der dritte Fehler:

Der dritte Fehler ist, daß Ziel und Aufgaben der Nachbehandlung verkannt werden. Sowohl die Lokaltherapeuten als auch die Ganzheitstherapeuten gebrauchen den Begriff: „Nachbehandlung". Beide Richtungen verstehen jedoch völlig verschiedene Maßnahmen darunter.

Chirurgen und Radiologen bezeichnen im bisherigen Sprachgebrauch als „Nach"behandlung die Anwendung von Röntgenstrahlen bzw. chemischen Mitteln, um im Anschluß an den operativen Eingriff noch im Körper verbliebene Krebszellen zu vernichten. Wie die Operation, so ist jedoch auch eine radiologisch-chemische Behandlung ausschließlich gegen die Krebsgeschwulst bzw. gegen die Krebszelle gerichtet. Sie gehört einwandfrei zum symptomatischen Teil der Krebsbehandlung und kann infolgedessen keinesfalls als kausale Nachbehandlung angesehen werden. Es handelt sich um ergänzende, postoperative, tumorspezifische Maßnahmen, welche die Krebskrankheit des Organismus unbeeinflußt lassen. Aber gerade die Krebskrankheit soll ja nach Ausschaltung der Symptome durch die Nachbehandlung beseitigt und damit das Auftreten von Metastasen und Rezidiven endgültig verhindert werden.

Nach der ganzheitlichen Konzeption darf als Nachbehandlung der Krebskrankheit ausschließlich eine Ganzheitlich-interne Behandlung verstanden werden, die das Ziel verfolgt, die Abwehrorgane des Organismus wiederaufzubauen und zu aktivieren, das krankhaft veränderte Stoffwechselmilieu zu normalisieren und so den Organismus wieder in die Lage zu versetzen, sich bildende oder noch vorhandene Krebszellen zu erkennen und zu vernichten, bevor sie Metastasen bilden. Ausschließlich durch rein interne Nachbehandlung kann die Krebskrankheit, also die Geschwulstbildungsfähigkeit, beseitigt werden. Alle nur tumorspezifischen Maßnahmen würden die Krankheit bestenfalls für gewisse Zeit latent werden lassen.

Die übliche „Nachbehandlung" mit Strahlen- oder Chemotherapie ist – so WRBA – in den meisten Fällen insuffizient.

Der operierte (und bestrahlte) Patient ist daher – so stellt WRBA ergänzend fest – (trotz Ausrottung des Primärtumors) als potentiell Krebskranker zu betrachten, der sich in einer unsichtbaren Krebsphase befindet und dem unsere Sorge für wenigstens die nächsten fünf Jahre zu gelten hat!

Der vierte Fehler:

Der vierte Fehler ist darin zu sehen, daß sich in verhängnisvoller Verwirrung der Begriffe bei operierten und bestrahlten Patienten der Irrglaube entwickelt hat, die üblicherweise vorgeschriebenen Kontrolluntersuchungen wären eine „Nachbehandlung". Diese notwendigen Untersuchungen sind eingerichtet worden, da bei mehr als der Hälfte der Kranken, die operiert und bestrahlt worden sind, die Gefahr einer Wiedererkrankung stets gegenwärtig bleibt. Mit den Kontrolluntersuchungen will man solche Neuerkrankungen möglichst frühzeitig erfassen.

Das Auftreten eines Rezidivs kann man nun aber durch Kontrolluntersuchung zwar *erkennen*, jedoch niemals *verhüten*! Der Krebskranke weiß das in der Regel nicht, muß also darüber belehrt werden. Vordringlichste Aufgabe einer Nachbehandlung ist es, neues Unheil nach besten Kräften zu *verhindern*, nicht aber, es tatenlos zu erwarten und *dann* zu erkennen, wenn es oft schon zu spät ist.

Die Kontrolluntersuchungen erzeugen jedoch bei vielen Patienten die fatale Illusion einer keineswegs vorhandenen Sicherheit und den noch fataleren Irrtum, in „vorbeugender" Weise betreut und „nachbehandelt" zu werden. Aus vielen gleichartigen Krankengeschichten seien einige Beispiele berichtet.

(Patientin; 41 Jahre)

Juli 1954: Radikaloperation eines linksseitigen Eileiterkrebses des Stadiums II. Anschließend: 22 Röntgenbestrahlungen, vier Radiumeinlagen. – *Keine Ganzheitstherapie!* – Die Patientin wird mit der Weisung entlassen, sich alle sechs Wochen zur „Nachuntersuchung" wieder in der Strahlenklinik einzufinden!

März 1955: Bei der vierten Kontrolluntersuchung wird ein regionales Rezidiv im rechten kleinen Becken entdeckt, das durch sofortige „Nachbestrahlung" mit 24 Röntgensitzungen wieder zum Verschwinden gebracht wird. – Wiederum *keine Ganzheitstherapie!*

Juni 1955: Die übernächste „Kontrolluntersuchung" offenbart ein neues Rezidiv, das jedoch nicht mehr behandelt werden kann, da die Patientin bereits die höchstzulässigen Strahlendosen erhalten hat, also „ausbehandelt" ist. Die Patientin ist für die behandelnden Ärzte nunmehr zum hoffnungslosen Fall geworden und wird aufgegeben!

(Patientin; 34 Jahre)

Februar 1952: Operation eines Muttermundkrebses des Stadiums II.
April 1952: Zehn Röntgenbestrahlungen, keine Ganzheitsbehandlung. – Die Patientin wird angewiesen, sich alle sechs Wochen zur Kontrolluntersuchung einzufinden!

August 1952: Die dritte Kontrolluntersuchung ergibt ein walnußgroßes Lokalrezidiv, das sofort durch eine Serie von Röntgen-Tiefenbestrahlungen mit maximal zulässiger Dosierung zur Rückbildung gebracht wird. – Auch diesmal keine Ganzheitsbehandlung!

Februar 1953: Sechs Monate nach dieser Strahlenbehandlung wird in der Universitäts-Strahlenklinik ein neues regionales Rezidiv entdeckt. Nachdem dieses Rezidiv nicht mehr operabel und nicht mehr bestrahlbar ist (weil die höchstzulässigen Strahlendosen bereits verabreicht wurden), wird die Patientin als hoffnungsloser, inkurabler Fall in hausärztliche Betreuung entlassen.

(Patientin; 52 Jahre)

April 1957: Operation eines metastasierenden Krebses beider Eierstöcke. Anschließend chemotherapeutische Behandlung. – Keine Ganzheitsbehandlung! – Die Patientin wird aufgefordert, sich alle vier Wochen zur Kontrolluntersuchung wieder in der Klinik einzufinden!

September 1957: Schnelle Zunahme des Leibesumfanges, verursacht durch regionale Rezidive. Punktion der Bauchwassersucht und Chemotherapie, jedoch keine Ganzheitsbehandlung! Die Patientin wird mit der Weisung entlassen, sich alle 14 Tage zur Entleerung des Wasserbauches wieder in der Klinik einzufinden. Keine weitere Behandlung, da die Patientin bereits als hoffnungsloser, inkurabler Fall betrachtet wird.

Der fünfte Fehler:

Als fünfter Fehler muß angesehen werden, daß vielfach dem Patienten empfohlen wird, nach der Entlassung aus dem Krankenhaus einen Erholungsurlaub zu nehmen, um den Erfolg der operativen oder radiologischen Behandlung zu festigen. Bei dieser überaus angenehmen „Nachbehandlung" in eigener Regie läßt die Erholung in der Regel auch nicht auf sich warten. Ein oft seit Jahren nicht mehr erlebtes Wohlbefinden ruft beim Patienten (aber auch beim Arzt) allzuleicht die Illusion eines Heilerfolges hervor. Es ist jedoch völlig natürlich, daß der von seiner Geschwulst befreite Organismus zunächst mit einer Hebung des Allgemeinbefindens reagiert. Wir wissen aber, daß nur bei jenen Patienten, die noch über einen ausreichenden Rest körpereigenen Abwehrvermögens verfügen, durch den örtlichen Eingriff das Abwehrgleichgewicht soweit wiederhergestellt werden kann, daß der Organismus aus eigener Kraft mit etwa noch vorhandenen Krebszellen fertig wird. Bei den meisten Kranken ist der Körper dieser Aufgabe – auch nach einem günstig verlaufenen Eingriff – nicht mehr gewachsen. Da er zudem ohne wirkliche Nachbehandlung – also ohne weitere Hilfe – bleibt, ist die Gefahr der „Wieder"erkrankung – ungeachtet des vorläufigen Wohlbefindens – jeden Augenblick gegenwärtig.

Aus heiterem Himmel wird dieser nur scheinbar Geheilte – wie Hunderte von Krankengeschichten aufzeigen – eines Tages wieder von erneuter Geschwulstbildung überrascht, die dann fast ausnahmslos wesentlich schwieriger zu behandeln ist als der Primärtumor. Die rückfällige Erkrankung ist sehr häufig mit Fernabsiedlung von Geschwulstknoten verbunden, die für Stahl und Strahl nicht mehr erreichbar, darum mit diesen Heilverfahren auch nicht mehr zu beherrschen oder gar zu heilen sind.

Wie oft gibt der Arzt nach erfolgreich abgeschlossenem Eingriff auf die Frage nach weiter notwendiger Behandlung seinem Patienten die Antwort: „Sparen Sie Ihr Geld. Fahren Sie in Erholung anstatt in eine Krebsklinik!" Dieser Rat kommt niemandem teurer zu stehen als dem Kranken, der oft genug schon nach wenigen Monaten als nunmehr Inkurabler verzweifelt beim Internen Krebstherapeuten Hilfe sucht. Während ihres Erholungsurlaubes haben diese Patienten kostbare Zeit verloren, die zur Nachbehandlung und Heilung der latent verbliebenen Krebskrankheit hätte genutzt werden müssen. Durch diese Unterlassung ist ihnen anstelle von Heilung und wirklicher Erholung das oft tragische Los der Unheilbaren zuteil geworden, das der überwiegenden Mehrzahl durch rechtzeitige ganzheitlich-interne Behandlung hätte erspart werden können.

Der sechste Fehler:

Der sechste Fehler, der bei operierten und bestrahlten Patienten zu fatalen Folgen führen kann, besteht darin, die „Nachbehandlung" des geschwächten Körpers in Form einer „Mastkur" zu empfehlen. Jedermann weiß heute, daß jegliche Überernährung – auch für den gesunden Menschen – schädlich ist. Schon längst hat man sich von der falschen Auffassung getrennt, daß der Mensch so viele Kilo wiegen müsse, als er Zentimeter über einen Meter messe. Warum empfiehlt man also heute immer noch dem Krebskranken, möglichst viel zu essen, um „widerstandsfähig" zu sein? Versicherungsstatistiken weisen aus, daß die durchschnittliche Lebenserwartung des Menschen durch jedes Kilogramm Übergewicht um ein Jahr verringert wird.

SALZBORN entwickelte eine erfolgreiche Krebstherapie mit äußerst knappem Ernährungsregime, bei dem stündlich nur einige Löffel vorwiegend flüssiger Nahrung zugeführt werden dürfen.

KÜHNAU bestätigte durch eindrucksvolle Tierversuche,

- daß nach Belieben fressende Tiere bei qualitativ gleicher Ernährung über fünfmal häufiger an spontanen Krebsgeschwülsten erkranken als Tiere, die jeden zweiten Tag fasten müssen;
- daß die Tumoren der Dauerfresser durchschnittlich 18mal schwerer sind;
- daß ihre Lebenserwartung um 217 Tage geringer ist als die der halbfastenden Tiere.

Das Ergebnis dieser Tierversuche konnte in den unfreiwilligen „Großversuchen" der beiden Weltkriege bestätigt werden. Während der Prozentsatz der Krebserkrankungen in den Friedensjahren laufend anstieg, kam er während der Kriegsjahre zum Stillstand. Immer wieder müssen wir auch bei Patienten unserer Klinik feststellen, daß erst erheblicher Gewichtsanstieg eine Metastasierung ausgelöst zu haben scheint.

(Patientin; 44 Jahre)

Januar 1958: Radikaloperation eines rechtsseitigen Mammacarcinoms. Anschließend 12 Röntgenbestrahlungen. Eine ganzheitlich-interne Nachbehandlung wird weder durchgeführt noch empfohlen. Der ziemlich schmächtigen, sehr zart gebauten Patientin – sie wiegt 50,2 kg bei einer Körpergröße von 161 cm – wird lediglich ans Herz gelegt, sich einige Monate zu „erholen" und möglichst viel zu essen, damit sie endlich ihr „normales" Gewicht erlange. Diese Empfehlung wird von der Patientin sehr ernst genommen und befolgt.

Mai 1958: Körpergewicht 66,5 kg; Wohlbefinden.

November 1958: Körpergewicht 71,5 kg; Wohlbefinden.

Februar 1959: Körpergewicht 75,2 kg; Auftreten eines lokalen Rezidivs im Bereich der rechten Brust, das sofort durch eine zweite Radikaloperation mit anschließender zweiter Röntgenbestrahlungsserie beseitigt wird. Auch jetzt wieder keinerlei ganzheitlich-interne Behandlung, sondern nur die Empfehlung, sich „zu erholen" und „fest zu essen"!

Oktober 1959: Bei der Kontrolluntersuchung werden Lungen- und Skelettmetastasen entdeckt. Die Patientin wird nunmehr aufgegeben.

Der siebte Fehler:

Der siebte Fehler liegt in einer unvollständigen Nachbehandlung. Erfreulicherweise empfehlen fortschrittliche Ärzte – darunter mehr und mehr

Chirurgen und Radiologen — ihren Krebspatienten bereits eine interne Nachsorge. Wirklich ausreichende Erfahrungs- und Behandlungsgrundlagen sind allerdings erst einer Minderheit von Ärzten verfügbar. Aus der Vielzahl der notwendigen ganzheitlichen Maßnahmen wird oft nur das zur Anwendung gebracht, was mit den Vorstellungen und Möglichkeiten des jeweiligen Behandlers in Einklang ist.

So wird dem Krebskranken vielfach bereits eine Ernährungsumstellung und Vitaminzufuhr empfohlen aufgrund der zweifellos zutreffenden Erkenntnis, daß dem Krebsgeschehen immer auch Fehlernährung und Mangelzustände zugrunde liegen. Immer häufiger wird dem Kranken auch geraten, etwaige Mandel- oder Zahnherde beseitigen zu lassen. Andere Ärzte beschränken sich wiederum auf eine Anregung des Bindegewebssystems oder sonstige Einzelmaßnahmen.

Das selektive Behandeln eines *einzigen* schädigenden Faktors, so etwa der Fehlernährung oder der Dysbakterie, wie das oft geschieht, ist jedoch genauso unzureichend, wie die *alleinige* Ausschaltung eines Zweitschadens.

(Patient; 24 Jahre)

November 1963: Radikaloperation eines Seminoms (= eines Hodenkrebses), anschließend eine Serie von Röntgen-Bestrahlungen. Der Chirurg empfiehlt dem Kranken, künftig eine „Krebsfeindliche Diät" einzuhalten. *Eine Ganzheitsbehandlung wird weder durchgeführt, noch empfohlen.*

August 1965: Trotz peinlichster Einhaltung dieser Diät hat sich ein metastatisches Rezidiv in Form von Lungenmetastasen entwickelt. Als hoffnungslos wird der Patient nunmehr aufgegeben.

(Patientin; 37 Jahre)

April 1962: Radikaloperation der linken Brust wegen eines Mammacarcinoms. Anschließend eine Serie von Röntgenbestrahlungen. — Der fortschrittlich eingestellte Chirurg veranlaßt die Patientin, sich außerdem alle wurzelgefüllten Zähne ziehen zu lassen und künftig eine „Krebsdiät" einzuhalten. Beide Empfehlungen wurden von der Patientin auch genau befolgt.

November 1965: Die Operationsnarbe beginnt zu nässen. Eine ärztliche Untersuchung bestätigt das Vorliegen eines regionalen Rezidivs mit Knochenmetastasen. Die Patientin wird nunmehr aufgegeben.

In beiden Fällen — auch sie stehen wieder nur für viele ähnliche Beispiele — sind neben den lokalen Eingriffen zwar jeweils sehr begrüßenswerte und im ganzheitlichen Sinne durchaus zweckmäßige Allgemeinmaßnahmen veranlaßt worden. Aber es waren eben doch nur einige wenige aus jener Vielzahl interner Behandlungsmaßnahmen, die beim operablen und bestrahlbaren Krebskranken in sinnvoller Abstimmung nebeneinander zum Anlaufen gebracht werden müssen, um die höchstmöglichen Heilungsaussichten zu sichern.

Jede einzelne der gebotenen und zu koordinierenden ganzheitlichen Maßnahmen hat, wie wir wissen, zweifellos ihre Berechtigung und ihren Wert. Nur ausnahmsweise wird allerdings durch Anwendung einzelner dieser Maßnahmen jemals eine ausreichende und anhaltende Steigerung des Abwehrvermögens sich erzielen lassen. Zwanzig Jahre praktischer Erfahrung haben uns darüber belehrt, daß eine dauerhafte Umstimmung des Milieus und der Abwehrlage nur dann sich verwirklichen läßt, wenn im Rahmen der eingangs genannten Aufgabengebiete alles nur irgend Mögliche in sinnvoller Abstimmung zur Durchführung kommt. Von einer ursachenausschaltenden Nachbehandlung im ganzheitlichen Sinne sollte daher auch nur dann gesprochen werden, wenn sie tatsächlich mit a l l e n verfügbaren Mitteln eine Sanierung des Tumormilieus und die höchstmögliche und anhaltende Steigerung des Abwehrvermögens zu erreichen versucht.

Auch hinsichtlich der Teilaufgaben einer Ganzheitsbehandlung muß also betont werden, was bereits in anderem Zusammenhang festgestellt worden ist: Auch die ganzheitlichen Maßnahmen können sich untereinander nicht stellvertretend ersetzen. Sie können und müssen einander vielmehr immer ergänzen!

19. Kapitel

DIE BEDEUTUNG DER GANZHEITSBEHANDLUNG FÜR DEN BISHER INKURABLEN KREBSKRANKEN

Das eigentliche Krebsproblem ist das Problem des inkurablen Tumors.
J. ISSELS (1953)

Welche Patienten werden üblicherweise als inkurabel betrachtet?

Für Stahl und Strahl nicht behandelbar (= inkurabel) wird eine Geschwulsterkrankung aus den verschiedenartigsten Gründen, wobei man zwischen primär und sekundär inkurablen Erkrankungen zu unterscheiden pflegt.

Die primär Inkurablen

Die ersten Anfänge einer Geschwulstentwicklung pflegen nahezu immer in tragischer Symptomlosigkeit zu verlaufen. Kaum jemals werden im frühen Stadium der Geschwulstbildung alarmierende oder kennzeichnende Beschwerden empfunden. Sogar bei weit fortgeschrittenen Krebserkrankungen werden deutliche Krankheitserscheinungen in vielen Fällen vermißt. Diesem verhängnisvoll schleichenden Krankheitsverlauf ist es zuzuschreiben, daß die Mehrzahl der Krebspatienten zu spät in die Behandlung kommt. Die erste Diagnose des Krebsleidens ist also eine Feststellung der erst durch den Tumor bedingten Komplikationen. Sie ist somit immer eine Spätdiagnose. So kann bei zwei Drittel aller Krebspatienten im Augenblick der diagnostischen Erfassung des Tumors eine Behandlung durch Stahl und Strahl mit Aussicht auf Erfolg nicht mehr durchgeführt werden.

Als anatomisch inkurabel wird ein Tumor bezeichnet, wenn das befallene Organ wegen seiner lebenswichtigen Bedeutung oder der Tumor wegen seiner Ausdehnung nicht radikal entfernt werden kann. Dies ist z. B. oft der Fall bei Hirntumoren, bei Geschwülsten der Leber, der Gallenwege, des Pankreas oder bei Tumoren, die mit den großen Gefäßen verwachsen sind. Oft liegt auch bei Diagnosestellung bereits eine frühzeitige Fernmetastasierung in Knochen, Lungen oder in anderen Organen vor.

Primär inkurabel ist ein Patient auch, wenn ihm wegen Begleitkrankheiten, z. B. wegen einer Herz- oder Kreislaufschwäche oder einer anderen, den Allgemeinzustand in bedrohlicher Weise beeinflussenden Erkrankung das Risiko einer Operation oder Bestrahlung nicht mehr zugemutet werden kann.

Als primär inkurabel erweisen sich etwa zwei Drittel aller diagnostisch erfaßten Krebspatienten.

Die sekundär Inkurablen

Nur bei einem Drittel aller Krebspatienten wird der Tumor so frühzeitig erkannt, daß eine Behandlung durch Stahl und Strahl mit Aussicht auf Heilung stattfinden kann. Diese klassischen Methoden ermöglichen nur eine symptomatische Behandlung des Krebsleidens, bei der zwar das Symptom, die Geschwulst, entfernt wird, die Geschwustbildungsfähigkeit (= Krebskrankheit) des Organismus, die Ursache der Tumorbildung, aber nicht. So erkrankt erfahrungsgemäß eine Mehrzahl dieser operierten und bestrahlten Patienten an einem Rezidiv bzw. an Metastasen. Diese Wieder-Erkrankten können dann oft mit Stahl und Strahl nicht mehr behandelt werden, sind somit für die klassische Therapie ausbehandelt und werden als *sekundär inkurabel* bezeichnet. Sie erhöhen die Gesamtzahl der Unheilbaren auf etwa 80 Prozent.

Der Begriff der Unheilbarkeit

Aus der Sicht der Mehrzahl der Chirurgen besteht die Aufgabe der Krebsbehandlung darin, die Erstgeschwulst, Rezidive oder Metastasen durch radikale Ausschneidung zu entfernen. Nur dann, wenn eine solche radikale Ausrottung möglich ist, wird die Erkrankung vom Chirurgen nicht nur als behandelbar, sondern auch als heilbar betrachtet. Wenn eine Geschwulst mit lebenswichtigen Organen verwachsen oder bereits eine Metastasierung erfolgt ist, pflegt der Chirurg diesen Krebskranken, weil er ihn nicht mehr operieren kann, als *inkurabel* zu bezeichnen. Es dürfen solche Fälle jedoch lediglich als *nicht operabel* bzw. *für den Chirurgen unheilbar* bezeichnet werden.

Wenn eine Geschwulst für den Chirurgen nicht behandelbar und somit nicht heilbar ist, muß das nicht bedeuten, daß sie damit gleichzeitig auch für den Radiologen inkurabel ist. Viele chirurgisch unheilbare Tumoren können mit dem Strahl noch erfolgreich behandelt werden. Der Radiologe kann aber nur Heilungsaussichten bieten, wenn die Geschwulst ausreichend strahlenempfindlich und günstig gelegen ist. Voraussetzung einer endgültigen Heilung ist aber sowohl bei der radiologischen wie auch bei der chirurgischen Behandlung immer eine noch ausreichende Resistenz.

Auch der Strahlenbehandlung sind also unüberschreitbare Grenzen gesetzt. Eine Geschwulst, die aus diesen Gründen nicht behandelbar ist, pflegt vom Radiologen als inkurabel bezeichnet zu werden. Es dürfte jedoch diese Geschwulst lediglich als nicht bestrahlbar und damit folgerichtig nur als radiologisch unheilbar bezeichnet werden.

Die Krebsgeschwulst, die für den Chirurgen und Radiologen inkurabel ist, kann für den internen Krebstherapeuten behandelbar und somit auch heilbar sein.

Der Begriff der Unheilbarkeit, wie er in den letzten Jahrzehnten angewandt wurde, kann heute nicht mehr aufrechterhalten werden. Solange man den Krebs nur operativ oder radiologisch zu behandeln verstand, waren bei Nichtanwendbarkeit, bzw. nach erfolgloser Anwendung dieser Methoden alle Heilungsmöglichkeiten erschöpft. Ein Krebskranker, der für Stahl und Strahl nicht behandelbar war, durfte damals als unheilbar betrachtet werden. Heute, da mit der Internen Therapie eine dritte Waffe gegen den Krebs verfügbar ist, müssen diese Vorstellungen über die sogenannte Unheilbarkeit des Krebses als überholt bezeichnet werden.

Aus der anatomischen Ausdehnung oder Inoperabilität eines Tumors kann keineswegs auf den Zustand der Abwehrkraft geschlossen werden. Auch bei Schwerstkranken können durchaus noch beachtliche aktive Schutzkräfte vorhanden sein. Keineswegs sind diese in jedem Falle bereits völlig erloschen, sondern in der Mehrzahl der Fälle nur stark erschöpft und relativ zu schwach geworden. Durch geeignete Maßnahmen können sie aber vielfach wieder neu angefacht, also reaktiviert werden. Man ist daher auch nicht berechtigt, einen mit Stahl und Strahl nicht heilbaren Patienten als unheilbar aufzugeben.

Obwohl die Grundlagen der Ganzheitlichen Krebskonzeption seit Jahrzehnten durch Forschung und Erfahrung bestätigt wurden, sind viele Ärzte unserer Generation davon völlig unberührt geblieben. Ohne eigene Erfahrungen mit

Interner Krebsbehandlung — und nach wie vor dem alten lokalistischen Denken verhaftet — pflegen sie aus Gewohnheit inoperabel oder nicht bestrahlbar mit unheilbar gleichzusetzen.

Wovon hängt die Heilbarkeit einer Krebserkrankung ab?

Wie die neueren Forschungsergebnisse zeigen, hängt die Heilbarkeit einer Krebsgeschwulst von dem Vorhandensein eines ausreichenden Abwehrvermögens ab. Ob ein operabler Krebs durch den Eingriff geheilt werden kann, ist entschieden, bevor der Chirurg das Skalpell zur Hand genommen hat: Ist das Abwehrvermögen noch ausreichend, wird er Erfolg haben, ist es ungenügend, wird die Mühe auch des perfekten Chirurgen vergeblich sein. Das gilt sinngemäß auch für die Strahlenbehandlung. (RUBIN)

Wie beim kurablen (= für Stahl und Strahl behandelbaren), so muß auch beim inkurablen Tumor die Therapie grundsätzlich immer zwei Ziele verfolgen:

1. Die Ausschaltung der Krebsgeschwulst (= des dominierenden Symptoms) mit den im Einzelfall jeweils anwendbaren örtlichen Behandlungsmethoden.
2. Die Ausschaltung der Krebskrankheit des Gesamtorganismus durch eine kausal wirksame Ganzheitsbehandlung.

Diese beiden Behandlungsaufgaben können einander, wie wir wissen, nicht ersetzen. Sie müssen sich vielmehr unter allen Umständen immer ergänzen!

Wir verstehen jetzt auch, warum ein Krebs nicht einfach schon deshalb unheilbar wird, weil der Chirurg oder der Radiologe ihn nicht mehr vollständig auszuschalten vermag. Wenn der Chirurg nicht mehr operieren, der Radiologe nicht mehr bestrahlen kann, so sind damit zwar die beiden „klassischen“ Methoden der lokalen Krebsbehandlung ausgefallen. Keineswegs sind damit aber bereits auch etwa alle übrigen Methoden einer tumorwirksamen Lokalbehandlung unmöglich geworden, nachdem eine inoperable und nicht bestrahlbare Geschwulst auch durch immunologische, chemotherapeutische und fermentative Behandlung angegangen werden kann. Nichts hindert uns ferner daran, die wichtigste aller Behandlungsmaßnahmen — nämlich die Ausschaltung der Krankheitsursachen durch eine ganzheitlich-interne Behandlung — zur Durchführung zu bringen!

Die Ausschaltung der Kausalfaktoren, die Beseitigung der Zweitschäden und des daraus entstandenen Tumormilieus und der Abwehrschwäche kann aus naheliegenden Gründen aber nicht so schnell vor sich gehen, wie ein chirurgischer Eingriff, bei dem ja lediglich ein Symptom entfernt werden muß. Die Interne Therapie hingegen sieht sich der Aufgabe gegenüber, einem durch und durch kranken Organismus wieder zu seiner natürlichen Leistungskraft zu verhelfen. Begreiflicherweise kann das nicht in Tagen oder Wochen geschehen. Eine Reihe von Monaten – unter Umständen sogar viele Monate – sind in der Regel erforderlich, um dies zu erreichen. Ein Krebsleiden kann also dann günstig beeinflußt werden,

- wenn noch eine gewisse körpereigene Abwehrkraft vorhanden ist,
- wenn diese durch interne Behandlung reaktiviert werden kann,
- wenn ferner die für diese Wiederherstellung erforderliche Zeitspanne nicht größer ist, als die restliche Lebenserwartung des jeweiligen Patienten.

Die Interne Behandlung des inkurablen Patienten muß unmittelbar nach Feststellung der Inkurabilität in die Wege geleitet werden. Die Resignation der Ärzte, die Annahme, daß den Inkurablen nicht mehr zu helfen sei und die Zuflucht in die Barmherzige Lüge – all dies verhindert aber die rechtzeitige Durchführung dieser Therapie. Die Erfahrung zeigt ferner immer wieder, daß nach der Diagnose „Inkurabel" oft Monate ohne Behandlung verstreichen, so daß der Kranke schließlich mit schwersten Komplikationen zur Aufnahme kommt. In diesem Zustand sind jedoch auch die Erfolgsaussichten einer internen Behandlung begreiflicherweise erheblich geringer geworden.

Zwingend folgt daraus, daß die Chancen um so günstiger liegen werden, je früher die interne Behandlung zur Einleitung kommt. Die übliche Forderung, jeden Krebskranken so früh wie möglich der chirurgisch-radiologischen Behandlung zuzuführen, kann mit viel größerem Recht auch für die Interne Therapie – und damit für eine von vornherein „kombinierte" Anwendung von Stahl + Strahl + Interner Therapie – geltend gemacht werden.

Das „so früh als möglich" sollte außerdem nicht nur dem noch operabel erscheinenden Patienten zugute kommen, sondern grundsätzlich bei allen Geschwulstpatienten beherzigt werden, also auch bei den primär und sekundär inkurablen Kranken.

Wenn einerseits jeder Inkurable auch grundsätzlich eine gewisse Chance hat – sind doch sogar in allerschwersten Fällen noch überraschende Erfolge erzielt worden – so muß doch festgestellt werden, daß diese keineswegs in jedem Falle gleich groß und gleich günstig sind. Das Ausmaß dieser Chancen und ihrer Verwirklichung kann u. a. von folgenden Umständen abhängig sein:

1. Von der rechtzeitigen Aufklärung des Patienten.
2. Vom Zeitpunkt des Behandlungsbeginns.
3. Von der sachgemäßen Durchführung der internen Therapie.
4. Von der individuellen Ansprechbarkeit des Organismus.
5. Von der seelischen Mitarbeit des Kranken.

Richtlinien für die Behandlung inkurabler Krebspatienten

Auch beim inkurablen Patienten hat der Therapeut – wie bereits erwähnt – jeweils zwei Aufgaben zu lösen:

- die Ausschaltung des Tumors
- die Ausschaltung der Krebskrankheit des Gesamtorganismus.

Wenn Stahl und Strahl nicht mehr eingesetzt werden können, muß versucht werden, den Tumor auf andere Weise aus dem Körper zu schaffen, um die Abwehrsituation zu entlasten. Was liegt in diesem Falle näher, als der Gedanke, von den Möglichkeiten der Chemo-, Ferment- oder Immuntherapie Gebrauch zu machen? Gemeinsam ist allen genannten Methoden, daß ihre Anwendung um so problematischer wird, je größer jeweils das Volumen der abzubauenden Tumormassen ist.

Die Situation wird sich daher von vornherein günstiger gestalten, wenn der Chirurg beim nicht radikal operablen Tumor nicht mehr – wie bisher – einfach tatenlos resigniert, vielmehr auch in diesem Falle grundsätzlich jeweils so viel Tumorgewebe als irgend möglich entfernen würde, um der anschließenden internen Weiterbehandlung eine optimale Ausgangsbasis zu verschaffen. Zu dieser Einsicht haben sich erfreulicherweise bereits eine ganze Reihe von namhaften Onkologen – so u. a. beispielsweise HENSCHEN, MATHÉ, C. G. SCHMIDT, WRBA – bekannt.

Wie jede andere Krebstherapie, so muß – um dies nochmals zu betonen – auch die ganzheitlich-interne Behandlung Inkurabler grundsätzlich so früh wie möglich – am besten also unmittelbar nach Feststellung der Inkurabilität – in die

Wege geleitet werden. Der Wiederaufbau vollaktiver körpereigener Abwehrkräfte kann mehrere bis viele Monate intensivster Behandlung erfordern. Jeder Tag der verbliebenen restlichen Lebenserwartung kann daher kostbar sein.

Der Kranke selbst wird allerdings nicht aus eigenem Ermessen entscheiden können, welche Behandlung in seinem Falle möglich und notwendig ist. Er darf aber von den ihn beratenden Ärzten mit Recht erwarten, darüber belehrt zu werden. Unerläßliche Voraussetzung einer derartigen Belehrung ist allerdings, daß dem Kranken auch über die Art seiner Erkrankung die volle Wahrheit eröffnet wird.

Die Forderung nach frühestmöglicher Einleitung ganzheitlich-interner Maßnahmen ist nicht nur beim primär, sondern auch beim sekundär inkurablen Krebspatienten zu beachten.

In der Regel wird nun aber lediglich versucht, dem Rezidiv durch erneute Operation, durch erneute Bestrahlung nochmals Einhalt zu tun. Das Auftreten eines Rezidivs zeigt aber an, daß der Patient nicht zu den Auserwählten gehört hat, die noch über ein angemessenes körpereigenes Abwehrvermögen verfügen, daß daher bereits nach der Ausschaltung des Primärtumors eine interne Nachsorge unbedingt notwendig gewesen wäre, aber versäumt worden ist! Es kann somit auch nicht sinnvoll und vertretbar erscheinen, denselben Fehler nochmals zu wiederholen, und die bereits bedenklich geschwundene, daher auch um so kostbarer gewordene restliche Lebenserwartung des Kranken wiederum ausschließlich den symptomatisch wirksamen Maßnahmen vorzubehalten, von denen – siehe WRBA – meist schwerlich noch eine Entlastungswirkung erwartet werden kann.

Für den rückfällig an Krebs Erkrankten kann es daher heute nur noch eine einzige vertretbare Alternative geben, nämlich die Kombinationstherapie – den sinnvoll miteinander koordinierten Einsatz aller Waffen der Krebsheilkunde – des Stahls, des Strahls und der Internen Krebstherapie. Alle lediglich lokal (am Tumor) ansetzenden Maßnahmen werden, wie wir wissen, nur dann Erfolg haben können, wenn es gelingt, gleichzeitig auch Tumormilieu und Abwehrschwäche unter Kontrolle zu bringen. Allein eine sachgemäße ganzheitlich-interne Vor- und Weiterbehandlung wird dafür die höchstmögliche Gewähr bieten können. Ihr sollte daher, wo immer dies möglich ist, auch zeitlich der Vorrang vor allen anderen Maßnahmen eingeräumt werden.

Welche Ergebnisse dürfen erwartet werden?

Bei vielen Unheilbaren wird durch die interne Therapie ein Stillstand des Geschwulstwachstums oder eine Verkleinerung des Tumors erreicht und damit Lebenserwartung und Arbeitsfähigkeit vielfach um mehrere Jahre verlängert.

Man sollte sich einmal bewußt machen, was es für den oft seit langem hoffnungslos dahinsiechenden Schwerkranken und für seine Angehörigen bedeutet, wenn ihm noch Monate oder Jahre relativ guten Wohlbefindens geschenkt werden können – eines Wohlbefindens, das nicht durch betäubende Mittel vorgetäuscht, sondern durch Umstimmung und kausale Behandlung bewirkt wird – wodurch dem Kranken oft genug wieder Lebensfreude und Arbeitskraft zurückgegeben werden.

Bei manchen Patienten wird durch Verkleinerung und Abgrenzung des Tumors die Operabilität wiederhergestellt oder der Tumor für die Strahlenbehandlung sensibilisiert, so daß die Geschwulst anschließend durch Stahl oder Strahl eliminiert werden kann.

Bei einer beachtlichen Anzahl inkurabler Patienten kann nicht nur das Leben verlängert, sondern eine Heilung erzielt werden, wie u. a. aus den Berichten der im 7. Kapitel zitierten Immuntherapeuten und aus A. AUDIER's Arbeit in „Die Medizinische" 1959, Nr. 40, ersichtlich ist.

Eine ausführliche Kasuistik geheilter Fälle ist kürzlich in der Zeitschrift „Das Krebsgeschehen" 1 (3) (1971) Nr. 1 (2), S. 25–76, veröffentlicht worden.

Es ist bereits erwähnt worden, daß das Ausmaß des Behandlungserfolges allerdings in sehr erheblichem Maße vom Zustande des Kranken, von dessen restlichem Abwehrvermögen und von der Art der vorausgegangenen Behandlung abhängig ist. Im allgemeinen kann festgestellt werden, daß die Erfolgsaussichten einer Ganzheitsbehandlung um so größer und um so nachhaltiger sein werden, je früher damit begonnen worden ist.

Aus einem schlechten Allgemeinzustand des Kranken kann andererseits keineswegs bereits auf eine Aussichtslosigkeit der Behandlung geschlossen werden. Der Verlauf ist niemals vorauszusehen. Wir haben beispielsweise erlebt, daß sogar bei Todkranken noch aktivierbare Reste von Abwehr- und Lebenskraft vorhanden sein können, und daß bei manchen dieser scheinbar bereits Verlorenen das Leben doch noch weiter erhalten werden kann, wenn man sich nur intensiv und ausdauernd genug (nicht zuletzt auch in seelischer Hinsicht) um den Kranken bemüht.

Jeder Krebskranke – auch der für die klassischen Heilmethoden unheilbare Krebspatient – hat somit heute bereits eine durchaus reelle Chance, sein Leben zu verlängern und unter Umständen sogar geheilt zu werden. Zu pessimistischer Resignation besteht kein Anlaß mehr.
Wenn der Chirurg oder Strahlenarzt also feststellen muß, daß seine Möglichkeiten erschöpft sind, so ist damit keineswegs auch bereits „alles" zu Ende, sind doch die Grenzen der sogenannten Heilbarkeit des Krebses längst nicht mehr dort zu suchen, wo Stahl und Strahl allein nicht mehr wirksam sind!

Die kombinierte Anwendung aller verfügbaren Waffen – der operativen und Strahlenbehandlung und der dritten Waffe, der nunmehr verfügbaren Internen Therapie – hat also der Krebsheilkunde neue Möglichkeiten eröffnet.

Die Bedeutung der seelischen Mitarbeit des Patienten

Als Faktor von großer therapeutischer Bedeutung hat sich die seelische Mitarbeit des Kranken erwiesen. Diese Mitarbeit ist für den Genesungsprozeß von allergrößter Bedeutung. Es ist verständlich, daß der Patient resigniert, wenn er von seiner Erkrankung erfährt. Wird ihm aber im offenen Gespräch nicht nur die Schwere seines Leidens, sondern die grundsätzliche Möglichkeit einer günstigen Beeinflussung vor Augen geführt, und wird er über die Behandlungsmaßnahmen und Chancen informiert, so wird er mit Überzeugung die Maßnahmen des Arztes unterstützen.

Je früher der Kranke sich der Einsicht eröffnet, daß er durch Willenskraft, durch geistige Mitarbeit zur Genesung beitragen kann und beitragen muß, desto schneller wird auch der Organismus seine natürlichen Heilkräfte zurückgewinnen können.

Wie kann die Zahl der bisher Unheilbaren vermindert werden?

So erfreulich es immer auch sein mag, daß auch dem Inkurablen heute bereits geholfen werden kann, noch weit erfreulicher würde es sein, den Krebskranken vor dem Abgleiten in das Stadium der Inkurabilität bewahren zu können. Was kann zur Verhütung dieser Entwicklung getan werden?

1. Je früher eine Geschwulst erkannt wird, desto größer pflegen auch die Erfolgsaussichten einer Radikaloperation zu sein. Jede Frau, jeder Mann sollte bemüht sein, den Gesundheitszustand – auch den der Kinder! – peinlich zu

überwachen. Auch in scheinbar gesunden Tagen soll man sich regelmäßig bei seinem Hausarzt oder auch in einer Krebsberatungsstelle untersuchen lassen. Was sonst noch in vorbeugendem Sinne geschehen kann, wird im 22. Kapitel berichtet werden.

2. Auch die beste Radikaloperation wird aber aus den bereits wiederholt genannten Gründen keine Gewähr für eine endgültige Heilung geben können. Die durchschnittliche Erfolgserwartung kann jedoch entscheidend verbessert werden, wenn unmittelbar nach dem Eingriff eine ganzheitlich-interne Nachbehandlung angeschlossen wird.

3. Wenn eine Krebserkrankung als nicht operabel und nicht bestrahlbar erkannt worden ist, so müssen unverzüglich die realen Möglichkeiten einer ganzheitlich-internen Therapie genützt werden. Weder der Arzt, noch der Kranke, noch dessen Familie haben Veranlassung, zu resignieren. Untätiges Zuwarten und unzureichende Behandlung bedeuten unwiederbringlichen Zeitverlust. Sie werden weder das Wachstum des Tumors hemmen, noch die Chancen einer späteren ganzheitlich-internen Behandlung verbessern, vielmehr nur verschlechtern können.

4. Der Kranke wird diese Chance freilich nur nützen können, wenn er rechtzeitig von seinem Arzt darüber aufgeklärt wird, daß seine Erkrankung — obwohl nicht mehr operabel und bestrahlbar — doch noch ganzheitlich-intern behandelt werden kann und daß es gilt, diese Chance unverzüglich wahrzunehmen. Die Gewißheit, daß die neuen Heilmethoden in vielen Fällen das gefährdete Leben erhalten können, macht ihre Anwendung zur unabweislichen Pflicht!

Allerdings werden diese segensreichen Möglichkeiten nur dann im höchstmöglichen Ausmaß verwirklicht werden können, wenn alle Beteiligten — also Chirurgen, Radiologen und Interne Krebstherapeuten — sinnvoll zusammenarbeiten, ihr Handeln zum Wohle des Kranken aufeinander abstimmen und gemeinsam zum gleichen Ziele streben.

20. Kapitel

DIE „BARMHERZIGE LÜGE“

Mehr Heilungen von Krebs
setzen mehr Wahrheit voraus.

Soll der Krebskranke aufgeklärt werden?

Wie auf allen Gebieten der Krebsheilkunde, so sind auch hinsichtlich des Problems einer Aufklärung des Krebskranken die gegensätzlichsten Auffassungen verbreitet. Welche dieser Auffassungen ist die „richtige“, welche ist falsch? Wenn wir diese Frage unbelastet von emotionellen Erwägungen beantworten wollen, müssen wir überlegen, welche wissenschaftlichen Argumente für oder gegen eine Aufklärung des Patienten ins Feld geführt werden können.

Wir wollen die Erörterungen einleiten mit der Feststellung, daß folgende Tatsachen als gesichert gelten dürfen:

- Die Heilungsaussichten eines mit Stahl und Strahl behandelbaren Krebsleidens können durch kombinierte Behandlung (= Stahl/Strahl + Interne Therapie) wesentlich verbessert werden.
- Auch der mit Stahl und Strahl nicht mehr heilbare Krebspatient kann mit Aussicht auf Besserung ganzheitlich-intern behandelt werden.
- Der Erfolg einer ganzheitlich-internen Behandlung wird aus naheliegenden Gründen umso besser sein, je früher mit dieser Behandlung begonnen wird.

Es wäre daher folgerichtig, den frisch-operierten Krebskranken sofort nach Entlassung aus chirurgischer Behandlung, den bestrahlten Patienten sofort nach Beendigung der Strahlenbehandlung der in jedem Falle notwendigen, ganzheitlich-internen Weiterbehandlung zuzuleiten, um das Ergebnis der Lokalmaßnahmen zu sichern und die Chancen einer Heilung zu verbessern.

Ganz besonders sollte man erwarten, daß der mit Stahl und Strahl nicht mehr behandelbare Krebspatient unmittelbar nach Feststellung der Inkurabilität einer ganzheitlich-internen Krebstherapie zugeführt wird, die in diesem Stadium allein noch die Chance einer Besserung bzw. Beherrschung seines Leidens bieten könnte.

Alles dies möchte man, wie gesagt, als durchaus selbstverständlich voraussetzen und daher auch erwarten. Leider ist dem in Wirklichkeit aber nicht so. Jeder Arzt, der sich mit der internen Behandlung Krebskranker befaßt, muß ganz im Gegenteil immer wieder die Erfahrung machen, daß die Mehrzahl dieser Patienten keineswegs – wie dies zweckmäßig und geboten wäre – zum frühest-möglichen Zeitpunkt, sondern erst nach langem Zeitverlust in einem weit vorgeschrittenen Stadium der Erkrankung zur internen Behandlung kommt.

Wo sind die Ursachen für dieses oft schicksalhafte Versäumnis zu suchen? Gewöhnlich müssen dafür folgende Gründe verantwortlich gemacht werden:

- Die Patienten pflegen in der Regel nicht darüber aufgeklärt zu werden, daß sie an Krebs erkrankt sind.
- Sie werden auch nicht darüber aufgeklärt, daß sie einer ganzheitlich-internen Behandlung bedürfen.
- Die wenigen aufgeklärten Patienten, die von sich aus um Überweisung zu einer solchen Behandlung bitten, werden vielfach sogar davon abgehalten; meist mit der Begründung, daß eine solche Behandlung unnötig und nutzlos sei.

Nach der allgemeinen Rechtsprechung hat jeder Kranke ein Anrecht darauf, vom behandelnden Arzt wahrheitsgemäß über die Natur seines Leidens unterrichtet zu werden. Diese Verpflichtung besteht selbstverständlich in besonderem Maße dann, wenn es sich um eine das Leben bedrohende Erkrankung handelt, oder aber dann, wenn zur Durchführung chirurgischer oder radiologischer Eingriffe eine Einwilligung des Kranken herbeigeführt werden muß.

Erfahrungsgemäß ist es jedoch allgemein üblich, sich dieser Aufklärungspflicht dem Krebskranken gegenüber zu entziehen und diesen über sein Leiden im Unklaren zu lassen. Nur einzelne Chirurgen pflegen ihrem Patienten nach gelungener Operation zu sagen, daß er Krebs „gehabt" habe, sich nunmehr jedoch als „geheilt" betrachten könne.

Womit wird die Unterlassung der Aufklärungspflicht begründet?

Von jeher ist seitens der Ärzteschaft geltend gemacht worden, daß angesichts der leider noch immer geringen und unsicheren Heilungschancen des Krebskranken eine Aufklärung nicht verantwortet werden könne, weil sie für den Kranken keinerlei Vorteile, vielmehr nur Nachteile mit sich bringen würde. Nachdem heute jeder Laie wisse, daß eine wirkliche Heilung nur in günstig gelagerten Fällen möglich sei, werde er unvermeidlicherweise von Schwermut und lebensverkürzender Hoffnungslosigkeit übermannt, sobald er von seiner Krebserkrankung erfahren habe.

Durch Unterlassung der Aufklärung würde der Kranke davor bewahrt werden. Solange nämlich der Patient von seiner Erkrankung nichts wisse, werde auch die Flamme der Hoffnung nicht ausgelöscht, womit dem Kranken auch sein Lebenswille und damit – wenigstens für eine gewisse Zeit – auch das Leben erhalten bleibe.

Es sei auf keinen Fall Sache des Arztes, einer Rechtspflicht zu genügen, deren Erfüllung nur das Ende des Kranken beschleunigen könne, weil sie ihn seelisch und physisch vernichte. Der Arzt sei vielmehr berufen, dem Wohle des Kranken zu dienen und dessen Leben solange wie möglich zu erhalten. Er müsse sich daher auch schützend vor den Kranken stellen und ihm auf eigene Verantwortung – durch die „Barmherzige Lüge" – die Illusion einer harmlosen, einer nicht das Leben bedrohenden Erkrankung zu erhalten versuchen. Dies gelte in besonderem Maße für die „primär Inkurablen", für jene Krebskranken also, die von vornherein weder einer Operation noch einer Bestrahlung zugeführt werden könnten, für die also „keinerlei Möglichkeit einer Behandlung zur Verfügung stehe".

Daß diese Argumente in gewisser Hinsicht berechtigt waren, solange man nur mit Stahl und Strahl zu behandeln verstand, soll nicht bestritten werden. Heute stehen wir aber einer von Grund auf veränderten Situation gegenüber.

Welche Folgen bringt die „Barmherzige Lüge" mit sich?

Bei keiner anderen Erkrankung vermag sich das Verschweigen der Diagnose ähnlich verhängnisvoll auszuwirken wie bei Krebs. Ein Patient, der über seine

Krankheit und über die zu ihrer Behandlung notwendigen Maßnahmen nicht Bescheid weiß, wird selbstverständlich auch außerstande sein, das Erforderliche unverzüglich in die Wege zu leiten. Die kostbare Zeitspanne, innerhalb welcher mit interner Behandlung noch ein entscheidender Einfluß auf die Krebskrankheit genommen werden könnte, geht dadurch unwiederbringlich verloren.

Immer wieder sagen uns die Angehörigen unserer Patienten: „Kein Arzt hat uns darüber aufgeklärt, daß die Möglichkeit einer Internen Therapie gegeben ist. Wir wurden sogar streng angewiesen, dem Patienten gegenüber die Diagnose zu verheimlichen". So wurde die Krankheit über Monate unnötig bis zum Endstadium verschleppt, wo auch die Chancen einer internen Therapie immer geringer werden.

Was zur Begründung der unterlassenen Aufklärung vorgebracht wird, wird daher auch h e u t e auf keinen Fall mehr irgendwie überzeugen können.

Man erachtet es einerseits als unmenschlich, einem (durch interne Behandlung durchaus noch behandelbaren und daher u. U. auch heilbaren) Patienten die Art seiner Erkrankung mitzuteilen, findet es andererseits aber human und vertretbar, daß der Kranke durch dieses Verschweigen der Diagnose gleichzeitig gehindert wird, noch rechtzeitig wirksame Maßnahmen zur Abwendung seines Schicksals zu unternehmen.

Wenn versäumt wird, den chirurgisch-radiologisch unheilbaren Patienten über seine Krebserkrankung und die Möglichkeiten ihrer ganzheitlichen Behandlung zu belehren, so wird er dadurch verhindert sein, die einzige ihm verbliebene Möglichkeit wahrzunehmen, die sein Leben verlängern oder erhalten kann.

Die Aufklärungspflicht des Arztes hat d a m i t also endlich auch einen realen Sinn erhalten. Ihre Vorzeichen haben sich sozusagen völlig geändert. Während f r ü h e r die „Barmherzige Lüge" vertretbar war, weil sie den nicht behandelbaren Kranken vor vernichtender Hoffnungslosigkeit bewahren konnte, wird sie h e u t e ganz im Gegenteil schwere Nachteile mit sich bringen, weil sie den Kranken der zusätzlichen Chancen beraubt, die ihm durch eine Ganzheitsbehandlung erschlossen werden könnten.

Auch wenn der Patient operiert, auch wenn er bestrahlt ist, m u ß er über die Art und Prognose seiner Erkrankung aufgeklärt werden, damit er in der Lage ist, seine Heilungschancen durch eine kausale Nachbehandlung optimal auszuschöpfen.

Kann die Barmherzige Lüge heute noch verantwortet werden?

Diese Frage kann fast ohne Einschränkung verneint werden. Es stimmt einfach nicht, daß ein Krebskranker zwangsläufig seelisch zerbricht, sobald er von seiner Krankheit erfahren hat. Wir haben in unserer Klinik Tausende von Patienten aufklären müssen, ohne einen derartigen Zusammenbruch zu erleben.

Allerdings hatten wir dem Kranken auch eine Möglichkeit der Behandlung und damit auch die Hoffnung auf Lebensverlängerung zu bieten.

Wir haben außerdem die lebensbejahenden Kräfte des Kranken aufgerufen, indem wir ihm sagten, daß die Chance einer günstigen Beeinflussung seines Leidens erfahrungsgemäß umso größer sein würde, je aktiver, je disziplinierter er durch positive Mitarbeit dazu beitragen würde.

Zwanzigjährige Erfahrung an so vielen Inkurablen hat uns davon überzeugt, daß von einer in positivem Sinne klärenden Aussprache ungeahnte Lebenskräfte mobilisiert werden können. Der vorher schwermütig und hoffnungslos verstimmte Kranke beginnt oft unmittelbar nach dieser Aussprache wieder aufzuleben, hat er doch endlich die Möglichkeit, mit Arzt und Angehörigen offen über seine Erkrankung zu sprechen, deren wahre Natur er in der Regel ohnehin längst erahnt zu haben pflegt!

Wer um die schwerbedrückte Stimmung jener Krebspatienten weiß, die als Aufgegebene, sei dies nun in Krankenhäusern oder auch innerhalb der Familie, ohne jede Hoffnung dahinsiechen – und dies, *ohne* um ihre Krankheit zu wissen – wer deren Zustand mit der seelischen Verfassung ganzheitlich betreuter Kranker vergleicht, die ihre Diagnose kennen und aktiv an ihrer Genesung mitarbeiten, wird die Bedeutung einer solchen Aufklärung erst richtig ermessen und würdigen können!

Die aus dem Pessimismus des Arztes, aus dessen hilfloser Ohnmacht erwachsende Barmherzige Lüge wird demgegenüber niemals jene belebenden, jene mitreißenden Kräfte im Kranken erwecken können, die ihm über seine Erkrankung aber auch über die wunderbaren Heilkräfte seines Körpers belehrten Krebspatienten zu Hilfe kommen. Nur allzu berechtigt ist daher sicherlich auch das Bekenntnis eines bekannten Arztes (des in Wien wirkenden Primarius KRETZ), daß nicht im Krebs, sondern im pessimistischen Arzt die schlimmste

Belastung des Krebskranken verkörpert sei. Der Pessimismus des Arztes – so sagt KRETZ – wirke sich oft tödlich aus auf die Seele des Kranken!

Kein Arzt und kein Patient hat aber heute noch Veranlassung, pessimistisch zu sein: Obwohl die Ganzheitsbehandlung noch in den Anfängen steht, hat doch jeder inkurable Krebskranke gegenwärtig bereits eine zweifellos reelle (wenn auch individuell unterschiedliche) Chance, seine Lebenserwartung wesentlich zu verlängern und unter Umständen sogar geheilt zu werden.

Entfällt angesichts solcher Möglichkeiten nicht jede Veranlassung für die so bedrückende und so lähmende Heimlichtuerei, mit der man den Krebskranken – insbesondere aber den nicht operablen Patienten – üblicherweise immer noch zu umgeben pflegt?

Kann es eigentlich noch verantwortet werden, dem Krebskranken diese Möglichkeiten einfach vorzuenthalten, und dies nur deshalb, weil man über diese Behandlungsmöglichkeiten noch keine eigenen Erfahrungen gesammelt hat?

Kann es schließlich noch verantwortet werden, dem Patienten sogar davon abzuraten, diese Chancen wahrzunehmen, wie dies leider vielfach noch immer geschieht?

Alle diese Fragen müssen wohl eindeutig verneint werden und damit in der Regel auch die Berechtigung der Barmherzigen Lüge, in deren Gefolge sich alle diese Probleme erst zu ergeben pflegen. Die Argumente, die früher zur Rechtfertigung der unterlassenen Aufklärung ins Feld geführt worden sind, können heute nicht mehr überzeugen. Die Pflicht des Arztes, den Krebskranken über sein Leiden aufzuklären, kann heute nicht mehr mit der Begründung umgangen werden, daß die Aufklärung für den Kranken nur mit Nachteilen verbunden sei.

Die Verhältnisse haben sich völlig geändert:

- Dem mit Stahl und Strahl behandelten Patienten ist mit dieser Behandlung gewissermaßen erst ein Teil seiner effektiv ja viel höheren Heilungschancen zuteil geworden. Die zusätzlichen Heilungsaussichten, die eine ganzheitliche Nachbehandlung mit sich bringt, können aber nur dann verwirklicht werden, wenn der Kranke über diese Möglichkeiten belehrt wird und sich unverzüglich darum bemüht.
- Die Chancen des mit Stahl und Strahl n i c h t behandelbaren Patienten, die ausschließlich durch ganzheitlich-interne Behandlung erreichbar sind, können ohne entsprechende Belehrung des Patienten nicht verwirklicht werden.

· Jeder nicht über seine Erkrankung und über die Notwendigkeit ihrer ganzheitlichen Behandlung belehrte Patient – sei dieser nun operabel oder nicht – wird also dem schicksalhaften (auch beim operierten und bestrahlten Kranken ungewissen) Ablauf seiner Erkrankung überliefert werden.

Daß jeder Arzt – ohne irgendwelche Ausnahme – aufgerufen ist, solchem Verhängnis vorzubeugen, dürfte schwerlich zweifelhaft sein!

Von wem soll der Krebskranke aufgeklärt werden?

Jeder Arzt, der Krebskranke zu betreuen hat, unterliegt auch der gesetzlichen Pflicht, diese aufzuklären und sie der jeweils „bestmöglichen" Art der Behandlung zuzuführen. Jeder Arzt unterliegt aber auch der Pflicht, einen Kranken, dem er selbst nicht in der bestmöglichen Weise zu helfen vermag, an Ärzte zu überweisen, die in der bestmöglichen Behandlung über ausreichende Kenntnisse und Erfahrungen verfügen.

Die bestmögliche Behandlung eines mit Stahl und Strahl behandelbaren Krebspatienten besteht heute aber darin, ihn zu operieren, unter Umständen auch zu bestrahlen, ihn außerdem aber einer sachgemäßen ganzheitlich-internen Nachbehandlung zu unterziehen.

Die bestmögliche Behandlung eines mit Stahl und Strahl nicht mehr behandelbaren Krebskranken besteht heute auf gar keinen Fall mehr darin, ihm seinen Zustand einfach zu verheimlichen und ihn seinem Schicksal zu überlassen. Auch dieser Patient muß vielmehr – und dies unverzüglich, zum frühestmöglichen Zeitpunkt! – einer ganzheitlich-internen Behandlung zugeführt werden, die ihm eine Besserung, vielleicht sogar Heilung seines Leidens zu bieten vermag.

Jene Ärzte, die sich täglich mit Stahl und Strahl um die Krebskranken bemühen und die daher auch die Grenzen ihrer eigenen Kunst immer vor Augen haben, würden in erster Linie berufen sein, dafür Sorge zu tragen, daß ihre Patienten nach beendeter Stahl- und Strahlbehandlung sachgemäß weiterbehandelt werden.

Auch in Zukunft wird es wohl immer einzelne Kliniker geben, denen eine umfassendere Behandlung, als ihre eigene, begrifflich einfach nicht zugänglich ist, und die daher zur Barmherzigen Lüge ihre Zuflucht nehmen werden, wenn sie mit ihren Möglichkeiten am Ende sind. Es dürfte zu den vornehmsten Pflichten des Hausarztes gehören, in solchen Fällen aus eigener Initiative alles zu veranlassen, was erforderlich ist, um den Kranken doch noch rechtzeitig zur Realisierung auch der ganzheitlichen Heilungschancen zu verhelfen.

Es ist erfreulich, daß sich in letzter Zeit die Stimmen mehren, die auch die Erfahrungen der Internen Krebstherapie anerkennen und die einzusehen beginnen, daß die heute b e s t möglichste Behandlung des Krebskranken darin besteht, im Sinne einer Kombinationstherapie die klassischen Methoden der Krebstherapie mit sachgemäßer Ganzheitsbehandlung zu kombinieren.

Aus dieser Einsicht wird sich eines Tages wohl sicherlich auch eine sinnvolle, von gegenseitigem Vertrauen getragene Zusammenarbeit a l l e r Krebsärzte – also der Chirurgen, der Strahlenärzte und der Internen Therapeuten – ergeben: Ihrem gemeinsamen Bemühen wird es dann auch möglich werden, j e d e m Krebskranken das jeweils gegebene Höchstmaß an Heilungschancen zu sichern.

21. Kapitel

DIE EINGESCHRÄNKTE RADIKALOPERATION DES MAMMA-CARCINOMS

„Es gibt keine Radikaloperation des Mammacarcinoms“
(FINNEY)

Der Erfolg des operativen Eingriffs beim Krebs beruht – wie beschrieben – nicht auf der radikalen Ausrottung „aller“ Krebszellen, sondern darauf, daß es mit Hilfe dieses lokalen Eingriffes gelingt, die Abwehrorgane des Körpers entscheidend zu entlasten. Nur bei noch ausreichender körpereigener Resistenz kann die Geschwulstbildungsfähigkeit beseitigt, nur dann der Rezidiv-Gefährdung vorgebeugt werden.

K. H. BAUER spricht vom Krebs als dem „großen Lehrmeister der Chirurgie“ und stellt fest:

> *„Die Versuchung lag und liegt nahe, auch die großen Krebsoperationen noch forciert zu erweitern und ultraradikale Eingriffe auszuführen, mit dem Bestreben, dem Krebs noch weitere Opfer abzujagen. Der Begriff der forciert-erweiterten Radikaloperation bezieht sich vor allem auf jene Eingriffe, die darauf abzielen, auch fortgeschrittenste Krebse unter Mitnahme einbezogener Nachbarorgane, wenn auch nur palliativ, so doch möglichst systematisch auszurotten. Wie das Mammacarcinom zur „Amme“ der Geschwulstpathologie geworden ist, so ist die ROTTER-HALSTEDsche Radikaloperation des Brustkrebses zum Modell der Monobloc-Operation beim Krebs überhaupt geworden.“*

Den Unterleibskrebs der Frau zum Beispiel hoffte man beherrschen zu können, indem man mit der krebskranken Gebärmutter auch Eierstöcke, Harnblase und einen Teil des Dickdarms entfernte. Um die Ausscheidungsvorgänge intakt zu halten, wurden ein Anus praeter angelegt und die Harnleiter verpflanzt.

Überlebens„erfolge“ von wenigen Tagen, Wochen oder Monaten erreichte man mit der Entfernung des gesamten Unterleibes einschließlich beider Beine, wobei nur noch ein Stumpf des Rumpfes verblieb. Eine Metastasierung, das Auftreten eines Rezidivs, konnte aber auch mit solchen Verstümmelungen nicht ausgeschlossen werden. Die Patienten wurden durch diese ultraradikalen Eingriffe derart mitgenommen, daß sie schließlich nicht dem Krebs – dem Anlaß der Operation – sondern dem Eingriff selbst bzw. dessen Folgen erlagen.

Heute gehören solche Operationen endlich der Vergangenheit an. Daß so viele namhafte Chirurgen sich überhaupt zu dieser Arbeitsweise bekennen und am Wettlauf um deren technische Perfektionierung teilnehmen konnten, wird nur verständlich erscheinen, wenn man diese Handlungsweise unter dem Diktat der lokalistischen Konzeption beurteilt. Diese Konzeption forderte vom Lokaltherapeuten die Beherrschung eines Krankheitsbildes, das weder seinen technischen Möglichkeiten noch den von der modernen Forschung stets deutlicher aufgezeigten Zusammenhängen dieses Krankheitsgeschehens entsprach. Von diesen Therapeuten wurde damit ein Behandlungsresultat gefordert, das auch bei kunstgerechter Durchführung der Therapie nicht zu verwirklichen ist.

Etwa bis 1890 hatte sich die Mehrzahl der Chirurgen bei der Operation des Brustkrebses auf die Entfernung des Tumors oder – bei ausgedehnteren Prozessen – auf die einfache Absetzung der Brustdrüse beschränkt. Nach 1889 machte HEIDENHAIN darauf aufmerksam, daß die unter der Brustdrüse gelegene Muskelwand häufig bereits metastatisch infiziert sei. Sie müsse deshalb – wenigstens bei größeren Tumoren – immer mitentfernt werden.

ROTTER vertrat die Auffassung, daß Muskelmetastasen keineswegs erst in vorgeschrittenen Stadien, sondern schon in den ersten Anfängen einer Tumorbildung vorhanden seien. Es sei daher notwendig, mit der Brustdrüse die Brustmuskeln in toto zu entfernen und gleichzeitig auch die Achselhöhle radikal auszuräumen.

HALSTED entfernte darüber hinaus auch den Sägemuskel und räumte nicht nur die Achselhöhle, sondern auch die oberen und unteren Schlüsselbeingruben mit aus und scheute selbst – in entsprechend gelagerten Fällen – vor einer Entfernung des Schlüsselbeins nicht zurück.

Es bürgerte sich schließlich ein, auch bei kleinsten Brustknoten ohne regionäre Lymphome – also im Stadium STEINTHAL I – „sicherheitshalber“ die ROTTER-HALSTED-sche Radikaloperation (=R.O.) zur Durchführung zu bringen.

Der Brustkrebs wird nach STEINTHAL in folgende Stadien eingeteilt:

STEINTHAL I	Knoten in einem der vier Quadranten der Brust, ohne Befall der Achseldrüsen.
STEINTHAL II	Knoten in der Brust mit Befall der Achseldrüsen und/oder Fixierung der Haut.
STEINTHAL III	Knoten in der Brust mit regionären Metastasen oberhalb des Schlüsselbeins und in der Brusthöhle.
STEINTHAL IV	Knoten in der Brust mit Fernmetastasen in Skelett, Lunge und anderen Organen.

Als trotz verbesserter Operationstechnik die Heilungen nicht zu-, die Rezidive nicht abnehmen wollten, opferte man außer der von Krebs befallenen auch noch die gesunde Brust (LAWSON). Schließlich ging man teilweise sogar dazu über, auch Rippenresektionen und die Entfernung des Schultergürtels einschließlich des Arms (PRUDENTE und MOLINERO) vorzunehmen. Je ausgedehnter der Eingriff, desto ungünstiger wurden auch die Ergebnisse. Angesichts dieser Tatsachen wurde endlich doch zum Rückzug geblasen.

Die von ROTTER als Mindesteingriff geforderte Operation gilt beim Mamma-Carcinom jedoch auch heute noch als Methode der Wahl.

Einwände gegen die Radikaloperation

Der Pathologe FISCHER hat gewichtige Einwände gegen die radikale Operationsroutine geltend gemacht. Er stellte fest, daß es sich beim Krebs nicht so sehr um krankhaftes Wachstum entarteter Zellen handele, sondern darum, daß dieses krankhafte Wachstum von der Umgebung nicht mehr gehemmt werden könne. Dem Krebsgeschehen müsse – so FISCHER – eine Abwehrschwäche – also eine Allgemeinerkrankung des Gesamtorganismus – zugrunde liegen, die durch allzu radikale Eingriffe nur noch weiter verschlimmert werde, was sich lebensverkürzend auswirken müsse.

Der bedeutende Wiener Chirurg von HOCHENEGG empfahl bereits 1910, allzu radikale Eingriffe zu vermeiden, aus der Erkenntnis heraus, daß Krebs eine

Allgemeinerkrankung sei und daß es daher geboten erscheine, den Organismus vor jeder nicht unbedingt notwendigen physischen oder psychischen Belastung zu bewahren. von HOCHENEGG wurde nicht müde, immer wieder darauf hinzuweisen, „daß man mit dem Messer nur den Tumor herausschneiden könne, die Krebskrankheit aber nicht!"

Außer HOCHENEGG schränkten damals schon zahlreiche andere namhafte Chirurgen (ANGERER, FROELICH, KEYNES, HAAGENSEN, MILLER, KENNEDY, ROBINSON u. a.) aus den gleichen Erkenntnissen den Anwendungsbereich der ROTTERschen Radikaloperation ein.

ROTTER durfte aufgrund der seinerzeitigen anatomischen Kenntnisse noch mit Recht der Auffassung sein, alle bösartigen Elemente beseitigt zu haben, wenn er die erkrankte Brust en bloc, mit den Brustmuskeln sowie dem Inhalt der Achselhöhlen und Schlüsselbeingruben radikal ausgerottet hatte.

Diese Auffassung hat sich später als falsch erwiesen. Amerikanische Forscher wiesen bereits in den zwanziger und dreißiger Jahren nach, daß vom Brustgewebe auch Lymphbahnen durch die Rippenzwischenräume hindurch in den Brustraum treten, um sich hinter Brustbein und Rippen zu sammeln und einen weiteren Schutzgürtel gegen Fernmetastasierung aufzurichten. Durch die ROTTERsche Radikaloperation kann dieses Lymphgebiet nicht beseitigt werden. Es kann andererseits bereits Metastasen enthalten, auch dann, wenn die Achsellymphknoten noch nicht befallen erscheinen.

Diese Fakten haben bewiesen, daß die ROTTERsche Operation trotz ihrer beträchtlichen Ausdehnung und der mit ihr verbundenen Verstümmelung keineswegs eine Radikaloperation sein kann und daher auch zu Unrecht als solche bezeichnet wird.

Der Wiener Chirurg DEMMER, ein Schüler v. HOCHENEGGs, der die seelische Depression verstümmelter Patientinnen und die Mißerfolge dieser Eingriffe jahrelang miterlebt hatte, griff die Anregung v. HOCHENEGGs auf und fragte sich, „ob die Chirurgen wirklich alles tun, was für dieses schwerste Leiden getan werden kann – vielleicht zuwenig oder auch zuviel"?

Vorteile der eingeschränkten Operationstechnik

DEMMER begann 1932, den chirurgischen Eingriff systematisch zu verkleinern. Unmittelbaren Anlaß dazu gaben zwei Frauen, die sechs bzw. acht Monate nach der ROTTERschen Radikaloperation einer generalisierten Metastasierung erlagen, obwohl es sich bei den Primärtumoren um ganz kleine Tumoren des Stadiums STEINTHAL I gehandelt hatte und obwohl das Operationsgebiet einer vorsorglichen Nachbestrahlung unterzogen worden war.

Seine Erfahrung lehrte überdies, daß es auch für die Frühoperation ein optimales Stadium gibt, welches – wegen der hemmungslosen Streuung gerade beim initialen Carcinom – nicht im allerfrühesten Stadium der Tumorbildung liegt, sondern erst nach erfolgter verhältnismäßiger Abriegelung des Primärherdes durch spontane Selbstschutzmaßnahmen. Auch KAAE (Aarhus) empfiehlt, vor Einleitung lokaltherapeutischer Maßnahmen zunächst die Wachstumsgeschwindigkeit des Malignoms zu beobachten, da jeder Tumor seine Individualität habe. DOMAGK glaubte, dieses Phänomen damit erklären zu können, daß mit der Entfernung des Tumors das vorher eingependelte immunologische „Gleichgewicht" zugunsten der Krebskrankheit gestört wird und daß der Organismus daher das Bestreben hat, so rasch wie möglich gewissermaßen einen „Ersatztumor" entstehen zu lassen, eine Erkenntnis, die gebieterisch eine präoperative Internbehandlung erfordert. Die Beobachtung DEMMERs, daß die gesamte Lymphe der Brustdrüse, somit auch darin enthaltene Krebszellen, in den Achseldrüsen ausgefiltert werden, daß außerdem im meist stark ausgebildeten weichen Fettgewebe der Brustdrüse ein weiterer Schutz gegen das infiltrierende Wachstum des Tumors zu sehen ist, war zwingende Begründung, die Radikaloperationen, bei denen dieser Schutzwall zerstört bzw. entfernt wird, einzuschränken.

Beim beginnenden Brustkrebs des Stadiums STEINTHAL I entfernte DEMMER den bis bohnengroßen Tumor etwa daumenbreit im Gesunden unter völliger Belassung der Brustdrüse. Lag der Tumor tiefer, wandte er den sogenannten Tortenschnitt an, indem er den tumorhaltigen Sektor der Brustdrüse entfernte und so ebenfalls auch den Hauptteil der Brust erhalten konnte. Die kosmetisch gut angelegten Narben sind später kaum zu sehen. Bei einer nicht unwesentlichen Zahl von Patientinnen, die nach dieser Methode operiert wurden, bestätigte sich die Anschauung v. HOCHENEGGs, daß diese Kranken nach Entfernung des Primärtumors mit den in den regionären Lymphknoten zurückgebliebenen kleinen Krebsnestern selbst fertig werden können.

Ein schlagender Beweis für die späteren Feststellungen RUBINs!

Zeigte sich (im Stadium STEINTHAL II) bereits eine Lymphdrüsenmetastase in der Achselhöhle, wurde auch diese nur für sich allein entfernt. Der übrige Inhalt der Achselhöhle wurde nicht angetastet, um den Schutz des lymphatischen Systems zu erhalten.

Die „Eingeschränkte Radikaloperation" nach DEMMER hat also den nicht verstümmelnden und daher auch nicht deprimierenden Eingriff und als wichtigstes die primäre Schonung des Drüsenfilters in der Achselhöhle zum Ziel.

Wenn Krebszellen in der Lymphdrüse abgefangen werden, vollzieht sich der Abwehrkampf nach DEMMER in verschiedenen Stadien, in denen es sich entscheidet, ob der Krebs örtlich begrenzt bleibt oder zu einer generalisierten Ausdehnung führt. Im 1. Stadium wird die Krebszelle abgefangen. Sie führt im 2. Stadium zu progressiven, im 3. Stadium bereits zu regressiven Veränderungen des Drüsengewebes. Schließlich kommt es nach Erfüllung des Drüseninneren mit Carcinomzellen zur Verdrängung des lymphozytären Rinden- und Markraumes und endlich durch Wucherung der Krebszellen zum Durchbruch der Drüsenkapsel – wobei das Bindegewebe immer noch versucht, das Vordringen des Carcinoms abzuriegeln.

Auch das überregionale R-E-S in Milz, Knochenmark, Thymus usw. wird aktiviert. Diese allgemeine Mobilisation hilft den regionalen Lymphdrüsen im Kampf gegen die Ausschwemmung in den Organismus.

Ergebnisse der E. R.

DEMMER hat 1954 über seine Ergebnisse berichtet, wobei sich folgendes Bild ergab:

Stadium	Fünfjahres-heilungen nach R. O.	Fünfjahres-heilungen nach E. R.	Verbesserung durch die E. R.
STEINTHAL I	73 %	79,5 %	+ 6,5 %
STEINTHAL II	35 %	60,9 %	+ 25,9 %
STEINTHAL III	8 %	66,6 %	+ 58,6 %

Besonders auffallend an diesen Ergebnissen ist, daß dort, wo weder Frühoperation noch Röntgentherapie für bessere Resultate verantwortlich sein konnten – also bei den Stadien STEINTHAL II und III – ganz offensichtlich die ungleich schonendere Art des operativen — eingeschränkten — Eingriffes den Ausschlag gegeben hat.

Wiedererkrankungen zeigen nach E. R. einen wesentlich gutartigeren Verlauf, wie aus nachstehender Tabelle zu erkennen ist.

	Von der Gesamtzahl der Rezidive entfallen	
	auf operable Lokal-Rezidive	auf inoperable Fern-Rezidive
Nach R. O. (RADIUM-HEMMET, Stockholm)	27,0 %	73,0 %
Nach E. R. (G. SALZER, Wien)	83,4 %	16,6 %

Nach einer E. R. auftretende operable Lokalrezidive oder regionale Drüsenmetastasen sind in der Prognose wohl entscheidend anders zu beurteilen als Fernabsiedlungen in Lunge, Hirn oder Knochen.

Die wesentlich harmloseren Lokalrezidive neigen nur zu lokal infiltrativer Aggression und weniger zu metastatischer Expansion, können daher meist leicht aus dem noch vorhandenen Fettgewebe im Gesunden herausgeschält werden. Während Lokalrezidive nach der ROTTERschen Radikaloperation prognostisch als sehr ernst anzusehen sind, weil sie in Ermangelung eines schützenden Fettmantels in tiefere Schichten der Brustwand einwuchern oder die Gefäße der Achselhöhle mit erfassen und weil Erfolge der Rezidivoperation — soweit diese technisch überhaupt noch durchführbar ist — nur kurze Zeit anhalten, sind mit der „Eingeschränkten Radikaloperation" (= „E. R.") viel länger anhaltende Erfolge zu erzielen. Vieles spricht dafür, daß für die längere Latenzzeit vor eventueller Bildung eines Rezidives nach E. R. die organisch und psychisch weniger geschädigten Reservekräfte des Organismus wesentlich mitverantwortlich sind.

Wie schon v. HOCHENEGG vertritt auch DEMMER die ganzheitliche Auffassung, daß die körpereigenen Abwehrkräfte einerseits möglichst wenig gestört, andererseits möglichst intensiv unterstützt werden sollen. Die Abwehrkraft soll physisch durch Ausschaltung der schädlichen Alkalose, psychisch durch Vermeidung kränkender, deprimierender oder beängstigender Einwirkungen gefördert werden.

Während die genaue Präparation der ROTTERschen R. O. mehrere Stunden in Anspruch nimmt, kann die E. R. in etwa 30 Minuten – unter Umständen sogar ambulant – durchgeführt werden. Der operative Stress ist daher auch sehr viel weniger belastend, was für die besseren Erfolge wesentlich mitbestimmend sein dürfte.

Auch die nach einer R. O. unvermeidliche seelische Dauerdepression entfällt, weil die erkrankte Büste ja nicht verstümmelt, sondern nur etwas verkleinert werden muß.

Die DEMMERsche E. R. ist auch von G. SALZER und M. GÜNCZLER (Wien) angewandt und lediglich mit einer Iscador-Behandlung kombiniert worden, wodurch die Ergebnisse noch weiter verbessert werden konnten.

Auch E. RAPPERT (Wien) hat Brauchbarkeit und Vorzüge der E. R. bestätigt gefunden.

F. DEUCHER, Luzern (der Vizepräsident der Schweizer Krebsliga), hat 1968 hervorgehoben, daß man mit nicht-radikalen Operationsmethoden den Brustkrebspatientinnen bessere Überlebensaussichten zu sichern vermag als mit den herkömmlichen Methoden. DEUCHER hat auf die ganz eindeutigen Vorteile der Eingeschränkten Radikaloperation verwiesen und deren allgemeine Anwendung empfohlen. Im gleichen Sinne ist aber auch von BORAK, DELBET, MUSTAKALLIO, NOHRMAN, ROBINSON, SLAUGHTER, MC WHIRTER, WHITNEY und vielen anderen berichtet worden.

Ein von SEGALOFF und FISHER geleitetes Team namhafter Chirurgen ist in den USA seit 13 Jahren damit befaßt, den Wert der einzelnen Behandlungsmethoden beim Brustkrebs vergleichend zu prüfen. Schon die bisher vorliegenden Ergebnisse haben nicht nur die Überlegenheit der (ohne Mitentfernung der Brustwandmuskeln und ohne Ausräumung der Achsel- und Schlüsselbeinhöhlen ausgeführten) einfachen Brustamputation über die ROTTERsche Radikaloperation, sondern auch den Unwert der üblicherweise an die Radikaloperation der Brust angeschlossenen Ovarektomie und Röntgen-Nachbestrahlung erwiesen. Weder eine Strahlenbehandlung noch auch die Kastration sind nach FISHER imstande, die Überlebensaussichten der Brustamputierten zu verlängern.

Das im Auftrag der US-Regierung arbeitende FISHER-Team hat weitere Versuchsreihen eingeleitet, deren Durchführung an sich bereits seit 10 Jahren geplant, aber bisher am Widerstand der konservativ eingestellten Ärzteschaft gescheitert ist. FISHER glaubt daher auch nicht, daß die bereits bekannten und in naher Zukunft zu erwartenden Ergebnisse einen raschen Methodenwechsel in der Praxis herbeiführen werden.

Der Chirurg CRILE ist überzeugt, daß es – zum mindesten in den frühen Stadien des Brustkrebses – genügen würde, nur den befallenen Teil der Brust zu entfernen, also eine E. R. vorzunehmen. Die allgemeine Anwendung dieser Methode würde nach Auffassung CRILEs die Heilungsquoten schon deshalb beträchtlich erhöhen, weil die brustkranken Frauen sich sehr viel früher der Behandlung stellen würden, wenn sie nicht mehr durch die Angst vor Verstümmelung abgeschreckt werden würden. CRILE hat sicherlich recht, wenn er feststellt, daß viele Frauen die operative Verstümmelung und die Folgen einer Bestrahlung mindestens ebenso fürchten, wie die Krankheit selbst und daß darum viele abgehalten werden, sich schon in den ersten Anfängen ihrer Erkrankung behandeln zu lassen. Würde die E. R. allgemein üblich werden, kämen die meisten Frauen mit höchster Wahrscheinlichkeit früher zum Arzt.

Auf dem 11. Intern. Krebskongreß in Houston/Texas 1970 ist von FISHER erneut berichtet worden, daß die postoperative Nachbestrahlung von Mamma-Carcinomen keine signifikante Verbesserung der Überlebenszeit ergibt. Es wurde ferner bestätigt, daß die Heilungsziffern nach E. R. ebenso gut sind, wie die Ergebnisse der R. O..

Die Verbesserung der diagnostischen Routine

Das neue therapeutische Vorgehen erfordert auch eine Umstellung bei der diagnostischen Erfassung des Mamma-Ca. Die allgemein übliche Probeexcision ist bekanntlich schon durch von HOCHENEGG, DEMMER und andere aus gewichtigen Gründen abgelehnt worden. Anstelle des Herausschneidens eines Teilstückes des Tumors verlangen sie die Ausschälung des Gesamttumors im Gesunden, was in den Stadien I und II fast immer möglich ist. Der diagnostische Eingriff soll also so durchgeführt werden, daß er bereits den Anforderungen einer E. R. entspricht. Der Eingriff braucht dann nicht wiederholt zu werden, falls die histologische Untersuchung des Operationspräparates das Vorliegen eines Malignoms bestätigen sollte.

Die Früherfassung des Mamma-Carcinoms ist durch die Einführung der Infra-Rot- und der Isodens-Diagnostik wesentlich erleichtert worden. Mit Hilfe dieser Geräte können bereits kleinste Mamma-Tumoren festgestellt werden.

Bei der von DOBRETSBERGER (Wien) entwickelten Isodens-Diagnostik wird die zu untersuchende Brustdrüse in ein flüssiges Medium „gleicher Dichte" (z. B.: 80 %igen Alkohol) eingetaucht, dessen Strahlendurchlässigkeit also mit derjenigen der Brustdrüse etwa identisch ist. Von der eingetauchten Mamma werden sodann mit einem speziell konstruierten Röntgengerät (dem „Fluidograph") Übersichtsaufnahmen hergestellt. Dieses Verfahren ermöglicht, Mamma-Carcinome durch Reihenuntersuchungen in den ersten Stadien zu erfassen, wo eine E. R. praktisch immer durchführbar ist.

Schlußfolgerung

Die E. R. würde schon dann den absoluten Vorzug verdienen, wenn sie nur dieselben Ergebnisse erbringen würde, wie die R. O.. Es hat sich jedoch ergeben, daß die eingeschränkten Operationsmethoden der seit der Jahrhundertwende üblichen ROTTER-HALSTED-schen Radikaloperation des Mamma-Ca in vielfacher Hinsicht überlegen sind und dies aus folgenden Gründen:

- Weil ein schwerer Operationsschock entfällt, die Abwehrsysteme somit durch den Eingriff – wenn auch nur vorübergehend – nicht zusätzlich geschädigt, vielmehr sofort und effektiv entlastet werden!
- Weil auch der psychische Schock und die depressive Verstimmung, die mit einer Amputation der Brustdrüse unvermeidlich verbunden sind, vermieden werden kann!
- Weil mit der Angst vor dieser Verstümmelung gleichzeitig auch das wichtigste Hindernis entfällt, das einer Früherfassung des Mamma-Carcinoms bisher im Wege steht!
- Weil Heilungen nach E. R. häufiger sind, als nach der üblichen R. O.!
- Weil Rezidive nach E. R. weitaus gutartiger verlaufen als nach R. O.!
- Weil es durch Kombination von E. R. mit umfassender ganzheitlich-interner Weiterbehandlung möglich werden würde, die übergroße Mehrzahl aller Mamma-Carcinome – zumindest in den Stadien I und II – zu rezidiv-freier Heilung zu bringen!

22. Kapitel

VORBEUGEN IST BESSER ALS HEILEN

Die Verhütung des Krebses

VIRCHOW hatte seinen Arbeiten über den Krebs die Erkenntnis zugrundegelegt, daß jeder Krebs seinen Vorkrebs hat. Die Krebsgeschwulst entwickelt sich nicht wahllos irgendwo im Körper, sondern an einem „Schwachen Punkt", an einem „Locus minoris resistentiae" des bereits vorgeschädigten Organismus. Der eigentlichen Geschwulstbildung gehen also vielfach erkennbare chronische Organveränderungen oder aber zunächst gutartige Gewebsneubildungen voraus, die man – wie bereits erwähnt – als Vorkrebse oder Präcancerosen bezeichnet.

Viele chronische Erkrankungen, mögen sie noch so harmlos erscheinen, können zur Präcancerose werden. Der chronische Magenkatarrh oder das chronische Magengeschwür, die chronische Entzündung der Gallenblasen- oder der Gebärmutterschleimhaut, sie alle können der Krebsentwicklung den Weg bereiten. Auf chronisch entzündeten Schleimhäuten können sich zunächst gutartige Geschwulstbildungen entwickeln, so etwa Polypen oder Papillome, die bei anhaltender Schädigung allmählich und stufenweise in Krebs übergehen können. In diesen gutartigen Neubildungen müssen wir bereits die „Sekundären Präcancerosen" sehen, die nach unserer Auffassung auf dem Boden einer „Primären Präcancerose" am Locus minoris resistentiae auftreten. In vielen Fällen kann sich eine Krebsgeschwulst allerdings auch ohne vorherige gutartige Neubildung direkt auf einem Locus minoris resistentiae entwickeln.

Die Gefahr einer krebsigen Entartung ist bei den einzelnen Präcancerosen unterschiedlich groß. Nicht jede Präcancerose muß auch in Krebs übergehen.

Es ist zwischen Präcancerosen mit verschieden ausgeprägter Krebsgefährdung zu unterscheiden. Es sollte sich von selbst verstehen, daß Präcancerosen beseitigt werden müssen, wenn dies möglich ist. Eine vorbeugende ganzheitlich-interne Behandlung krebsgefährdeter Patienten mit Vorkrebssymptomen kann das Wiederauftreten einer chirurgisch beseitigten Präcancerose verhindern. Sie kann auch das Bösartigwerden eines Vorkrebses, also den Umschlag von der noch gutartigen in die endgültig bösartige Geschwulst, verhüten. Sie vermag nicht-operable Präcancerosen unter Umständen völlig zurückzubilden. Sie kann die innere Krebsbereitschaft des Vorkrebspatienten verringern oder beseitigen und dadurch der Gefahr einer Krebsentstehung nicht nur im Bereich eines jeweiligen Vorkrebses, sondern gleichzeitig an allen anderen „schwachen Punkten" des Organismus entgegenwirken.

Die Erfahrung zeigt, daß ausschließlich örtliche Maßnahmen bei Vorkrebs vielfach ebensowenig genügen wie bei echtem Krebs. Besser als lange Erörterungen wird dies eine Krankengeschichte verdeutlichen können.

(Patient; 60 Jahre)

März 1948: Durch Ausscheidung blutigen Harns wird der Patient veranlaßt, sich untersuchen zu lassen. Es findet sich eine Geschwulst der Harnblase, die anschließend operiert wird. Die Geschwulst erweist sich bei der histologischen Untersuchung als „noch gutartiges Papillom". – Keine interne Nachbehandlung.

April 1949: Erneute Blasenblutungen. Bei der Untersuchung findet sich ein Rezidiv des Blasenpapilloms. Erneute Operation. Die histologische Untersuchung erbringt dasselbe Ergebnis. – Keine interne Nachbehandlung.

November 1952, Oktober 1956 und Januar 1958: jeweils erneute Rezidivoperation etc. etc. wie im April 1949.

September 1958: Erneute Rezidivoperation. – Die histologische Untersuchung der Geschwulst zeigt nunmehr (wie schon Januar 1958) neben „noch gutartigen" Zellen auch bereits „Zellen mit beginnender Malignität".

Ab Okt. 1958: Ganzheitlich-interne Nachbehandlung. Seitdem gesund. Die endgültige Entgleisung in Richtung zur Bösartigkeit konnte offensichtlich verhindert und das Auftreten weiterer Rezidive – seit über 12 Jahren – unterbunden werden.

Auch andere rezidivierende Vorkrebs-Erkrankungen – so beispielsweise Knotenbrüste, Darmpolypen u. a. m. – konnten mit gleichem Erfolg behandelt werden.

Das häufige Vorkommen von Krebs bei verschiedenen Generationen der gleichen Familie scheint für eine familiäre Krebsgefährdung zu sprechen. Jedoch haben sich für eine echte Erblichkeit des Krebses keine Anzeichen finden lassen. Kann zwar einerseits davon ausgegangen werden, daß der Krebs selbst nicht vererbt werden kann, so muß andererseits betont werden, daß die Unfähigkeit, infektiöse Reize mit fieberhaften Reaktionen zu beantworten, durchaus vererbbar ist. Bei dieser anergischen Konstitution wird die Auseinandersetzung mit den einwirkenden Reizen meist stumm abgetan und später — oft nach Jahren — u. U. mit einer Proliferation beantwortet. Der krebsbegünstigende Körperbautyp (Vagotoniker) hat eine verringerte Resistenz. Krankmachenden Reizen, z. B. einer Infektion, kann er deshalb in der Regel nicht ebenso kräftig widerstehen wie ein abwehrstarker Sympathikotoniker. Eine angeborene Abwehrschwäche kann also zu höherer Krebsgefährdung führen.

Auch die Weitergabe schädlicher Verhaltensweisen — so etwa einer unbiologischen Lebensweise — von einer Generation zur anderen, kann eine Vererbbarkeit des Krebses vortäuschen. Bösartige Neubildungen von Zunge und Speiseröhre sind z. B. bei Gastwirten mehr als zwanzigmal häufiger, Magenkrebs mehr als viermal häufiger als beim Durchschnitt der Bevölkerung anzutreffen. Daß auch die Kinder und Enkelkinder von Gastwirtsfamilien bevorzugt an diesen Krebsformen erkranken, ist aber nicht durch erbliche Veranlagung, sondern durch die Nachahmung gesundheitsschädlicher Lebensgewohnheiten und -bedingungen dieses Berufes bedingt.

Auch ein zunächst gesunder, abwehrstarker Organismus kann früher oder später an Krebs erkranken, wenn krebsbegünstigende Umwelteinflüsse in derart extremer Häufung lange genug wirksam gewesen sind.

Auf dem Krebskongreß in Houston 1970 hat MORTON (USA) mitgeteilt, daß er bei 90 Prozent der Sarkomkranken Antikörper gegen Sarkom-Virus nachweisen konnte, die er als „Fingerabdrücke dieses Virus" treffend umschrieb. Dieselben Antikörper konnten auch bei 77 Prozent der Familienangehörigen und Freunde festgestellt werden, die häufig mit diesen Patienten zusammenkamen. Nach MORTON war also jeweils die ganze Gruppe — Kranker, Familie, Freunde — von dem Virus befallen. Bei dem Widerstandsschwächsten kam das Sarkom zum Ausbruch.

Da eine systematische vorbeugende Ganzheitsbehandlung der Gesamtbevölkerung nicht möglich ist, sollte man in erster Linie stärker krebsgefährdete Gruppen behandeln, um wenigstens bei diesen die Krebshäufigkeit auf einen Bruchteil der jetzigen Ziffern zu verringern.

Als wichtigste Berufskrebse sind zu nennen der Lungenkrebs der Arbeiter im Uranbergbau, in Asbest- und Chromatbetrieben, der Lungenkrebs der Winzer (hervorgerufen durch Einatmung arsenhaltiger Schädlingsbekämpfungsmittel), der Hodensackkrebs der Schornsteinfeger, der Blasenkrebs der Anilinarbeiter und die mannigfachen, durch Teer, Ruß, Pech, Mineralöl usw. verursachten Krebsformen. Es genügt nicht, die Angehörigen gefährdeter Berufsgruppen nach Möglichkeit vor intensivem Kontakt mit schädigenden Stoffen zu bewahren. Darüber hinaus ist eine sorgfältige, vorbeugende Behandlung dieser Gefährdeten notwendig, um ihre Widerstandskraft in möglichst optimaler Form zu erhalten. Wir wissen, daß es dem Organismus dann besser möglich ist, die dauernd auf ihn einwirkenden Schädigungen unwirksam zu machen.

Die Häufigkeit von Berufskrebsen ist durch strenge arbeitshygienische Vorschriften in beeindruckendem Umfange vermindert worden. Der damit verbundene Kapitalaufwand hat sich gelohnt.

Wir wissen, daß mindestens sechsmal soviel Männer als Frauen, mindestens fünfzehn(!)mal mehr Raucher als Nichtraucher von Bronchialkrebs hingerafft werden. Die wirkliche Heilungsquote der Stahl- und Strahlbehandlung beim Lungenkrebs liegt – nach GABKA (1970) – bei einem Prozent!

Die Vorbeugung ist hier so wichtig und leicht wie nirgendwo: Man muß nur auf das Rauchen verzichten. Mit bloßer Einschränkung des Zigarettenkonsums ist es allerdings nicht getan – man muß ihn ganz unterlassen! Der Beweis für die vorbeugende Wirksamkeit des Nichtrauchens ist längst erbracht!

Die Ausschaltung der Cancerogene, die aus jedem Auspuffrohr, aus jedem Fabrikschlot, aus jedem Schornstein in die Atmosphäre und wiederum in die Atmungsluft gelangen, scheint als eine der vordringlichsten Aufgaben der öffentlichen Gesundheitspflege erkannt zu sein.

In den Industriegebieten verdunkeln auch an sonnenhellen Tagen Rauchschwaden den Himmel und filtern bis zu 90 Prozent der ultravioletten Strahlen aus dem Sonnenlicht. An den Autobahnen vergiften die Abgase die umliegenden Felder. In 1000 Gramm des benachbarten Wiesengrases lassen sich etwa zwei Gramm Blei nachweisen. Auch die Atomstrahlung hat nachweislich bereits die Luft, die Quellwässer, Ackerböden und Wiesen verseucht, damit z. B. auch die Milch der Weidetiere.

Die Nahrung ist weitgehend denaturiert. Der Genußmittelkonsum nimmt in rapidem Maße zu.

Der Arzneimittel-Mißbrauch leistet ebenfalls einen Beitrag zur Überschwemmung der „zivilisierten" Menschheit mit Giften, die an der allgemeinen Zunahme der Krebserkrankungen ihren Anteil haben. Wir kennen schon mehr Krankheitssymptome, die durch Arzneien hervorgerufen sind, als die Krankheiten selbst an Symptomen hervorbringen. Das von KÜMMERLE verfaßte Lehrbuch über Nebenwirkungen von Arzneimitteln übertrifft den Umfang gewichtiger Lehrbücher der Inneren Medizin.

Auch die gesundheitsschädliche Wirkung von Hochspannungsleitungen, von unterirdischen Wasseradern und geopathischen Reizen anderer Art, die zu einer Veränderung des bioelektrischen Feldes führen, an das der normale Ablauf der Lebensfunktionen eines jeden Menschen gekoppelt ist, waren jahrzehntelang umstritten, obwohl eindeutige Beobachtungen vorlagen. Heute ist sie weitgehend experimentell bestätigt.

Zu der physischen tritt seelische Belastung in vielfältiger Form, Schwierigkeiten im Existenzkampf, ein Spannungsverhältnis mit Vorgesetzten oder Partnern, Nichtbewältigenkönnen von Problemen familiärer Art – kurz, ein ständiger Stress, der den Organismus schwer belastet. FUDALLA hat in seinem Buch „Die Gegenwart als Patient" auf die vielseitigen seelischen Fehlleistungen und Belastungen hingewiesen, die unsere Zivilisation mit sich bringt. Er hat damit ein gravierendes Problem angesprochen.

Auch durch Erbtoxikosen, durch Herdgifte aus Zähnen, Mandeln, Darm und anderen Herden sowie durch sonstige endogene Kausalfaktoren wird der Organismus schwer geschädigt. Die Schädlichkeit gerade dieser inneren Faktoren ist um so gravierender, als sie sich unerkannt und kontinuierlich über Jahre auswirken kann.

Um manch bewußt gewordener Gefahr nach Möglichkeit zu entgehen, „pflegt" sich der Mensch durch Zufuhr teuer zurechtgemachter Nahrung. Er ißt vom Besten, für Auge und Gaumen reizvoll zubereitet, möglichst viel. Dies spült er mit teuren Alkoholika in seinen längst überforderten Körper hinein. Durch vernünftige Ernährung ließe sich viel Unheil verhüten. Lebende – naturfrische – Nahrung muß auch äußerlich nicht weniger appetitlich sein als die mit allem Raffinement denaturierte. Schon HIPPOKRATES wußte: Eure Nahrungsmittel sollen Heilmittel, Eure Heilmittel Nahrungsmittel sein!

Jeder Mensch sollte sich bemühen, ein vernünftiges Gleichmaß an Arbeit, Erholung und Schlaf zu verwirklichen. Einen großen Teil seiner Freizeit sollte er in freier Natur verbringen, um seine Lebenskraft neu „aufzuladen". Möglichst bei offenem Fenster schlafen und arbeiten, die Atmung bewußt vertiefen!

Bei der Körperpflege wird zu wenig beachtet, daß in der Haut die „Dritte Niere" des Menschen zu sehen ist und daß ihre giftausscheidende Aktivität durch eine Förderung der Durchblutung und aktiver und passiver Schweißbildung angeregt werden soll, wobei die aktive Schweißbildung durch Sport und Bewegung wesentlich besser ist als die passive durch Sauna und andere Überwärmung. Die Ausscheidung der Nieren fördert man durch reichliche Flüssigkeitsaufnahme z w i s c h e n, nicht b e i den Mahlzeiten.

Die oft werbend erwähnten „Frühjahrs-" oder Entschlackungskuren sollten keineswegs etwa als „Modeerscheinungen" einer Wohlstandsgesellschaft abgetan, sondern regelmäßig zweimal jährlich wahrgenommen und ganzjährig durch einen wöchentlichen Fasten- oder Obsttag noch unterstützt werden.

Viel zu wenig Beachtung wird dem elektrischen Ladungsaustausch zwischen Organismus und Kleidung geschenkt. Die natürlichen Rohstoffe (Leder, Wolle, Naturseide, Baumwolle, Leinen) sind allen Kunststoffen erheblich überlegen. Während die Naturstoffe durchwegs Halbleiter sind, verhalten sich die Kunststoffe ausnahmslos als Nichtleiter. Nur Halbleiter lassen aber den natürlichen Ladungsaustausch zwischen Körper und Umwelt ungestört vor sich gehen, verhindern also eine statische Aufladung von Kleidung und Haut. Außerdem sind sie besser in der Lage, die Atmung der Haut zu gewährleisten und Wärmestauung zu verhüten. Auch bei Teppichen, Möbelbezügen und Bettwäsche sollten unbedingt Naturstoffe bevorzugt werden.

Wie schädlich sich die moderne Bauweise mit Stahl, Beton und Kunststoffen durch Veränderung und Abschirmung des bioelektrischen Feldes auswirken kann und wie man zweckdienlich bauen sollte, ist in den Arbeiten von PALM, KAUFMANN u. a. ausführlich beschrieben.

Daß seelische Dauerbelastung die Abwehrkräfte schwer schädigen und sogar gänzlich zum Erliegen bringen kann, ist eindeutig erwiesen. So berichtete DENOIX in Houston 1970, daß unter der Einwirkung von seelischem Stress bei Mensch und Tier bestimmte Hormone in erhöhter Menge produziert werden, die bei der Krebsentwicklung eine Rolle zu spielen scheinen.

BAHNE BAHNSON veröffentlichte zusammenfassende Berichte umfangreicher internationaler Forschungsergebnisse über Zusammenhänge zwischen Psyche und Krebs.

Den krankmachenden Auswirkungen seelischer Überforderung kann nur durch bewußte Umstellung belastender Lebensgewohnheiten vorgebeugt werden. Je gelassener, entspannter und liebevoller man persönliche Lebensfragen angeht, je mehr Freude man zu bereiten und dankbar zu empfinden imstande ist, je mehr man sich bemüht, von einer höheren geistigen Warte die oft nicht zu ändernden Alltagsprobleme zu betrachten, desto fühlbarer wird sich eine „Lösung" – im wörtlichen Sinne – oft vermeintlich unlösbarer Spannungen ergeben.

Negative Einstellung wird auch negative Auswirkungen auf den Organismus haben müssen. Ein nicht durch Angst und Aggression gekennzeichnetes Leben wird eine geistige Überwindung von Gefahren und Schwierigkeiten besser ermöglichen.

KÖTSCHAU wies darauf hin, daß es ein Unterschied sei, ob man so lebt, daß man früher oder später zwangsläufig in Krankheiten hineinstolpert oder ob man um Voraussetzungen weiß, mit deren Beachtung man Gesundheit und Widerstandskraft erhalten oder verbessern kann!

Ist jedoch die Widerstandskraft aus inneren oder äußeren Ursachen geschwächt, sollten wir anstreben, durch echte frühdiagnostische Maßnahmen bereits das Stadium der Primären Präcancerose zu erkennen, um das Auftreten von Neubildungen durch gezielte interne Therapie zu verhindern.

Unsere Erfahrungen bestätigen immer wieder, daß die ausschließlich lokale Behandlung eines Vorkrebses dessen Wiederauftreten und späteres Bösartigwerden in zahllosen Fällen nicht verhindern kann, weil sie seine Ursache nicht zu beseitigen vermag. Wie die Krebsgeschwulst, so ist auch bereits deren Vorkrebs nicht mehr ein örtlich umschriebenes Geschehen, sondern das Symptom einer chronischen Erkrankung des ganzen Körpers, die durch die Entfernung eines krebsgefährdeten Organstückes nicht gleichzeitig mitbeseitigt werden kann.

Nur vollständige Beseitigung einer Vorkrebserkrankung durch interne Ganzheitstherapie in Verbindung mit örtlich angezeigten Maßnahmen bietet die höchstmögliche Gewähr gegen das spätere Auftreten eines echten Krebses.

Viele Vorkrebserkrankungen sind durch regelmäßige Vorsorgeuntersuchungen rechtzeitig zu erfassen. Wenn krebsverdächtige Symptome sich bemerkbar machen, ist es geboten, sofort den Arzt zu konsultieren. Krebsverdächtig sind u. a. folgende Symptome:

- Jede Veränderung einer Warze oder eines Muttermales.
- Jedes Geschwür, das nicht heilt.
- Ein Knoten in der Brust oder in anderen Körperteilen.
- Ungewöhnliche Blutungen oder Ausfluß aus Körperöffnungen.
- Anhaltende Heiserkeit, dauernder Husten.
- Schluckbeschwerden, anhaltende Oberbauchbeschwerden.
- Jede anhaltende Veränderung der normalen Darmfunktion.
- In ihrer Ursache nicht abgeklärte, sich laufend steigernde neurologische Symptome.

Ist es irgendwo im Körper zu verdächtigen Veränderungen gekommen, so muß unverzüglich geklärt werden, ob es sich um Krebs, um eine Präcancerose oder um eine andere Krankheit handelt.

Vor rund drei Jahrzehnten hat der amerikanische Krebsforscher PAPANICOLAOU die Entdeckung gemacht, daß das Ausmaß einer etwaigen Krebsgefährdung mit beachtlicher Sicherheit auch ohne operative Gewebsentnahme schon in den ersten Anfängen festgestellt werden kann. Der von ihm entwickelte „PAP-Test“ ist heute allgemein bekannt. Das Ergebnis des PAP-Tests wird durch römische Zahlen ausgedrückt, die folgenden Befunden entsprechen:

PAP I Befund normal und eindeutig gutartig
PAP II Befund nicht mehr ganz normal, aber noch gutartig
PAP III Befund zweifelhaft, möglicherweise bereits verdächtig
PAP IV Befund ernsthaft krebsverdächtig
PAP V Befund bösartig

Spätestens ab Stadium PAP III sollte unverzüglich eine vorbeugende interne Krebsbehandlung durchgeführt werden. Sie kann wegen ihrer Gefahrlosigkeit auch bei Verdachtsdiagnosen jedweder Art verantwortet werden. Damit würde einer möglichen Weiterentwicklung der Krebskrankheit mit höchstmöglicher Wahrscheinlichkeit Einhalt geboten werden. Jede Präcancerose kann - wenn auch in unterschiedlicher Häufigkeit – krebsig entarten. Sie ist also immer als eine Erkrankung anzusehen, die man genau so ernst nehmen und genau so behandeln sollte wie eine bereits vorhandene Krebsgeschwulst.

Die Erfahrung zeigt freilich, daß ausschließlich örtliche Maßnahmen bei Vorkrebs vielfach ebensowenig genügen wie bei echtem Krebs, da mit ihnen zwar die Sekundäre Präcancerose beseitigt wird, die Primäre Präcancerose, auf der die Sekundäre Präcancerose entsteht, aber nach wie vor belassen wird.

Die Interne Krebstherapie kann hier auf besonders eindrucksvolle Weise mithelfen, die Forderung zu erfüllen: *Vorbeugen ist besser als heilen!*

Frühdiagnose des Krebses

Maßnahmen, die die Verhütung von Krankheiten beabsichtigen, sind ungleich komplikationsloser und erfolgversprechender als jede Heilmaßnahme gegen eine schon ausgeprägte Erkrankung. Auf dieser Erkenntnis aufbauend hat sich eine neue Arbeitsrichtung der Medizin, die Präventivmedizin, entwickelt, die vorrangig neue Möglichkeiten zur Verhütung insbesondere schwerer chronischer Erkrankungen erforscht. Neben dem Problemkreis der Herz-Kreislauferkrankungen und des Rheumas steht dabei die Früherkennung des Krebses im Vordergrund.

Diesem Problem Rechnung tragend, haben sich Bund und Länder mit großem Aufwand bemüht, eine Krebsfrüherkennung zu ermöglichen. Die Weltgesundheitsorganisation hatte für das Jahr 1970 „Die Früherkennung des Krebses" zu ihrem Motto erklärt. Die Publikations- und Unterhaltungsmedien versuchen, neben zahlreichen Broschüren und amtlichen Veröffentlichungen, ihren Beitrag zur Volksaufklärung in leider jedoch oft zu sensationell aufgemachten Berichten zu leisten.

In seinem Buch „Das Krebsproblem" hat K. H. BAUER dem dreifachen „Früh" in Form von *Früh*erkennung, *Früh*diagnostik und *Früh*behandlung eine vorrangige Bedeutung eingeräumt, die in den letzten Jahrzehnten richtungsweisend für frühdiagnostische Maßnahmen großen Stils geworden ist. Das Resultat all dieser Bemühungen ist jedoch trotz größter geistiger und materieller Anstrengungen gering geblieben. Nur wenige Prozent mehr an Früherkennungen einer beginnenden Krebsgeschwulst ließen sich in den letzten Jahren erzielen, obwohl der investierte Aufwand größere Hoffnungen erweckte. Trotzdem müssen diese Bemühungen weiter ausgebaut werden.

Ein Grund für diese Diskrepanz mag in der allgemeinen psychischen Einstellung der Bevölkerung liegen. Viele Menschen wagen es nicht, zum Arzt zu gehen, weil sie Angst vor der Diagnose eines schon geahnten oder an seinen Symptomen bereits erkannten Leidens haben.

Jährlich sterben in der Bundesrepublik 5000 bis 6000 Frauen an Gebärmutterkrebs. Die Gesundheitsorganisationen weisen deshalb auf die Notwendigkeit regelmäßiger frühdiagnostischer Untersuchungen hin. Viele Krankenkassen übernehmen bereits die damit verbundenen Kosten und gewährleisten jeder Frau über 30 eine jährliche Vorsorgeuntersuchung.

Nur durch verstärkte Aufklärung und ständige Ermahnungen des Hausarztes ist es in Zukunft zu erreichen, daß die Frauen auch bei subjektivem Wohlbefinden von den gebotenen Möglichkeiten der Krebs-Vorsorgeuntersuchungen Gebrauch machen, um so möglichst frühe Stadien der Tumorbildung zu erfassen. Die heute schon verfügbaren Möglichkeiten der Therapie bieten in diesen Stadien des Portiocarcinoms bereits größte Heilungschancen. Ein falsches Schamgefühl oder gar die Angst vor der Diagnose Krebs darf niemals Hinderungsgrund sein, von dieser harmlosen Untersuchungsmöglichkeit Gebrauch zu machen. Erst recht sollte das Auftreten auch nur sehr harmlos erscheinender Symptome, wie unregelmäßige Blutung oder Ausfluß, Anlaß für eine gynäkologische Untersuchung sein.

Auch jede Veränderung der Brust der Frau bedarf sorgfältiger Beachtung. Ärzte unterweisen weibliche Patienten in der Methodik, selbst in kürzeren Abständen Veränderungen in und an der Brust zu untersuchen und wahrzunehmen. Minimale Hautveränderungen, Einziehungen der Haut im Bereich der Brust, Austritt von Flüssigkeit oder gar Blut aus der Brustwarze können wichtige Frühsymptome eines Krebsleidens sein. Sie werden in frühen – heilbaren – Stadien nicht von zusätzlichen Beschwerden begleitet.

Regelmäßige Untersuchungen sollten zur Selbstverständlichkeit werden. Der Krebs würde in diesem wichtigen Bereich viel von seinem Schrecken verlieren. Immer wieder müssen wir bei der Erhebung der Krankengeschichten die Feststellung machen, daß Frauen trotz allgemeiner Aufklärung diese Frühsymptome unbeachtet ließen, womit sie die Chance, geheilt zu werden, bereits wesentlich beeinträchtigt haben.

Es ist der Vorschlag zu begrüßen, den GRUNZE in einem Radiovortrag machte, die Krebsbekämpfung in eine rechtzeitige, geplante, über das ganze Leben sich erstreckende Gesundheitsberatung einzubetten. Eine Gesundheitsfibel sollte Informations- und Lehrstoff bieten, der sich nicht in der Erörterung von Krankheitssymptomen erschöpft, sondern vor allem auch Aufklärung gibt über die

Ursachen der Krebserkrankung wie Fehlernährung, Stoffwechsel- und Herderkrankungen, Berufs- und Zivilisationsschäden und anderes mehr.

Unter dem Begriff Früh diagnose versteht der Lokalist etwas völlig anderes als der Ganzheitstherapeut. Nach der lokalistischen Auffassung ist die erste Krebsdiagnose erst nach Manifestation des Tumors möglich. Sie ist dann häufig bereits eine Diagnose von lebensbedrohenden Tumorsymptomen.

Wie die Auffassung vom Wesen einer Krankheit die Konzeption ihrer Behandlung bestimmt, so ist sie auch maßgeblich für Art und Zeitpunkt der Diagnostik.

Die lokalistische Auffassung sieht ihre diagnostische Aufgabe ausschließlich darin, Frühstadien der Tumorbildung zu erfassen. Solange eine Geschwulstbildung nicht in Gang gekommen ist, betrachtet sie den Organismus als gesund.

Auf dem Boden der lokalistischen Anschauung wurden seit hundert Jahren Tests erarbeitet, die zum Ziele haben, den Tumor möglichst frühzeitig zu erkennen. Die lokalistische Schule erwartet von einem Krebstest, daß er beim Tumorträger – also nur bei dem Patienten mit manifestem Tumor – stets positiv – beim „Gesunden" – also vor der Tumorbildung – und bei Patienten nach Entfernung des Tumors stets negativ ausfällt.

Seit langem sind neben den üblichen diagnostischen Maßnahmen zytologische Untersuchungsmethoden bekannt und erprobt. Der zuvor erwähnte PAP-Test ermöglicht die Erfassung einer bereits in Gang gekommenen Tumorbildung mit großer Sicherheit, vor allem im Bereich der weiblichen und männlichen Zeugungsorgane, der Luftwege, der Mundhöhle, der Speiseröhre und des Enddarms. Er hat sich also nicht nur bei der Früherfassung gynäkologischer Krebs- und Vorkrebserkrankungen, sondern auch bei Neubildungen anderer Organsysteme bewährt.

Der Malignolipin-Test des Japaners KOSAKI und der Clostridium-Test von MÖSE (Graz) haben eine dem PAP-Test etwa gleichwertige Aussagekraft, sind jedoch für eine allgemeine Anwendung noch zu kompliziert. Auch sie werden erst positiv, wenn bereits ein Mikrotumor im Organismus vorhanden ist. Die ABDERHALDENsche Abwehr-Ferment-Reaktion sowie die Zytolyse-Reaktion nach FREUND und KAMINER, erweitert von CHRISTIANI, werden ebenfalls erst dann positiv, wenn sich ein Tumor gebildet hat.

Alle diese „morphologischen" Tests (die wir so nennen wollen, weil sie an das Vorhandensein von Krebszellen gebunden, demnach also als „Krebsgeschwulst-Tests" anzusprechen sind) werden erst dann positiv, wenn sich im Organismus eine oft erst mikroskopisch kleine Geschwulst gebildet hat. Ihr Wert und die Notwendigkeit zu ihrer Vervollkommnung sind unbestritten, da auch die Erkennung von Mikrotumoren uns therapeutisch einen bedeutenden Schritt weiterzubringen vermag.

Die ganzheitliche Betrachtung des Krebsgeschehens fordert entsprechend ihrer Konzeption jedoch grundsätzlich einen noch früher gelegenen Zeitpunkt der Diagnosestellung! Der Krebs stellt eine Allgemeinerkrankung des Organismus dar und muß als solche auch beurteilt werden. Das Bestreben muß sich also darauf richten, das Krebsleiden nicht erst dann zu diagnostizieren, wenn es mit der Tumorbildung seinen Endzustand erreicht. Da die Geschwulst erst dann auftreten kann, wenn der Körper über eine Krebsbereitschaft verfügt, muß man bestrebt sein, die Merkmale dieses Stadiums – nämlich die Primäre Präcancerose – zu diagnostizieren, bevor also ein auslösendes Moment die Tumorbildung induzieren kann, um somit eine echte Frühdiagnose zu gewährleisten.

Wir müssen also nicht erst nach dem Glockenschlag, der das Endstadium der Krankheit einläutet, sondern spätestens 5 Minuten vor 12 Uhr eine Diagnose stellen, um den Übergang zur Bösartigkeit, zur Tumorbildung noch verhindern zu können.

Hier läge dann der ideale Zeitpunkt, die „Sternstunde der Diagnose" (K. H. BAUER).

Anstelle eines Tests, der erst die Diagnose ermöglicht, ob sich ein Tumor gebildet hat oder nicht, ob also das Krebsleiden bereits ausgebrochen ist, muß ein Testverfahren treten, das die Diagnose

krebskrank oder nicht

und schließlich

krebsgefährdet oder nicht

erlaubt.

Mag diese Forderung heute auch wie eine Utopie klingen, so ist es doch unsere Überzeugung, daß es zielbewußter Forschung in absehbarer Zeit gelingen wird, auch hier bahnbrechende Fortschritte zu machen. „Wer vom Ziel nicht weiß, kann den Weg nicht haben." (MORGENSTERN)

Die große Anzahl spezifischer und anderer Untersuchungsmethoden für die Früherkennung des Krebses, die in Erkenntnis dieser Notwendigkeit in den letzten Jahrzehnten entwickelt wurden, macht eine Aufzählung unmöglich.

Im Sinne der Hypothese des Verfassers betrachten wir alle Testmethoden, welche bereits das der Tumorbildung vorausgehende Stadium der Primären Präcancerose erfassen, als Methoden der Wahl. Sie ermöglichen eine wirkliche Frühdiagnose der Krebserkrankung. Der Weiterentwicklung solcher Tests sollte höchste Priorität eingeräumt werden. Sie sollte an erster Stelle aller auf die Früherkennung des Krebses gerichteten Forschungsaufgaben stehen.

Der HEITAN-Test und der Thrombozyten-Test nach SCHEIDL und SNEGOTSKA scheinen bereits dann eine positive Aussage machen zu können, wenn zwar noch keine Krebszellen, aber bereits Symptome eines Tumormilieus vorhanden sind. Auch unspezifische Ferment- und Blut-Eiweiß-Reaktionen sind zur Erkennung einer noch latenten Krebserkrankung entwickelt worden.

Viele dieser Tests, denen nach LINKE heute eine wissenschaftliche Berechtigung nicht mehr abgesprochen werden kann, sind zu Unrecht nicht weiterentwickelt worden, da sie und ihre Ergebnisse an einem Maßstab gemessen werden, der nur auf der lokalistischen Anschauung des Krebsgeschehens basiert und nach den neuesten Erkenntnissen sich als falsch erwiesen hat. Sie mußten, in lokalistischer Sicht, geradezu zum „Versagen" verurteilt sein, da sie auf die — falsch gestellte — Frage: In welchem Stadium der Geschwulstbildung kann Krebs nachgewiesen werden? nichts anderes als „falsche" Antworten geben können. Denn: da die Krebskrankheit bereits vor der Tumorbildung besteht, werden diese Tests in vielen Fällen auch dann „positiv" ausfallen müssen, wenn noch kein Tumor vorhanden ist.

Oft konnte man bei den nach diesen Methoden getesteten Personen — die von der Schule als „krebsnegativ" bezeichnet wurden — nach einigen Monaten oder Jahren feststellen, daß das Krebsleiden bei ihnen inzwischen manifest geworden war. Die „falsche" Antwort der Tests war also richtig gewesen.

Auch die „nicht krebsspezifisch" genannten Untersuchungsergebnisse weisen nach unseren Erfahrungen auf chronische Störungen des Organismus hin, die eine Krebsentwicklung begünstigen. Immer noch wird eine Fehlerquelle der humoralen Tests darin gesehen, daß diese auch bei fehlendem Tumor positiv ausfallen können, während nach lokalistischen Kriterien ein Krebstest erst dann positiv sein darf, wenn der Tumor bereits manifest ist und sofort wieder negativ werden muß, nachdem er durch Stahl oder Strahl ausgeschaltet worden ist.

Nach ganzheitlicher Überzeugung kann und darf dagegen ein humoraler Krebstest dieses Bild nicht vermitteln. Die Anlegung eines falschen Maßstabes muß falsche Testresultate erbringen. Doch ist dies keine Frage der Methode, sondern der grundsätzlichen Auffassung vom Krebsgeschehen.

Humorale Krebstests müßten in jedem Stadium der Krebskrankheit positiv sein. Bei beginnender Präcancerose müßten sie schwach positiv und bei Verstärkung der Präcancerose auch stärker positiv werden, um schließlich im Stadium der Tumorbildung ihre stärkste Ausprägung zu erreichen. Auch nach Entfernung des Tumors muß der Test noch positiv bleiben, da durch Operation und Bestrahlung die latente Geschwulstbildungsfähigkeit des Organismus nicht beseitigt ist.

Der Test darf erst dann allmählich negativ werden, wenn durch die interne Umstimmungsbehandlung der Organismus die Fähigkeit zur erneuten Geschwulstbildung verliert.

Die nach alleiniger Operation und Bestrahlung geheilten Patienten haben durch Beseitigung des Tumors ausreichende körpereigene Abwehrkräfte aktivieren können, um ohne weitere Internbehandlung den Krebstest negativ werden zu lassen. Bei Verschlechterung des Milieus – beim Positivwerden des Tests – kann man ersehen, daß eine erneute Gefahr im Verzuge ist.

Allen gegen Krebs Behandelten ist eine in regelmäßigen Intervallen vorzunehmende Überprüfung anzuraten, um bei einem erneuten Positivwerden des Testresultates unverzüglich auch eine erneute umstimmende Internbehandlung einzuleiten und damit der Rezidivgefahr zu begegnen.

Auch beim Stadium PAPANICOLAOU II/III kann und soll heute sofort eine vorbeugende interne Behandlung einsetzen. Bei den Stadien III und IV kann mit dieser Behandlung der Umschlag der Krankheit in die Bösartigkeit – also ein Übergang in das Stadium V – verhütet werden.

Es ist heute keinesfalls mehr zu verantworten, einem Patienten, bei dem Stadium III oder IV diagnostiziert wurde, zu sagen, er möge sich in einigen Monaten wiederum vorstellen, um überprüfen zu lassen, ob sich inzwischen eine Geschwulst gebildet habe und somit eine Operation bzw. Bestrahlung angebracht sei. Mit anderen Worten: Die Schule läßt die entscheidende Zeitspanne vor dem Umschlag von der noch gutartigen, vorbeugend behandelbaren Präcancerose in die Bösartigkeit des Krebsleidens ungenutzt verstreichen.

Hier ist die Interne Ganzheitstherapie die Methode der Wahl.

Der zukünftige Krebstest, den wir den „humoralen" Test nennen wollen (da er auf der Veränderung der Körpersäfte aufbaut), darf also nicht spezifisch auf das Stadium der Tumorbildung beschränkt sein, sondern muß Aufschluß geben über Entwicklung und Abklingen der chronischen Erkrankung – der Krebskrankheit – die den Organismus zur Tumorbildung befähigt!

Zur praktischen Entwicklung eines solchen Testverfahrens wären an einer größeren Anzahl von Krebskranken und Gesunden die bereits bekannten Krebstests an dem neuen Schema zu überprüfen. Ein positiver Ausfall bei ca. 20 bis 30 Prozent anscheinend „gesunder" Menschen darf nicht etwa als Fehler, sondern muß ganz im Gegenteil als Bestätigung der praktischen Erfahrung angesehen werden, daß gerade ein solcher Prozentsatz später an einem Krebs erkrankt – der hier also im Frühstadium der Entwicklung zur Krebskrankheit erfaßt werden würde.

Der lokalistische Diagnostiker wird gegen die „Ungenauigkeit" eines solchen Testes Widerspruch anmelden. Wir hingegen unterschreiben die Auffassung CARDOZOs, der auch in der zytologischen Diagnostik nicht in erster Linie den Sicherheitsgrad als das Wesentliche ansieht, sondern die Empfindlichkeit der Methode. Es darf nicht als nachteilig angesehen werden, wenn ein verdächtiger Befund zuviel aufgestellt wird, wohl aber, daß wegen mangelhafter Empfindlichkeit zu viele negative Diagnosen gestellt werden könnten.

Zur Diagnostizierung einer Krebsgeschwulst ist die Sicherheit eines histologischen Befundes absolut notwendig. Die meist schweren, oft mit Amputationen und eingreifenden radiologischen Maßnahmen verbundenen Behandlungen können nur auf der Basis einer exakten Diagnose verantwortet werden.

Dagegen muß bei der Diagnostizierung einer Präcancerose bereits die Verdachtsdiagnose bestimmend für die Einleitung einer für den Patienten immer harmlosen vorbeugenden internen Therapie sein.

Der hierbei oft vorgebrachte Einwand, daß keine Möglichkeit bestehe, einen das Stadium der Primären Präcancerose erfassenden Krebstest auf seine Richtigkeit zu überprüfen, kann entkräftet werden. Zwar ist es richtig, daß man keinen „Beweis" liefern könnte, es wäre ein Krebs ausgebrochen, wenn nach positivem Testausfall die Immunbehandlung einsetzt und den Test dann negativ werden läßt. Theoretisch könnte das Ausbleiben der Tumorbildung auch auf eine falsche Anzeige des Tests zurückgeführt werden. Bei Krebsgefährdeten ist also die Genauigkeit des Krebstests definitiv nicht zu überprüfen. Jedoch im Stadium der Sekundären Präcancerose – also bei bereits vorliegenden, aber noch gutartigen Neubildungen, die unbehandelt oft langsam in Malignität übergehen – wird der Test bereits zunehmend beweiskräftig. Ist der Patient intern behandelt und so der Umschlag in die Bösartigkeit bzw. Rezidivieren verhindert worden, muß dieser Test gleichzeitig negativ werden.

Bei operierten und bestrahlten Krebspatienten besteht ebenfalls bereits die Möglichkeit, den gleichen Test über lange Zeit anzuwenden und sein Negativwerden bzw. Positivbleiben zu kontrollieren. Wenn durch interne Nachbehandlung nach Operation und Bestrahlung der Krebstest negativ wird, darf kein neuer Tumor mehr auftreten. Bleibt der Test wegen nicht durchgeführter oder unzureichender interner Nachbehandlung positiv, müßte bei diesen Patienten mit dem Auftreten eines Rezidivs bzw. mit einer Metastasenbildung gerechnet werden. Es sind dies die Patienten, die trotz „erfolgreicher" Operation und Bestrahlung ihrem in Wirklichkeit nicht ausbehandelten Leiden erliegen.

Wenn auf breitester Basis ein solches Testverfahren und – als Konsequenz daraus – die Behandlung der bereits Krebsgefährdeten generell durchgeführt werden würden, müßte der Beweis für die Richtigkeit eines solchen Test-Verfahrens durch Rückgang der Krebserkrankungen binnen weniger Jahre zu erbringen sein.

Solange wir einen eindeutig anerkannten Krebstest noch nicht in Händen haben, befürworten wir als Basis einer Krebsprophylaxe die gleichzeitige Anwendung mehrerer Tests, die sich bewährt haben, um so mit einer Summationsdiagnose eine zuverlässigere Aussage über eine bestehende Krebsgefährdung zu erhalten.

Seit Bestehen unserer Klinik haben wir immer einige Krebstests nebeneinander durchgeführt, weil wir die Entwicklung einer echten Frühdiagnose seit eh und je als entscheidend angesehen haben. Bei Überprüfungen mehrerer Tests haben wir zwei Fehler finden können, die die Aussagekraft einschränken, und die man in der Praxis berücksichtigen muß.

Der erste Fehler – der zwar für den Kranken nicht verhängnisvoll ist, aber einen Unsicherheitsfaktor darstellt – läßt einen Test auch dann positiv erscheinen, wenn kein Tumor vorhanden ist. Er täuscht also eine Krebserkrankung vor.

So kann beispielsweise eine von Zähnen und Mandeln ausgehende Fokaltoxikose bestimmte Krebstests auch bei nicht krebsgefährdeten Personen positiv ausfallen lassen. Nach Sanierung des Gebisses und der Mandeln werden die Tests negativ. Dies zeigt die Sensibilisierung des Organismus im Sinne einer Schädigung der Regulations- und Funktionsmechanismen durch die Fokaltoxine an, die den Organismus im Sinne einer Krebsentwicklung stark zu beeinflussen scheinen. Die Ergebnisse der Tests sind also in diesem Fall nicht krebsspezifisch. Diese Tatsache weist wieder einmal auf die Gefährlichkeit der Kopfherde und die unbedingte Notwendigkeit ihrer Sanierung hin.

Wenn der Krebstest aber auch nach erfolgter Herdsanierung noch positiv bleibt, wird seine Aussage erfahrungsgemäß krebsspezifisch: er scheint uns dann bereits auf das Vorhandensein einer echten Präcancerose oder eines noch latenten Tumors hinzuweisen. Der Erfolg einer internen Behandlung läßt sich dann am Negativwerden des Testes ablesen.

Der zweite Fehler, der einen bereits vorhandenen Krebs im Test als negativ angibt, ihn also nicht erkennen läßt, spielt eine viel verhängnisvollere Rolle. Seine Ursache ist in der sogenannten „Mesenchymblockade" zu suchen. Diese Blockade kann so ausgeprägt sein, daß der Körper sich mit dem Krankheitsgeschehen nicht mehr auseinanderzusetzen und das Fortschreiten der Krankheit nicht mehr zu registrieren vermag. Wir sehen zum Beispiel Patienten mit fortschreitenden Tumoren, die normale Blutwerte und blendendes Aussehen aufweisen. Sie stellen sozusagen ein Urbild der Gesundheit dar. Wenn wir bei einem Patienten diesen Zustand und gleichzeitig ein fortschreitendes Krebsleiden feststellen, sprechen wir von einem „Blender". Bei diesem Patienten bleiben manche Krebstests selbst dann negativ, wenn der Tumor bereits Metastasen gesetzt hat. Er spricht schwer auf jede Therapie an und es bedarf in der Regel langwieriger Behandlung, um die Mesenchymblockade zu durchbrechen. Den erreichten Durchbruch einer solchen Blockade — oftmals nach einem Fieberstoß, der hohe Temperaturen erreichte — erkennen wir an der Zunahme der Blutsenkung, an den plötzlich krankhaft veränderten Blutwerten und nicht zuletzt an der deutlichen Ansprechbarkeit auf interne Therapie. Von diesem Zeitpunkt an werden auch die Krebstests positiv.

Einer der längst überprüften Tests war die WITTINGsche Reaktion. Sie hat eine Aussagefähigkeit in Bezug auf eine eventuell bestehende Mesenchymblockade. Bei den davon betroffenen Patienten bleibt sie zunächst negativ und schlägt erst nach Durchbrechen der Blockade zur positiven Seite um. Bei jeder Summationsdiagnose sollte man daher den genannten Test mitberücksichtigen. Neue Möglichkeiten, um verborgene Tumoren zu erkennen, haben sich bei der Anwendung der Immunotherapie ergeben. Nicht bekannte Tumoren „antworten" meist wenige Stunden nach einer solchen Behandlung mit einer deutlichen Reaktion. Daher können wir auf diesem Wege auch latente Metastasen erkennen. Durch Probeexcision oder jetzt indizierte Röntgenaufnahme konnten wir die suspekten Stellen oft als K r e b s verifizieren. Über gleichartige Beobachtungen ist 1950 bereits von K. BOSHAMER und F. W. KOCH berichtet worden.

Das Problem der Früherkennung der Krebskrankheit kann bei ganzheitlicher Betrachtung des Krebsgeschehens einer unvergleichlich besseren und dem Sinne des Begriffes „f r ü h" wirklich entsprechenden Lösung zugeführt werden. Die bekannten m o r p h o l o g i s c h e n Krebstests, die sich, der bisher herrschenden Auffassung folgend, auf das Vorhandensein der Krebs g e s c h w u l s t beziehen, führen auch im günstigsten Falle i m m e r zu einer S p ä t diagnostizierung des Krebs l e i d e n s , da sie die Krebs k r a n k h e i t des ganzen Organismus nicht erfassen.

Aus vorgenannten Gründen messen wir der ideellen und materiellen Förderung einer h u m o r a l e n Frühdiagnose der Primären Präcancerose entscheidenden Vorrang gegenüber der Förderung der morphologischen Testverfahren zu, um mit der wirklichen F r ü h erkennung der Krebs k r a n k h e i t (der Primären Präcancerose) eine e c h t e Prophylaxe gegen die Entstehung eines Tumors zu gewährleisten.

Eine solche Testung des Organismus bietet n a c h Operation und Bestrahlung eine Möglichkeit, zu erkennen, ob es durch Interne N a c h behandlung des Patienten gelungen ist, ihn von der Geschwulstbildungsfähigkeit zu befreien.

Nicht erst d a n n also können wir in Zukunft entscheidend mehr Krebskranke heilen, wenn wir ihren T u m o r früher diagnostizieren, sondern wenn wir bereits durch eine w i r k l i c h e Frühdiagnose befähigt sind, therapeutisch zu verhindern, daß es ü b e r h a u p t z u r T u m o r b i l d u n g k o m m t.

Wir sollten lieber die zwanzig bis dreißig Prozent „unbeweisbar" Krebsgefährdeten v o r b e u g e n d schützen, als einen einzigen verlieren, nur weil das Dogma der Lokalistischen Lehre uns zum Abwarten zwingt, bis sich bei einem Kranken ein Tumor gebildet hat.

N u r w e n n e i n e s o v e r s t a n d e n e F r ü h d i a g n o s e e i n e e c h t e F r ü h b e h a n d l u n g e r m ö g l i c h t, w i r d – w i e s c h o n b e i a n d e r e n G e i ß e l n d e r M e n s c h h e i t – d e r T a g a b z u s e h e n s e i n, a n d e m d e r K R E B S k e i n e t ö d l i c h e B e d r o h u n g m e h r d a r s t e l l t.

23. Kapitel

ZUSAMMENFASSUNG UND AUSBLICK

In der Reihe der Vorträge ist bewußt ein Streifzug durch die Geschichte der Krebsheilkunde unternommen worden, um aufzuzeigen, daß die heutige Auffassung über das Krebsgeschehen nicht neu ist, sondern auf dem Boden historischer Medizinwissenschaft steht: Seit über zwei Jahrtausenden wurde der Krebs als Allgemeinerkrankung betrachtet und als solche auch behandelt. Erst durch die einseitige Interpretation von VIRCHOWs Lehre sah man sich wissenschaftlich legitimiert, diesen Weg – für nunmehr etwa ein Jahrhundert – zu verlassen.

Es ist auch bewußt auf die Geschichte der immunologischen Krebsbehandlung eingegangen worden, um aufzuzeigen, daß eine beachtliche Anzahl von Ärzten und Wissenschaftlern bereits seit 80 Jahren einschlägige Erfahrungs- und Forschungsberichte veröffentlicht hat.

Dem Medizinstudenten, dem jungen Assistenzarzt werden diese Fakten nicht mehr vermittelt. Warum? In dem verständlichen Bestreben, die Medizin zu einer exakten Naturwissenschaft zu erheben – eine Forderung, die wegen der Tatsache, daß die Medizin immer a u c h eine Erfahrungswissenschaft bleibt, niemals absolut zu erfüllen ist – sind Erfahrungsberichte über erfolgreiche immunologische Behandlung Krebskranker nicht akzeptiert worden, da trotz der eindeutig beschriebenen Beobachtungen die latenten Wirkungsmechanismen nicht exakt abzuklären waren.

War damit das Festhalten an der lokalistischen Konzeption ausreichend legitimiert?

Die Interpretation, Krebs sei ein lokales Geschehen, stand seit jeher auf schwachen Füßen. Die Ergebnisse der modernen Forschung bestätigen dies. Schien es vor hundert Jahren noch so, als ob die von der lokalistischen Lehrmeinung propagierte Therapie Entscheidendes zur Lösung des Krebsproblems würde beitragen können, so zeichnete sich mit jedem folgenden Jahrzehnt klarer ab, daß diese Erwartung nicht in Erfüllung gehen konnte. Immer deutlicher wurde erkennbar, daß die lokalistische Lehre nicht mit der experimentellen und klinischen Erfahrung in Einklang gebracht bzw. bestätigt werden kann. Darum ist es um so unverständlicher, daß diese offensichtlich von Anfang an verfehlte Konzeption so lange mit dogmatischer Starre verteidigt wurde und vielfach auch heute noch immer verteidigt wird.

Seit Ende des vorigen Jahrhunderts bis in unsere Tage ist die Forderung, den Krebs als Allgemeinerkrankung zu behandeln, immer wieder von vielen profilierten Vertretern der Lehrmeinung – wie ADAMKIEWICZ, AULER, BIER, DOMAGK, EWING, FISCHER-WASELS, HEIM, HENSCHEN, SAUERBRUCH, SOUTHAM – um aus einer Vielzahl von nicht minder bedeutenden Namen einige zu nennen – erhoben worden. Sie haben sich zu der Auffassung bekannt, daß das Krebsproblem mit Stahl und Strahl allein nicht zu lösen sei.

Anfang der dreißiger Jahre stellte z. B. LIEK, der Danziger Chirurg und einer der bedeutendsten Pioniere der ganzheitlichen Krebsheilkunde, fest:

Auf keinem anderen Gebiet der Heilkunde ist die Selbsttäuschung der Ärzte ähnlich perfekt, als beim Krebs. Wir handeln, als ob Krebs eine örtlich umschriebene und daher auch mit örtlichen Maßnahmen beherrschbare Erkrankung sei. Wir tun so, als ob Krebs ausschließlich und allein mit Stahl und Strahl geheilt werden könnte, als ob es daher nur noch einer perfektionierten Frühdiagnostik, einer rechtzeitigen Erfassung bedürfe, um 100 % aller Krebskranken heilen zu können. Die Stoffwechselentgleisungen, das „Ens malignitatis" in Blut und Gewebe seien Realität, eine humorale Krebsbereitschaft könne keinesfalls mehr geleugnet werden. „Ich habe" – so LIEK – „absichtlich das Wort humoral gebraucht, um daran zu erinnern, daß wir auch beim Krebs zu sehr alten Vorstellungen zurückkehren müssen!"

Diese Feststellungen, seinerzeit aufgrund praktischer Erfahrungen getroffen, finden heute ihre wissenschaftliche Rechtfertigung. Ohne eine vorhergehende allgemeine Zustandsveränderung im Organismus kann es keinen Krebs geben.

Erst wenn der Organismus durch krankhafte Veränderungen wie auch immer entstandene Krebszellen nicht mehr als f r e m d bzw. e n t f r e m d e t „erkennen“ und sie beseitigen kann, ist er fähig, eine Krebsgeschwulst zu bilden. Der Krebskranke darf somit auch nach erfolgreichen Eingriffen durch Stahl und Strahl solange nicht als vom Krebs g e h e i l t angesehen werden, als seine darniederliegende Widerstandskraft (Resistenz) gegen das Krebsgeschehen nicht normalisiert und damit seine Krebskrankheit – die Fähigkeit zur Geschwulstbildung – nicht beseitigt worden ist. Die Annahme, „frei von Tumor“ sei gleichbedeutend mit „frei von Krebs“, hat sich als verhängnisvoller Irrtum herausgestellt. Die Legion der „sekundär Inkurablen“ liefert dafür den tragischen Beweis.

Diese Erkenntnisse kann man h e u t e nicht mehr als „noch nicht wissenschaftlich abgeklärt“ abtun. Sie sind in der stets umfangreicher werdenden Literatur niedergelegt und dort nachzulesen.

Als therapeutische Konsequenz aus der wissenschaftlich zeitgemäßen Konzeption ergibt sich die Forderung, die Krebstherapie nicht mehr auf den Tumor allein, sondern gleichwertig auf den Tumorträger – den ganzen Organismus – auszurichten.

Das seit jeher gültige Gesetz, daß die wissenschaftlich unterbaute Auffassung von einer Krankheit die Therapie bestimmen muß, verlangt seine uneingeschränkte Anwendung, wollen wir Ärzte nicht Gefahr laufen, Kunstfehler zu begehen.

Dennoch: Dem Patienten ist nicht damit gedient, daß die Ärzte die neue Auffassung über die Krebsentstehung theoretisch anerkennen, praktisch jedoch nicht danach handeln.

Die Krankenblätter unserer Patienten weisen nämlich 1972 nicht anders als schon 1952 aus, daß trotz des verfügbaren theoretischen Wissens in der therapeutischen Praxis die entscheidende Wende sich n i c h t vollzogen hat. Denn nach wie vor wird die Auffassung vertreten, daß mit Radikaloperation und Strahlenbehandlung alles in ärztlicher Macht Stehende getan werde, um dem Krebskranken zu helfen. Auf dem Internationalen Krebskongreß 1970 in Houston wurde freilich erstmals offiziell vernehmlich die Warnung ausgesprochen, das weitere Festhalten an dieser Auffassung müsse unweigerlich „von der Krisis in die Katastrophe“ führen.

Die klassischen Waffen Stahl und Strahl allein können aus der jetzt wieder erkannten Natur des Krebsleidens niemals die vollständige Antwort auf das Krebsproblem geben.

Die Konsequenz aus dieser Erkenntnis darf aber nicht etwa Resignation sein, sondern die sinnvolle Zusammenarbeit der einzelnen Disziplinen. Aus der neuen Konzeption ergeben sich die Grenzen, die den Chirurgen, den Radiologen und den Internen Krebstherapeuten gesetzt sind – aber auch die neuen Möglichkeiten, die sich ihrer künftigen Zusammenarbeit bieten. Die neue Konzeption diktiert klar die Aufgaben der modernen Krebsbehandlung.

Die kausale, interne Basistherapie richtet sich gegen die Krebskrankheit, in der wir die Ursache für jede Krebsgeschwulst – also auch für Rezidive und Metastasen – sehen müssen;

die symptomatische Tumortherapie mit Stahl und Strahl, Chemo- bzw. Immuntherapeutika richtet sich gegen die Krebsgeschwulst. Die Tumortherapie muß in die Basistherapie eingebettet werden.

Die neue Konzeption bietet den Ärzten neue Möglichkeiten der Krebsbehandlung auch in Stadien, die bisher nicht als behandelbar angesehen worden sind:

Als vorbeugende Behandlung präcanceröser Stadien (Papillome, Polypen, Mastopathia cystica u. a.) gegen einen möglichen Umschlag in die Malignität.

Als Vorbehandlung vor Operationen bzw. Bestrahlung (z. B. durch Beseitigung der peritumoralen Entzündung zur Erleichterung des operativen Eingriffs etc.).

Als Nachbehandlung operierter bzw. bestrahlter Krebspatienten zur Verringerung der Rezidivgefährdung und damit zur Erhöhung der Heilungschancen.

Als erstmals mögliche Behandlung von bisher „Unheilbaren“, d. h. der nicht (mehr) operablen bzw. bestrahlbaren Krebspatienten.

Aus dem Vorstehenden ergibt sich, daß die auch heute noch oft vertretene Auffassung, der für Operation bzw. Bestrahlung nicht bzw. nicht mehr behandelbare Krebspatient sei „unheilbar“, nicht mehr akzeptiert werden darf.

Auch trifft es nicht den Kern der Situation, immer wieder zu behaupten, mit einer früheren Diagnostizierung des Tumors seien entscheidend mehr

Heilungen zu erzielen. Es ist dargestellt worden, daß auch die früheste „Früh"-diagnose des Tumors i m m e r eine Spätdiagnose des Krebsleidens ist.

Auf diesen wichtigen, bisher vernachlässigten Punkt sollte die Krebsforschung gerichtet werden, um eine sichere Testmethodik zu entwickeln, die eine wirkliche F r ü h diagnose der Krebs k r a n k h e i t gewährleistet. Dann kann mit immer für den Patienten harmlosen immunobiologischen Maßnahmen der Ausbruch der heute noch als lebensgefährlich angesehenen Krankheit verhütet werden.

Eines kann aber nicht deutlich genug hervorgehoben werden: Keine der neuen Behandlungsmöglichkeiten – vor allem die Heilungschance für die „Unheilbaren" – kann zum Tragen kommen, wenn nicht zuvor die Barriere, die der Arzt aus Resignation und Unsicherheit zwischen sich und dem Patienten mit der sogenannten „Barmherzigen Lüge" aufgerichtet hat, niedergerissen wird. Man nimmt dem Patienten seine Chance, wenn er durch Unwissenheit kostbare – unwiederbringliche – Zeit verliert! Auch kann kein Patient aktiv an der Bekämpfung seines Leidens mitwirken, wenn er nicht wissen darf, wofür und wie er kämpfen soll.

Unsere Patienten sind mündig. Ihre Orientierungsmöglichkeiten sind größer als je zuvor. Wir Ärzte dürfen nicht warten, bis der „vorinformierte" Patient u n s sagt, was w i r zu tun haben.

Schließen wir uns FISCHER-WASELS an, der bereits 1934 schrieb:

„Aufgrund aller wissenschaftlichen Feststellungen bin ich fest überzeugt, daß wenn auch nicht allen, so doch einem erheblichen Teil der heute verlorenen Kranken bereits geholfen werden kann, daß ferner darüber hinaus auf völlig unschädliche Weise bei vielen Menschen dem Ausbruch der Krebskrankheit vorgebeugt werden kann."

Will also die Heilkunde heute aus dem Krebs-Dilemma herausfinden, darf sie sich nicht länger auf das unverbindliche rhetorische Bekenntnis zur Unvollkommenheit des Bisherigen und zur Erwünschtheit eines Besseren beschränken. Wenn sie effektive Fortschritte erzielen will, muß sie endlich ihre Illusionen, Fiktionen und Dogmen – samt allen daraus abgeleiteten Ressentiments und Usurpationen – über Bord werfen und zu den Realitäten zurückkehren. „Es ist" – um mit VIRCHOW zu sprechen – „die Usurpation, welche wir angreifen, das

Monopol" – der lokalistischen Auffassung vom Krebs – „welches wir auflösen wollen"!

Ist der Titel für dieses Buch eine unbegründete Verheißung, gar eine Spekulation auf die „Droge Hoffnung", eine Utopie?

Nein – heute bereits greifbare Wirklichkeit!

Wenn wir „nur" das heute bereits verfügbare theoretische Wissen und die damit übereinstimmenden therapeutischen Möglichkeiten ohne Zeitverlust allgemein anwenden, wenn die Krebstherapeuten aller Disziplinen sinnvoll zusammenarbeiten werden,

wenn wir nicht länger das S y m p t o m des Krebsleidens als U r s a c h e, nicht weiterhin die E n d p h a s e als A n f a n g des Leidens werten,

dann wird uns der erwünschte Fortschritt gelingen.

Dann können wir Ärzte schon heute bei wesentlich m e h r Krebspatienten den Sinn des Wortes

T h e r a p i e = Θηραπεία = H e i l u n g

erfüllen, können wir heute schon

m e h r H e i l u n g e n v o n K r e b s

erzielen.

IV. TEIL

Literatur-Hinweise

1. Kapitel

DIE GEGENWÄRTIGE SITUATION DER KREBSHEILKUNDE

Internationale Krebskongresse

UICC (Union Internat. Contre le Cancer): Verhandlungen des Internat. Krebskongresses. 3 Bände. 1934. Universität Madrid, Decanato de Medicina, Kongreß-Sekretariat. – Ref. in: Theorie u. Praxis in der Medizin 3 (1934) Nr. 10 A, S. 224–230.

UICC: V. International Cancer Congress, July 1950, Paris. – Ref. in: Krebsarzt 6 (1951) Nr. 1, S. 29–44 u. Nr. 2, S. 102–118.

UICC: VI. International Cancer Congress, July 1954, Sao Paulo (Brasilia). – Ref. in: Krebsarzt 10 (1955) Nr. 2, S. 84–125.

UICC: VII. International Cancer Congress, July 1958, London. – Ref. in: Krebsarzt 13 (1958) Nr. 11, S. 497–532 u. Nr. 12, S. 559–592.

UICC: VIII. International Cancer Congress, July 1962, Moskau. – Ref. in: Krebsarzt 17 (1962) u. 18 (1963).

KAHLERT, W.: Krebs. – Forschung, Diagnostik, Therapie. – (Ein Bericht über den VIII. Internat. Krebskongreß 1962 in Moskau) Hippokrates-Verlag, Stuttgart 1963.

UICC: IX. International Cancer Congress, Oct. 1966, Tokyo. – Ref. in: Krebsarzt 22 (1967) Nr. 2, S. 73–90.

UICC: Bericht über den IX. Internat. Krebskongreß, Tokyo 1966. Band 1 mit 10. J. Springer, Berlin 1967. – Ref. in: Krebsarzt 23 (1968) Nr. 3, S. 199.

UICC: X. International Cancer Congress, May 1970, Houston (Texas/USA). – Ref. in: Krebsarzt 25 (1970) Nr. 5, S. 371. – Siehe auch Prä- und postoperative Tumortherapie 2 (1970) Nr. 4, S. 66–68.

Krebs-Zeitschriften

ARCHIV FÜR GESCHWULSTFORSCHUNG (Dresden) ab 1949.

BRITISH JOURNAL OF CANCER (London/GB) ab 1947.

CANCER (Philadelphia/USA) ab 1948.

CANCER RESEARCH (Chicago/USA) ab 1941.

EXCERPTA MEDICA – Section 16: Cancer – (Amsterdam/Niederlande) ab 1952.

JOURNAL OF THE NATIONAL CANCER INSTITUTE (Washington/USA) ab 1940.

DER KREBSARZT (Wien/Österreich) ab 1946 bzw. Österreichische Zeitschrift für Erforschung und Bekämpfung der Krebskrankheit (früher Krebsarzt) ab 1970.

KREBSGESCHEHEN (vereinigt mit Zeitschrift für Blut- und Geschwulstkrankheiten und Prä- und postoperative Tumortherapie) (Heidelberg) ab 1971.

„MITTEILUNGEN" (Arlesheim/Schweiz) ab 1969.

„MITTEILUNGSDIENST" der Gesellschaft zur Bekämpfung der Krebskrankheiten Nordrhein-Westfalen e. V., Düsseldorf, ab August 1957.

ONCOLOGIA (Basel/Schweiz) ab 1948.

PRÄ- UND POSTOPERATIVE TUMORTHERAPIE (1969–1971).

Schriftenreihe „KAMPF DEM KREBS" (Herausgegeben von der Arbeitsgemeinschaft für Krebsbekämpfung der Träger der gesetzl. Kranken- u. Rentenversicherung im Lande Nordrhein-Westfalen, Sitz Bochum) ab April 1960.

VIRUS Y CANCER (Buenos Aires/Argentinien) ab 1970.

ZEITSCHRIFT DER INTERNATIONALEN MEDIZINISCHEN GESELLSCHAFT FÜR BLUT- UND GESCHWULSTKRANKHEITEN e. V. (München), ab 1964 (Heft 1 mit 21) bzw.

ZEITSCHRIFT FÜR BLUT- UND GESCHWULSTKRANKHEITEN (1969–1971).

ZEITSCHRIFT FÜR KREBSFORSCHUNG, ab 1903 bzw.

Zeitschrift für Krebsforschung und Klinische Onkologie (Berlin–München) ab 1971.

Handbücher, Nachschlagewerke

BAUER, K. H.: Das Krebsproblem. J. Springer, Berlin–Göttingen–Heidelberg, 1. Aufl. 1949, 2. Aufl. 1963.

BECKER, J., BIRKNER, R. u. LANGENDORFF, H. (Hrsg.): Strahlentherapie – Archiv f. klin. u. experimentelle Radiologie. (Organ d. Deutschen Röntgengesellschaft, der Gesellschaft f. Lichtforschung und d. Deutschen Zentralausschusses für Krebsbekämpfung u. Krebsforschung.) Band 1 mit 144 (1972). Urban & Schwarzenberg, München–Berlin–Wien.
Sonderbände zur Strahlentherapie. Band 1 mit 71. Urban & Schwarzenberg, München–Berlin–Wien.

CLARC, R. L. u. CUMLEY, R. W.: Year Book of Cancer 1965–1966, 1966–1967, 1967–1968, 1968–1969, 1969–1970. Year Book Medical Publishers, Chicago 1966–1970.

GLÄSER, A. (Hrsg.): Beiträge zur klinischen Krebsforschung. Karl Marx-Univ., Leipzig 1967.

HERBERGER, W.: Behandlung und Pflege inoperabler Geschwulstkranker. Th. Steinkopff, Dresden–Leipzig 1960.

HOLDER, E., MEYTHALER, F., du MESNIL de ROCHEMONT, R. (Hrsg.): Therapie maligner Tumoren, Hämoblastome und Hämoblastosen. 3 Bände. F. Enke, Stuttgart 1966–1968–1969.

HOMBURGER, F. (Hrsg.): Progress in Experimental Tumor Research. Band 1 (1960) mit 12. S. Karger, Basel–Freiburg/Br.–London–New York.

RENTCHNICK, P. (Hrsg.): Recent Results in Cancer Research. Band 1 mit 37. J. Springer, Berlin–Heidelberg–New York, 1965–1971.

SCHMÄHL, D.: Entstehung, Wachstum und Chemotherapie maligner Tumoren. Editio Cantor KG, Aulendorf, 2. Aufl. 1970.

UICC (Union Internat. Contre le Cancer): UICC–Monograph–Series. Band 1 mit 12. J. Springer, Berlin–Heidelberg–New York, 1965/67–1969.

VAETH, J. M. (Hrsg.): Frontiers of Radiation Therapy and Oncology. Band 1–3. S. Karger, Basel–New York. 1967–1968. – Ref. in: Arch. f. Geschwulstforsch. 34 (1969) Nr. 2/3, S. 266–268.

WELT-GESUNDHEITS-ORGANISATION, Genf: Trends in Cancer Research. Buchhandlung Gerold, Wien 1966.

Statistik

ABEL, W.: Statistisches zum Krebsproblem. Z. Krebsforsch. 56 (1948/50) Nr. 1, S. 36–79.

BAUER, K. H.: Das Krebsproblem. J. Springer, Berlin–Göttingen–Heidelberg, 1. Aufl. 1949, 2. Aufl. 1963.

BAUER, K. H. u. OTT, G.: Über die Krebsgefährdung des heutigen Menschen. (Mit besonderer Berücksichtigung der Bundesrepublik Deutschland) Materia Medica Nordmark 17 (1965) Nr. 7, S. 261–312.

DICK, W.: Karzinomrezidiv-Operationen. (Vortrag auf d. 73. Tagung d. Dtsch. Gesellschaft f. Chirurgie in München, April 1956) – Ref. in: Dtsch. Med. Wschr. 81 (1956) Nr. 17, S. 688.

DOMAGK, G.: Die Entwicklung der Carcinom-Therapie. (Vortrag auf d. Dtsch. Therapiewoche, Karlsruhe 1954) Ärztl. Praxis 6 (1954) Nr. 36.

von ELMENDORFF, H. u. ALBSMEIER, I.: Die Todesursachen von Carcinom-Patienten nach 5-Jahres-Heilung. Münch. Med. Wschr. 111 (1969) Nr. 18, S. 1027–1031.

FUCHS, R.: Krebsstatistik 1925–1934 in Bayern. Z. Krebsforsch. 56 (1949) Nr. 4/5, S. 426–448.

GABKA, J. et al.: Gut- u. bösartige Geschwülste im Gesichtsbereich. – Ref. in: Euromed 10 (1970) Nr. 2, S. 94 u. 97.

GERHARTZ, H.: Chemotherapie der Hämoblastosen und bösartigen Geschwülste. Fortschr. Med. 81 (1963) Nr. 15, S. 607.

JAHN, A. u. SCHULZ, M.: Die Veränderung der Krebssterblichkeit unter eingehender Berücksichtigung der krebserkrankten Organe, 1933–1954 in Berlin. Z. Krebsforsch. 61 (1956) Nr. 2, S. 152–164.

LEUTNER, R.: Sterbefälle 1967 u. 1968 nach Todesursachen. Ärztl. Praxis 21 (1969) Nr. 75, S. 3840, 3855–59.

LOECKLE, W. E.: Krebsstatistik und Histologie. Hippokrates 29 (1958) Nr. 11.

LOECKLE, W. E.: Therapieschaden und Krebs. K. F. Haug, Ulm.

NISSEN, R.: Entwicklung, Leistungen und Grenzen der Chirurgie. In: BLOHMKE, M. u. SCHAEFER, H.: Erfolge und Grenzen der modernen Medizin. (S. 164) Fischer Bücherei, Frankfurt/M. 1966 (Band 736).

OESER, H.: Krebs – Zahlen und Folgerungen. Med. Mschr. 1949, Nr. 1.

OESER, H., KOEPPE, P. u. RACH, K.: Statistische Aspekte zur Krebsgefährdung. Dtsch. Med. Wschr. 95 (1970) S. 2510.

OESER, H.: Krebsgefährdung in Zahlen. Sandorama 1972, Nr. 6, S. 8–9.

WOLFF, J.: Die Lehre von der Krebskrankheit. Band III/1 u. IV. G. Fischer, Jena 1913 u. 1928.

2. Kapitel

ABRISS DER GESCHICHTE DER KREBSHEILKUNDE BIS INS 19. JAHRHUNDERT

Nachschlagewerke, Handbücher etc.

ACKERKNECHT, E. H.: Geschichte und Geographie der wichtigsten Krankheiten. F. Enke, Stuttgart 1963.

ALBERTS, J. E.: Das Carcinom in historischer und experimentell-pathologischer Beziehung. G. Fischer, Jena 1887.

ARNDT, E. M.: Historische kritische Übersicht über die Krebsbehandlung. (Inaugural-Dissertation) Berlin 1884.

ASCHOFF–DIEPGEN–GOERKE: Kurze Übersichtstabelle zur Geschichte der Medizin. J. Springer, Berlin–Göttingen–Heidelberg, 7. Aufl. 1960.

BORST, M.: Die Lehre von den Geschwülsten. 2 Bände. J. F. Bergmann, Wiesbaden, 1. Aufl. 1902.

CONZIS: Die Krebskrankheit bei den griechischen Ärzten des Altertums. Athen 1903.

FISCHER, I.: Biographisches Lexikon der hervorragenden Ärzte der letzten 50 Jahre (1880–1930). 2 Bände. Urban & Schwarzenberg, München, 3. Aufl. 1962.

GROTE: Die Medizin in Selbstdarstellungen. Meiner; 1923.

GURLT: Geschichte der Chirurgie. 3 Bände. 1898.

HAESER: Lehrbuch der Geschichte der Medizin. 3 Bände. 3. Aufl., 1875–1882.

HESSLER, F.: Susrutas Áyurvèdas. 5 Bände. F. Enke, Erlangen, 1. Aufl. 1844.

HIRSCH, A. et alii: Biographisches Lexikon der hervorragenden Ärzte aller Zeiten und Völker (vor 1880). 6 Bände. Urban & Schwarzenberg, München, 3. Aufl. 1962.

JOACHIM, H.: Papyrus EBERS, das älteste Buch über Heilkunde. Berlin 1890.

MÜLLER, J.: Über den feineren Bau und die Formen der krankhaften Geschwülste. G. Reimer, Berlin 1838.

NEUBURGER–PAGEL: Handbuch der Geschichte der Medizin. 3 Bände. 1902–1905.

SUDHOFF: Kos und Knidos. 1927.

SUDHOFF: SUDHOFF's Klassiker der Medizin und der Naturwissenschaften. 40 Bände.

ÜBERWEG: Grundriß der Geschichte der Philosophie. 12. Aufl. 1924.

VIRCHOW, R.: Die Cellularpathologie. A. Hirschwald, Berlin, 1. Aufl. 1858.

WOLFF, J.: Die Lehre von der Krebskrankheit. 4 Bände. G. Fischer, Jena, 1. Aufl. 1907–1928 (1. Bd. 1906/07, 2. Bd. 1911, 3. Bd. 1913/14, 4. Bd. 1928) u. 2. Aufl. 1929 (1. Bd.).

WÜSTENFELD, F.: Geschichte der arabischen Ärzte und Naturforscher. Göttingen 1840.

Homöopathie

BAYR, G.: Kybernetik und homöopathische Medizin. K. F. Haug, Heidelberg 1966.

BEUCHELT: Die Bedeutung der ARNDT-SCHULZschen Reizregel für die Homöopathie. Dtsch. Homöop. Mschr. 4 (1953) S. 513.

BIER, A.: Homöopathie und harmonische Ordnung der Heilkunde. Hippokrates-Verlag, Stuttgart, 2. Aufl. 1949.

FRITSCH, R.: Samuel HAHNEMANN's Beitrag zur chemisch-pharmazeutischen Literatur. Allg. Hom. Ztg. 199 (1954) Nr. 4, S. 116–117.

HAEHL, R.: Samuel HAHNEMANN – sein Leben und Werk. 2 Bände. 1922.

HAHNEMANN, S.: Organon der rationellen Heilkunde. Arnoldi-sche Buchhandlung, Dresden 1810.

HAHNEMANN, S.: Reine Arzneimittel-Lehre. 6 Bände. Arnoldi-sche Buchhandlung, Dresden 1811–1820.

KOLISKO, L.: Zitiert aus WENDEL, K.: Anthroposophische Medizin und Homöopathie. Dtsch. Homöop. Mschr. 4 (1953) Nr. 11, S. 519–524.

KRACMAR, F.: Biophysik der homöopathischen Arzneiwirkung. Allg. Hom. Ztg. 211 (1966) S. 483–500.

MUELLER, W.: HAHNEMANN-Bibliographie (Verzeichnis der Schriften S. HAHNEMANN's). Dtsch. Homöop. Mschr. 3 (1952) Nr. 12 u. 4 (1953) Nr. 1, S. 39–43 u. Nr. 2, S. 81–83.

NEUGEBAUER, H.: Nachweise für die Richtigkeit der ARNDT–SCHULZ-schen Heilregel. Allg. Hom. Ztg. 199 (1954) Nr. 8, S. 253.

PLEUGER, R.: SPERANSKY's Lehre und die Homöopathie. Allg. Hom. Ztg. 198 (1953) Nr. 9/10, S. 182–188 u. Nr. 11/12, S. 236–242.

POTRATZ: Über den Nachweis der Wirksamkeit von Hochpotenzen . . . Dtsch. Homöop. Mschr. 5 (1954) Nr. 2, S. 109–111.

RABE, H.: Hugo SCHULZ. Allg. Hom. Ztg. 198 (1953) Nr. 7/8, S. 127–138.

RITTER, H.: Über den Ergänzungswert der Homöopathie. Zitiert aus Allg. Hom. Ztg. 199 (1954) Nr. 1, S. 30.

SCHADEWALDT, H.: Homöopathie und Schulmedizin. Med. Welt 23 (1972) Nr. 11, S. 355–359.

SCHOELER, H.: Homöopathie und Wissenschaft. Med. Welt 1960, Nr. 7 u. 22.

SCHOELER, H.: Das Hochpotenz-Problem in der Homöopathie. K. F. Haug, Saulgau 1951.

SCHOELER, H.: Über physikalische Wirkungen und Eigenschaften echter homöopathischer Hochpotenzen. Allg. Hom. Ztg. 199 (1954) Nr. 4, S. 105–112.

UNGER, H.: Historische Aspekte der Homöopathie. Allg. Hom. Ztg. 213 (1968) Nr. 4, S. 152–161 u. Nr. 5, S. 206–216.

WAPLER, H.: Homöopathie und Naturwissenschaft. Allg. Hom. Ztg. 198 (1953) u. 199 (1954) Nr. 1, S. 19–20 u. Nr. 4, S. 125–126.

3. Kapitel

VON DER GANZHEITSSCHAU ZUR ZELLULARPATHOLOGIE

Einschlägige Hinweise finden sich in den Literatur-Verzeichnissen zum 1. und 2. Kapitel!

4. Kapitel

DIE DISKREPANZ DER AUFFASSUNGEN IM BILDE DER THERAPIE

Einschlägige Hinweise finden sich in den Literatur-Verzeichnissen zum 1., 2., 17., 18., 19. und 21. Kapitel!

5. Kapitel

DIE LOKALISTISCHE AUFFASSUNG VOM KREBS

BAUER, K. H.: Das Krebsproblem. J. Springer, Berlin–Göttingen–Heidelberg, 1. Aufl. 1949, 2. Aufl. 1963.

BECKER, J. u. SCHUBERT, G.: Die Super-Volt-Therapie. G. Thieme, Stuttgart 1961.

BECQUEREL, H.: Comptes Rend. de L'Acad. des Sciences 1896, S. 689.

COSTÂCHEL, O. et al.: Zytostatische Krankheiten in einer Geschwulstklinik. Arch. f. Geschwulstforsch. 30 (1967) S. 210.

CURIE, M. u. CURIE, P.: Comptes Rend. de L'Acad. des Sciences 1898.

DESPEIGNES: Lyon Méd. 1896, Nr. 7, S. 428 u. Nr. 8, S. 503.

EGER, W., KALLENBACH, H.-H., SCHATTENFROH, C.: Änderung der allgemeinen Resistenz des Organismus unter dem Einfluß von Endoxan, E 39 und Trenimon. Strahlentherapie 119 (1962) Nr. 1, S. 132–143.
EVERSON, T. C. u. COLE, W. H.: Spontaneous Regression of Cancer. W. B. Saunders Comp., Philadelphia–London 1966.
HESS, F.: Die Strahlentherapie. (Band III von HOLDER, E., MEYTHALER, F. u. du MESNIL de ROCHEMONT, R. [Hrsg.]: Therapie maligner Tumoren.) F. Enke, Stuttgart 1969.
HOLDER, E.: Die operative Behandlung der Geschwülste. (Band II von HOLDER, E., MEYTHALER, F. u. du MESNIL de ROCHEMONT, R. [Hrsg.]: Therapie maligner Tumoren.) F. Enke, Stuttgart 1968.
KALLENBACH, H.: Minderung der natürlichen Krebsabwehr durch Zytostatika? Med. Klin. 59 (1964) S. 140.
LIECHTI, A. u. MINDER, W.: Röntgen-Physik. J. Springer, Wien 1955.
MARQUARDT, H.: Ansätze zur selektiven Chemotherapie. „Der Mensch und die Technik" (Techn.-Wiss. Bl. d. Südd. Z.) 12 (5. 3. 1970) Nr. 162.
MATHÉ, G.: Méd. et Hyg. (Frankr.) 29 (1971) S. 23. – Ref. in: Selecta 13 (1971) Nr. 47, S. 3775–3779.
MEYTHALER, F.: Pathologie und Chemotherapie. (Band I von HOLDER, E., MEYTHALER, F. u. du MESNIL de ROCHEMONT, R. [Hrsg.]: Therapie maligner Tumoren.) F. Enke, Stuttgart 1966.
MURPHY, J. B. u. TAYLOR, H. D.: The Lymphocyte in Natural and Induced Resistance to Transplanted Cancer. III: The Effect of X-Rays on Artificially Induced Immunity. J. Exp. Med. 28 (1918) Nr. 1, S. 1.
NEALON, Th. F. (Jr.) et al.: Management of the Patient with Cancer. W. B. Saunders Comp., London–Philadelphia 1965.
NESKOVIC, B. A.: Untersuchung über den morphologisch-funktionellen Aspekt der Regulationsmechanismen der Zellteilung. Arch. f. Geschwulstforsch. 32 (1968) S. 193–200.
RAJEWSKY, M. F. et al.: Untersuchungen zur Synchronisation in vivo. Z. Krebsforsch. 76 (1971) Nr. 4, S. 266–292.
RIES, J. u. BREITNER, J.: Strahlenbehandlung in der Gynäkologie. (Sonderband 40 zur „Strahlentherapie") Urban & Schwarzenberg, München–Berlin 1959.
RÖNTGEN, W. C.: Über eine neue Art von Strahlen. Verhandlungen d. Physikal.-Mediz. Ges., Würzburg, Dez. 1895.
RÖNTGEN, W. C.: Grundlegende Abhandlungen über X-Strahlen. C. Kabitzsch, Würzburg 1915.
SAUERBRUCH, F.: Kongreß d. Dtsch. Ges. Chirurg., Berlin 1908 (1908/II, S. 153).
SCHMÄHL, D.: Wert und Gefahr der Krebs-Chemotherapie. Dtsch. Med. Wschr. 88 (1963) Nr. 30, S. 1463–1468.
SCHMÄHL, D.: Entstehung, Wachstum und Chemotherapie maligner Tumoren. Editio Cantor KG, Aulendorf, 2. Aufl. 1970.
SCHMÄHL, D. u. OSSWALD, H.: Experimentelle Untersuchungen über carcinogene Wirkungen von Krebs-Chemotherapeutica und Immunosuppressiva. Arzneim.-Forsch. (Drug Res.) 20 (1970) S. 1461–1467.
SCHMIDT, C. G.: Neue Wege der Chemotherapie des Krebses. Krebsarzt 24 (1969) Nr. 3, S. 129–149.
SCHMIDT, C. G. u. WETTER, O.: Fortschritte der Krebsforschung. (Bericht über die 10. Wiss. Tagung d. Dtsch. Zentralausschusses f. Krebsbekämpf. u. Krebsforsch. e. V., Berlin 1968) F. K. Schattauer, Stuttgart–New York 1969.
SCHUBERT, H.: Argumente gegen die Chemotherapie des Krebses. Erfahrungsheilk. 10 (1961) Nr. 6, S. 259–272.
WAGNER, G. A.: Die bösartigen Geschwülste der Eierstöcke. Leipzig 1937.
WOLF, M. u. RANSBERGER, K.: Enzymtherapie. W. Maudrich, Wien 1970.
WOLFF, J.: Die Lehre von der Krebskrankheit. Band III/2, S. 327–387 (Strahlentherapie) G. Fischer, Jena 1914.
WOLFF, J.: Die Lehre von der Krebskrankheit. Band IV: Operative Behandlungsmethoden. G. Fischer, Jena 1928.
ZABEL, W.: Welche neuen Richtlinien ergeben sich für die Dosierung der Röntgenbestrahlung bei gleichzeitiger zusätzlicher Behandlung der Geschwulsterkrankungen. Vortrag auf dem 5. Berchtesgadener Kurs für Ganzheitsmedizin. – Ref. in ZABEL, W.: Ganzheitsbehandlung der Geschwulsterkrankungen. Hippokrates-Verlag, Stuttgart 1953.

Weitere einschlägige Hinweise finden sich in den Literatur-Verzeichnissen zum 1., 2. und 6. Kapitel.

6. Kapitel

THEORIEN ÜBER DIE URSACHEN DER KREBSZELL-ENTSTEHUNG

ASCHOFF, L.: Rudolf VIRCHOW (Geistiges Europa-Bändchen). Hoffmann und Campe, Hamburg, 2. Aufl. 1948.
BARKER, J. Ellis: Krebs – seine Ursachen und sichere Verhütung. E. Pahl, Dresden 1925.
BAUER, K. H.: Mutationstheorie der Geschwulstentstehung. Berlin 1928.
BOLLIER, J. E.: Die Zweiphasen-Gen-Theorie der Krebsentstehung. J. E. Bollier, Adliswil–Zürich 1969.
BUTENANDT, A. u. DANNENBERG, H.: Die Biochemie der Geschwülste. In: BÜCHNER–

LETTERER-ROULET: Handbuch der Allg. Pathologie. Band VI/3, S. 107–241. J. Springer, Berlin 1956.

COHNHEIM, J.: Vorlesungen über Allgemeine Pathologie. Berlin, 1. Aufl. 1875, 2. Aufl. 1882.

COTTIER, H.: Strahlenbedingte Lebensverkürzung. J. Springer, Berlin 1961.

DRUCKREY, H. u. KÜPFMÜLLER: Quantitative Analyse der Krebsentstehung. Z. Naturforsch. 36 (1948) S. 254.

DRUCKREY, H.: Die Grundlagen der Krebsentstehung. In: Grundlagen und Praxis chemischer Tumorbehandlung. J. Springer, Berlin 1954.

von EULER, H. u. SKARZYNSKI, B.: Biochemie der Tumoren. 1942.

FISCHER-WASELS, B.: Allgemeine Geschwulstlehre. In: BETHE-BERGMANN: Handbuch der normalen und pathologischen Physiologie. Band XIV/2. J. Springer, Berlin 1927.

FISCHER-WASELS, B.: Dtsch. Med. Wschr. 1928, Nr. 28, S. 949.

FREUND, E. u. KAMINER, G.: Biochemische Grundlagen der Disposition für Carcinom. J. Springer, Wien 1925.

FRITZ-NIGGLI, H.: Allgemeine Strahlenbiologie. In: BÜCHNER–LETTERER–ROULET: Handbuch der Allg. Pathologie. Band X/1, S. 1–126. J. Springer, Berlin 1960.

GERSON, M.: Kein Krebs bei normalem Stoffwechsel. Med. Klin. 49 (1954) S. 175.

GOLDBLATT, H. u. CAMERON, G.: Induced malignancy in cells from rat myocardium subjected to intermittent anaërobiosis during long propagation in vitro. J. of Exper. Med. 97/II (1953) S. 525.

GRAFFI, A.: Beitrag zur Wirkungsweise cancerogener Reize und zur Frage des chemischen Aufbaus normaler und maligner Zellen. Arch. f. Geschwulstforsch. 1 (1949) Nr. 1/2, S. 61–121.

JACOB, F. u. MONOD, J.: Genetic Regulatory Mechanisms in the Synthesis of Proteins. J. Mol. Biol. 3 (1961) S. 318–356.

von JANKOWSKY, W.: Zur Pathogenese des Krebses. K. F. Haug, Ulm 1952.

JUNG, H. u. SEEGER, P. G.: Über den Stoffwechsel bösartiger Tumoren. Ärztl. Forsch. 10 (1956) S. 489.

JUNG, H.: Krebs und Lebenshaltung im Lichte der Zellatmung. Werk-Verlag Dr. E. Banaschewski, München–Gräfelfing 1957.

JUNG, H.: Die Zerstörung der normalen Zellatmung als Ursache des Krebses. Medizinalpolitischer Verlag, Hilchenbach 1960.

LEROI, A.: Ist der Krebs ein Zellproblem? Die Drei 1966, Nr. 5.

MICHAELIS, P.: Zur Theorie der Krebsentstehung. Z. Krebsforsch. 56 (1948/50) S. 165–170.

MONOD, J.: Molekularbiologische Aspekte des Krebsproblems. „Der Mensch und die Technik" (Techn.-Wiss. Bl. d. Südd. Z.) 12 (26. 2. 1970) Nr. 161.

NOTHDURFT, H.: Zur Theorie der primären Geschwulstursachen. Z. Krebsforsch. 56 (1948/50) S. 176–204.

NOTHDURFT, H.: Über ein Modell der Geschwulstzellentstehung . . . Z. Krebsforsch. 56 (1948/50 [1949]) S. 234–241.

REMAK, R.: MÜLLER's Archiv 1852, S. 57 u. 173 u. Dtsch. Klinik 6 (1854) S. 170 ff.

SANTO, E.: Autogame Tumorgenese. Was gibt es Neues in der Medizin? 4 (1952/53).

STEINER, R.: Geisteswissenschaft und Medizin. (20 Vorträge, März–April 1920) Dornach, 3. Aufl. 1961.

STRONG, L.: Genetik und Krebs. Z. Krebsforsch. 56 (1948/50) S. 208–224.

SÜSS, R., KINZEL, V. u. SCRIBNER, J. D.: Krebs – Experimente und Denkmodelle – J. Springer, Heidelberg 1970.

TISCHNER, R.: VIRCHOW und die heutige Medizin. Allg. Hom. Ztg. 198 (1953) Nr. 5/6, S. 109–118.

VIRCHOW, R.: VIRCHOW's Archiv 1 (1847).

VIRCHOW, R.: Über Ernährungseinheiten und Krankheitsherde. VIRCHOW's Archiv 4 (1852) S. 375.

VIRCHOW, R.: VIRCHOW's Archiv 8 (1855) S. 371.

VIRCHOW, R.: Cellularpathologie. A. Hirschwald, Berlin, 1. Aufl. 1858; 3. Aufl. 1862; 4. Aufl. 1871.

VIRCHOW, R.: Handbuch der speziellen Therapie. Band I. Berlin 1858.

VIRCHOW, R.: Die krankhaften Geschwülste. Berlin 1863.

VOGEL, J.: Pathol. Anatomie des menschlichen Körpers. Band I. Leipzig 1845.

WARBURG, O.: Über den Stoffwechsel der Tumoren. J. Springer, Berlin 1926.

WINDISCH, F.: Naturwissenschaften 34 (1947) S. 190 u. Pharmazie 62 (1949) S. 86.

Erreger-Theorien

ADAMKIEWICZ, A.: Untersuchungen über den Krebs und des Princip seiner Behandlung. W. Braumüller, Wien–Leipzig, 1893.

ADAMS, J.: Bemerkungen über Krankheitsgifte . . . Breslau 1796.

ADAMS, J.: Observations on the Cancerous Breast. London 1801.

ADLER: Protozoa and Carcinoma. Amer. Med. Journ. 1894, Nr. 1.

BEHLA: Die Carcinom-Literatur. Berlin 1901.

BORREL, A.: Évolution cellulaire et parasitisme dans l'épithélioma. – These. Montpeilier 1892.

CZERNY, O.: Über unerwartete Krebsheilungen. Zbl. Chir. 34 (1907) S. 1407.

DOYEN: Étiologie et traitement du cancer. Vol. I. Paris 1904.
FORTES, C.: Das Carcinom. München 1888.
NEBEL, A.: Zur Methodik des Nachweises des Agens in malignen Tumoren. Krebsarzt 3 (1948) S. 376–377.
PAWLOTZKY, J.: Beitrag zum Krebsproblem. Mediz. Neuheiten 1925, Nr. 9.
PAWLOTZKY, J.: Heilerfolge mit Carcin. Ars Medici 1942, Nr. 2.
SCHEUERLEN: Deutsche Med. Wschr. 1886, S. 48; 1887, S. 1033; 1888, S. 617; Berliner Klin. Wschr. 1887, S. 935.
WEBER, A.: Über die Ursache der Krebskrankheit. Gebr. Parcus KG, München 1969.
WEBER, A.: Pathogene Protozoen im Blut-, Organ- und Tumorgewebe. Druck- u. Verlagshaus A. Erdl KG, Trostberg 1970.
WOLFF, J.: Die Lehre von der Krebskrankheit. 4 Bände. G. Fischer, Jena, 1. Aufl. 1907–1928, 2. Aufl. 1929.

Onkogene Viren

BITTNER, J. J.: The Causes and Control of Mammary Cancer in Mice. (Vortrag i. d. HARVEY-Ges. am 20. 2. 1947.) Krebsarzt 3 (1948) Nr. 9, S. 321.
FALKE, D.: Die Entstehung von Virus-Tumoren. Dtsch. Med. Wschr. 96 (1971) Nr. 27, S. 1167–1172.
DOERR, R., GARD, S., HALLAUER, C., MEYER, K. F.: Handbook of Virus Research. (Mit Ergänzungsbänden) J. Springer, Wien–New York 1965–1971.
GRAFF, S., MOORE, D. H., STANLEY, W. M., RANDALL, H. T. and HAGENSEN, C. D.: Isolation of Mouse Mammary Carcinoma-Virus. Cancer 2 (1949), Nr. 5, S. 755.
GRAFFI, A.: Onkogene Viren. In: Molekulare Biologie des malignen Wachstums. J. Springer, Berlin 1966.
GRAFFI, A.: Betrachtungen zu den Theorien der Krebsentstehung. Arch. f. Geschwulstforsch. 22 (1963) S. 13.
GRAFFI, A.: Virusarten als Geschwulstursache. Ars Medici 59 (1969) Nr. 7, S. 447–468.
HALLAUER, C.: Die Virus-Ätiologie der Tumoren. Arch. f. Geschwulstforsch. 20 (1962) Nr. 1, S. 40.
LURIA, S. E.: General Virology. New York 1953.
MORI, N.: Filtrierbare Vira und Krebs . . . Krebsarzt 4 (1949) S. 309–313.
NIELSEN, G.: Virale Blastogenese. Med. Welt 1968, S. 2693. – Ref. in: Krebsarzt 24 (1969) S. 115.
NIEPER, H. A.: Über experimentelle und theoretische Grundlagen der Immunbiologie und Erregertheorien des Krebses. Ärztl. Forsch. 13/I (1959) Nr. 5, S. 208–217.
OBERLING, Ch.: Krebs – das Rätsel seiner Entstehung. Rowohlt, Hamburg 1959.
POETSCHKE, G. u. KLAMERTH, O.: Virus und Virus-Infektionen. (Eine Einführung in die Grundlagen) In: BÜCHNER-LETTERER-ROULET: Handbuch der Allg. Pathologie. Band XI/2, S. 315–505. J. Springer, Berlin 1965.
PÜLLMANN, A.: Unter der Diktatur fremder Gene. (Von der Wirksamkeit der Viren und der Biologie der Tumoren.) Therapie d. Gegenw. 109 (1970) Nr. 9, S. 1225–1246.
ROUS, P.: Virus tumors and tumor problem. Amer. J. Cancer 28 (1936) S. 233–272.
RUSKA: Virus. Akad. Verlagsges., Potsdam 1950.
SCHEIDEGGER, S.: Allgemeine Pathologie der Virusinfektionen. In: BÜCHNER-LETTERER-ROULET: Handbuch der Allg. Pathologie. Band XI/2, S. 506–679. J. Springer, Berlin 1965.
SCHELLER, E. F.: Krebs als Viromykose. K. F. Haug, Saulgau 1953.
SCHMIDT, F.: Über die Virustheorie (Induktionstheorie) der Krebsentstehung. Th. Steinkopff, Dresden 1953.
SCHMIDT, H.: Fortschritte der Serologie. Steinkopff, Darmstadt 1955.
SCHULZ: Virustumoren. Deutsche Med. Wschr. 95 (1970) S. 1367. – Ref. in: Prä- und postoperative Tumortherapie 2 (1970) Nr. 3.
SEEGER, P. G.: Das Krebsproblem: Ein Problem oxydativer Fermentstörung als Ursache oder Folge einer Virusbildung. Z. Krebsforsch. 57 (1951), S. 387–404.
STANLEY, W. M.: Die Beziehungen zwischen Viren und Krebs. Krebsarzt 12 (1957) Nr. 6, S. 307–320.
DE SZILVAY, G.: Viren und Nucleinsäuren beim Sarkom. Zeitschr. d. Internat. Med. Gesellschaft f. Blut- u. Geschwulst-Krankh. e. V. 1964, Nr. 1, S. 7–14.
ZILBER, L. A.: Die Virustheorie der Geschwulstentstehung. Nowotwory 11 (1961) S. 249. – Ref. in: Arch. f. Geschwulstforsch. 20 (1962) Nr. 1, S. 46.

Endobiose

ENDERLEIN, G.: Bakterien-Cyklogenie. Walter de Gruyter & Co, Berlin 1925.
ENDERLEIN, G.: Archiv für Entwicklungsgeschichte der Bakterien. 1. Band (= 4 Hefte). O. Dornblüth Nachf., Berlin 1931–1940.
ENDERLEIN, G.: Immunobiologica. Ibica, Aumühle 1946–1954.
ENDERLEIN, G.: Akmon – Bausteine zur Vollgesundheit u. Akmosophie – Ibica, Aumühle 1950–1968.
HARMSEN, H.: Günther ENDERLEIN zu seinem 85. Geburtstag am 7. 8. 1957. Medizinische 1957, Nr. 36, S. 1312.
KLIENEBERGER, E.: Bakterien-Pleomorphismus und Bakterien-Entwicklungsgänge. WEICHARDT's Ergebn. Hyg. 11 (1930) S. 499.

TSCHAMER, F.: Das Prinzip der Carcinogenese. Gesunde Welt 1958, Nr. 1, S. 1–52.

WINDSTOSSER, K.: Isopathische und immunbiologische Therapie nach ... G. ENDERLEIN. Ibica, Aumühle 1969.

WINDSTOSSER, K.: Der ENDERLEIN-sche Endobiont – 30 Jahre Bakterien-Cyklogenie – Erfahrungsheilk. 6 (1957) Nr. 1.

Mykoplasmen

ARMSTRONG, D., SOMERSON, G. u. HAYFLICK, L.: Cytopathogenic Mycoplasmas associated with two human tumors. J. Bact. 90 (1965) S. 418.

FEIKS, F. K.: Klinische Erfahrungen bei der Behandlung maligner Geschwülste mittels abgeschwächter Tumormikroorganismen nach GERLACH. Krebsarzt 16 (1961) Nr. 2, S. 61–66.

FLAMM, H., GERICKE, D., KOVAC, W., PARCZYK, W.: Der mögliche co-leukämogene Effekt von Mycoplasmen (PPLO). Naturwiss. 54 (1967) S. 540.

GERICKE, D., SCHÜTZE, E.: Mycoplasmen in Transplantationstumoren kleiner Versuchstiere. Zbl. Bakt., I. Abt. Orig. 208 (1968), S. 329.

GERICKE, D., SCHÜTZE, E.: Versuche zur Beeinflussung des Tumorwachstums durch Mycoplasmen. Zbl. Bakt., I. Abt. Orig. 210 (1969), S. 212.

GERLACH, F.: Elementarkörperchen bei malignen Tumoren. Vorläufige Mitteilung. Wiener Klinische Wochenschr. 50 (1937), Nr. 32.

GERLACH, F.: Zur Virus-Fluoreszenzmikroskopie. Wiener Klinische Wochenschr. 50 (1937), Nr. 46.

GERLACH, F.: Ergebnisse mikrobiologischer Untersuchungen bei bösartigen Geschwülsten. Wiener Klinische Wochenschr. 50 (1937), Nr. 47.

GERLACH, F.: Obligater Pilzparasitismus bei Krebs. Der Krebsarzt 1 (1946), Nr. 3, S. 89.

GERLACH, F.: Krebsproblem und Virusforschung. Der Krebsarzt 1 (1946), Nr. 11, S. 461.

GERLACH, F.: Krebs und obligater Pilzparasitismus. 1948. Verlag Urban & Schwarzenberg/Wien.

GERLACH, F.: Methoden zur Sichtbarmachung der bei bösartigen Geschwülsten aufgefundenen Mikromyzeten. Mikroskopische und chemische Beiträge zum Krebsproblem. Sonderband der „Mikroskopie". G. Fromme & Co. Wien. 1949, 43.

GERLACH, F.: Zur Frage der Pathogeneität des in bösartigen Geschwülsten aufgefundenen Mikromyzeten. Der Krebsarzt 4 (1949), Nr. 5, S. 171.

GERLACH, F.: Nachweis von Mikromyzeten in je einem Falle von Lymphogranulomatose und Mycosis fungoides. Der Krebsarzt 4 (1949), Nr. 9, S. 271.

GERLACH, F.: Intrauterine Mikromyzeteninfektion. Der Krebsarzt 5 (1950), Nr. 5/6, S. 97.

GERLACH, F.: Die Mikromyzeteninfektion. Epikrisis der bisherigen Untersuchungsergebnisse. Der Krebsarzt 5 (1950), Nr. 9/10, S. 193.

GERLACH, F.: Über Auffindung, Benennung und Beurteilung von in malignen Tumoren aufgefundenen Mikroorganismen. Der Krebsarzt 6 (1951), Nr. 3/4, S. 86.

GERLACH, F.: Erörterung des Krebsproblems vom Standpunkt der Bakteriologie. Mikroskopie 7 (1952), Nr. 1/2, S. 17.

GERLACH, F.: Experimenteller Beitrag zur Kachexie bei Krebskranken. Der Krebsarzt 9 (1954), Nr. 4, S. 207.

GERLACH, F.: Zelleinschlüsse (inclusion bodies) bei Krebs. Der Krebsarzt 10 (1955), Nr. 3, S. 141.

GERLACH, F.: Spezifisch bewirkte Latenz und Regression von Tumoren. Der Krebsarzt 12 (1957), Nr. 5, S. 254.

GERLACH, F.: Über Krebs in Afrika. Festschrift zur Inaugural-Festsitzung des Rudolf-VIRCHOW-Krebsinstitutes der Internationalen Medizinischen Gesellschaft für Blut- und Geschwulstkrankheiten. München 1957.

GERLACH, F.: Zur Infektionstheorie beim Krebs. Medizin heute 7 (1958), Nr. 8, S. 351.

GERLACH, F.: Immunbiologische Studien bei malignen Tumoren und Haemoblastosen. Der Krebsarzt 16 (1961), Nr. 2, S. 54.

GERLACH, F.: Zur Biologie der Mykoplasmen und über ihre Beziehungen zu malignen Tumoren. Wiener Tierärztl. Monatsschr. 57 (1970), Nr. 6/7, S. 232.

GERLACH, F.: Zur Pathogenität der Mykoplasmen aus malignen Tumoren. Wiener Tierärztl. Monatsschr. 58 (1971), Nr. 1, S. 1.

JACKSON, D.: Mycoplasma and Disease. Science Journal 2 (1966) Nr. 8, S. 44–49.

KLIENEBERGER-NOBEL, E.: Pleuro-pneumonia-like organisms (PPLO), Mycoplasmataceae. Academic Press, London–New York 1962.

NEUMANN, A. N.: Das Problem der parasitären Genese der Krebskrankheit. Krebsarzt 1 (1946) S. 382–394.

PUCHER, S.: Die Mikromyceten als Krankheitsursache ... Krebsarzt 2 (1947) S. 513–523.

SCHIMMEL, D.: Mykoplasmen – Moderne Forschungsobjekte d. Mikrobiologie – Arch. f. Geschwulstforsch. 32 (1968) S. 149–167.

SUTTON, R.: Zur Frage Mykoplasma und Leukämie. Brit. Med. J. 1966, S. 1496. – Ref. in: Krebsarzt 22 (1967) S. 207.

Siphonospora polymorpha v. BR.

ALBRECHT, K.: Die Nachbehandlung des Krebsoperierten in der allgemeinen Praxis. Physikalisch-Diätetische Therapie 4 (1963) Nr. 5.

BÖRNER, C. u. JANCKE, O.: Untersuchungen über Siphonospora polymorpha v. BR. Med. Welt 1934, Nr. 34.

von BREHMER, W.: Krebs – eine Erregerkrankheit. Fortschr. Med. 1932, Nr. 17, S. 50.

von BREHMER, W.: Siphonospora polymorpha v. BR. in ihrer Bedeutung für Blut- und Geschwulstkrankheiten . . . H. Linck, Haag/Amper 1947.

von BREHMER, W.: Zusammengefaßter Bericht über den III. Kongreß der „Internat. Freien Akademie" in Bad Kreuznach 1952. Internat. Freie Akademie, Bad Kreuznach 1952/53.

FARRENSTEINER, E. u. FARRENSTEINER, Chr.: Blutdiagnostik im Dunkelfeld. Farrensteiner, Bad Salzdetfurth 1969.

FEARIS, W.: Researches on v. BREHMERs Culture of the Cancer Microorganism. The Medical Press a. Circular (London), 1935 (Sept.).

FREIHOFER, O.: Lebewesen als ursächliche Komponente im Krebsgeschehen. Erfahrungsheilk. 2 (1953) S. 93–100 u. 154–160.

KOLLATH, W.: Versuche, betr. die Existenz der Siphonospora polymorpha v. BR. Hippokrates 22 (1951) Nr. 4, S. 102–105.

SCHILLING, V.: Untersuchungen über Siphonospora polymorpha v. BR. Med. Welt 1934, Nr. 34.

VILLEQUÉZ, E.: Le parasitisme latent des cellules du sang chez l'homme, en particulier dans le sang des cancéreux. Librairie Maloine, Paris 1955.

7. Kapitel

DIE SPALTUNG DER ÄRZTESCHAFT

ASCHNER, B.: Befreiung der Medizin vom Dogma. K. F. Haug 1962.

BAZALA, V.: Zum Krebsproblem. Vitalstoffe 1962, Nr. 6.

BEHRING, E. u. KITASATO, S.: Über das Zustandekommen der Diphtherie-Immunität bei Tieren. Dtsch. Med. Wschr. 1890 (4. Dez.).

BLEULER, E.: Das autistisch-undisziplinierte Denken in der Medizin und seine Überwindung. J. Springer, Berlin, 5. Aufl. 1962.

du BOIS-REYMOND: Über die Grenzen des Naturerkennens. 11. Aufl. 1916.

BULKLEY, D.: Cancer and its non-surgical treatment. William Wood & Co, New York, 1. Aufl. 1917, 2. Aufl. 1921.

CARREL, A.: Betrachtungen zur Lebensführung. Rascher, Zürich 1954.

CAUM, S.: Cancer cures crucified. (Closed shutters) – Caumsette Press, Drexel Hill 1968.

DEZSO, E.: The sixteen unorthodox cancer treatments story. The internat. association of cancer victims and friends, Inc., San Diego 1967.

DOMAGK, G.: Welche Erkenntnisse über den Krebs vermittelt uns die experimentelle Krebsforschung? Münch. Med. Wschr. 94 (1952) S. 1841.

EHRLICH, P.: Gesammelte Arbeiten zur Immunitätslehre und Krebsforschung. J. Springer, Berlin 1957.

FISCHER-WASELS, B.: Wege zur Verhütung der Entstehung und Ausbreitung der Krebskrankheit. J. Springer, Berlin 1934.

FITZ·GERALD, B. F.: Der FITZ·GERALD-Report zur Frage der Krebsheilung durch biologische Mittel u. Methoden. The Defender Magazine (Wichita/USA) 1953, Nr. 8.

GERSON, M.: A Cancer Therapy. (Results of fifty Cases) – Dura Books Publishers, New York 1958.

GÖDAN, H.: Begriffe „chronisch" und „unheilbar" in der Medizin nicht mehr verwenden! (Vortrag auf der 20. Psychotherapie-Woche, Lindau 1970) – Ref. in: Med. Tribune 5 (1970) Nr. 31, S. 19.

GRÄFF, S.: Naturheilkunde und Schulmedizin. Mitteilungsblatt d. Zentralverband. d. Ärzte für Naturheilverfahren e. V. 2 (1961) Nr. 6, S. 61–62.

GRÄFF, S.: Medizinische und pathologisch-anatomische Forschung und Lehre, Betrachtungsweisen und ihre Auswirkungen in Arzttum, Rechtspflege und Versicherungswesen. Löwit, Frankfurt/M. 1950.

GRÄFF, S.: Dogmatisches und selbständiges Denken im Arzttum. Medizin heute 1954, S. 663.

GRÄFF, S.: Arzttum und medizinische Wissenschaft. Z. Ges. Inn. Med. u. i. Grenzgebiete 13 (1958).

GREIL, A.: Das Wesen der Gewächsbildung, Methodik der Gewächsforschung. Krebsarzt 2 (1947) Nr. 12, S. 530–541.

HALHUBER, M. J.: Naturheilkunde oder Schulmedizin? Hippokrates 33 (1962) Nr. 3, S. 119–122.

JUNG, H.: Die offizielle Krebsforschung von heute. Gesundes Leben 36 (1959) Nr. 4/5, S. 2–5.

JUNG, H.: Krebs und Meinungslenkung. Gesundes Leben 1960, Nr. 6.

KÖTSCHAU, K.: Contra Naturam. Hippokrates 25 (1954) Nr. 11, S. 333–336.

KÖTSCHAU, K.: Zurück zur Natur. Erfahrungsheilk. 12 (1963) Nr. 2, S. 70–74.

LIEK, E.: Krebsverbreitung, Krebsbekämpfung, Krebsverhütung. J. F. Lehmann, München 1932.

LIEK, E.: Der Kampf gegen den Krebs. J. F. Lehmann, München 1934.

LOECKLE, W. E.: Das Massenexperiment am krebskranken Menschen. (Heilziffern und echte Heilung) – Heilkunde–Heilwege 14 (1964) Nr. 4, S. 80–82.

LOECKLE, W. E.: Therapieschaden und Krebs. K. F. Haug, Heidelberg 1965.

MAURER, G.: Vortrag auf dem 77. Deutschen Chirurgen-Kongreß in München, 1960.

MEDAWAR, P.: Festansprache zum 100. Todestag von William MARSDEN. – Ref. in: Med. Tribune 1968, Nr. 12, S. 22.

NATENBERG, M.: The cancer blackout. Zitiert aus: DEZSO, E.: The sixteen unorthodox cancer treatments story. San Diego 1967.

OPITZ, E.: Zitiert aus WOLFF, J.: Die Lehre von der Krebskrankheit, Bd. IV, S. 569 u. 561. G. Fischer, Jena 1928.

PARDEE, A. B.: E-Motion (Emotionelle Reaktionen bei Wissenschaftlern). Amer. Scientist 55 (1967) S. 147 A. – Ref. in: Dtsch. Med. Wschr. 92 (1967) Nr. 30, S. 1369.

PLANCK, M.: Sinn und Grenzen der exakten Wissenschaft. Kindler, München 1971.

SALZER, E.: Ist das noch objektive Krebsforschung? Gesundes Leben 34 (1957) Nr. 8, S. 5–6 und Heilkunde–Heilwege 7 (1957) Nr. 4.

SAUERBRUCH, F.: Die Behandlung der bösartigen Geschwülste. Dtsch. Med. Wschr. 48 (1922) S. 149.

SCHEUERLEN: Dtsch. Med. Wschr. 1886, S. 48; 1887, S. 1033; 1888, S. 617.

SCHLEGEL, O.: Gedanken über die „Unheilbarkeit" des Krebses. Hippokrates 26 (1955) Nr. 19, S. 573–577.

SMITHERS, D. W.: A Clinical Prospect of the Cancer Problem. London u. Edinburgh 1960.

SMITHERS, D. W.: Cancer – an Attack on Cytologism. Lancet 1962/1, Nr. 7228, S. 493–499.

SUTTER, G.: Crux Medici – Typische Bilder, Pathogenese, therapeutische Richtlinien. Hippokrates 25 (1954) Nr. 1, S. 15–21.

VESTER, F.: Das Problem der Krebsforschung. Spandauer Volksblatt 20 (1965) Nr. 5670, S. 17 und Nr. 5672.

VESTER, F.: Krebsforschung, ein Problem der Wissenschaftsstruktur. (Neue Aspekte der Krebsforschung) Vortrag im Süddeutschen Rundfunk am 24. 5. 70.

WOODRUFF: The Lancet 1964 (8. Aug.). – Zitiert aus: LEROI, A.: Bericht über das Jahr 1964. Verein f. Krebsforschung, Arlesheim/Schweiz 1965.

Weitere einschlägige Hinweise finden sich in den Literatur-Verzeichnissen zum 1., 2., 8. und 17. Kapitel!

8. Kapitel

DIE AUFFASSUNG VOM KREBS ALS EINER ALLGEMEINERKRANKUNG

AMBROSE, E. J. u. ROE, F. J. C.: The Biology of Cancer. D. Van Nostrand Company LTD, London 1966. – Ref. in: Krebsarzt 22 (1967) S. 212.

ANDERSON, M. R. u. GREEN, H. N.: Tumour Host Relationships. Brit. J. Cancer 21 (1967) Nr. 1, S. 27–32.

AULER, H. u. SCHILLING, W.: Untersuchungen zur Frage der Geschwulstresistenz. Z. Krebsforsch. 47 (1938) S. 363.

BAZALA, W.: Wie weit sind wir in der Krebsfrage vorgedrungen? Ars Medici 1959, Nr. 9, S. 611–625.

BAZALA, W.: Über Grundprobleme zur Krebsforschung. Med. Klin. 1962, Nr. 36, S. 1547–1551.

BENEKE, F. W.: Zur Pathologie und Therapie der Carcinome. Dtsch. Arch. f. Klin. Med. 15 (1875) S. 538–562.

BILLERBECK, K.-H.: Die morphologischen Reaktionsformen des aktiven Mesenchyms als Ausdruck einer jeweils bestimmten immunbiologischen Abwehrsituation. Ärztl. Forsch. 7 (1953) S. 303.

BITTAR, E. E. u. BITTAR, N. (Hrsg.): The Biological Basis of Medicine. Band I/II. Academic Press, London–New York 1968.

BOSTROEM: Das Carcinom des Menschen. G. Thieme, Leipzig 1928.

BROCA, P.: Traité des Tumeurs. Band I/II. P. Asselin, Paris 1866/69.

BULKLEY, D.: Cancer and its non-surgical treatment. (466 S.) New York 1917.

BÜNGELER, W.: Die Bedeutung der Milz für das Wachstum und den Stoffwechsel maligner Tumoren. Frankf. Zschr. Path. 43 (1932) S. 409.

CASPARI, W.: Über die Abwehrmaßnahmen des Organismus gegen die Entstehung der Krebskrankheit und ihre Bedeutung für den Heilungsvorgang. – Wiss. Woche zu Frankfurt/M., Bd. 2, Carcinom. – G. Thieme, Leipzig 1935.

CHRISTIANI, A.: Die Aufklärung der FREUND-NEUBERG-schen cytolytischen Phänomene führt zu neuen Überlegungen hinsichtlich der Abwehrreaktionen gegen Krebs. Österr. Z. Krebsforsch. (früher: Krebsarzt) 26 (1971) Nr. 4, S. 255–263.

CRAMER, H.: Krebsforschung und Behandlung. Münch. Med. Wschr. 100 (1958) Nr. 29, S. 1083–1085.

CRUVEILHIER, J.: Traité d'Anatomie pathologique générale. Band I–V. Paris 1849–1864.

DIETRICH, A.: Vorbemerkung zu der Abhandlung J. KRETZ: Das Krebsleiden als Allgemeinerkrankung. Z. Krebsforsch. 51 (1941) S. 1.

DIETRICH, A.: Rückblicke und Ausblicke auf die Krebsforschung. Strahlentherapie 79 (1951) S. 339–354.

DIETRICH, A.: Probleme der Krebserkennung und -behandlung. Strahlentherapie 86 (1952) S. 313. – Ref. in: Krebsarzt 8 (1953) Nr. 3/4, S. 110.

DOLEZALOVÁ, V. et alii: Die Wechselbeziehung zwischen Wirtsorganismus und Geschwulst. Neoplasma 11 (1964) S. 459. – Ref. in: Krebsarzt 22 (1967) S. 267–268.

DOMAGK, G.: Die experimentelle Geschwulstforschung. In: BÜCHNER-LETTERER-ROULET: Handbuch der Allg. Pathologie. Band VI/3, S. 242–367. J. Springer, Berlin 1956.

EGER, W., JUNGMICHEL, H. u. TERRUHN, Ch.: Über Resistenzänderungen des Organismus und die Möglichkeit ihrer Beeinflussung. Medizinische 1958, S. 605.

ENGEL, J.: Über Krebs-Krase. Österr. Med. Wschr. 1842, Nr. 32.

ENGEL, J.: Über Pathogenie des Krebses. Zschr. d. Wiener Ärzte 1846, Nr. 4/5.

EWING, J.: Zit. aus: Theorie u. Praxis in der Medizin 3 (1934) Nr. 10 A, S. 224–230.

FAISST, H. W.: Betrachtungen zur künftigen Entwicklung von Krebsforschung und -bekämpfung. „Der Mensch und die Technik" (Techn.-Wiss. Bl. d. Südd. Z.) 12 (5. 3. 1970) Nr. 162.

FISCHER, W.: Die Reaktion des Organismus bei bösartigen Geschwülsten. Wiss. Zschr. d. Univ. Jena 1951/52, Nr. 3.

FISCHER-WASELS, B.: Allgemeine Geschwulstlehre. In: BETHE-BERGMANN-EMBDEN-ELLINGER: Handbuch der normalen und pathologischen Physiologie. Band XIV/2. J. Springer, Berlin 1927.

FISCHER-WASELS, B.: Die Hormone in ihrer Bedeutung für Entstehung und Wachstum der bösartigen Geschwülste. Endokrinologie 14 (1934) Nr. 2, S. 100.

FISCHER-WASELS, B.: Wege zur Verhütung der Entstehung und Ausbreitung der Krebskrankheit. J. Springer, Berlin 1934.

FREUND-KAMINER: Biochemische Grundlagen der Disposition für Carcinom. J. Springer, Berlin 1925.

FROMME, A.: Das Mesenchym und die Mesenchym-Theorie des Karzinoms. Th. Steinkopff, Dresden–Leipzig 1953.

FUNKE, K.: Die Behandlung der Carcinome. Wien. Med. Wschr. 1931, Nr. 40/41.

GROTE, L. R.: Über die Einheit der Heilkunde und die Hippokratische Medizin. Hippokrates 25 (1954) Nr. 1, S. 1–11.

HACKMANN, Ch:: Über die Bedeutung exogener und endogener Allgemeinfaktoren für das Wachstum maligner Geschwülste. Dtsch. Med. Wschr. 83 (1958) Nr. 4, S. 134–140.

HACKMANN, Ch.: Experimentelle Studien über Heilungsvorgänge bei bösartigen Geschwülsten. Z. Krebsforsch. 57 (1950) S. 164–190.

HALLAUER, C.: Die Virus-Ätiologie der Tumoren. P. Haupt, Bern 1961. – Ref. in: Arch. f. Geschwulstforsch. 20 (1962) Nr. 1, S. 40.

HARTMANN, G.: Das latente Carcinom vom Standpunkt des Pathologen. Krebsarzt 4 (1949) Nr. 11/12, S. 305–309.

HESS, F.: Die Strahlentherapie. (Band III von HOLDER, E., MEYTHALER, F. u. du MESNIL de ROCHEMONT, R. (Hrsg.): Therapie maliger Tumoren.) F. Enke, Stuttgart 1969.

HINSBERG, K.: Das Geschwulstproblem in Chemie u. Physiologie. Th. Steinkopff, Dresden–Leipzig 1942.

HITTMAIR, A.: Der maligne Tumor. Med. Klin. 49 (1954) Nr. 38, S. 1498–1502.

HOFF, F.: Fieber – Unspezifische Abwehrvorgänge . . . G. Thieme, Stuttgart 1957.

HONEGGER, H.: Zur Ätiologie, Diagnostik, Prophylaxe und Therapie des Krebsleidens. Erfahrungsheilk. 1 (1951/52) Nr. 8/9.

HUTH, E.: Die Bedeutung der sogenannten Spontanheilungen und Remissionen für die Therapie . . . Z. Krebsforsch. 58 (1952) S. 524–575.

ISSELS, J.: Therapeutische Richtlinien bei inoperablen malignen Tumoren. Vortrag auf dem 5. Berchtesgadener Kurs für Ganzheitsmedizin. – Ref. in ZABEL, W.: Ganzheitsbehandlung der Geschwulsterkrankungen. Hippokrates-Verlag, Stuttgart 1953.

ISSELS, J.: Grundlagen und Richtlinien für eine Interne Krebstherapie. Hippokrates-Verlag, Stuttgart 1953.

ISSELS, J.: Können wir von der Chirurgie und der Bestrahlungsheilkunde die Lösung des Krebsproblems verlangen? Hippokrates 24 (1953) Nr. 10, S. 289–292.

ISSELS, J.: Ergebnisse und Erkenntnisse nach vierjähriger klinisch-interner Therapie beim inkurablen Krebskranken. Hippokrates 25 (1954) Nr. 16, S. 514–529 (u. Bildbeilage).

ISSELS, J.: Zur Ätiologie des Karzinoms. Landarzt 30 (1954) Nr. 35, S. 911–913.

ISSELS, J.: Einfluß von Krebsheilmitteln auf das Tumorgeschehen. Ärztl. Praxis 6 (1954) Nr. 21.

ISSELS, J.: Über die Anwendbarkeit der Zellulartherapie beim tumorkranken Menschen. Ärztl. Praxis 7 (1955) Nr. 43.

ISSELS, J.: Karzinom – aus dem Blut-Eiweißbild ablesbar? Med. Mschr. 1955, Nr. 11, S. 755–756.

ISSELS, J.: Gedanken zur internen Behandlung von Tumorkranken. Hippokrates 27 (1956) Nr. 6, S. 173–180.

ISSELS, J.: Fokalinfekt und Krebs. Dtsch. Zahnärztl. Zeitschr. 11 (1956) Nr. 3, S. 123–131.

ISSELS, J.: Können wurzelbehandelte Zähne Krebs erzeugen? Das Dtsch. Zahnärzteblatt 1956, Nr. 19.

ISSELS, J.: Welche Möglichkeiten bietet heute die biologisch-interne Tumortherapie beim krebskranken Menschen? Medizin heute 5 (1956) Nr. 12, S. 609–613 und Arzneipflanzen-Therapie und Ernährungshygiene, Febr. 1957.

ISSELS, J.: Die Rolle des Herdes im Rahmen der internen Geschwulstbehandlung. Therapiewoche 9 (1858/59) Nr. 2.

ISSELS, J.: Mit welcher speziellen Diät kann man bestrahlte bzw. operierte Carcinomkranke nachbehandeln? Ärztl. Praxis 10 (1958), S. 937.

ISSELS, J.: Auch dem bisher unheilbar Krebskranken steht die Wissenschaft nicht mehr ratlos gegenüber. Lebensweiser 26 (1959) Nr. 7.

ISSELS, J.: Angriff auf den Krebs durch Interne Therapie. Leben und Gesundheit 54 (1959) Nr. 9, S. 204.

ISSELS, J.: Einführung in die Interne Krebstherapie. Hausverlag der Ringberg-Klinik.

ISSELS, J.: Heilungen von bisher unheilbaren Krebskranken durch interne Krebstherapie. Kneipp-Blätter 1960, Nr. 1 u. 2.

ISSELS, J.: Was müssen wir tun, um die Heilungschancen beim Krebs zu verbessern? Vegetarisches Universum 21 (1968) Nr. 3 mit 12 und 22 (1969) Nr. 1 mit 9.

ISSELS, J.: Kampf dem Krebs. Reform-Rundschau 36 (1968) Nr. 5, S. 4.

ISSELS, J. u. WINDSTOSSER, K.: Ganzheitstherapie – unsere wichtigste Waffe im Kampf gegen den Krebs. Gesundes Leben 45 (1968) Nr. 4, S. 1–3.

ISSELS, J.: Die klinische Prüfung des CH 23, eines selektiv wirksamen Malignostatikums pflanzlicher Herkunft. Erfahrungsheilk. 17 (1968) Nr. 7.

ISSELS, J. u. WINDSTOSSER, K.: Ganzheitliche interne Krebstherapie. Erfahrungsheilk. 17 (1968) Nr. 11 u. 12.

ISSELS, J.: Interne Krebstherapie. „Der Mensch und die Technik" (Techn.-Wiss. Bl. d. Südd. Z.) 12 (5. 3. 1970) Nr. 162.

ISSELS, J.: Die Ernährung des Krebskranken und Krebsgefährdeten. Sensen-Verlag, Wien 1970.

ISSELS, J.: Klinische Erfahrungen mit der internen Tumortherapie. Vortrag auf d. 38. Tagung d. Ärzte d. Ges. f. Erfahrungsheilk. e. V., Baden-Baden, Nov. 1970.

ISSELS, J.: Results of internal therapy of advanced cancer. Vortrag v. d. Medical Society of Scotland, Edinburgh, Febr. 1971 und v. d. Fondazione Carlo Erba, Milano/Italien, 25. März 1971.

ISSELS, J.: Stellungnahme zum Report der britischen Ärztekommission über die Therapie der Ringberg-Klinik. Krebsgeschehen 1 (3) (1971) Nr. 1 (2), S. 25 (53) – 76 (104).

ISSELS, J.: Über die Interne Krebsbehandlung in der Ringberg-Klinik. – Entgegnung auf den Bericht der britischen Ärztegruppe. – Helfer-Verlag E. Schwabe, Bad Homburg v. d. H. 1971.

KAHLERT, W.: Krebs – Forschung, Diagnostik, Therapie. – (Ein Bericht über den Internat. Krebskongreß Moskau 1962) Hippokrates-Verlag, Stuttgart 1963.

KLEIN, G.: Über Krebsdisposition und ihre diagnostische und therapeutische Bedeutung. In: KOLLE, W.: Carcinom, Band 2. G. Thieme, Leipzig 1935.

KOCH, J.: Über die Ursache und Entstehung des Krebses. G. Fischer, Jena 1936.

KOCH, R.: Die Bedingungen der Krebsentstehung. Dt. Ges. Wes. 1950, Nr. 5 u. 29.

KÖNIG, F. u. SEIFERT, E.: Wesen, Erkennung und Behandlung der Krebskrankheit. F. Enke, Stuttgart 1937.

KÖTSCHAU, K.: Die prakt. Bedeutung der Ganzheits-Kausalität. Erfahrungsheilk. 11 (1962) Nr. 4, S. 151–156.

KRETZ, J.: Das Krebsleiden als Allgemeinerkrankung. Z. Krebsforsch. 51 (1941) S. 6.

LAMPERT, H. u. SELAWRY, O. (Hrsg.): Körpereigene Abwehr und bösartige Geschwülste. K. F. Haug, Ulm 1957.

LEHMANN, F. M.: The Organismic Theory of Tumour Formation. Arch. f. Geschwulstforsch. 27 (1966) S. 117–128.

LEWIN, C.: Grundsätzliche Betrachtungen zur Therapie der malignen Geschwülste. Z. Krebsforsch. 32 (1930) S. 126.

LIEK, E.: Krebsverbreitung, Krebsbekämpfung, Krebsverhütung. J. F. Lehmann, München 1932.

LIEK, E.: Der Kampf gegen den Krebs. J. F. Lehmann, München 1934.

MAHNERT, A. u. MOSER, H.: Die Bedeutung funktioneller Störungen im Mesenchym für das Krankheitsgeschehen beim Krebs. Krebsarzt 5 (1950) S. 272–280.

MAHNERT, A. u. MOSER, H.: Med. Klin. 45 (1950) Nr. 8, S. 225 u. Nr. 27, S. 827.

MAURER, G.: Vortrag auf dem 77. Deutschen Chirurgen-Kongreß (München, April 1960) – Ref. in: JUNG, H.: Krebs und Meinungslenkung. Gesundes Leben 1960, Nr. 6.

MEYTHALER, F. u. TRUCKENBRODT, H.: Körpereigene Abwehr und Krebs. Ärztl. Prax. 15 (1963) Nr. 1/2.

NEUMANN, A. N.: Die Krebsbehandlung in der täglichen Praxis. Wien–Leipzig–Bern 1935.

NIEPER, H. A.: Bericht über den Krebskongreß in Houston/Texas vom 21.–29. 5. 70. Prä- und postoperative Tumortherapie 2 (1970) Nr. 4, S. 66–68.

NISSEN, R.: Karzinom-Therapie jenseits von Radikaloperation und Bestrahlung. Dtsch. Med. Wschr. 82 (1957) Nr. 43, S. 1817–1820.

OLD, L. J. et alii: The Role of the Reticulo-Endothelial System in the Host Reaction to Neoplasia. Cancer Research 21 (1961) Nr. 9, S. 1281–1300.

OPITZ, E.: Neuere Forschung über die Ätiologie des Krebses. Med. Klin. 21 (1925) S. 72.

ORTHNER, F.: Das Rätsel der Krebskrankheit. (Energetische Zusammenhänge zwischen Altern und Krebs) – Eine bio-energetische Krebstheorie – W. Maudrich, Wien 1952.

PAGET, J.: Lectures on Tumours. London 1843 u. 1852.

PAGET, J.: Lectures on Surgical Pathology. Band I/II. London 1853.

PELNER, L.: Host-Tumor – Antagonism. J. Amer. Geriatrics S. 4 (1956), Nr. 7, 8, 11; 5 (1957) Nr. 4, 5, 6, 8, 10, 11; 6 (1958) Nr. 5, 7; 7 (1959) Nr. 5, 9; 8 (1960) Nr. 5, S. 378–397.

PETRI, H.: Das Erbe, die Umwelt und „die dritte Unbekannte". Hippokrates 25 (1954) Nr. 12, S. 369–372.

PFANNENSTIEL, W.: Grundsätzliche Erwägungen über die Biologie der Krankheitsabwehr. Ärztl. Prax. 13 (1961) Nr. 39.

RATZENHOFER, M.: Zur Frage der Abgrenzung von Wachstum und Differenzierung . . . Schweiz. Z. Pathol. u. Bakteriol. 13 (1950) S. 426.

RATZENHOFER, M.: Wien. Med. Wschr. 1950.

RHOADS, C. P.: Die Zukunft der Krebsforschung. Dtsch. Med. Wschr. 1956, Nr. 46.

RIGLER-HUFELAND: Zur Carcinom-Frage. Hippokrates 1950, Nr. 5.

ROFFO, zitiert aus: NEUMANN, A. N.: Möglichkeiten und Grenzen innerer Krebsbehandlung. Krebsarzt 1 (1946) S. 142–152.

ROKITANSKY, K.: Handbuch der Allgem. Pathologie. Band I/II. Wien 1844 u. 1855.

RÖSSLE, R.: Stufen der Malignität. Berlin 1950.

ROUND: Cancer – a Disease of Deficiency. Amer. Med. Rec. 94 (1918) S. 185.

RUNGE – WIMHÖFER: Die Bedeutung einiger Nebenfaktoren für die Heilung des Collum-Ca. Dtsch. Med. Wschr. 76 (1951) S. 501.

SAUERBRUCH, F.: Die Behandlung der bösartigen Geschwülste. Dtsch. Med. Wschr. 48 (1922) S. 149.

SCHÄR, O.: Zur Verbesserung der Krebsheilungsrate; Das konstitutionelle Problem; Die Ernährungsfrage. Zürich 1922.

SCHLEGEL, O.: Gedanken über die „Unheilbarkeit" des Krebses. Hippokrates 26 (1955) Nr. 19, S. 573–577.

SCHLIEPHAKE, E.: Das Krebsproblem in neuer Beleuchtung. Hippokrates 23 (1952) Nr. 16, S. 431–433.

SCHLITTER, H. E.: Ergebnisse der Geschwulstforschung hinsichtlich der Allgemeinschädigung Krebskranker unter Berücksichtigung neuro-hormonaler Zusammenhänge. Z. Blut- u. Geschwulst-Krankh. 1 (1969), Nr. 1, S. 16.

SCHMÄHL, D.: Zusammenhänge zwischen Tumorwachstum und Organresistenz. Fortschr. Med. 84 (1966) Nr. 14, S. 543–544 u. XVII.

SCHMIDT, G.: Ausgewählte chirurgisch-klinische Krankheitsbilder. (Nach SAUERBRUCHs Klinischen Vorlesungen) Berlin 1926.

von SIEBOLD, E. C. J.: De Scirrho et Carcinomate Uteri . . . (Inaugural-Dissertation) Berlin 1826.

SIEGMUND, H.: Wesen und Ursache bösartiger Geschwulsterkrankungen unter den Gesichtspunkten der allgem. Pathologie und pathologischen Anatomie. Vortrag auf dem 5. Berchtesgadener Kurs für Ganzheitsmedizin. – Ref. in ZABEL, W.: Ganzheitsbehandlung der Geschwulsterkrankungen. Hippokrates-Verlag, Stuttgart 1953.

SIEGMUND, G.: Die Begründung der „Ganzheits-Medizin". Hippokrates 25 (1954) Nr. 13, S. 397–400.

SMITHERS, D. W.: A Clinical Prospect of the Cancer Problem. E. & S. Livingstone LTD., Edinburgh–London 1960. – Ref. in: Krebsarzt 15 (1960) S. 390–391.

SOUTHAM, Ch. W.: Bestehen Abwehrmöglichkeiten des Wirtskörpers gegen Carcinom? Med. Clinics of Amer. 45 (1961) S. 733–752.

TEILHABER, A.: Die Entstehung und Behandlung der Carcinome. S. Karger, Berlin 1914.

TETZNER, E.: Nachweis spezifischer Proteinasen im Harn Krebskranker. Österr. Z. Krebsforsch. (früher: Krebsarzt) 26 (1971) Nr. 4, S. 233–237.

THIERSCH, C.: Der Epithelial-Krebs, namentlich der Haut. Leipzig 1865.

TREPEL, F.: Tumor-Antigene und Immun-Reaktionen gegen Tumoren. Med. Klin. 66 (1971) Nr. 7, S. 215–222.

TRUTTWIN, H.: Krebs, Geschlechtlichkeit, Stoffwechsel. Krebsarzt 22 (1967) S. 33–46.

VERNEUIL: Diathèse néoplasique. Révue scientifique (Paris) 1884.

WRBA, H.: Der gegenwärtige Stand der Krebsforschung. Krebsarzt 23 (1968) Nr. 2, S. 83–90.

ZABEL, W.: Sinn und Wesen der Ganzheitsmedizin. Hippokrates-Verlag, Stuttgart 1950.

ZYLMANN, E.: Ein statistischer Beitrag zur Krebshäufigkeit (Unter besonderer Berücksichtigung der Möglichkeit einer erblichen Krebs-Disposition) Z. Krebsforsch. 58 (1952) S. 239–274.

Weitere Hinweise siehe 17. Kapitel

9. Kapitel

PHASE I DES KREBSGESCHEHENS: DIE KAUSALFAKTOREN

Konstitution

BAUER, J.: Konstitutionelle Disposition zu inneren Krankheiten. J. Springer, Berlin 1924.

BAUER, K. H. u. OTT, G.: Über die Krebsgefährdung des heutigen Menschen. Materia Medica Nordmark 17 (1965) Nr. 7, S. 261–312.

BILLROTH, zitiert aus LAMPERT, H.: Konstitution u. Krebs. In: LAMPERT-SELAWRY: Körpereigene Abwehr und bösartige Geschwülste. K. F. Haug, Ulm 1957.

BÜRGER, M.: Altern und Krankheit. Thieme, Leipzig, 3. Aufl. 1957.

BÜRGER, M.: Geschlecht und Krankheit. J. F. Lehmann, München 1958.

CURRY, M.: Bioklimatik. 2 Bände. Bioclimatic Research Institute, Riederau/Ammersee 1946.

DANNENBERG, H.: Über die endogene Krebsentstehung. Dtsch. Med. Wschr. 83 (1958) S. 1726.

DIETRICH, K. F.: Das Karzinom und der biologische Rhythmus in der Geburtenfolge. Med. Mschr. 5 (1951) S. 410. – Ref. in: Arch. f. Geschwulstforsch. 4 (1952) Nr. 3, S. 280.

DOLL, R.: The Age Distribution of Cancer. Journ. Roy. Stat. Soc. 1971.

DORMANNS, E.: Konstitution und Krebs. Strahlentherapie/Sonderband 37 (1957) S. 50.

FISCHER-WASELS, B.: Vererbung und Krebsforschung. Degener, Leipzig 1931.

FISCHER-WASELS, B.: Die Bedeutung der besonderen Allgemeindisposition des Körpers für die Entstehung der Krebskrankheit und die Möglichkeit ihrer Bekämpfung. Strahlentherapie 50 (1935) S. 5.

GROPP, H., WOLF, U. u. PERA, F.: Sex-Chromatin und Chromosomenstatus beim Mamma-Ca. Dtsch. Med. Wschr. 90 (1965) Nr. 15, S. 637–642.

HÖRNECKE, A. u. BERNDT, H.: Familiäre Krebshäufung. Münch. Med. Wschr. 106 (1964) S. 336. – Ref. in: Arch. f. Geschwulstforsch. 24 (1964) Nr. 1, S. 33.

INGEBOS, P. A.: Der Erblichkeits- und Konstitutions-Faktor in der Krebsgenese. Krebsarzt 2 (1947) Nr. 1, S. 15–23.

JAKOUBKOVA, J. et al.: Blutgruppen und Tumoren. Neoplasma 12 (1965) S. 611. – Ref. in: Krebsarzt 22 (1967) S. 188.

KNOX, W. E. et al.: Time of Recurrence and Cure of Tumours in Childhood. (Rezidivierungs-Rhythmus bzw. Heilungsdauer bei kindlichen Tumoren) Lancet 1958, S. 188. – Ref. in: Krebsarzt 14 (1959) Nr. 2, S. 60.

LAMPERT, H.: Konstitution und Krebs. In: LAMPERT-SELAWRY: Körpereigene Abwehr und bösartige Geschwülste. K. F. Haug, Ulm 1957.

LAMPERT, F.: Krebs im Kindesalter. Urban & Schwarzenberg, München–Berlin–Wien 1970.

MÜHLBOCK, O.: Endogenese und Exogenese. Krebsarzt 12 (1957) S. 171.

PELLER, S.: Zur Krebs-Epidemiologie des Erwachsenen und des Kindes. Krebsarzt 16 (1961) S. 309–318.

PROKOP, O.: Tumorzellen und Blutgruppen-Serologie. „Der Mensch und die Technik" (Techn.-Wiss. Bl. d. Südd. Z.) 12 (5. 3. 1970) Nr. 162.

SCHMID, F. (Hrsg.): Tumoren im Kindesalter. (Band VIII/2 von OPITZ, H. u. SCHMID, F.: Handbuch der Kinderheilkunde.) J. Springer, Berlin.

SEVERI, L. u. SQUARTINI, F.: Die biometrischen Probleme des Krebses. Z. Krebsforsch. 61 (1956) S. 180–194.

Disposition

Siehe 10. Kapitel (Die Zweitschäden)

Erbinfekte

HOLLOS, J.: Symptomatologie und Therapie der latenten und larvierten Tuberkulose. J. F. Bergmann, Wiesbaden 1911.

HOLLOS, J.: Immune-Blood Therapy of Tuberculosis. New York 1938.

HOLLOS, J.: Les Intoxications tuberculeuses. Masson & Cie, Paris 1911.

MECKEL, P. A.: Informationen und Sonderdrucke über Spenglersane. Paul A. Meckel, Bad Godesberg, Kapellenstr. 1.

MECKEL, P. A.: „Schrifttums-Verzeichnis der . . . Publikationen, welche die Forschungsergebnisse Carl SPENGLERs (Davos/Schweiz) bestätigen." Paul A. Meckel, Bad Godesberg, 1. Aufl. 1944, 2. Aufl. 1959.

MÜLLER, A.: Syphilis und Meta-Syphilis. Hippokrates-Verlag, Stuttgart 1954.

MÜLLER, A.: Das Prinzip der fremddienlichen Zweckmäßigkeit und die menschliche Pathologie. Hippokrates 25 (1954) Nr. 12, S. 365–369.

NEUMANN, A. N.: Krebs und Tuberkulose. Krebsarzt 1 (1946) S. 113–124.

PONCET, A. u. LÉRICHE, R.: La Tuberculose inflammatoire. Octave Doin & fils, Paris 1912.

RAVEN, R.: HIRSCHSPRUNGsche Krankheit. Erfahrungsheilk. 6 (1957) Nr. 7.

RAVEN, R.: Berichte über die „Godesberger Ärztetagungen" (betr. Spenglersan-Therapie) – Bisher 26 Hefte – Paul A. Meckel, Bad Godesberg.

SPENGLER, C.: Tuberkulose- und Syphilis-Arbeiten. H. Erfurt, Davos 1911.

Mesotrophie

KOLLATH, W. u. THIERFELDER: 14. Mitt. Über „Mesotrophie" und verfrühtes Altern als Mangelkrankheit. Fehlen von Wuchsstoffen. Arch. f. Exp. Path. u. Pharm. 197 (1941) S. 550.

KOLLATH, W.: Über die Mesotrophie, ihre Ursachen und praktische Bedeutung. Schriftenreihe d. Ganzheitsmedizin, Band 3. Hippokrates-Verlag, Stuttgart.

Weitere einschlägige Hinweise finden sich in dem Literatur-Verzeichnis zum 15. Kapitel (Die Bedeutung der Ernährung . . .)

Zahnherde, Mandelherde, Störfelder, Resttoxikosen

Einschlägige Hinweise finden sich im Literatur-Verzeichnis zum 13. Kapitel (Die Bedeutung der Kopfherde . . .)

Dysbakterie

Einschlägige Hinweise finden sich im Literatur-Verzeichnis zum 14. Kapitel (Die Bedeutung der Darmflora . . .)

Fehlernährung

Einschlägige Hinweise finden sich im Literatur-Verzeichnis zum 15. Kapitel (Die Bedeutung der Ernährung . . .)

Chemische Cancerogene

APELQUIST, S.: Umwelt-Verschmutzung und ihre Folgen. Folksam, Stockholm 1969.

BARTH, H.: Gesundheitsstörungen durch Verunreinigungen des Wassers in- und außerhalb von Industriebetrieben – Prophylaxe und Heilung. Z. Allgemeinmedizin/Landarzt 48 (1972) Nr. 14, S. 693–697.

BAUER, K. H.: Das Krebsproblem. J. Springer, Berlin–Göttingen–Heidelberg, 1. Aufl. 1949, 2. Aufl. 1963.

BAUER, K. H.: Über Krebsstatistik und Krebsverursachung. Vortrag auf dem 5. Berchtesgadener Kurs für Ganzheitsmedizin. – Ref. in ZABEL, W.: Ganzheitsbehandlung der Geschwulsterkrankungen. Hippokrates-Verlag, Stuttgart 1953.

BECKER, W.: Versuche am Tier und am Menschen. Dtsch. Med. J. 21 (1970) Nr. 5.

BENKÖ, A., KOLTAY, M. u. GABOR, P.: Über die Fernwirkung karzinogener Stoffe mit besonderer Berücksichtigung der Leberveränderungen. Arch. f. Geschwulstforsch. 5 (1953) S. 47.

CARSON, R.: Stummer Frühling. (Silent Spring) Biederstein, München 1963.

DRUCKREY, H.: Die Grundprobleme der Krebsentstehung und des Krebswachstums. Med. Welt 1950, S. 1613, 1652 u. 1688.

DRUCKREY, H.: Die Pharmakologie der krebserzeugenden Substanzen. Strahlentherapie 83 (1950) S. 597.

GLASER, H.: Das Zink in der Medizin. Ärztl. Prax. 20 (1968) S. 4438. – Ref. in: Krebsarzt 23 (1968) Nr. 6, S. 439.

GUERRITORE, D.: Einfluß von Detergentien auf die Infektiosität von ROUS-Sarkom-Extrakten. Z. Krebsforsch. 63 (1959) Nr. 2, S. 142–148.

HAUSCHKA, T. S.: Effekte chemischer Agentien auf den Zellkern. Exp. Cell Res. Suppl. 9 (1963).

HUEPER, W. C.: Neuere Erfahrungen auf dem Gebiete des Berufskrebses und des umweltbedingten Krebses. Münch. Med. Wschr. 100 (1958) Nr. 31, S. 1167–1173; Nr. 32, S. 1195–1197 u. Nr. 33, S. 1216–1219.

INT. GES. Z. ERFORSCHUNG VON ZIVILISATIONS-KRANKH. U. VITALSTOFFEN: Über den Begriff „Toxische Gesamtsituation". Vitalstoffe 13 (1968) Nr. 6, S. 253.

KRETZ, J.: Die Umweltfaktoren des Karzinoms. Krebsarzt 11 (1956) S. 39.

LEHNERT, G. u. SZADKOWSKI, D.: Schwermetalle als ökologische Gifte. Hippokrates 41 (1970) Nr. 4, S. 494–503. – Ref. in Selecta 14 (1972) Nr. 13, S. 1226.

PELLER, S.: Alkohol, Arsen u. Strahlenenergie in der Krebsgenese. Medizinische 1957, Nr. 43, S. 1553–1564.

SCHWEIGART, H. A.: Lebensschutz oder Untergang. Verein f. Lebenskunde, Salzburg 1970.

SEEGER, P. G.: Der Einfluß verschiedener Substanzen auf die Atmungsintensität von Krebs-Zellen und Normalblut der Maus. Hippokrates 30 (1959) Nr. 22.

SEEGER, P. G. u. SCHACHT, W.: Untersuchungen am EHRLICH-schen Ascites-Carcinom der Maus. V. Mitteilung: Vergleichende histochemische Untersuchungen auf Cytochrom-Oxydase an Ascites-Tumor-Zellen und normalen Exsudat-Zellen. Acta Histochemica (Jena) 7 (1959) S. 217–234.

SELIKOFF, I. J.: Karzinogener Asbest im Haushalt. Ref. in: Ärztl. Praxis 21 (1969) S. 650 u. Krebsarzt 24 (1969) S. 115.

W. S.: Pestizide und kein Ende. Selecta 14 (1972) Nr. 14, S. 1360.

WARNING, H.: Gift in der Luft. Diaita 5 (1959) Nr. 1, S. 5–9.

WENDE, E. u. BISTER, F.: Zivilisationsbedingte Luftverunreinigungen. Z. Allgemeinmedizin/Landarzt 48 (1972) Nr. 14, S. 665–673.

WEYLAND, H.: Untersuchungen über die Beeinflussung der Pflanze durch chemische Substanzen und ihre Bedeutung für die Beurteilung gewisser medizinischer Fragen. Z. Krebsforsch. 56 (1948/50) S. 149–164.

Carcinogene Arzneimittel

DRUCKREY, H.: Krebserzeugende Eigenschaften bei Arzneimitteln. Münch. Med. Wschr. 98 (1956) Nr. 9, S. 295–297.

FUHRMANN, zitiert aus RECKEWEG, H. H.: Homotoxin-Journal 1971, Nr. 2, S. 223 u. Nr. 6, S. 347 (insbes. S. 359).

GREEN, H. N. u. WHITELEY, H. J.: Cortisone and Tumor Growth. Brit. Med. J. 1952, S. 538.

HEINTZ, R.: Erkrankungen durch Arzneimittel. G. Thieme, Stuttgart 1966.

KUEMMERLE, H. P. et al.: Klinik und Therapie der Nebenwirkungen. G. Thieme, Stuttgart 1960.

LETTRÉ, H.: Mitosegifte und cancerogene Faktoren als Antibiotika. Z. Krebsforsch. 56 (1948) Nr. 1, S. 5–36.

MEYLER, L., HERXHEIMER, A.: Side Effects of Drugs. Vol. 1–7. Excerpta Medica, Amsterdam 1950–1972.

MEYLER, L., PECK, H. M.: Drug-Induced Diseases. Vol. 1–4. Excerpta Medica, Amsterdam 1960–1972.

RECKEWEG, H. H.: Die wissenschaftlichen Grundlagen der biologischen Medizin. Homotoxin-Journal 10 (1971) Nr. 6, S. 345–359.

SETÄLA, K. et al.: Untersuchungen über die tumorauslösende Wirkung einiger nicht ionisierbarer oberflächenaktiver Substanzen . . . Z. Krebsforsch. 61 (1957) S. 534–547.

SPAIN, D. M. et al.: Iatrogene Krankheiten. G. Thieme, Stuttgart 1967.

THURNER, J.: Iatrogene Pathologie. (Pathologische Anatomie der Nebeneffekte ärztlicher Maßnahmen) Urban & Schwarzenberg, München 1970.

TRUHAUT, R.: Potential Carcinogenic Hazards from Drugs. J. Springer, Heidelberg 1967.

Tabak

ADVISORY COMMITTEE OF THE SURGEON GENERAL, of the Public Health Service, US-Dept. of Health . . .: Smoking and Health. Washington 1969.

CYRAN, W.: Zigaretten-Rauchen – die Pest unseres Jahrhunderts. Du u. die Welt 22 (1971) Nr. 11, S. 6–8.

HESS, J.: Raucher-Schäden bei Nicht-Rauchern. Dtsch. Arzt 23 (1969). – Ref. in: Erfahrungsheilk. 1970, Nr. 11, S. 384.

HESSE, E.: Die Rausch- und Genußgifte. F. Enke, Stuttgart 1954.

LAMB, D. et alii: Verstärkte Gewebsmetaplasie durch Tabak-Rauch. Brit. Med. J. 33 (1969). – Ref. in: Krebsarzt 24 (1969) Nr. 3, S. 174–175.

LICKINT, F.: Zigarette und Lungenkrebs. Hamm 1957. (Ferner: Krebsforsch. u. Krebsbekämpfung 3 [1959] S. 211).

MÜLLER, H. W.: „Massenmörder" Zigarette. DAK 1971, Nr. 1.

SCHIEVELBEIN, H.: Nikotin (Pharmakologie u. Toxikologie des Tabakrauches) G. Thieme, Stuttgart 1968.

SCHMIDT, F.: Die Zigarette – Todesursache Nr. 1 unter allen Einzelnoxen? Ärztl. Forsch. 19 (1965) S. 421. – Ref. in: Krebsarzt 23 (1968) S. 149.

SCHMIDT, F.: Prospektive Untersuchungen über die erhöhte Sterblichkeit von Rauchern. Z. Allgemeinmedizin/Landarzt 48 (1972) Nr. 14, S. 704–708.

SCHMIDT, F.: Bisher ungeahndete Gesetzesverstöße beim Rauchen: Nichtraucherschutz – eine vordringliche Aufgabe des Umweltschutzes. Z. Allgemeinmedizin/Landarzt 48 (1972) Nr. 14, S. 709–713.

SCHNITZER, J. G.: Rauchen? W. Schnitzer, St. Georgen/Schwarzw.

STOCKS, P.: Die Beziehung zwischen Lungenkrebs und Bronchitis zum Zigarettenrauchen und Brennstoffverbrauch in 20 Ländern. Brit. J. prev. soc. Med. 1967, S. 181. – Ref. in: Krebsarzt: 23 (1968) Nr. 6, S. 410.

Physikalische Faktoren

Siehe 16. Kapitel (Die Bedeutung der Biosphäre . . .)

Psychische Faktoren

ACHTÉ, K. A. et al.: Krebserkrankung und Psyche. Ann. Med. intern. Fenn. 56 (1967) S. 49. – Ref. in: Krebsarzt 23 (1968) Nr. 6, S. 432.

BAHNSON, C. B. et al.: Die Bedeutung des eigenen Abwehrvermögens bei der Ätiologie maligner Tumoren. Ann. N. Y. Acad. Sc. 125 (1966) S. 827. – Ref. in: Krebsarzt 22 (1967) S. 48.

BAHNSON, C. B., GREENE, W., KISSEN, D., MARGOLIN, S. u. a.: Ref. in: „Der Spiegel" 1968, Nr. 25, S. 129–131.

BAHNSON, C. B.: Der psycho-physiologische Ansatz zu Krebs. „Der Mensch und die Technik" (Techn.-Wiss. Bl. d. Südd. Z.) 12 (5. 3. 1970) Nr. 162.

BERENDES, J.: Menschen im Lärm. Z. f. Allgemeinmedizin/Landarzt 48 (1972) Nr. 14, S. 674–682.

BLUMENBERG, E., WEST, P. N. u. ELIS, F. W.: A possible Relationship between Psychological Factors and Human Cancer. J. Psychosomat. Med. 1954, S. 227.

CURRIER, L. M.: Psychische Einflüsse des Krebsleidens . . . Rocky Mountain Med. J. 63 (1966) S. 43 u. 68. – Ref. in: Krebsarzt 23 (1968) S. 71.

DAVID, E. L.: Is Cancer a Specific Disease or a Social Problem? Animal's Defender (London) 1959, Nr. 1.

GIOVACCHINI, O. L. et al.: Seelisches Gleichgewicht und Brustdrüsenkarzinom. Psychosomat. Med. (N. Y.) 27 (1965) S. 524. – Ref. in: Krebsarzt 22 (1967) S. 54.

GREENE, W. A. et al.: Psychological Factors and Reticulo-Endothelial Disease. Psychosomat. Med. 16 (1954) S. 220–230 u. 18 (1956) S. 284–303.

KRETZ, J. u. PÖTZEL, O.: Die Psyche der Krebskranken. Krebsarzt 1 (1946) S. 19.

LE · SHAN, L.: Psychological States as Factors in the Development of Malignant Disease. J. Nat. Cancer Inst. (New York) 22 (1959) Nr. 1, S. 1–18.

LIPWORTH, L. et al.: Prognosis of non-private Cancer Patient. J. Nat. Cancer Inst. 48 (1972) 11. – Ref. in: Dtsch. Med. Wschr. 97 (1972) Nr. 15, S. 636.

LOECKLE, W. E.: Seelisch-geistige Faktoren bei Krebs. Krebsarzt 16 (1961) S. 207–216.

LUNGWITZ, H.: Lehrbuch der Psycho-Biologie. 8 Bände. W. de GRUYTER, Berlin 1953.

PETSCHKE, H.: Geschwulstbildung und psychosomatische Faktoren. Z. Psychosomat. Med. 3, Nr. 1. – Ref. in: Erfahrungsheilk. 7 (1958) Nr. 5, S. 238.

SCHULZ VAN TREECK, A.: Krebsdisposition und Wesenstypus. Dtsch. Gesundheitswesen 1955, Nr. 39.

SELYE, H.: Stress. Bild d. Wissenschaft 4 (1967) Nr. 4, S. 312–320.

SIMMONS, H. E.: The Psychogenic Theory of Disease. General Welfare Publicat., Sacramento (USA) 1966.

WEST, P. M.: Psycho-Pathologie und Carcinom-Wachstum. Dtsch. Med. Wschr. 77 (1952) S. 667.

10. Kapitel

PHASE II DES KREBSGESCHEHENS: DIE ZWEITSCHÄDEN

Zweitschäden des Transit-Mesenchyms

BIERICH, R.: Lokales Wachstum und Generalisierung der Geschwulst. Z. Krebsforsch. 56 (1949) Nr. 3–4, S. 339–342.

BUDDECKE, E.: Biochemie des Bindegewebes. Angew. Chemie 72 (1960) Nr. 18.

BUTTERSACK, F.: Latente Erkrankungen des Grundgewebes. Stuttgart 1912.

EHRICH, W. E.: Die Entzündung. In: BÜCHNER-LETTERER-ROULET: Handbuch der Allg. Pathologie. Band VII/1, S. 1–324. J. Springer, Berlin 1956.

FREUDENBERG, K.: Arteriosklerose und Krebs. Z. Krebsforsch. 62 (1958) S. 527–536.

GROSSE, H.: Arteriosklerose und Krebs. Z. Krebsforsch. 62 (1958) S. 519–526 u. 537–539.

HÄBLER, C.: Physiko-chemische Medizin nach Heinrich SCHADE. Th. Steinkopff, Dresden 1939.

HAUSS, H.: Über die Entstehung und Behandlung rheumatischer Erkrankungen. Hippokrates 32 (1961) Nr. 17.

HUZELLA, Th.: Die zwischenzellige Organisation der Gewebekultur. G. Fischer, Jena 1941.

JUNGE-HÜLSING, G.: Untersuchungen zur Pathophysiologie des Bindegewebes. Hüthig, Heidelberg 1965.

KLEINE-NATROP: Med. Klin. 1952, Nr. 7, S. 227.

LIESEGANG, R. E.: Medizinische Kolloid-Lehre. Th. Steinkopff, Dresden 1934.

MEYER, A.: Krebs und Arteriosklerose. Ars Medici 61 (1971) Nr. 10, S. 752–756.

MISSRIEGLER, A.: Eigenartige Veränderungen im Krebsgewebe. Vortrag Krebstagung Innsbruck, Juni 1954. – Ref. in: Krebsarzt 9 (1954) Nr. 5, S. 327–328.

PISCHINGER, A.: Über das vegetative Grundsystem. Phys. Med. u. Rehabil. 10 (1969) S. 53.

RÖSSLE, R.: Verh. Dtsch. Path. Ges. 19 (1923) S. 18; Wien. Klin. Wschr. 1932, S. 609.

SCHADE, H.: Die Physiol. Chemie in der Inneren Medizin. Dresden 1923.

SCHADE, H.: Die Molekular-Pathologie der Entzündung. Th. Steinkopff, Dresden 1935.

STANDENATH, F. u. GÖDEL, A.: Das Reticulo-Endothel. G. Thieme, Leipzig 1925.

VOLL, R.: Medikament-Testung, Nosoden-Therapie und Mesenchym-Entschlackungs-Therapie bzw. Mesenchym-Reaktivierung. Med.-Literar. Verlag, Uelzen 1960.

VOLL, R.: Elektro-Akupunktur – anderthalb Jahrzehnte Forschung und Erfahrung in Diagnostik und Therapie. Med.-Literar. Verlag, Uelzen 1971.

ZACHERL, A.: Das Reticulo-Endotheliale System beim Geschwulstkranken. Theorie u. Praxis in der Medizin 3 (1934) Nr. 8 B, S. 168–174.

ZORN, B.: Die Pathogenese des Rheumatischen Syndroms. G. Fischer, Jena 1951.

Zweitschäden der Zelle

BERENBLUM, J.: Carcinogenesis and tumor pathogenesis. Adv. Cancer Res. 2 (1954) S. 129.

BIELKA, H.: Molekulare Biologie der Zelle. G. Fischer, Jena 1969.

BÜCHNER-LETTERER-ROULET: Handbuch der Allg. Pathologie. Band II/1: Das Cytoplasma; Band II/5: Stoffwechsel u. Feinstruktur der Zelle. J. Springer, Berlin 1955 u. 1968.

BUSSE-GRAWITZ, P.: Experimentelle Grundlagen zu einer modernen Pathologie. B. Schwabe & Co, Basel 1946.

BUTENANDT, A. u. DANNENBERG, H.: Biochemie der Geschwülste. In: BÜCHNER-LETTERER-ROULET: Handbuch der Allg. Pathologie. Band VI/3, S. 107. J. Springer, Berlin 1956.

DAVID, H.: Zellschädigung und Dysfunktion. J. Springer, Wien–New York 1970.

EMMELOT, P. u. BOS, C. J.: Biochemische Eigenschaften der Mitochondrien normaler und neoplastischer Gewebe. Biochem. Biophysica Acta (Amsterdam) 16 (1955) S. 60.

EPPINGER, H.: Permeabilitäts-Pathologie. J. Springer, Wien 1949.

GRUNDMANN, E.: Cancerogenese aus molekularer Sicht. Vortrag auf dem 17. Internat. Fortbildungskongreß, Davos 1969. – Ref. in: Dtsch. Ärzteblatt 1969, Nr. 38, S. 2613–2616.

GÜNTHER, O.: Einführung in die Immunbiologie. Hippokrates-Verlag, Stuttgart 1969.

HARBERS, E.: Wirkung ionisierender Strahlen auf die Nucleinsäuren. Strahlentherapie 112 (1960) S. 333.

HARBERS, E.: Die Nukleinsäuren. G. Thieme, Stuttgart 1964.

HAUSCHKA, T. S.: Effekte chemischer Agentien auf den Zellkern. Exp. Cell Res. Suppl. 9 (1963).

HECKER, E.: Die Bedeutung der Molekular-Biologie für die Klärung der Genese des Krebses. Therapiewoche 1949, Nr. 49, S. 2415–2426.

LETTRÉ, R. u. SIEBS, W.: Beobachtungen zur Struktur des Nucleolus in normalen Zellen sowie in Tumorzellen. Z. Krebsforsch. 60 (1955) S. 564–580.

MARKS, F.: Krebs – ein ungelöstes Problem der molekularen Biologie. Erfahrungsheilk. 19 (1970) Nr. 9, S. 278–282 u. Nr. 10, S. 315–322.

METZNER, H. (Hrsg.): Die Zelle – Struktur und Funktion. Wissenschaftl. Verlags-GmbH, Stuttgart 1971.

RECKEWEG, H. H.: Die wissenschaftlichen Grundlagen der biologischen Medizin. Homotoxin-Journal 10 (1971) Nr. 6, S. 345–359.

SCHINDLER, R.: Biochemie der Regeneration. In: BÜCHNER-LETTERER-ROULET: Handbuch der Allg. Pathologie. Band VI/2, S. 1–128. J. Springer, Berlin 1969.

SCHMID, F.: Mitochondrien. Fortschr. Med. 85 (1967) Nr. 7, S. 286–287.

WEILER, E.: Über die Immunologie von Tumoren. Strahlentherapie 93 (1954) S. 213.

Zweitschäden von ZNS und Vegetativum

ABDERHALDEN, E.: Zit. aus: RAWER, O.: Die Behandlung inoperabler Carcinome und Rezidive mit Zellulartherapie. „Zellular-Therapie" 1967, Nr. 34, S. 15–24.

ACKERMANN, G.: Allergie und Krebs. Ars Medici 55 (1965) Nr. 7, S. 451–457.

BELLA, J. I.: Kleinhirndegeneration bei Magenkarzinom. Brit. med. J. 1968/I, S. 34. – Ref. in: Krebsarzt 23 (1968) Nr. 5, S. 351.

BIOTONOMED-MESSGERÄTE GmbH. (Wiss. Abt.): Biotonometrie, Grundlagen und Anwendungen. Stuttgart 1971.

BLUMER, W.: Toxische Encephalose infolge langdauernder Einwirkung von Verkehrsabgasen. Ars Medici 61 (1971) Nr. 10, S. 741–752.

BOGENDÖRFER, L.: Über den Einfluß des Zentralnervensystems auf Immunitätsvorgänge. Arch. Exper. Path. Pharmak. (Leipzig) 124 (1927) S. 65.

BRAIN, L. u. NORRIS, F. H.: The Remote Effects of Cancer on the Nervous System. Vol. I. (Contemporary Neurology Symposia 1965) Grune & Stratton, New York 1965.

BULLOUGH, W. S.: Mitotic and Functional Homeostasis. (Mitotische und funktionelle Homöostase) Cancer Research 25 (1965) S. 1683. – Ref. in: Arch. f. Geschwulstforsch. 27 (1966) Nr. 2, S. 169.

FEYRTER, F.: Über die Pathologie peripherer vegetativer Regulationen . . . In: BÜCHNER-LETTERER-ROULET: Handbuch der Allg. Pathologie. Band VIII/2, S. 344. J. Springer, Berlin 1966.

FISCHER-WASELS, B.: Die Hormone u. ihre Bedeutung für Entstehung u. Wachstum bösartiger Geschwülste. Endokrinologie 14 (1934) Nr. 2, S. 100.

GRATZL, K. u. MARTIN, U.: Das Vegetonogramm. Med. Mschr. 6 (1952) Nr. 8, S. 507–512 u. 7 (1953) Nr. 2, S. 100.

GREUER, W.: Allergie und Carcinom in ihrer Beziehung zu Konstitution und Umwelteinflüssen. Hippokrates 27 (1956) Nr. 6, S. 189–191.

HAGER, H.: Allgemeine morphologische Pathologie des Nervengewebes. In: BÜCHNER-LETTERER-ROULET: Handbuch der Allg. Pathologie. Band III/3, S. 1–385. J. Springer, Berlin 1968.

HOFF, F.: Klinische Physiologie und Pathologie. G. Thieme, Stuttgart 1954.

HUHN, F. O., SCHNEPPENHEIM, P. u. STRAKE, H.: Tumorwachstum u. Nebenniere. Dtsch. Med. Wschr. 81 (1956) Nr. 10, S. 336–338.

JAFFKE, F.: Fokus – Schilddrüse – Krebs. Medizin heute 14 (1965) Nr. 2, S. 43/44.

MICHEEW, W.: Krebs und Nervensystem. Med. Mschr. 7 (1953) S. 255.

MÜHLMANN (MILMAN), M.: Vegetatives Nervensystem und Geschwulstbildung. G. Fischer, Jena 1931.

NOETZEL, H.: Die Struktur des zentralen und peripheren Nervensystems als Grundlage seiner Funktion und seiner Erkrankungen. In: BÜCHNER-LETTERER-ROULET: Handbuch der Allg. Pathologie. Band III/3, S. 386–482. J. Springer, Berlin 1968.

OVERHOF, C.: Physikalische Grundlagen d. Elektro-Diagnose-Verfahren. Erfahrungsheilk. 3 (1954) S. 495–504.

PETROFF, N. N.: Der Einfluß des Nervensystems auf das Geschwulstwachstum. VEB Verlag Volk u. Gesundheit, Berlin 1954.

REGELSBERGER, H.: Der bedingte Reflex und die vegetative Rhythmik des Menschen. J. Springer, Wien 1952.

RICKER, G.: Pathologie als Naturwissenschaft – Relationspathologie – (für Pathologen, Physiologen, Mediziner und Biologen) J. Springer, Berlin 1924.

RICKER, G.: Allgemeine Pathophysiologie als Beitrag für eine Grundlage der Theorie der Medizin von A. D. SPERANSKY . . . Hippokrates-Verlag, Stuttgart 1948.

RILLING, S.: Vagus und Sympathicus in Diagnostik und Therapie. K. F. Haug, Ulm 1955.

RILLING, S.: Die Biotonometrie. Technik in der Medizin 1 (1971) Nr. 4, S. 140–145.

RÖSSLE, R.: Allergie und Pathergie. Klin. Wschr. 12 (1933) S. 574.

SCHLIEPHAKE, E.: Die vegetativen Regulationen und die Milz. Wien. Med. Wschr. 102 (1952) Nr. 44, S. 880.

SCHLIEPHAKE, E.: Das Krebsproblem in neuer Beleuchtung. Hippokrates 23 (1952) Nr. 16, S. 431–433.

SCHLITTER, H. E.: Über die modifizierende Rolle des vegetativen Nervensystems bei der Krebsentstehung und Krebsausbreitung . . . Mitt. Ges. Bekämpf. Krebskrankh. 3 (1965) S. 844. – Ref. in: Arch. f. Geschwulstforsch. 27 (1966) Nr. 2, S. 147–148.

SCHLITTER, H. E.: Ergebnisse der Geschwulstforschung hinsichtlich der Allgemeinschädigung Krebskranker unter Berücksichtigung neurohumoraler Zusammenhänge. Z. Blut- u. Geschwulst-Krankh. 1969, Nr. 1, S. 16–22.

SEEGER, P. G.: Die Funktion der Cytoplasma-Granula und ihre Bedeutung für die cancerogene Entartung. Z. Krebsforsch. 57 (1950) S. 113–120.

SEEGER, P. G.: Das Krebsproblem, ein Problem oxydativer Fermentstörung, als Ursache oder Folge einer Virusbildung. Z. Krebsforsch. 57 (1951) S. 387–404.

SPERANSKY, A. D.: Grundlagen einer Theorie der Medizin. Arbeitsgemeinschaft Med. Verlage GmbH. – Dr. W. Saenger, Berlin 1950.

SZATMARY, E. u. FEHER, T.: Über die Nebennierenrinden-Funktion von leukämischen Kranken. Arch. f. Geschwulstforsch. 27 (1966) S. 129–137.

VEIL, W. H. u. STURM, A.: Die Pathologie des Stammhirns und ihre vegetativen klinischen Bilder. G. Fischer, Jena 1942.

WEISS, J.: Erhöhte Insulin-Toleranz bei Krebs. Ärztl. Prax. 11 (1959) Nr. 45, S. 1606.

WITEBSKY, E., ROSE, N. R., PAINE, J. R. u. EGAN, R. W.: Thyroid-Specific Autoantibodies in Immunology and Cancer. Ann. N. Y. Acad. Sc. 69 (1967) S. 669.

Zweitschäden der Verdauungswege

BECHER: Klin. Wschr. 1931/II, S. 1057.

BOLCK, F.: Der Verdauungstrakt und die großen Drüsen. In: BÜCHNER-LETTERER-ROULET: Handbuch der Allg. Pathologie. Band III/2, S. 44–362. J. Springer, Berlin 1960.

BÜRGER, M.: Einführung in die pathologische Physiologie. G. Thieme, Leipzig 1949.

BÜRGER u. OETER: HOPPE-SEYLER's Z. 182 (1929) S. 141 u. 184 (1929) S. 257.

BÜRGER u. WINTERSEEL: Z. exper. Med. 66 (1929) S. 459.

HENNING-BAUMANN: Die Krankheiten des Darmes. In: Handbuch der Inneren Medizin. Band 3 (1938).

HERZ, H.: Die Störungen des Verdauungsapparates als Ursache und Folge von Allgemeinerkrankungen . . . Karger, Basel 1914.

HOFF, A.: Der kranke Darm. Hippokrates 23 (1952) Nr. 8, S. 216–222.

HOFF, F.: Klinische Physiologie u. Pathologie. G. Thieme, Stuttgart 1954.

IMSCHWEILER, A.: Über das Verhalten der basal-gekörnten Zellen im Darmepithel . . . Z. Mikr.-anat. Forsch. 47 (1940) S. 441.

LANDOIS-ROSEMANN: Lehrbuch der Physiologie des Menschen. Urban & Schwarzenberg, Berlin, 22. Aufl. 1942 (u. folg. Aufl.).

MAYR, F. X.: Wann ist unser Verdauungsapparat in Ordnung? Die verhängnisvollste Frage. Wien, 2. Aufl. 1951.

von MÖLLENDORFF, W. u. BARGMANN, W.: Handbuch der mikroskopischen Anatomie des Menschen. Band V/3: Zähne, Darm, Atmungsapparat. J. Springer, Berlin 1936.

OEHLERT, W.: Regeneration, Hyperplasie und Cancerisierung am Beispiel der epithelialen Wechselgewebe. In: BÜCHNER-LETTERER-ROULET: Handbuch der Allg. Pathologie. Band VI/2, S. 244–374. J. Springer, Berlin 1969.

OPPENHEIMER, C.: Handbuch der Biochemie. Band V: Verdauung, Resorption, Exkretion. G. Fischer, Jena 1925.

POLONOWSKI, M.: Medizinische Biochemie. K. F. Haug, 5. Aufl. 1951.

SCHREUER, M.: Kotbildung, Zusammensetzung und Chemie der Faeces. In: OPPENHEIMER, C.: Handbuch der Biochemie. Band V. G. Fischer, Jena 1925.

VOIT, E.: Z. f. Biologie 92 (1932) S. 169.

Zweitschäden des Darmmilieus

Siehe Kapitel 14 (Die Bedeutung der Darmflora . . .)

Zweitschäden der Leber

ADLER, A.: Die Leber als Exkretionsorgan. In: Handbuch d. Physiologie. Band 4 (1929).

BENKÖ, A., KOLTAY, M. u. GABOR, P.: Über die Fernwirkung karzinogener Stoffe mit besonderer Berücksichtigung der Leberveränderungen. Arch. f. Geschwulstforsch. 5 (1953) S. 47.

BERES: Zit. aus: LIEK, E.: Krebsverbreitung, Krebsbekämpfung, Krebsverhütung. S. 157. J. F. Lehmann, München 1932.

BOLLMANN u. MANN: Physiologie der geschädigten Leber. Ergebnisse d. Physiologie 38 (1936).

EPPINGER: Die Leberkrankheiten. J. Springer, Wien 1937.

FISCHLER: Physiologie und Pathologie der Leber. 1925.

GRAFFI, A., HEBEKERL, W. et al.: Über chemische Frühveränderungen der Rattenleber nach Verfütterung cancerogener Azo-Farbstoffe. Arch. f. Geschwulstforsch. 5 (1953) Nr. 1, S. 1–24 u. Nr. 2, S. 101–110.

GREIF, St.: Funktionelle Wechselbeziehungen zwischen Leber und Karzinom. Wien. Med. Wschr. 1961, S. 313.

HORSTERS, H.: Leberfunktion und Krebs. Dtsch. Med. Journ. 2 (1951) Nr. 23/24, S. 550–555.

MIKHAILOV, V. et al.: Investigations of chronic gamma-irradiation of the heart, the liver, and the kidneys. (Untersuchungen von chronischer Gammabestrahlung des Herzens, der Leber und der Nieren.) Neoplasma 12 (1965) S. 305. – Ref. in: Arch. f. Geschwulstforsch. 27 (1966) Nr. 2. S. 185.

RUBIN, E. u. LIEBER, Ch. S.: Alcohol-induced hepatic injury in non-alcoholic volunteers. N. Engl. J. Med. 278 (1968) S. 869–876 – Ref. in: Dtsch. Ärzteblatt 66 (1969) Nr. 25, S. 1865.

WOLF, M. u. RANSBERGER, K.: Wirkung proteolytischer Enzyme auf die gegenseitige Wachstumsbeeinflussung von normalen und Tumorgeweben. Arch. f. Geschwulstforsch. 31 (1968) Nr. 4, S. 317–331 (insb. 322).

Zweitschäden der Ausscheidungsorgane

ASCHNER, B.: Ist die Unterdrückung der Hämorrhoidal- und Menstrual-Blutungen belanglos? Münch. Med. Wschr. 1934, Nr. 12.

BERTALANFFY, I.: Theoretische Biologie. Berlin 1942.

BÜCHNER, F.: Allgemeine Pathologie. München 1950.

HIPPOKRATES: Zit. aus: ASCHNER, B.: Lehrbuch der Konstitutionstherapie. S. 93. Hippokrates-Verlag, Stuttgart 1953.

RECKEWEG, H. H.: Homotoxine und Homotoxikosen. Aurelia-Verlag, Baden-Baden 1955.

SEITZ-AMREICH: Biologie und Pathologie des Weibes. Band V, S. 855 u. II, S. 547–553. Urban & Schwarzenberg, Berlin–Wien 1953 u. 1952.

VANNOTTI, A.: Porphyrine und Porphyrin-Krankheiten. J. Springer, Berlin 1937.

Zungen-Veränderungen

BLOND, K.: The Liver and Cancer. J. Wright & Sons Ltd., Bristol 1955.

HOFFMANN, H. L.: Vademecum pathologischer Zungenbilder. Nordmark-Werke, Ütersen/Holst., 4. Aufl. 1967.

JACOBY, H.: Eine Veränderung der Zungenzeichnung bei bestimmten Krankheiten, besonders bösartigen Neubildungen und Leberleiden. Medizinische 1958, Nr. 16, S. 670–673.

JACOBY, H.: Veränderungen der Zunge in der Diagnostik des prakt. Arztes. F. K. Schattauer, Stuttgart 1960.

SCHICK, F.: Der Mund als Spiegel der Krankheit. J. A. Barth, Leipzig 1939.

STROBL, A.: Über die Zungendiagnostik. Dtsch. Homöop. Mschr. 7 (1956) Nr. 2, S. 57–68.

STROBL, A.: Die Zungendiagnostik als Hilfsmittel des prakt. Arztes. Erfahrungsheilk. 1957, Nr. 9; Sonderdruck d. K. F. Haug, Heidelberg.

Störung der Kanalisation

NEBEL, A.: Berliner Homöop. Z. 1914, Nr. 12 u. 1915, Nr. 6.

NEBEL, A.: Aus meiner Krebsforschung und Krebsbehandlung. In: SCHLEGEL, E.: Die Krebskrankheit – ihre Natur und ihre Heilmittel. (S. 263–282) Hippokrates-Verlag, Stuttgart, 2. Aufl. 1927.

PRATT, E. H.: J. Amer. Assoc. Orificial Surgeons 2, Nr. 3.

SCHLEGEL, O.: Dtsch. Z. Homöop. 1925, Nr. 12.

Zweitschäden des RES (= der Abwehrorgane)

ASCHOFF, L.: Das Reticulo-Endotheliale System. Erg. Inn. Med. u. Kinderheilk. 26 (1924).

AULER, H. u. SCHILLING, W.: Über die Beeinflussung des Geschwulstwachstums durch Lymphdrüsen-Entfernung. Z. Krebsforsch. 46 (1937) S. 241.

BEGEMANN, H.: Das Blut als Organ. In: BÜCHNER-LETTERER-ROULET: Handbuch der Allg. Pathologie. Band III/2, S. 1–43. J. Springer, Berlin 1960.

BRÜDA, B. E.: Die Bedeutung des R-E-S für das Blastom-Wachstum. Z. Krebsforsch. 34 (1931) S. 185.

BÜNGELER, W.: . . . Untersuchungen zur Frage der allgemeinen Geschwulst-Disposition. Frankf. Zschr. Path. 39 (1929) S. 314.

BÜNGELER, W.: Die Bedeutung der Milz für Wachstum und Stoffwechsel bösartiger Tumoren. Frankf. Zschr. Path. 43 (1932) S. 409.

BURNET, F. M.: The Clonal Selection Theory of Acquired Immunity. Vanderbilt University Press, Nashville 1959.

CARPENTER, W.: Die Krebszelle und der natürliche Abwehrmechanismus. Zbl. Gyn. 50 (1926) S. 3492.

CASPARI, W.: Über die Abwehrmaßnahmen des Organismus gegen die Entstehung der Krebskrankheit und ihre Bedeutung für den Heilungsvorgang. – Wiss. Woche zu Frankfurt/M., Bd. 2, Carcinom. – G. Thieme, Leipzig 1935.

COTTIER, H., HESS, M. W., ROOS, B. u. GRÉTILLAT, P. A.: Regeneration, Hyperplasie und Onkogenese der lympho-retikulären Organe. In: BÜCHNER-LETTERER-ROULET: Handbuch der Allg. Pathologie. Band VI/2, S. 496–766. J. Springer, Berlin 1969.

DOMAGK, G.: Die experimentelle Geschwulstforschung. In: BÜCHNER-LETTERER-ROULET: Handbuch der Allg. Pathologie. Band VI/3, S. 242–367. J. Springer, Berlin 1956.

DONAT, R.: Die Reaktion des lymphatischen Gewebes beim Krebs. Z. Krebsforsch. 54 (1944) S. 301.

EHRICH, W. E.: Die cellulären Bildungsstätten der Antikörper. Klin. Wschr. 33 (1955) S. 315.

FELIX, K.: Die Funktion der Serumproteine. Verh. Dtsch. Ges. Inn. Med. 66 (1960) S. 265.

FICHERA, G.: Über die Bedeutung von Organgleichgewichtsstörungen für die Tumorgenese sowie eine lytische regulierende Organotherapie der malignen Tumoren. Klin. Wschr. 12 (1933) S. 1957.

FISCHER, W.: Die Reaktion des Organismus bei bösartigen Geschwülsten. Wiss. Zschr. d. Univ. Jena 1951/52, Nr. 3.

FISCHER, W.: Über Abwehrvorgänge im Körper bei Geschwülsten. Zbl. Allg. Path. 91 (1954) S. 301.

FROHBERG, H. u. MATHIES, E.: Ein Beitrag zur unspezifischen Tumorimmunität. Z. Krebsforsch. 61 (1956) S. 280.

FROMME, A.: Das Mesenchym und die Mesenchym-Theorie des Karzinoms. Th. Steinkopff, Dresden–Leipzig 1953.

GELLER, F. C.: Karzinom und Mesenchym. Arch. f. Geschwulstforsch. 2 (1950) S. 171.

GRAF, H.: Das Problem der körpereigenen Abwehr beim Krebswachstum. Hüthig, Heidelberg 1969.

GÜNTHER, O.: Die Entstehung der Antikörper. Dtsch. Med. Wschr. 86 (1961) S. 2107.

HACKMANN, Ch.: Die Bedeutung einer . . . Resistenz-Steigerung . . . für das Tumorwachstum. Vortrag auf der Arbeitstagung d. „Ges. z. Bekämpf. d. Krebskrankh., Nordrhein-Westfalen e. V.", Dez. 1962.

HEGEMANN, F.: Über die Sensibilisierbarkeit von Tumorkranken. Arch. f. Geschwulstforsch. 32 1968) S. 339–379.

HEIDE, K.: Chemie der Antikörper. Vortrag auf d. 12. Kongreß der Dtsch. Ges. f. Bluttransfusion, 31. 5.–2. 6. 66, Basel.

HIRSZFELD, L., HALBER, W. u. LASKOWSKI, J.: Über serologische Spezifität der Krebszellen. Klin. Wschr. 8 (1929) S. 1563.

HÖRING, F.: Die verschiedenen Arten der Immunität und ihre künstliche Beeinflussung. Medizinische 1959, Nr. 35, S. 1510–1515.

KALLENBACH, H.: Beeinflussung der Metastasen-Häufigkeit durch Resistenz-Minderung. Langenbeck's Archiv. f. Klin. Chir. 300 (1962) S. 437–462.

KIRCHHOFF, H.: Körpereigene Abwehr und bösartige Geschwülste. K. F. Haug, Ulm 1957.

KLUGMANN – HANSCH: Körpereigene Abwehr und konservative Krebstherapie. Med. Welt 1961, S. 3166.

KOLAR, V. et al.: Komplement bei den menschlichen malignen Geschwulsterkrankungen. Neoplasma 14 (1967) S. 67. – Ref. in: Krebsarzt 22 (1967) S. 344.

LAMPERT, H. u. SELAWRY, O.: Körpereigene Abwehr und bösartige Geschwülste. (Verhandl.-Bericht d. 1. Tagung über Tumorbeeinflussung durch Hyperthermie u. Hyperämie) K. F. Haug, Ulm 1957.

LANDSBERGER, A.: Zur Frage der körpereigenen Tumorabwehr. „Zellular-Therapie" 1966, Nr. 32, S. 29–39.

LANDSBERGER, A.: Beitrag zur Tumor-Morphologie. „Zellular-Therapie" 1967, Nr. 34, S. 11–13.

MACKAY, I. R., LEE, A. K. Y. u. ROWLEY, M.: Antibody producing Capacity in Human Cancer. Brit. J. Cancer 24 (1970) Nr. 3, S. 454–463.

MAHNERT, A. u. MOSER, H.: Die Bedeutung funktioneller Störungen im Mesenchym für das Krankheitsgeschehen beim Krebs. Krebsarzt 5 (1950) S. 272–281.

MELCHIOR, E.: Über Resistenz-Vorgänge beim Krebs. Forsch. Prax. Fortbild. 17 (1966) S. 432. – Ref. in: Krebsarzt 22 (1967) S. 127.

MEYTHALER, F. u. TRUCKENBRODT, H.: Körpereigene Abwehr und Krebs. Ärztl. Forsch. 12 (1958), S. 217; Ärztl. Praxis 15 (1963) Nr. 1/2.

NOSSAL, G. I. V.: Immunologie und Krebs. Die Gelben Hefte (Behring-Werke, Marburg/Lahn) 12 (1972) Nr. 1, S. 1–4.

OLD, L. J. et al.: The Role of the Reticuloendothelial System in the Host Reaction to Neoplasia. Cancer Research 21 (1961) Nr. 9, S. 1281–1300.

OSWALD, W.: Krebs und Abwehr. Ars Medici 59 (1969) Nr. 9, S. 608–619.

PISCHINGER, A.: Krebs und Abwehreinrichtungen des Organismus. Krebsarzt 21 (1966) Nr. 5, S. 297–311.

RATZENHOFER: Morphologie u. Bedeutung der Funktionsstörung des Mesenchyms (nebst Beobachtungen über Veränderungen am Gefäß-Nerven-Gewebe) bei Carcinom. Hollinek, Wien 1950.

RHOADS, C. P.: Die Zukunft der Krebsforschung. Dtsch. Med. Wschr. 81 (1956) Nr. 46, S. 1869.

RUBIN: Zit. aus: KAHLERT, W.: Krebs . . . (Ein Bericht über den Internat. Krebskongreß 1962 in Moskau) Hippokrates-Verlag, Stuttgart 1963.

SCHEURLEN, P. G.: Immunologische Aspekte bösartiger Tumoren. Med. Welt 22 (1971) Nr. 33/34, S. 1257–1261.

SCHMID, F.: Mechanismen der körpereigenen Abwehr. Phys. Med. u. Rehabil. 9 (1968) Nr. 8, S. 214–218.

SCHMIDT-MATTHIESEN: Die Bedeutung des Bindegewebes für das Karzinomwachstum, für Prognose und Therapie. Krebsarzt 14 (1959) Nr. 5, S. 161–174.

SCHNITZER, A.: Wie entsteht die Krebskrankheit? (Eine experimentelle u. klinische Studie zur Klärung der Krebsentwicklung) Orell Füssli, Zürich 1970.

WATERMANN, N.: Zur Analyse der Tumor-Resistenz. Z. Krebsforsch. 34 (1931) S. 313 u. 40 (1934) S. 377.

WRBA, H. u. RABES, H.: Zur natürlichen Resistenz gegen Impftumoren. Z. Krebsforsch. 65 (1962) S. 17.

11. Kapitel

PHASE III DES KREBSGESCHEHENS: TUMORMILIEU UND ABWEHRSCHWÄCHE

Tumormilieu

BERGUT, F. A.: Der Zustand des Blutgerinnungssystems bei Krebskranken. Sowjetsk. Med. 1967, Nr. 5, S. 102. – Ref. in: Krebsarzt 23 (1968) S. 114.

BERNARD, C.: Zit. aus: LUMIÈRE, A.: Zeitgemäße Humoral-Medizin. K. F. Haug 1950.

BIERICH, R.: Lokales Wachstum und Generalisierung der Geschwulst. Z. Krebsforsch. 56 (1949) Nr. 4/5, S. 339–342.

BLOND, K.: Dysproteinemia and Paraproteinemia as the Causes of Carcinoma. (Dysproteinämie u. Paraproteinämie als Krebsursachen) J. Int. Coll. Surg. (London) 30 (1958) S. 772. – Ref. in: Krebsarzt 15 (1960) S. 76.

BÜNGELER, W.: Der Begriff der Präcancerose. Strahlentherapie 96 (1955) S. 296.

EMMRICH, R., GÖTZE, E., PENITZKA, G.: Über wachstum-beeinflussende Stoffe des Blutes. Z. Krebsforsch. 59 (1953) S. 191–208.

ENDO, H.: Biochemische Studien zur Präcancerose. Mat. Med. Nordmark 1968, S. 593. – Ref. in: Krebsarzt 24 (1969) S. 114.

von EULER, H. u. SKARZYNSKI, B.: Biochemie der Tumoren. F. Enke, Stuttgart 1942.

FLASCHENTRÄGER, B. u. LEHNARTZ, E.: Physiologische Chemie. 6 Bände. J. Springer, Berlin 1951–1960.

GEIGER, H.: Krebsforschung am Scheidewege. Krebsarzt 21 (1966) Nr. 6, S. 410.

GRAMLICH, F.: Die Rezeptor-Funktion der Erythrocyten. S. Karger, Basel 1966. – Ref. in: Krebsarzt 22 (1967) S. 425.

HINSBERG, K.: Das Geschwulstproblem in Chemie und Physiologie. Th. Steinkopff, Dresden 1942 (S. 35–41).

HINSBERG, K. u. BERENDT, H. W.: Bericht über den 5. Internat. Krebskongreß in Paris v. 16.–22. Juli 1950. Z. Krebsforsch. 57 (1950) Nr. 2, S. 191–220.

HIRSCH, H. H.: Über den Tumorstoffwechsel. Z. Krebsforsch. 58 (1952) S. 646–653.

KEIL, E.: Thrombose und Krebs. Krebsarzt 12 (1957) Nr. 5, S. 266–271.

KÖGL, F. u. ERXLEBEN, H.: Zur Ätiologie der malignen Tumoren. – I. Mitteilung: Über die Chemie der Tumoren. Z. Physikal. Chemie 258 (1939) S. 57.

KÖGL, F.: Chemische u. biochemische Untersuchungen über Tumorproteine. Experientia (Basel) 5 (1949) S. 173.

KÜNZLI von FIMELSBERG: Was ist unter HAHNEMANNs „Psora“ zu verstehen? Allg. Hom. Ztg. 199 (1954) Nr. 8, S. 244–250.

MICHALICA, W.: Vergleichende Messungen der Wasserstoff-Konzentration des Blutes weibl. Tumorkranker vor und nach der primären Radium- u. Röntgenbestrahlung. Krebsarzt 24 (1969) Nr. 3, S. 161–166.

von NIDA, S. W. M.: Magnesium-, Calcium- u. Kalium-Verlagerungen, Kortikoid- u. Enzym-Aktivität beim Mamma-Ca. Krebsarzt 14 (1959) Nr. 2, S. 41–48.

PETRIDES, P.: Die Präcancerosen. Fortschr. Med. 75 (1957) Nr. 24, S. 700.

SANDER, F. F.: Der Säure-Basen-Haushalt des menschlichen Organismus. Hippokrates-Verlag, Stuttgart 1953.

SCHINZ, H. R. u. BUSCHKE, F.: Krebs und Vererbung. G. Thieme, Leipzig 1935.

SCHMÄHL, D. et al.: Tumorzellen und Organmilieu. Z. Krebsforsch. 70 (1967) S. 130.

SCHMÄHL, D. u. RIESEBERG, Th.: Experimentelle Untersuchungen an Ratten über die

Metastasierung von Tumoren. Z. Krebsforsch. 62 (1958) S. 456–480.
SEEGER, P. G.: Milchsäure und Krebs. Ärztl. Forsch. 20 (1966) Nr. 11, S. 587–595.
SELYE, H.: Stress beherrscht unser Leben. Econ, Düsseldorf 1957.
SEVERI, L. u. SQUARTINI, F.: Die biometrischen Probleme des Krebses. Z. Krebsforsch. 61 (1956) S. 180–194.
TSCHAKLIN, A. W.: Aktuelle Probleme der Krebsforschung. Bild d. Wissenschaft 6 (1969) Nr. 6, S. 556–561.
WOHLGEMUTH, W.: Zur Krebsgeschwulstentwicklung. Dtsch. Gesundheitswesen 12 (1957) Nr. 26, S. 793–798.
WUHRMANN, F. u. WUNDERLY, Ch.: Über Veränderungen der Bluteiweißkörper bei bösartigen Geschwülsten. Oncologia 1 (1948) S. 73.
ZERLETT, G. et al.: Die „Trias-Färbung" nach Papierelektrophorese bei malignen Erkrankungen. (Darstellung der Kohlenhydrate, Lipoide u. Proteine) Med. Klin. 52 (1957) S. 2243. – Ref. in: Krebsarzt 14 (1959) S. 106.
Siehe auch die einschlägigen Literatur-Hinweise zu den Kapiteln 10 und 22!

A b w e h r s c h w ä c h e

Einschlägige Hinweise in den Literatur-Verzeichnissen zum 8., 9. und 10. Kapitel!

12. Kapitel

PHASE IV UND V DES KREBSGESCHEHENS: TUMORBILDUNG UND TUMORSYMPTOME

Einschlägige Hinweise finden sich in den Literatur-Verzeichnissen zum 1. u. 2. Kapitel!

13. Kapitel

DIE BEDEUTUNG DER KOPFHERDE FÜR DAS KREBSGESCHEHEN

ALTMANN, L.: Propädeutik der Herdlehre . . . Jahresberichte d. DAH 15 (1967/68) S. 109–114.
ALTMANN, L.: Mißverständnisse in der Fokaltherapie. Ärztl. Praxis 21 (1969) Nr. 27, S. 1567 u. 1583–1589 u. Nr. 28, S. 1658–1662.
ALTMANN, L. u. DÖPKE, G.: Richtlinien für den praktischen Arzt zur Diagnostik und Therapie der Herderkrankungen. Jahresberichte der DAH 14 (1965/66) S. 76.
AMREICH, A. I.: Konservative Behandlung des Ca. Colli. In: SEITZ-AMREICH: Biologie u. Pathologie des Weibes. Band IV, S. 1058. Urban & Schwarzenberg, Berlin–Wien 1955.
BERGSMANN, O., DAMBÖCK, E., GLASER, M. u. PUCHAS, A.: Der banale extrapulmonale Herd als Gestaltungsfaktor der Lungentuberkulose. Praxis d. Pneumologie 22 (1968) Nr. 3, S. 145–156.
von BREHMER, W.: Die Vergiftung der Blutbahn durch Zahngifte. In: von BREHMER, W.: Zusammengefaßter Bericht über den III. Kongreß der „Internat. Freien Akademie" in Bad Kreuznach 1952.
D. A. H. (= Deutsche Arbeitsgemeinschaft f. Herdforschung u. Herdbekämpfung e. V.): Verzeichnis der Bibliothek d. DAH nach dem Stand vom Sept. 1957.
DOSCH, P.: Neues vom weichen Bindegewebe und vom Störfeld. Erfahrungsheilk. 17 (1968) Nr. 5, S. 151–156.
DOSCH, P.: Krebsgeschehen und Neuraltherapie. Erfahrungsheilk. 20 (1971) Nr. 3, S. 65–72.
DOSCH, P.: Lehrbuch der Neuraltherapie nach HUNEKE. K. F. Haug, Heidelberg, 3. Aufl. 1971.
EGER, W. u. HOSPES, K.: Herd und Allgemeinreaktionen des Organismus im Lichte neuer Forschungsergebnisse. Ärztl. Praxis 11 (1959) Nr. 40, S. 1355 u. 1371–1376.
FISCHER, G.: Die Wurzelbehandlung im Lichte der großen Chirurgie, ihre Irrwege und deren Vermeidung. Österr. Z. Stomat. 53 (1956) Nr. 6, S. 281–289.
FLEISCHHACKER, H.: Zur klinischen Bedeutung des Herdgeschehens. Österr. Z. Stomat. 60 (1963) S. 10.
FUDALLA, S. G.: Der kranke Zahn als Mesenchymstörer. Erfahrungsheilk. 15 (1966) Nr. 12, S. 376–383.
GÄBELEIN, K.: Zur Frage der Existenz der Thioäther beim gangränösen Abbau. Dtsch. Zahnärztl. Zeitschr. 15 (1960) Nr. 10, S. 806–808.
GASSER, F.: Neben- u. Fernwirkungen zahnärztlicher Materialien. (FdM-Tabellen für die Praxis) Fortschr. d. Med. 86 (1968) Nr. 10, S. 438–439.
GLASER-TÜRK, M.: Die modernen experimentellen Grundlagenerkenntnisse des Herdgeschehens. Fortbildungshefte d. Internat. Ges. f. Elektroakupunktur e. V., Juli 1971, Nr. 1.
GROTE–BIRCHER–FEY–ZABEL: Therapie der Herderkrankungen. Hippokrates-Verlag, Stuttgart 1950.
HARTLMAIER: Der Zahnarzt und das Ernährungsproblem. (POTTENGER's Katzenversuche – ein Beitrag zur Klärung) Zahnärztl. Mitteil. 1953 (15. Sept.).
HILLER: Herderkrankungen, Grundlagenforschung u. Praxis. C. Hanser, München 1956.
HUNEKE, F.: Das Sekundenphänomen. K. F. Haug, Ulm–Heidelberg 1965.
HUNEKE, W.: Impletoltherapie u. andere neuraltherapeutische Verfahren. Hippokrates-Verlag, Stuttgart 1952.
ISKRAUT, H.: Können wurzelbehandelte Zähne für die Krebsentstehung verantwortlich ge-

macht werden? Das Dtsch. Zahnärzteblatt 1956, Nr. 9.

ISSELS, J.: Fokalinfekt und Krebs. Dtsch. Zahnärztl. Zeitschr. 11 (1956) Nr. 3, S. 123–131.

ISSELS, J.: Können wurzelbehandelte Zähne Krebs erzeugen? Das Dtsch. Zahnärzteblatt 1956, Nr. 19.

ISSELS, J.: Die Rolle des Herdes im Rahmen der internen Geschwulstbehandlung. Therapiewoche 9 (1958/59) Nr. 2.

JUNGE-HÜLSING, G.: Untersuchungen zur Pathophysiologie des Bindegewebes. Hüthig, Heidelberg 1965.

KELLNER, G.: Die Wirkung des Herdes auf die Labilität des humoralen Systems. Österr. Z. Stomat. 60 (1963) S. 312.

KESSLER, W.: Ernährung und Zähne. Hippokrates 25 (1954) Nr. 14, S. 440–445.

KLUSSMANN, W.: Gebißverfall, Zivilisations-Dystrophie, Verlust der Ganzheit. Gesundheits-Sicherung (M. Kinau, Lüneburg) Nr. 4, S. 23–38.

KNOLLE, G.: Gebißbefunde bei Tumorkranken zu Beginn der Nachkuren. Zahnärztl. Prax. 16 (1965) Nr. 4, S. 37–38.

KOBURG, E.: Med. Welt 17 (1966) S. 2000. – Ref. in: Selecta 9 (1967) Nr. 22, S. 1662.

KRAMER, F., THOMSEN, J. u. VOLL, R.: Histologische, bakteriologische, statistische u. kasuistische Beiträge zum odontogenen Herdgeschehen. Med.-Lit. Verlag Dr. Blume & Co, Uelzen.

KULENKAMPFF, D.: Zur Genese der Zahnherde im Lichte der Lehre vom Mesenchym. Hippokrates 25 (1954) Nr. 14, S. 429–435.

KUMPF, A.: Die Entzündungen der Nasennebenhöhlen. Hippokrates 25 (1954) Nr. 4, S. 120–123.

LENTRODT, K. W.: Zur Problematik der Herdbehandlung in der Zahnheilkunde. In: Therapie der Herderkrankungen – Nauheimer Tagung 1953. C. Hanser, München 1954.

MATZKER, J. u. HERBRAND, R.: Zur Frage des Zusammenhanges zwischen Hals-Lymphogranulomatose und Vorhandensein oder Fehlen der Gaumentonsillen. Mschr. Ohrenheilkunde (Wien) 100 (1966) Nr. 9, S. 410–415. – Ref. in: Praxis-Kurier (1966) Nr. 14 (Tonsillektomie und Tumor).

MEDEBACH, H.: Ein kasuistischer Beitrag mit Bildern zum Problem der chronischen Gonorrhoe als Focus. (III: Die Klinik des Focus [Carcinom]) Dr. Medebach, Gießen 1967/68.

MEYER, W.: Die anatomischen Grundlagen der Wurzelbehandlung. Dtsch. Zahnärztl. Zeitschr. 15 (1960) Nr. 10, S. 777–786.

MÜNCH, J.: Dentogene Herderkrankungen. Med. Mschr. 5 (1951) Nr. 6, S. 381–384.

PAASCH, G.: Der vitale Zahn und seine Erkrankungen im Lichte eines neu entdeckten Sinnesorgans, genannt: Reticulum dentale. Quintessenz d. Zahnärztl. Lit. 1950 (Dez.).

PISCHINGER, A.: Krebs und Abwehr-Einrichtungen des Organismus. Krebsarzt 21 (1966) Nr. 5, S. 297–311.

PÖHLER, G.: Die Stellung des pulpentoten Zahnes im Rahmen der Ganzheitsbetrachtung. Das Dtsch. Gesundheitswesen 14 (1959) Nr. 6, S. 274–277.

PROELL, F.: Zahnaufbau und Zahnverfall in Abhängigkeit von der Ernährung. J. A. Barth, Leipzig 1956.

RAAB, H.: Die Wurzelbehandlung als fokale Belastung des Vegetativums. Prakt. Arzt (Wien) 1961, S. 167, 225.

RAAB, H.: Experimentelle Untersuchungen über die Beziehungen zwischen dem Zahnsystem des Oberkiefers und den Gaumenmandeln. Stoma (Heidelberg) 19 (1966) S. 3.

RAUSCH, F. (Hrsg.): Jahresberichte d. Deutschen Medizinischen Arbeitsgemeinschaft f. Herdforschung u. Herdbekämpfung (DAH) e. V. Band I mit XVIII. Werk-Verlag Dr. E. Banaschewski, München-Gräfelfing.

RICCABONA, A.: Die dentogene Kieferhöhlen-Affektion. Zahnärztl. Prax. 13 (1966) S. 225; Jahresberichte d. DAH 14 (1965/66) S. 134.

SCHMELZER, K. W.: Fokaltoxikose bei Malignomen. In: von BREHMER, W.: Zusammengefaßter Bericht über den III. Kongreß der „Internat. Freien Akademie" in Bad Kreuznach 1952.

SCHNELLER, P.: Zuordnung der allgemeinen Herdteste und der Phasen der verschiedenartigen Herde. Hippokrates 25 (1954) Nr. 14, S. 435–440.

SCHNITZER, J. G.: Der Zucker als Krankheitsfaktor und Zahnschäden und Ernährung. W. Schnitzer, St. Georgen/Schwarzw.

SCHWAMM, E.: Ultra-Rot-Strahlung und Krebsgeschehen. Erfahrungsheilk. 3 (1954) Nr. 7, S. 313–317.

SCHWAMM, E. u. REEH, J. J.: Das Herdgeschehen im Ultra-Rot-Feld. Erfahrungsheilk. 3 (1954) Nr. 8, S. 341–345.

SIEGMUND – STURM – HANSEN: Theorie der Herderkrankungen. Hippokrates-Verlag, Stuttgart 1950.

SLAUCK – HUNEKE – PROELL – THIELEMANN: Methodik des Herdnachweises und zahnärztl. Stellungnahme zur Herdfrage. Hippokrates-Verlag, Stuttgart 1950.

SPERANSKY, A. D.: Grundlagen der Theorie der Medizin. Arbeitsgemeinschaft Med. Verlage GmbH. – Dr. W. Saenger, Berlin 1950.

STACHER, A.: Die Wirkung der Herde auf den Gesamtorganismus. Österr. Z. Stomat. 60 (1963) S. 8.

THEISSING, G.: Die Indikationsstellung der Tonsillektomie. Therapiewoche 8 (1957/58) Nr. 4.

THIELEMANN, K.: Der Einfluß der Herdlehre auf die Ausübung der Zahnheilkunde. Phys. Med. u. Rehab. 8 (1967) S. 227–231.

THIELEMANN, K.: Die Bedeutung der Gebiß-Sanierung. Erfahrungsheilk. 18 (1969) Nr. 7, S. 241–245.

VEIL, W. H.: Fokalinfektion und Bedeutung des Herdinfekts für die menschl. Pathologie. G. Fischer, Jena 1940.

VOGEL, K.: Herdsanierung im Hals-Nasen-Ohren-Bereich. Ärztl. Praxis 11 (1959) Nr. 2, S. 33, 50–52 u. Nr. 3, S. 66–67.

VOLL, R.: Wechselbeziehungen von odontogenen Herden zu Organen und Gewebssystemen. Med.-Lit. Verlag, Uelzen, 2. Aufl. 1970.

WINDSTOSSER, K.: Ganzheitsmedizinische Diagnostik und Therapie der dentalen Herderkrankungen. Das Dtsch. Zahnärzteblatt 1958, Nr. 1/2.

14. Kapitel

DIE BEDEUTUNG DER DARMFLORA FÜR DAS KREBSGESCHEHEN

ABRAMS, G. D., BAUER, H., SPRINZ, H., SCHNEIDER, H. u. PHORMALS, S. B.: Influence of the Normal Flora on Mucosal Morphology and Cellular Renewal in the Ileum. Laborat. Investigation (USA) 1963 (12. März).

ASCHOFF: Der appendicitische Anfall. Berlin 1930.

BAUMGÄRTEL, T.: Klinische Darm-Bakteriologie. G. Thieme, Stuttgart 1954.

BAUMGÄRTEL, T.: Diskussionsbeitrag „Coli". Phys. Med. u. Rehabil. 7 (1966) Nr. 3.

BAUMGÄRTEL, T.: Darmflora und Krebs. Erfahrungsheilk. 17 (1968) Nr. 5, S. 171–173.

BECKER, A.: Bakteriologische Untersuchungen über die Entstehung der Infektionskrankheiten. Hippokrates-Verlag, Stuttgart–Leipzig 1929.

BECKER, A.: Der Krebs des Menschen. Orell Füssli, Zürich 1935.

BELENOWSKY: Zbl. Bakt. O. 44 (1907) S. 322.

BEYERHAUS, G., LIENHOP, E. u. STÜTTGEN, G.: Experimentelle Untersuchungen zur biologischen Wirkung von Colistoffwechselprodukten. Ärztl. Forsch. 8 (1954) Nr. 5, S. 226–228.

BOSTROEM: Das Carcinom des Menschen. G. Thieme, Leipzig 1928.

BOUCHARD: Lecons sur les auto-intoxications dans les maladies. Paris 1887.

BOVENTER: Ergebn. d. Hygiene 26 (1949) S. 193.

BOYCE, R. P. u. FLANDERS, H.: Selecta 1965, Nr. 45.

BRANDIS, H.: Bacteriocine und Bacteriocinähnliche Substanzen. Dtsch. Med. Wschr. 91 (1966) Nr. 39, S. 1737–1742.

BURGKHARDT, F.: Über eine zusätzliche biologische Krebsbehandlung. Mschr. f. Krebsbekämpf. 1940, Nr. 6.

BURGKHARDT, F.: Die zusätzliche biologische Behandlung des Krebses mit hochwertigen Coli-Stämmen (Mutaflor) und Leber-Extrakten. Mschr. f. Krebsbekämpf. 9 (1941) S. 97.

CAMERER, W.: Experimenteller Beitrag zum Problem der Dysbakterie und der Nebennierenbelastung im Stress. Hippokrates 29 (1958) Nr. 23, S. 751–755.

CAMERER, W.: Neue Ergebnisse zum Problem der Dysbakterie. Diaita 5 (1959) Nr. 5.

DEHNERT, J.: Über die Bedeutung der Intestinalbesiedlung beim Menschen. (Bakteriolog. Untersuchungen als Beitrag zum Bifidus-Problem) – Habilitationsschrift – Heidelberg 1961.

DEICHMANN: Dysbakterie-Probleme. K. F. Haug, Ulm 1956.

ESCHERICH: Die Darmbakterien des Säuglings und ihre Beziehungen zur Physiologie der Verdauung. Stuttgart 1886.

FEIKS, F. K.: Über biochemische Schutzmechanismen gegen Krebs. Krebsarzt 15 (1960) S. 397–405.

FREUND, E.: Die Bakterienflora des Darmes und maligne Tumoren. Krebsarzt 2 (1947) S. 382–386.

FUDALLA, S. G.: Die fokale Körpererkrankung. Hippokrates-Verlag, Stuttgart 1950.

FUDALLA, S. G.: Enterokokken. Zahnärztl. Welt 1950, Nr. 14.

FUDALLA, S. G.: Zur Biologie des Mesenchyms. Hippokrates 1955, Nr. 23/24.

FUDALLA, S. G.: Symbiologie als Ganzheitsschau. Phys. Med. u. Rehabil. 9 (1968) Nr. 12, S. 333–336.

FUDALLA, S. G.: Symbionten und Vielzeller. Ärztl. Praxis 22 (1970) Nr. 43, S. 2747–2751.

GORDON, H. A.: Germfree Research: A Basic Study in Host-Contaminant Relationship III: Morphologic Characterization of Germfree Life. Bull. N. Y. Acad. Med. 31 (1955) S. 239–242.

HILL, M. J. et al.: Bacteria and Aetiology of Cancer of Large Bowel. Lancet 1971 (Jan.), S. 95–100.

HOFF, A.: Der kranke Darm. Hippokrates 23 (1952) Nr. 8, S. 216–222.

HOFFMANN, K.: Bakterielle Besiedlung des menschlichen Darmes. Heidelberg 1966.

HÖRING, F. O.: Parasitismus oder Symbiose? In: SCHÜLLER, H. (Hrsg.): Forschung und Humanität. J. Ebner, Ulm 1947.

KAISER, K.: Prüfung des Indols auf cancerogene Wirkung bei Ratten. Z. Krebsforsch. 59 (1953) Nr. 4, S. 488–494.

KEPP, R.: Die Sanierung der Darmflora im Rahmen der zusätzlichen Carcinombehandlung. In: Die Nachbehandlung des Krebsoperierten. Med.-Literar. Verlag, Hamburg.

KLEINSCHMIDT: Klin. Wschr. 1935, S. 257.

KOHLBRUGGE: Zbl. Bakt. I. O. 29 u. 30 (1901).

KOLB, H.: Symbionten bei Tumorerkrankungen. Phys. Med. u. Rehabil. 8 (1967) Nr. 5, S. 109–111.

KOLB, H.: Herdwirkungen vom Darm aus. Krebsgeschehen 1971, Nr. 1 (2), S. 14–18 (42–46).

KOLLATH, W.: Dysbakterie, Tumorentstehung, Verhütung und Behandlung. Vortrag auf dem 5. Berchtesgadener Kurs für Ganzheitsmedizin. – Ref. in ZABEL, W.: Ganzheitsbehandlung der Geschwulsterkrankungen. Hippokrates-Verlag, Stuttgart 1953.

KREISEL: Zbl. Bakt. I. O. 1901.

KUHN, O. u. KOECKE, H. U.: Untersuchungen zur lokalen Einwirkung von Methylcholantren auf die Leber der Maus . . . Z. Krebsforsch. 62 (1957) Nr. 1, S.25–37.

LAVES, W.: Dysbakterie, Dysbiose, Dysbakterische Reaktionen. Phys. Med. u. Rehabil. 1966, Nr. 3.

LIENHOP, E.: Zusammenhänge zwischen Krebs und Darm. Hippokrates 1955, Nr. 7, S. 231–232.

LÜHRS, W.: Ätiologische Zusammenhänge zwischen Infektionen, Bakterienstoffwechsel und Carcinomen. Ärztl. Praxis 15 (1953) Nr. 6.

MC VAY, J. R.: The Appendix in Relation to Neoplastic Disease. Cancer (Philadelphia) 17 (1964) S. 929.

MOMMSEN, H.: Grundlagen und Bedeutung der bakteriellen Symbiose-Lenkung . . . Diaita 5 (1959) Nr. 4, S. 9–12.

MONOD, J.: Biosynthese eines Enzyms. Angewandte Chemie 1959, Nr. 22.

MONOD, J.: Mol. Biol. 6 (1963) S. 306.

MONOD, J.: Selecta 1965 (Nov.).

NISSLE, A.: Darm-Dysbakterie und Krebs. Mschr. Krebsbekämpf. 1941, Nr. 5.

NISSLE, A.: Über die Bedeutung des Colons für die Pathogenese des Krebses. Münch. Med. Wschr. 1953, Nr. 11.

NISSLE, A.: Über Versuche einer internen Krebstherapie. Landarzt 29 (1953) Nr. 35.

OKAMOTO, H. et al.: Some Data in Anti-Cancer-Experiments. Z. Krebsforsch. 62 (1958) S. 408–418.

PETRES, J., SCHRÖDER, K., CONSBRUCH, U. u. LADNER, H. A.: Porphyrin-Ausscheidung u. Serum-Eisen unter Pyridoxal-5-Phosphat bei Porphyria cutanea tarda. Dtsch. Med. Wschr. 92 (1967) Nr. 34, S. 1498–1502.

PIEKARSKI, G.: Symbiose und Parasitismus. In: BÜCHNER-LETTERER-ROULET: Handbuch der Allg. Pathologie. Band XI/2, S. 1–53. J. Springer, Berlin 1965.

RAETTIG, H. J.: Typhus-Immunität und Schutzimpfung. G. Fischer, Jena 1952.

RETTGER, L. F., LEVY, M. N., WEINSTEIN, L. u. WEISS, J.: Lactobacillus Acidophilus and its Therapeutical Application. New Haven 1935.

REYNIERS, J. A.: Germfree Life Methodology (Gnotobiotics) and Experimental Nutrition. (III. Int. Congress of Biochemistry, Brussels 1955) Academic Press Inc., New York (USA) 1956.

ROBINSON: Zit. aus: CHRISTELLER-MAYER (in: HENKE-LUBARSCH: Handbuch d. Speziellen Patholog. Anatomie u. Histologie. Band VI/2. Berlin 1929).

RUSCH, H. P.: Die Normalflora, ein neues Kriterium für gesunde Lebens- u. Heilweise. Heilkunst 64 (1951) Nr. 1.

RUSCH, H. P.: Zur Frage der Rachen-Dysbakterie und ihrer pathogenetischen Bedeutung. Z. Prophylakt. Medizin 1956, Nr. 9.

SANTO, E.: Der Raubbau an der Flora des Menschen. Wien. Med. Wschr. 100 (1950) Nr. 31/32, S. 521–527.

SANTO, E.: Komplement-bindende und flockende Coli-Antikörper im Serum . . . florageschädigter Organismen. Wien. Med. Wschr. 100 (1950) Nr. 47/48, S. 764–766.

SANTO, E.: Die Chromatin-Körnchen der Coli-Bakterien als formgebende Bausteine für Zellen des Typs weißer Blutkörperchen. Ringelheimer Biolog. Umschau 1956, Nr. 3/4.

SANTO, E.: Die Reproduktion von Zellen des Typs weißer Blutkörperchen mit Hilfe von Coli-Bakterien. Medizin heute 1956, Nr. 3.

SANTO, E.: Die lebendige Substanz und ihr Gesetz. Schweiz. Mschr. f. Zahnheilkunde 67 (1957) Nr. 1.

SCHABINSKI, G.: Experimentelle Untersuchungen zum Problem der unspezifischen Resistenz unter besonderer Berücksichtigung der Darmflora. (Habilitationsschrift) Mediz. Fakultät d. Univ. Jena 1960.

SCHMID, F.: Die Mund-Rachen-Höhle als Kontaktfläche und Abwehrorgan. Ärzteblatt Baden-Württemberg 1966, Nr. 3.

SCHNEIDERHAN, H.: Die Rehabilitation der Darmflora als maßgeblicher Bestandteil der Tuberkulosetherapie. Med. Welt 1963, Nr. 33, S. 1647–1651.

SCHULER, R., RUPPERT, A. u. MÜLLER, F.: Die Mikroorganismen der Bifidusgruppe. Milch-Wissenschaft 23 (1968) Nr. 6, 9, 10.

SCHWARTZ-KRAEPELIN, H.: Vorkommen und Entwicklung von Pilzen und Algen in der Rinde . . . Sydowia, Ann. Mycolog., Serie II. 21 (1967) Nr. 1–6.

SCHWARTZ-KRAEPELIN, H.: Zum Problem der Samenpilze und ihrer Entstehung. Sydowia, Ann. Mycolog., Serie II. 22 (1968) Nr. 1–4.

SEIFFERT: Dtsch. Med. Wschr. 1911, Nr. 23.

STRASSBURG-PODSZUS: Zur Therapie der Darmfunktionsstörung mit besonderer Berücksichtigung der Dysbakterie. Med. Klinik 55 (1960) Nr. 25, S. 1116–1119.

SÜSSDORF, D. H.: Repopulation of the Spleen of X-Radiated Rabbits by Tritium-Labeled Lymphoid Cells of the Shielded Appendix. J. Infect. Dis. 107 (1964) S. 108–114.

VAN DER REIS u. SCHEMBRA: Zbl. Inn. Med. 1924, Nr. 48.

ZENKER: Allgemeine und spezielle chirurgische Operationslehre. Band VII/1, S. 24. 2. Aufl.

15. Kapitel

DIE BEDEUTUNG DER ERNÄHRUNG FÜR KREBSKRANKE UND KREBSGEFÄHRDETE

ABELIN: Vortrag auf dem Intern. Kongreß für Eiweißforschung, Bern 1943. Bibl. d. Senkkenbergischen Inst., Frankfurt/M.

ABT. F. EXPERIMENTELLE THERAPIE d. Univ. Freiburg/Br.: Kolloquium 1971: Kanzerogene N-Nitrose-Verbindungen in der Nahrung. Arzneimittel-Forsch. 21 (1971) S. 1707–1713 u. 1752–1755. – Ref. in: Praxis-Kurier 10 (1972) Nr. 14, S. 3.

ANEMUELLER, H. u. RIES, J.: Anleitung zu einer stoffwechselaktiven Kost. Bayer. Krebs-Ges. e. V., München 1970.

AULER, H.: Über die Wartung und Pflege Krebskranker. München 1933.

BARNES, J. M. u. BUTLER, W. H.: Nature (Lond.) 202 (1964) S. 1016. – Siehe auch: „Aflatoxin . . ." Dtsch. Med. Wschr. 89 (1964) Nr. 40, S. 1920.

BIRCHER-BENNER, M.: Ernährungskrankheiten. Wendepunkt-Verlag, Zürich 1943.

BREIDER, H.: Toxikologische Probleme in der Züchtung physiologisch resistenter Kulturpflanzen. Dtsch. Lebensmittel-Rdsch. 67 (1971) S. 67–78. – Ref. in: Z. Allgemeinmedizin/Landarzt 48 (1972) Nr. 14, S. 718.

BRUKER, M. O.: Schicksal aus der Küche. (Die ernährungsbedingten Zivilisationskrankheiten, ihre Ursachen, ihre Verhütung und ihre Heilbarkeit) W. Schnitzer, St. Georgen/Schwarzwald.

BRUKER, M. O.: Zucker und Gesundheit. (Der Zucker als pathogenetischer Faktor) Schwabe & Co, Bad Homburg v. d. H., 3. Aufl. 1967.

CASPARI, W.: Nutrition and Cancer. Herman & Co, Paris 1938.

CREMER, H.-D.: Was wissen wir über die Zusammenhänge zwischen Ernährung und Krebs? Strahlentherapie 99 (1956) S. 282.

CREMER, H.-D.: Ernährung und Krebs. Strahlentherapie 107 (1959) S. 607.

DIEHL, J. F. u. SCHELENZ, R.: Quecksilber in Lebensmitteln. Med. u. Ernähr. 12 (1971) Nr. 11, S. 241–249. – Ref. in: Z. Allgemeinmedizin/Landarzt 48 (1972) Nr. 14, S. 719.

DUNGAL, N.: Können geräucherte Speisen krebserzeugend sein? Krebsarzt 14 (1959) Nr. 1, S. 22–24.

EICHHOLTZ, F.: Ökologie und DDT. Boden u. Gesundheit Nr. 56.

EICHHOLTZ, F.: Die toxische Gesamtsituation. J. Springer, Göttingen 1956.

EIJKMANN, C.: Eine Beri-beri-ähnliche Erkrankung der Hühner. VIRCHOW's Arch. Path. Anat. 148 (1897) S. 523–532.

FALK, C. P.: Beiträge z. Physiologie, Stuttgart 1875.

FERE, M. T.: Cancer: Its Dietetic Cause and Cure. Gateway Book Company, Croydon, Surrey (GB).

FORSTER: Über die Bedeutung der Aschenbestandteile in der Nahrung. Z. f. Biologie, Band 9.

FREUND, E.: Die Bedeutung anormaler Ernährungsvorgänge für das Wachstum der bösartigen Geschwülste. Wien. Klin. Wschr. 45 (1932) S. 1053.

FUNK, K.: Die Vitamine. 1911.

GEMÜND, W.: Wesen und Entstehung der Krebsdisposition. Verlag d. Ärztl. Rundschau, O. Gmelin, München 1930.

GIBEL, W. u. SCHRAMM, T.: Pflanzenstoffe als carcinogene . . . Faktoren . . . Arch. f. Geschwulstforsch. 32 (1968) Nr. 4, S. 391–404 u. 33 (1969) Nr. 2, S. 169–188.

HANSSEN, E.: Über Aflatoxine. Med. u. Ernähr. 12 (1971) Nr. 11, S. 249–259. – Ref. in: Z. Allgemeinmedizin/Landarzt 48 (1972) Nr. 14, S. 719.

HENSCHLER: Kanzerogene Pflanzenstoffe. Ärztl. Prax. 19 (1967) S. 2447. – Ref. in: Krebsarzt 23 (1968) S. 115.

HERBER, L. u. OHLY, G.: Lebensgefährliche Lebensmittel. Müller, München–Krailling 1955.

HEUPKE, H. u. BELZ, F.: Arch. Hygiene 114 (1935) S. 56.

HEUPKE, W.: Diätetik. Th. Steinkopff, Dresden 1959.

HOFMANN, F.: Beiträge z. Physiologie 8, S. 154.

ISSELS, J.: Die Ernährung des Krebskranken und Krebsgefährdeten. Sensen-Verlag, Wien 1970.

JAHNKE, K. u. TRÜB, C. L. P.: Geschwulstkrankheiten und Ernährung. „Kampf dem Krebs" Bd. 7 (1965) – Arbeitsgemeinschaft f. Krebsbekämpfung . . ., Bochum.

JUNG, H.: Krebs und Lebenshaltung im Lichte der Zellatmung. München–Gräfelfing 1957.

KLEINE, H. O. u. MAR, L.: Krebs-Diät. – Der Einfluß der Ernährung auf das Krebswachstum. W. Haedecke, Weil der Stadt 1965.

KOLLATH, W.: Über Selbstversuche von M. KURATSUNE mit roher Gemüsekost . . . Hippokrates 1953, S. 90.

KOLLATH, W.: Die Ordnung unserer Nahrung. Hippokrates-Verlag, Stuttgart 1955.

KOLLATH, W.: Die Ernährung als Naturwissenschaft. K. F. Haug, Heidelberg 1967.

KOLLATH, W.: Der Vollwert der Nahrung. – 2 Bände – Wiss. Verlags-GmbH, Stuttgart 1950 u. 1960.

LANG, K.: Die Physiologie der Vitamine. In: BÜCHNER-LETTERER-ROULET: Handbuch der Allg. Pathologie. Band XI/1, S. 592–733. J. Springer, Berlin 1962.

LUNIN – v. BUNGE: Über die Bedeutung der anorganischen Salze für die Ernährung des Tieres. Z. Physiol. Chem. 5 (1881) S. 31–39.

LENZNER, C. u. TORNOW, E.: Gift in der Nahrung. Hyperion-Verlag, Freiburg/Br. 1956.

MACOVSCHI, E.: Einige neue Anschauungen über die Natur der lebenden Materie in Beziehung zur Biochemie des Krebses. Vitalstoffe 8 (1963) Nr. 2, S. 48–49.

MC CARRISON, R.: Studies on Deficiency Diseases. Oxford Medical Public., Oxford 1921.

MC COY, Th. A.: Neoplasma and Nutrition. Ed. Bourne & G. H. Pitman Medical Publis. & Co. Ltd., London 1959.

MOMMSEN, H.: Die Lebendigkeit der Nahrung . . . Hippokrates 28 (1957) Nr. 7, S. 193–198.

NEUMANN, A. N.: Cholesterin als krebserzeugender Faktor. Krebsarzt 1 (1946) S. 67–75.

NOLFI, K.: Meine Erfahrung mit Rohkost. Med.-polit. Verlag, Hilchenbach.

POTTENGER, F. M. u. SIMONSEN, D. G.: Heat Labile Factors Necessary for the Proper Growth and Development of Cats. J. Lab. & Clin. Med. (St. Louis/USA) 25 (1939) Nr. 6.

POTTENGER, F. M. u. SIMONSEN, D. G.: The Influence of Heat Labile Factors on Nutrition in Oral Development and Health. J. South. California D. A. 6 (1939) S. 347.

POTTENGER, F. M.: The Effect of Heat-Processed Foods and Metabolized Vitamin D Milk on the Dentofacial Structures of Experimental Animals. Am. J. of Orthodontics and Oral Surgery (St. Louis/USA) 32 (1946) Nr. 8, S. 467–485.

POTTENGER, F. M.: Fragmentation and Scarring of the Tarsal and Meta-Tarsal Bones: An Index of Dental Deformity. Am. J. of Orthodontics and Oral Surgery 32 (1946) Nr. 8, S. 486–515.

PORTHEINE, F.: Verunreinigung der Nahrung mit unerwünschten Spurenelementen. – Mainzer Kongreß-Vorträge 1957 – Dtsch. Ges. f. Ernährung e. V., Frankfurt/M.

PRICE, W. A.: Nutrition and Physical Degeneration. P. B. Hoeber Inc., New York 1939.

SCHWEIGART, H. A.: Krebs – eine Vitalstoff-Mangel-Krankheit? Diaita 2 (1956) Nr. 1.

SEEGER, P. G.: Über eine ernährungsmäßig mögliche Krebsprophylaxe. Berlin 1952.

STEPP, W., KÜHNAU, J. u. SCHROEDER, H.: Die Vitamine und ihre klinische Anwendung. F. Enke, Stuttgart, 6. Aufl. 1943.

STUDER, A., ZBINDEN, G. u. UEHLINGER, E.: Die Pathologie der Avitaminosen und Hypervitaminosen. In: BÜCHNER-LETTERER-ROULET: Handbuch der Allg. Pathologie. Band XI/1, S. 734–1063. J. Springer, Berlin 1962.

TRÜB, C. L. P.: Ernährung und Geschwulstkrankheiten. Physikal.-Diätet. Therapie 4 (1963) Nr. 5.

UNTERHALT, B.: Gefährdung durch Lebensmittel. Z. Allgemeinmedizin/Landarzt 48 (1972) Nr. 14, S. 683–692.

VOISIN, A.: Boden und Pflanze – Schicksal von Tier und Mensch. BVL-Verlags-GmbH, München 1959.

WARNING, H.: Die Ernährungsfrage und die Bedeutung der POTTENGERschen Katzenversuche. Hippokrates 25 (1954) Nr. 24, S. 761–763.

WINDSTOSSER, K.: Gefährden Antibiotika und Hormone im Viehfutter den Menschen? Erfahrungsheilk. 20 (1971) Nr. 4, S. 107–110. – Ref. in: Selecta 14 (1972) Nr. 12, S. 1169.

Weitere einschlägige Literaturhinweise in Seite 385–388 und

ISSELS, J.: Die Ernährung des Krebskranken und Krebsgefährdeten. Sensen-Verlag, Wien 1970.

16. Kapitel

DIE BEDEUTUNG DER BIOSPHÄRE FÜR DAS KREBSGESCHEHEN

Grundlagen der Biophysik

ALTMANN, G.: Einfluß physikalischer Faktoren auf Organismen. Wetter–Boden–Mensch 1970, Nr. 9, S. 479–491.

BARNOTHY, M. F.: Biological Effects of Magnetic Fields. (Vol. I u. II) – Zitiert aus: HERBST, W.: Z. f. Radiästh. 23 (1971) Nr. 3, S. 84–97.

BARTELS, J.: Geophysik. (Das Fischer Lexikon, Band 20) Fischer Bücherei, Frankfurt/M. 1966.

BÜCHNER-LETTERER-ROULET: Handbuch der Allg. Pathologie. Band X/1: Strahlung und Wetter. J. Springer, Berlin 1960.

CURRY, M.: Bioklimatik. 2 Bände. Bioclimatic Research Institute, Riederau/Ammersee 1946.

DIRMHIRN, I.: Das Strahlungsfeld im Lebensraum. Akad. Verlagsges., Frankfurt/M. 1969.

FORSCHUNGSKREIS FÜR GEOBIOLOGIE e. V. (Eberbach a. N.): Wetter–Boden–Mensch (In

loser Folge erscheinende Zeitschrift [bisher 16 Hefte]).
FORSCHUNGSKREIS FÜR GEOBIOLOGIE e. V. (Eberbach a. N.): „Ringbuch“ (Lose-Blatt-Lehrstoff über Geobiologie, Geobiophysik, Meteorobiologie, Baubiologie u. a. m.).
FRITSCH, V.: Das Problem der geopathischen Erscheinungen vom Standpunkt der Geophysik. J. F. Lehmann, München 1955.
GEIGER, H.: Die kosmische Ultrastrahlung als Forschungsproblem. Berlin 1940.
HARTMANN, E.: Krankheit als Standortproblem. K. F. Haug, Heidelberg, 2. Aufl. 1967.
HELLPACH, W.: Geopsyche. F. Enke, Stuttgart 1952.
HOLLWICH, F.: Der Einfluß des Augenlichtes auf die Regulation des Stoffwechsels. – Auge u. Zwischenhirn – 23 (1955).
HOLZER, W.: Physikalische Medizin. W. Maudrich, Wien 1947.
von JANKOWSKY, W.: Krebs und Bioelektrizität. K. F. Haug, Ulm 1955.
KÖNIG, H. L.: Elekromagnetische Felder und belebte Natur. Wetter–Boden–Mensch 1970, Nr. 10, S. 553–555 – (Besprechung d. gleichnamigen Arbeit von R. GLASER (Jena): Naturw. Rdsch. 1968, Nr. 10, S. 434).
KÖNIG, H.: Strahlung und Mensch. Wetter–Boden–Mensch 1972, Nr. 14, S. 799–822.
KOPP, J. A.: Gesundheitsschädliche und bautenschädliche Einflüsse von Bodenreizen. Schweizer Verlagshaus AG, Zürich 1965.
KUNZE, H. M.: Der Ausgleich der Verluste an Strahlenenergie im zivilisierten Dasein. Hippokrates 25 (1954) Nr. 22, S. 693–696.
PODGORNYJ, J. M.: Künstlicher Sonnenwind. Naturw. Rdsch. 24 (1971) Nr. 11, S. 481–482.
PRESSMANN, A. S.: Electromagnetic Fields and Life. Plenum Press, New York 1970.
RANSCHT-FROEMSDORFF, W.: Astralen und tellurischen Kräften auf der Spur. Selecta 11 (1969) Nr. 51, S. 4176–4186. – Ref. in: Wetter–Boden–Mensch 1970, Nr. 9, S. 504–505.
de RUDDER, B.: Wetter, Jahreszeit und Klima als pathogenetische Faktoren. In: BÜCHNER-LETTERER-ROULET: Handbuch der Allg. Pathologie. Band X/1, S. 370–390. J. Springer, Berlin 1960.
SCHULZ, P.: Plasma – der vierte Aggregat-Zustand. Bild d. Wissenschaft 5 (1968) Nr. 6, S. 519–527.
VARGA, A.: Elektrische u. magnetische Umweltfaktoren und deren biologische Bedeutung. Wetter–Boden–Mensch 1969, Nr. 6, S. 259–267.
von WEIZSÄCKER, C. F.: Zum Weltbild der Physik. S. Hirzel, Stuttgart, 10. Aufl. 1963.

Umbauter Raum

von GONZENBACH u. SCHROEDER-SPECK, L.: Baumethoden u. Gesundheit. Genf 1947.
JAHNKE, H.: Biologische Auswirkungen von Wechselfeldern. Wetter–Boden–Mensch 1970, Nr. 8, S. 431–433.
KAUFMANN, W.: Der umbaute Raum und seine technische Einrichtung als biologischer Störfaktor. Wetter–Boden–Mensch 1968, Nr. 3 und Z. f. Radiästh. 20 (1968) Nr. 3, S. 81–98.
PALM, H.: Das gesunde Haus. Gesundheits-Dienst, Konstanz 1968.
PALM, H.: Wohnen wir gesund? Erfahrungsheilk. 18 (1969) Nr. 8, S. 296–301; Nr. 9, S. 324–330 u. Nr. 10, S. 364–368.
SAUER, E.: Elektrische Wechselfelder in Wohnungen und Methoden zu deren Messung. Wetter–Boden–Mensch 1968, Nr. 4, S. 191–196.
SAUER, E.: Neues aus der Elektro-Hygiene. Wetter–Boden–Mensch 1970, Nr. 8, S. 412–422.
TROMP, S. W.: Experimente auf Zonen konzentrierter niederfrequenter Wechselfelder . . . Hippokrates 25 (1954) Nr. 7, S. 199–206.

Molekular-Biologie

CONE, C. D.: Depolarisation: Für Tumorwachstum Signifikanz-Faktor. Med. Tribune 5 (1970) Nr. 20, S. 1 u. 36.
HAUSSER, R.: Elementarkreisel. Bild d. Wissenschaft 4 (1967) Nr. 2, S. 126–135.
KAINDL, K.: Quanten-Biologie. Gebr. Hollinek, Wien 1951.
KOCH, W. F.: Das Überleben bei Krebs u. Virus-Krankheiten. K. F. Haug, Heidelberg 1966.
KRACMAR, F.: Das Vegetativum im Spiegel der Biophysik. Vortrag auf d. Tagung d. Forschungskreises f. Geobiologie, Eberbach/N., am 17. März 1962.
LUDWIG u. RANSCHT-FROEMSDORFF: Energie-Betrachtungen von Atmospherics an Synapsen-Potentialen. Z. Ang. Bäderheilk. 13 (1966) S. 727.
MEVERS-NETTER: Zur Frage der Durchlässigkeit der Nerven-Membranen für Wasserstoff-Ionen. Naturwissensch. 43 (1956).
PETSCHKE, H.: Über Beziehungen zwischen der Blutkörperchen-Senkungs-Reaktion, radiästhetischen Befunden und meteorologischen Vorgängen. Medizinische 1953, Nr. 39.
RANSCHT-FROEMSDORFF, W.: Beeinflussung der nervalen Information durch niederfrequente Schwankungen. Z. Ang. Bäderheilk. 1962.
RINFRET-WEXLER: Elektro-Medizin 1963, Nr. 2.
SCHOFFA: Die Bedeutung der Elektronen-Spin-Resonanz in der Biologie.
VARGA, A.: Der Lebensprozeß in biophysikalischer Sicht. Wetter–Boden–Mensch 1968, Nr. 2, S. 59–62.

VINCENT, L.-C.: L'Univers et la Vie. Ing. Constr. (Frankr.) 1958, Nr. 1–5 u. Edition Cupiliard, Paris.

VINCENT, L.-C.: Über die Bioelektronik. Vortrag vor der Arbeitsgemeinschaft f. Elektro-Akupunktur, Stuttgart, Nov. 1960.

VINCENT, L.-C.: Eau et Cancer. (Wasser und Krebs) Vortrag auf d. Internat. Kongreß f. Vitalstoffe u. Zivilisationskrankh., Aix La Chapelle, Sept. 1961.

WATERS, W. A.: The chemistry of Free Radicals. University Press, Oxford 1946.

Pathogene Wirksamkeit der physikalischen Umweltfaktoren

BEITZKE, H.: Können durch Erdstrahlen Krebse erzeugt werden? Wien. Klin. Wschr. 1937, Nr. 27.

CODY, P.: Etude experimentale de l'ionisation de l'air par une certaine radioactivité du sol. (Experimentelle Untersuchungen über die Ionisation der Luft durch eine bestimmte radioaktive Bodenstrahlung.) Le Havre 1939 – Zit. aus: PETSCHKE, H.: Krebs und geopathische Zonen – medizinisch gesehen. Gesundheit und Wohlfahrt (Zürich) 1955, Nr. 5.

DIEHL, J. C. u. TROMP, S. W.: Probleme der geographischen Häufigkeitsverteilung der Krebssterblichkeit in Holland. K. F. Haug, Ulm 1955.

EUGSTER, J. u. HESS, V. F.: Die Weltraum-Strahlung und ihre biologische Wirkung. Zürich 1940.

GLASSER, M. u. WITTMANN, S.: Krebs und Reizzonen. Erfahrungsheilk. 4 (1955) Nr. 3, S. 117–123.

HAGER, G.: Z. Krebsforsch. 37 (1932) Nr. 1; Med. Welt 1938, Nr. 8; Hippokrates 1944, Nr. 11/12, S. 140; Z. f. Radiästh. 3 (1951) Nr. 1, S. 17.

HARTMANN, E.: Zwanzig Jahre private Krebsforschung. Wetter–Boden-Mensch 1970, Nr. 10, S. 517–552.

HAVILAND, A.: Abstracts of Lectures . . . on the geographical distribution of disease. British Med. Journ. 1870, S. 537.

HECHT, M.: Mschr. f. Krebsbekämpf. 3 (1935) S. 33.

von HOCHENEGG: Zit. aus KOPP, J. A.: Gesundheitsschädliche und bautenschädliche Einflüsse von Bodenreizen. Schweizer Verlagshaus AG, Zürich 1965.

JENNY, E. et alii: Schweiz. Med. Wschr. 66 (1936), Nr. 21, 22, 24 u. 67 (1937) Nr. 33; ferner: Gesundheit u. Wohlfahrt (Zürich) 1940, Nr. 3–5 u. 1947, Nr. 1 u. 27.

KAUFMANN, W.: Standortfaktoren und Krebsentstehung. Erfahrungsheilk. 15 (1966) Nr. 4, S. 115–117.

KOLB, K.: Der Einfluß von Boden und Haus auf die Häufigkeit des Krebses. J. F. Lehmann, München 1904.

LAUTENSCHLAGER, F.: Biol. Zbl. 1936, S. 356.

LEGON, C. D.: Brit. J. o. Cancer 5 (1951) S. 175 u. Brit. Med. J. 1952, S. 700. – Zitiert aus: VOISIN, A.: Boden und Pflanze, BLV Verlags-GmbH, München 1959, S. 98–99.

NISSLE, A.: Untersuchungen zur Erforschung der Ätiologie des Krebses. Landarzt 1954, Nr. 35.

NOTHNAGEL: Zit. aus KOPP, J. A.: Gesundheitsschädliche und bautenschädliche Einflüsse von Bodenreizen. Schweizer Verlagshaus AG, Zürich 1965.

PETSCHKE, H.: Bestehen Zusammenhänge zwischen Krebs und „geophysikalischen Reizen"? Hippokrates 22 (1951) Nr. 7, S. 177–183.

Frh. von POHL, G.: Erdstrahlen als Krankheitserreger. J. C. Huber, Diessen v. München 1932.

RAMBEAU, V. (u. MACHTS, L.): Besteht ein Zusammenhang zwischen der Tektonik der Erde und dem Krankheitsproblem? Biolog. Heilkunst (Stuttgart) 1934 (20. Jan.); ferner: Umschau (in Wissenschaft u. Technik) 1933, Nr. 33 u. Wetter–Boden-Mensch 1969, Nr. 7, S. 341–353.

Frh. von ROLSHAUSEN, W.: Wünschelrute und Krebsproblem. Z. f. Radiästh. 20 (1968) Nr. 2, S. 59–63.

SAUERBRUCH, F.: Zit. aus KOPP, J. A.: Gesundheitsschädliche und bautenschädliche Einflüsse von Bodenreizen. Schweizer Verlagshaus AG, Zürich 1965.

SEEGER, P. G.: Krankhafte Schwingungen und Krebs. Erfahrungsheilk. 15 (1966) Nr. 3, S. 87–89.

SEEGER, P. G.: Können Standortfaktoren die Verkrebsung von Zellen provozieren oder beeinflussen? Wetter–Boden–Mensch 1967, Nr. 1, S. 7–15.

SEEGER, P. G.: Geopathogene Reizstreifen und Krebs. Wetter–Boden–Mensch 1968, Nr. 4, S. 173–176.

WINZER, H. Th. u. MELZER, W.: Der Krebs im Lichte geophysikalischer Strahlung. Cancer (New York) 1927 u. J. Brit. Soc. Dowsers 3 (1937) Nr. 17. – Ref. in: Erfahrungsheilk. 3 (1954) Nr. 9, S. 383–390.

Strahlenfühligkeit

BRÜCHE: Zur Problematik der Wünschelrute. Mensch u. Umwelt (Geigy, Basel) 5 (1962).

DOBRZANSKI, Th.: Die Reproduzierbarkeit des Rutenausschlages. Erfahrungsheilk. 3 (1954) Nr. 2, S. 78–80.

FACHSCHAFT DEUTSCHER RUTENGÄNGER: Tatsachen und Dokumente zum Streit um die

Wünschelrute. Herold KG, München-Solln 1960.

HARTMANN, E.: Das Geo-Rhythmogramm. Erfahrungsheilk. 1963, Nr. 9.

HAUSWIRTH, O. u. KRACMAR, F.: Neues physikalisches Meßverfahren zur Bestimmung der vegetativen Regulation. Münch. Med. Wschr. 97 (1955) S. 1539–1542.

Graf von KLINCKOWSTROEM, C. u. Frh. von MALTZAN, R.: Handbuch der Wünschelrute. Oldenbourg, München 1931.

KRITZINGER, H. H.: Todesstrahlen und Wünschelrute. Rudolph-sche Verlagsbuchhandlung, Dresden 1929.

KRITZINGER, H. H.: Erdstrahlen, Reizstreifen und Wünschelrute. Rudolph-sche Verlagsbuchhandlung, Dresden 1933.

LULLIES, H.: Methoden zur Messung des Widerstandes und der Polarisation von Geweben. ABDERHALDEN Hdb. d. biol. Arbeitsmethoden, Abt. V, Lieferung 391, S. 1259.

MESECK, W.: Die Arbeit mit der Wünschelrute . . . Z. f. Radiästh. 19 (1967) Nr. 2, S. 43–49.

OBERNEDER, L.: Über Versuche zum Nachweis von Änderungen des Hautwiderstandes in Abhängigkeit von örtlichen UKW-Feldstärkeschwankungen und Entstörungsvorrichtungen. Z. f. Radiästh. 17 (1965) Nr. 4.

OSTRANDER, S. u. SCHROEDER, L.: PSI – Praktische Nutzung übersinnlicher Kräfte des Geistes und der Seele im Ostblock. (Psychic Discoveries behind the Iron Curtain) Scherz, Bern–München–Wien 1971.

OVERHOF, C.: Physikalische Grundlagen der Elektro-Diagnose-Verfahren. Erfahrungsheilk. 3 (1954) S. 495–504.

REINSTORFF, E.: Die GURWITSCH-sche Strahlung und die SCHWAMM-sche Strahlung im Blickfeld einer Bioelektronik. Erfahrungsheilk. 1960, Nr. 11, S. 521–528 u. Nr. 12, S. 572–581.

RESCH, A.: Zur Geschichte und Theorie des Siderischen Pendels. (Mit Bericht über eigene Experimente; 24 Seiten Literatur) (Inaugural-Dissertation) Phil. Fakultät d. LEOPOLD-FRANZEN-Universität Innsbruck 1967. – Ref. in: Z. f. Radiästh. 20 (1968) Nr. 2, S. 78–79.

ROCARD, Y.: Le signal du sourcier. Edition Dunod, Paris 1962.

Frh. von ROLSHAUSEN, W.: Ein Rutengänger über seine Erfahrungen mit den Erdstrahlen. Hippokrates 23 (1952) S. 459–461.

SAUERBRUCH, F.: Münch. Med. Wschr. 1928 (20. April) – Zitiert aus: LIEK, E.: Das Wunder in der Heilkunde. J. F. Lehmann, München 1930, S. 125–126.

SCHREIBER: Zur Biophysik des Ultrarot. Arch. Physik. Ther. 1955, Nr. 3.

SCHWAMM, E. u. HARTMANN, E.: Zur Frage eines ortsgebundenen cancerogenen Faktors. Erfahrungsheilk. 4 (1955) Nr. 2, S. 53–63.

SCHWAMM, E.: Ultra-Rot-Körpermessungen im Kippschwingungsfeld. Erfahrungsheilk. 6 (1957) Nr. 12.

STEMPELL, W.: Die unsichtbare Strahlung der Lebewesen. G. Fischer, Jena 1932.

TROMP, S. W.: Wichelroede en Wetenschap. (Wünschelrute und Wissenschaft) N. V. Uitg. Mij. Kosmos, Amsterdam 1950.

VOGT, E. Z. u. HYMAN, R.: Water Witching in USA. The University Press, Chicago 1959.

WALTHER, J.: Das Rätsel der Wünschelrute. Herold KG, München-Solln.

WIMMER: Zit. aus: MESECK, W.: Die Arbeit mit der Wünschelrute . . . Z. f. Radiästh. 19 (1967) Nr. 2, S. 43–49.

WÜST, J.: Aran und Reizstreifen. Z. f. Geosophie u. OD-Physik (Herold, München-Solln) 2 (1950) Nr. 1/2.

WÜST, J.: Wünschelrute, Erdstrahlen u. Wissenschaft. (Bemerkungen zu physikal. Darlegungen des Buches von O. PROKOP) Erfahrungsheilk. 4 (1955) Nr. 8.

WÜST, J.: Rutengänger und ultrakurze Wellen. Herold KG, München-Solln.

WÜST, J.: Messungen der Polarisations-Kapazität am Körper von Rutlern und Pendlern. Z. f. Radiästh. 1960, Nr. 3.

Physikalische Objektivierung von Umweltenergien

BÜRKLIN, G.: Vortrag auf d. Tagung d. Forschungskreises f. Geobiologie, Eberbach/N., März 1965.

CHADWICK, D. G. u. JENSEN, L.: The Detection of Magnetic Fields Caused by Groundwater and the correlation of such fields with water dowsing. (Der Nachweis der vom Grundwasser verursachten magnetischen Felder und deren Korrelation mit den Angaben von Rutengängern bei der Wassersuche.) Utah Water Research Laboratory, College of Engineering, Utah State University, Logan, Utah, USA, Jan. 1971. – Ref. in: Wetter–Boden–Mensch 1972, Nr. 15, S. 976–978 und Z. f. Radiästh. 24 (1972) Nr. 1, S. 32–34.

CURRY, M. u. LUEDER, H.: Physikalische Klärung des Problems der sogenannten „Erdstrahlen" (Ergründung der Ursachen für die subjektiven Reaktionen über Reizstreifen) Hippokrates 24 (1953) Nr. 2, S. 34–38 u. Nr. 3, S. 68–73.

DOBLER, P. E.: Physikalischer und photographischer Nachweis der Erdstrahlen. Feuchtwangen 1934.

ENDRÖS, R.: Zur Physik pathogener Zonen. Wetter–Boden–Mensch 1969, Nr. 5, S. 209–232.

ENDRÖS, R.: Neue Erkenntnisse über die physikalische Wirkung unterirdischer Wasserführung. Wetter–Boden–Mensch 1969, Nr. 7, S. 327–341.

ENDRÖS, R.: Das gestörte Strahlungsfeld über Grundwasserströmung. Wetter – Boden – Mensch 1970, Nr. 9, S. 449–454.

FADINI, A.: Zur statistischen Auswertung geopathogener Untersuchungen. Wetter–Boden–Mensch 1971, Nr. 11, S. 609–617; ferner Nr. 12, 13, 14 u. 1972, Nr. 15, S. 945–951.

HERBST, W. u. HÜBNER, G.: Zur Variabilität der terrestrischen Komponente der durchdringenden äußeren Umgebungsstrahlung im Freien. Atom-Energie 7 (1962) Nr. 12.

HERBST, W.: Befunde und Bemerkungen zum Problem der biologischen Wirkungen Elektro-magnetischer Felder. Wetter–Boden–Mensch 1971, Nr. 12 u. Z. f. Radiästh. 23 (1971) Nr. 3, S. 84–97.

KOPP, J.: Erdstrahlen-Forschungen in Sowjetrußland. Wetter-Boden-Mensch 1970, Nr. 10, S. 567–569.

KRACMAR, F.: Zur Biophysik der Radiästhesie. Erfahrungsheilk. 10 (1961) Nr. 1, S. 12–24 u. Nr. 2, S. 69–79.

KRACMAR, F.: Wissenschaft u. Radiästhesie. Herold-Buchhandlung, München-Solln.

LEHMANN, G.: Über die Häufungen von Blitzeinschlägen an bestimmten Stellen der Hochspannungsleitungen. (Inaugural-Dissertation) Techn. Hochschule, Dresden (ca. 1930).

LEHNERT, G., HOLZHAUSER, K. P., SZADKOWSKI, D.: Physikalische Umwelt-Einflüsse. (Meßverfahren für Staub, Klima, Schall, Ionisierende Strahlen, Mechanische Schwingungen) W. Goldmann, München 1971.

MACHTS, L.: Vorrichtung zur Feststellung von Inhomogenitäten in Körpern beliebiger Art. Dtsch. Patentschrift Nr. 950 402, München (11. 10. 56).

PETSCHKE, H.: Physikalische Messungen geopathischer Zonen. Erfahrungsheilk. 3 (1954) Nr. 12.

PETSCHKE, H.: Krebs und geopathische Zonen – medizinisch gesehen! Gesundheit und Wohlfahrt (Zürich) 1955, Nr. 5.

REINSTORFF, E. u. REINSTORFF, D.: UKW-Feldstärkemessungen am Krankenbett. Wetter–Boden–Mensch 1967, Nr. 1.

RÖSSIGER, M.: Geophysikalische Messungen – Experimentelle Grundlagen des Dipol-Induktions-Verfahrens. Arch. f. Techn. Messen 5 (1939) Nr. 4, S. 65.

RÖSSIGER, M.: Die Entstörung magnetischer Beobachtungsräume und Erdmagnetischer Observatorien . . . Naturwissensch. 30 (1942) Nr. 50/51, S. 753–755.

SCHMIDT, W. u. JAHNCKE, H.: Die Elektro-Feldsonde und ihre Anwendungsmöglichkeit in der Medizin. Wetter–Boden-Mensch 1968, Nr. 4, S. 183–191.

STÄNGLE, I. W. F.: Bohr-Technik 1960, Nr. 11.

URBANSKI, Z.: Die biologische Wirkung der Zentimeter-Wellen. Z. f. Radiästh. 1963, Nr. 4.

WENDLER: Physikalische Betrachtungen zu den Fragen der Radiästhesie. Herold KG, München-Solln.

WÜST, J.: Über physikalische Nachweismethoden der sogenannten Erdstrahlen. (Sonderheft des Arbeitskreises für Geopathie) K. F. Haug, Ulm 1954.

WÜST, J.: Gammastrahlen-Messungen auf geopathischen Zonen. Erfahrungsheilk. 1956, Nr. 2.

17. Kapitel

DIE KOMBINATIONSBEHANDLUNG DES KREBSES NACH DER GANZHEITLICHEN KONZEPTION

Allgemeine Logistik

von ARDENNE, M.: Theoretische und experimentelle Grundlagen der Krebs-Mehrschritt-Therapie. VEB Verlag Volk u. Gesundheit, Berlin–Jena, 2. Aufl. 1971.

ASCHNER, B.: Lehrbuch der Konstitutionstherapie. Hippokrates-Verlag, Stuttgart, 7. Aufl. 1953.

ASCHOFF: Klin. Wschr. 41 (1926), S. 1946.

AULER, H.: Über die zusätzliche Behandlung Krebskranker. Z. Krebsforsch. 47 (1938) S. 126.

AULER, H.: Über den Stand der Heilforschung. beim Krebs. Wien. Klin. Wschr. 54 (1941), S. 977–982.

BARTSCH, W.: Umfassende zusätzliche Krebsbehandlung. „Der Mensch und die Technik" (Techn.-Wissenschaftl. Blätter der Süddeutschen Zeitg.) 12 (5. 3. 1970) Nr. 162.

BRAUCHLE, A.: Naturärztliche Gesichtspunkte zur Geschwulstbehandlung. In: BRAUCHLE, A.: Das große Buch der Naturheilkunde. C. Bertelsmann, Gütersloh, 2. Aufl. 1957.

von BREHMER, W.: Das Ernährungsproblem, eine kritische Betrachtung. In: von BREHMER, W.: Zusammengefaßter Bericht über den III. Kongreß der „Internat. Freien Akademie" in Bad Kreuznach 1952.

BURGKHARDT, F.: Über eine zusätzliche biologische Krebsbehandlung. Mschr. f. Krebsbekämpfung 8 (1940) Nr. 6.

CHRISTIANI, A.: Die Aufklärung der FREUND-NEUBERGschen cytolytischen Phänomene . . . Österr. Z. Krebsforsch. (früher: Krebsarzt) 26 (1971) Nr. 4, S. 255–263.

DEUTSCHES ZENTRALKOMITÉE F. KREBSFORSCHUNG U. KREBSBEKÄMPFUNG: Z. Krebsforsch. 33 (1930) Nr. 1, 2.

DIAMOND, H. D. et alii: Die interne Krebstherapie. G. Thieme, Stuttgart 1960.

DOMAGK, G.: Welche therapeutischen Maßnahmen außer chirurgischen u. strahlentherapeutischen sind bei bösartigen Geschwülsten wissenschaftlich fundiert und versprechen Entwicklungsmöglichkeiten? Therapiewoche 5 (1954), S. 1–6.

DYCKERHOFF, H.: Über die Synthese von Eiweiß im Organismus durch Ribonukleinsäuren. Medizinische 1958, Nr. 25, S. 1029–1031.

DYCKERHOFF, H.: Die Biogenese der Proteine. Ärztl. Praxis 13 (1961) Nr. 38, S. 1953–1954.

EUFINGER, H.: Zusatzbehandlung operierter und strahlenbehandelter gynäkologischer Karzinome. Strahlentherapie 107 (1958) S. 371.

von EULER, H.: Chemotherapie u. Prophylaxe des Krebses. G. Thieme, Stuttgart 1962.

FISCHER, W.: Der Krebs und seine Behandlung aus der Sicht des Praktikers. Medizin heute 16 (1967) Nr. 4, S. 111–114.

FISCHER-WASELS, B.: Die Gasbehandlung bösartiger Geschwülste. J. F. Bergmann, München 1930.

FREIHOFER, O.: Die innerliche Behandlung maligner Tumoren. In: von BREHMER, W.: Zusammengefaßter Bericht über den III. Kongreß der „Internat. Freien Akademie" in Bad Kreuznach 1952.

FREUND, E.: Metabolic Therapy of Cancer. D. Godwin, London 1946.

FÜRSTENBERG, H. S.: Blasen-Ca und Cytostatica – Unspezifischer Reiz und körpereigene Abwehrkräfte. Praxis (Bern) 53 (1964) Nr. 52, S. 1744–1746.

GASCHLER, A.: Fermente und Krebs. Hippokrates 28 (1957) Nr. 3.

GERSON, M.: Therapie der Geschwulsterkrankungen. Vortrag auf dem 5. Berchtesgadener Kurs für Ganzheitsmedizin. (1952).

GERSON, M.: Eine Krebstherapie. (Berichte über 50 geheilte Fälle) Hyperion-Verlag, Freiburg/Br. 1956.

GORRITI, A. M. R., HERRMANN, K. O., JUNG, H.: Biochemische Zellzersetzung als Krankheitsbeginn der Normalzelle auf ihrem Weg zur cancerösen Entartung. Erfahrungsheilk. 11 (1962) Nr. 8.

GRAF, H.: Das Problem der körpereigenen Abwehr beim Krebswachstum. A. Hüthig, Heidelberg 1969.

GRAFFI, A. u. GUMMEL, H.: Fortschritte der Krebsforschung in den sozialistischen Ländern. Th. Steinkopff, Dresden 1971.

HAFERKAMP, H. (Hrsg.): Die Nachbehandlung des Krebsoperierten. (Bericht über die Tagung des Zentralverbandes der Ärzte f. Naturheilverfahren, Bad Pyrmont, März 1959) Med.-Liter. Verlag, Hamburg 1959.

HAUSBRANDT, F.: Richtlinien und Aufgaben einer internistisch-strahlenbiologischen Kombinationstherapie der Tumorkrankheiten. (Festschrift) Internat. Med. Gesellschaft f. Blut- u. Geschwulst-Krankh. e. V., München 1957.

HAUSBRANDT, F., KIHN, B. u. SCHLIEPHAKE, E.: Behandlungsmöglichkeiten bei Krebs. (1 Seite) Internat. Med. Gesellschaft f. Blut- und Geschwulst-Krankh. e. V., München (Dez.) 1959.

HENSCHEN, C.: Die Behandlung des Carcinoms in der Chirurgie. Schweiz. Med. Wschr. 61 (1931) Nr. 19, S. 441–456.

HERBERGER, W.: Behandlung und Pflege inoperabler Geschwulstkranker. Th. Steinkopff, Dresden–Leipzig, 1. Aufl. 1960.

HERRMANN, K. O.: Die chirurgisch-interne Behandlung der Krebskrankheit. Hippokrates 28 (1957) Nr. 3, S. 75–78.

HERRMANN, K. O.: Behandlungsschema der krebsigen Degeneration nach den Grundsätzen der Zellatmungstherapie. Erfahrungsheilk. 10 (1961) Nr. 7.

HOFF, F.: Möglichkeiten und Gefahren der internen Therapie. Wien. Klin. Wschr. 71 (1959) S. 833. – Ref. in: Krebsarzt 15 (1960) S. 89.

HOEPKE, H.: Über biologische Krebstherapie. Dtsch. med. J. 6 (1955) S. 15.

ISKRAUT, H.: Zur Therapie der Tumoren. Hippokrates 25 (1954) Nr. 18, S. 580–584.

ISSELS, J.: Siehe Seite 364/365.

JESCHAL, E.: Zur internen Behandlung inoperabler Krebskranker. Z. Ärztl. Fortbildg. 49 (1955) Nr. 10, S. 339–342.

KAHLERT, W.: Prä- u. postoperative Tumortherapie. Phys. Med. u. Rehabil. 8 (1967) Nr. 5.

KAHR, E.: Die zusätzliche Allgemeinbehandlung als weiterer Fortschritt bei der Krebstherapie. Strahlentherapie 108 (1959) S. 507.

von KAPFF, S.: Die Säuretherapie. Hippokrates-Verlag, Stuttgart, 4. Aufl. 1941.

KEPRTOVA, J. u. HILL, M.: The Uptake of Heterologous DNA by Lymphocytes. (Inkorporation von heterologer DNS durch Lymphocyten) Neoplasma 12 (1965) S. 585. – Ref. in: Arch. f. Geschwulstforsch. 27 (1966) S. 246.

KIESLING, F. X.: Zur Chemotherapie des Ovarialkarzinoms. Krebsarzt 16 (1961) Nr. 3, S. 101–115.

KLUGMANN – HANSCH: Körpereigene Abwehr und konservative Krebstherapie. Med. Welt 1961, S. 3166.

KOCH, F. E.: Die bisherigen Ergebnisse der Behandlung des inoperablen Carcinoms mit Plenosol . . . Vortrag auf dem 5. Berchtesgadener Kurs für Ganzheitsmedizin. – Ref. in: ZABEL, W.: Ganzheitsbehandlung der Geschwulsterkrankungen. Hippokrates-Verlag, Stuttgart 1953.

KÖTSCHAU, K.: Basisbehandlung. Hippokrates 23 (1952) Nr. 16, S. 442–446.

KRETZ, J.: Die Allgemeinbehandlung des Krebskranken und Krebsgefährdeten. Urban & Schwarzenberg, Wien 1946.

KRETZ, J.: Interne Krebsbehandlung. Vortrag auf dem 5. Berchtesgadener Kurs für Ganzheitsmedizin. – Ref. in: ZABEL, W.: Ganzheitsbehandlung der Geschwulsterkrankungen. Hippokrates-Verlag, Stuttgart 1953.

KRETZ, J.: Krebsvorbeugung und interne Krebsbehandlung. In: KRETZ, J.: Therapie u. Praxis. 2 Bände – Heft 27 – Urban & Schwarzenberg, Wien, 3. Aufl. 1958.

KRETZ, J.: Erfahrungen mit der internistischen Krebsbehandlung. Ärztl. Praxis 12 (1960) Nr. 2, S. 69–73.

KUHL, J.: Eine erfolgreiche Arznei- und Ernährungsbehandlung gut- und bösartiger Geschwülste. Humata-Verlag H. S. Blume, Bern–Freiburg/Br., 8. Aufl. 1962.

KUHLMEY, W.: Die Krebskrankheit als Stoffwechselkrankheit. Krebsarzt 13 (1958) Nr. 7, S. 331–337.

KÜRTEN, H.: Strahlentherapie 86, S. 422; Verh. Dtsch. Ges. Inn. Med. 1948, S. 193; Ärztl. Forsch. 1951, S. 177; Hippokrates 23 (1952) Nr. 16, S. 440–442; Therapiewoche 4 (1953); Med. Klin. 39 (1953) S. 679; Wien. Med. Wschr. 1953, S. 817; Landarzt 1954, S. 693; Z. Ges. Inn. Med. 11 (1956) Nr. 12, S. 531–538.

LAHM, W.: Kampf dem Krebs und der Krebskrankheit. Strahlentherapie 103 (1957) S. 410.

LANG, N.: Immunologie des Carcinoms als Grundlage therapeutischer Überlegungen. Med. Welt 1963, S. 2538.

LERICHE, J. u. BONCOUR, P.: Die arzneiliche Behandlung des Krebses und des Krebsnährbodens. Med. Klin. 46, Nr. 22/23.

LEUPOLD, E.: Die Methodik meiner Tumortherapie. Med. Welt 1960, S. 2497.

MALTEN, H.: Zusätzliche Behandlung bei Geschwulstkrankheiten. Hippokrates 22 (1951) Nr. 4, S. 105.

MATHÉ, G.: Logistik in der Krebsbehandlung: Immuntherapie zusammen mit Chirurgie, Strahlen, Cytostatika. – Sammelreferat in Selecta 13 (1971) Nr. 47, S. 3775–3779.

MEIXNER, K. L.: Möglichkeiten der konservativen Karzinombehandlung in der Praxis. Landarzt 27 (1951) Nr. 9, S. 213–214.

MENZEL, R.: Rettung für Millionen. Helfer-Verlag E. Schwabe, Frankfurt/M. 1955.

MEYTHALER-HÄNDEL: Die Behandlung inoperabler Tumoren. Münch. Med. Wschr. 94 (1952) S. 2561.

MOEBIUS, W.: Neue Möglichkeiten zur Steigerung körpereigener Abwehrkräfte . . . Phys. Med. u. Rehabil. 8 (1967) Nr. 5.

NAGEL, G. A.: Neuere Konzepte in der Behandlung des generalisierten Krebses. Münch. Med. Wschr. 112 (1970) Nr. 52, S. 2339–2349.

NEALON, J. et alii: Management of the Patient with Cancer. W. B. Saunders Comp., London–Philadelphia 1965. – Ref. in: Arch. f. Geschwulstforsch. 27 (1966) S. 140–141.

NEUMANN, A. N.: Die Krebsbehandlung in der täglichen Praxis. Wien–Leipzig–Bern 1935.

NEUMANN, A. N.: Möglichkeiten und Grenzen innerer Krebsbehandlung. Krebsarzt 1 (1946) S. 142–152.

NEYSES, D.: Allgemeinbehandlung von Krebserkrankungen. Medizinische 1952, Nr. 41.

NIEPER, H. A.: Neue Erkenntnisse in der Erforschung und der internen Therapie der Krebskrankheit. Niedersächs. Ärzteblatt 37 (1964) Nr. 2.

NISSLE, A.: Über Versuche einer internen Krebstherapie. Landarzt 29 (1953) Nr. 35.

OEHME, J. u. KÖTZ, F.: Moderne Leukämiebehandlung bei Kindern und Jugendlichen. Dtsch. Ärzteblatt 69 (1972) Nr. 18, S. 1117–1123.

OKAMOTO, H. et alii: Studies on the Anticancer- and Streptolysin-„S"-Forming Abilities of Hemolytic Streptococci. Japan. J. Microbiology 11 (4) (1967) S. 323–326.

OPITZ, VORLÄNDER u. JUNG: Über Fortschritte in der Behandlung des Krebses. Münch. Med. Wschr. 1926, Nr. 38/39.

ORZECHOWSKI, G.: Die Mistel in der Krebsbehandlung. Krebsgeschehen 1971, Nr. 1 (2), S. 2 (30).

PFANNENSTIEL, W.: Von der Heilkraft des Körpers. Dtsch. Hochschul-Lehrer-Ztg. 13 (1965) Nr. 1, 22–28.

PICK, J.: Konstitutionell-immunbiologische Behandlung der Krebskrankheit. Hippokrates 22 (1951) Nr. 5, S. 127–131.

RIES, J. u. BLASIU, A. P.: Zur internen Behandlung der Krebskranken durch den prakt. Arzt. Med. Mschr. 9 (1955) Nr. 1, S. 6.

RIES, J.: Zusätzliche Behandlung von Krebskranken. Dtsch. Ärzteblatt 1971, Nr. 43, S. 2885–2891.

RITTER, C.: Zur Entstehung und Behandlung des Krebses. Hippokrates 25 (1954) Nr. 21, S. 660–665.

SALZBORN, E.: Zur Behandlung des inoperablen Carcinoms. Wien. Med. Wschr. 1. April 1939.

SAMUELS, J.: Ursache und kausale Therapie von Krebs und anderen hypophysären Folgekrankheiten. Hippokrates 25 (1954) Nr. 16, S. 502–510.

SAMUELS, J.: Über eine kausale Therapie des Krebses . . . Münch. Med. Wschr. 96 (1954) Nr. 25, S. 724–726 u. 26, S. 756–759.

SAUERBRUCH, F.: Die Behandlung der bösartigen Geschwülste. Dtsch. Med. Wschr. 48 (1922) S. 149.

SCHELLER, E. F.: Vier Faktoren interner Krebsbehandlung. Heilkunst 66 (1953) Nr. 6.

SCHELLER, E. F.: Möglichkeiten ganzheitlicher Krebsbehandlung. Erfahrungsheilk. 9 (1960) Nr. 6.

SCHELLER, E. F.: Richtlinien für die Krebsbehandlung. Z. Blut- u. Geschwulst-Krankh. 1969, Nr. 1, S. 7–15.

SCHLEGEL, E.: Die Krebskrankheit – ihre Natur und ihre Heilmittel. Hippokrates-Verlag, Stuttgart, 2. Aufl. 1927.

SCHLIEPHAKE, E.: Physikalische Behandlung der Tumoren. Erfahrungsheilk. 18 (1969) Nr. 1, S. 4–13.

SCHLIEPHAKE, E.: Zur Technik der Autohormontherapie mit Kurzwellen. Erfahrungsheilk. 18 (1969) Nr. 2, S. 37–40.

SCHLÜREN, E.: Neue Wege in der Immuntherapie des Krebses. Medizin heute 11 (1962) Nr. 3, S. 100–102.

SCHLÜREN, E. u. DÖBLER, S.: Ergebnisse in der Immuntherapie des Karzinoms. Krebsgeschehen 1 (3) (1971) Nr. 4 (5), S. 125 (153) – 129 (157).

SCHMERMUND, H. J.: Die Nachbehandlung von Carcinom-Kranken. Medizinische 1958, Nr. 26.

SCHMID, F. u. STEIN, J.: Zellforschung und Zellulartherapie. H. Huber, Bern 1963.

SCHMIDT, S.: Haben Zusatztherapien bei Krebs und Leukämien einen Sinn? Erfahrungsheilk. 16 (1967) Nr. 8, S. 239–250.

SCHMIDT, S.: Biologische Zusatztherapien bei Tumorkranken. Krebsgeschehen 1 (3) (1971) Nr. 4 (5), S. 133 (161) – 140 (168).

SCHNEIDER, E.: Therapeutische Ausblicke der Krebsbehandlung auf Grund eigener Erfahrungen mit der LEUPOLD-schen Methode. Med. Welt 1960, Nr. 16, S. 826–838.

SEEGER, P. G.: Bemerkungen zu einer Chemotherapie neoplastischer Erkrankungen. Klin. Med. 9 (1954) Nr. 2, S. 84–87.

SEEGER, P. G.: Eine gezielte Therapie des Krebses: Die Zehn-Wege-Therapie . . . Ars Medici 56 (1966) Nr. 3, S. 165–171.

SEEGER, P. G.: Eine aus den Erkenntnissen der Carcinogenese sich ergebende gezielte Krebstherapie. Erfahrungsheilk. 16 (1967) Nr. 8, S. 236–239.

SEEGER, P. G.: Ist eine Vorbeugung gegen den Krebs möglich, eine Therapie aussichtsreich? Z. Blut- u. Geschwulst-Krankh. 1969, Nr. 1, S. 22–24 u. Nr. 2.

SEITZ-AMREICH: Biologie u. Pathologie des Weibes. Band IV, S. 1055–1061. Urban & Schwarzenberg, Berlin–Wien 1955.

SIEBERTH, E.: Behandlungsergebnisse bei fortgeschrittenen Magenkarzinomen mit konservativen Methoden. (Tagungsbericht van-SWIETEN-Kongreß Wien 1965) J. Springer, Berlin 1966.

STÖGER, R.: Gezielte interne Krebsbehandlung. Med. Welt 1967, S. 3183. – Ref. in: Krebsarzt 23 (1968) Nr. 4, S. 307.

THEURER, K.: Tagungsberichte der Jahrestagungen über zytoplasmatische Therapie . . . (1955–1971) Vitorgan GmbH, Stuttgart.

TRÜB, C. L. P.: Moderne Gesichtspunkte bei der Rehabilitation von Geschwulstkranken. Phys. Med. u. Rehabil. 8 (1967) Nr. 11, S. 251.

TUBA, J.: Behandlungsmöglichkeiten unheilbarer Krebskranker. Ars Medici 1958, Nr. 4, S. 244–251.

VARRO, J.: Ergebnisse und Beobachtungen in der Geschwulstbehandlung. Zeitschr. d. Internat. Med. Gesellschaft f. Blut- und Geschwulst-Krankh. e. V. 1966, Nr. 13.

WEHRLI, F.: Über die hämatogene Oxydationstherapie. Hippokrates 29 (1958) Nr. 17, S. 551–555.

WERNER, P.: Therapie des Karzinoms der weibl. Geschlechtsorgane. Wien. Med. Wschr. 1931, Nr. 19.

WILLIAMS, A.: Enzyme. (Eine Einführung in die Chemie ihrer Wirkung) Hippokrates-Verlag, Stuttgart 1972.

WINDSTOSSER, K.: Die prinzipiell zu fordernden internen Methoden der Sanierung, besonders des Krebskranken. Phys. Med. u. Rehabil. 11 (1970) Nr. 3, S. 52–55.

WINDSTOSSER, K.: Krebsbehandlung in der Praxis. – Eine Synopsis der wichtigsten Präparate u. Methoden. Krebsgeschehen 1 (3) (1971) Nr. 4 (5), S. 130 (158) – 133 (161).

WIRTH, E.: Erfahrungen mit der Warm-Ätherbehandlung nach TIEGEL. In: von BREHMER, W.: Zusammengefaßter Bericht über den III. Kongreß der „Internat. Freien Akademie" in Bad Kreuznach 1952.

WOLF, M. u. RANSBERGER, K.: Enzymtherapie. W. Maudrich, Wien 1970.

WRBA, H.: Neue Wege der Krebstherapie. Krebsarzt 24 (1969) Nr. 5, S. 281–288.

ZABEL, W.: Ganzheitsbehandlung der Geschwulsterkrankungen. (Bericht über den 5. Berchtesgadener Kurs für Ganzheitsmedizin, Okt. 1952) Hippokrates-Verlag, Stuttgart 1953.

ZABEL, W.: Ganzheitsbehandlung der Geschwulsterkrankungen. Hippokrates 25 (1954) Nr. 23, S. 730–736 u. Nr. 24, S. 766–773.

ZABEL, W.: Körpereigene Abwehr gegen Krebs? Med.-Lit. Verlag, Hamburg 1964.

ZABEL, W.: Die interne Krebstherapie und die Ernährung des Krebskranken. Bircher-Benner-Verlag, Bad Homburg v. d. H. 1968.

ZABEL, W.: Malaria-Therapie beim Carcinom. Die Technik der Malaria-Blut-Konservierung. Eden-Stiftung, Bad Soden/Taunus (1970).

ZABEL, W.: Die zusätzliche Therapie der Geschwulsterkrankungen. K. F. Haug, Heidelberg 1971.

ZIMPER, K. W.: Stärkung der körpereigenen Abwehrkräfte. „Der Mensch und die Technik" (Techn.-Wissenschaftl. Blätter der Süddeutschen Zeitg.) 12 (5. 3. 1970) Nr. 162.

Grundlagen der Immuntherapie

ACKERMANN, G.: Immuntherapeutische Probleme. Prophylaxe 8 (1969) Nr. 8, S. 176–183.

ALBRECHT, K.: Forschung und Wirklichkeit. Phys. Med. u. Rehabil. 8 (1967) Nr. 5.

BERDEL–NASS–WIEDEMANN: Der Mechanismus der Tumor-Allergie und seine Bedeutung für die Tumor-Pathogenese. Int. Arch. Allergy 9 (1956) Nr. 3/4, S. 200–221.

BIELING, R.: Resistenz und Immunität. In: BÜCHNER-LETTERER-ROULET: Handbuch der Allg. Pathologie. Band VII/1, S. 601–673. J. Springer, Berlin 1956.

BOYD, W. C.: Fundamentals of Immunology. Interscience Publishers, New York, 2. Aufl. 1956.

BÜCHNER-LETTERER-ROULET: Handbuch der Allg. Pathologie. Band VII/3: Immun-Reaktionen. J. Springer, Berlin 1970.

CASPARI, W. u. FLÖRKEN, H.: Studien zur Geschwulstimmunität. Z. Krebsforsch. 36 (1932) S. 546.

DAY, E. D.: The Immunochemistry of Cancer. Ch. C. Thomas, Publisher, Springfield (Ill., USA) 1965.

DITTMAR, F.: Antikörper- und Komplementreaktionen bei menschlichem und tierischem Krebs. Medizinische 1958, S. 1134.

DOMAGK, G.: Welche Erkenntnisse über den Krebs vermittelt uns die experimentelle Krebsforschung? Münch. Med. Wschr. 94 (1952) Nr. 37, S. 1841.

ESSERS, U.: Immunologie bösartiger Geschwülste. Dtsch. Ärzteblatt 66 (1969) Nr. 38, S. 2589–2591.

GOLD, E. R., PEACOCK, D. B.: Basic Immunology. J. Wright & Sons Ltd., Bristol 1970.

GREEN, H. N.: Immunological Aspects of Cancer. In: WOLSTENHOLME, G. E. u. O'CONNOR, M.: Ciba Foundation Symposion on Carcinogenesis. J. u. A. Churchill, London 1959.

GREEN, H. N., ANTONY, H. M., BALDWIN, R. W., WESTROP, J. W.: An immunological approach to cancer. Butterworths, London 1967. – Ref. in: Krebsarzt 24 (1969) S. 261.

GÜNTHER, O.: Einführung in die Immunbiologie. Hippokrates-Verlag, Stuttgart 1969.

HACKMANN, Ch.: Experimentelle Studien über Heilungsvorgänge bei bösartigen Geschwülsten. Z. Krebsforsch. 57 (1950), S. 164–190.

HARRIS, J. E. u. SINKOVICS, J. G.: The immunology of malignant disease. C. V. Mosby Company, St. Louis (USA) 1970.

HAUSCHKA, T. S.: Immunologic Aspect of Cancer. (A. Review.) Cancer Res. 12 (1952) S. 615.

HESS, M. W.: Lymphatischer Apparat, insbesondere Thymus, in der Pathogenese der Defekt-Immunopathien. In: BÜCHNER-LETTERER-ROULET: Handbuch der Allg. Pathologie. Band VII/3, S. 182–236. J. Springer, Berlin 1970.

KOLDOVSKY, P.: The Significance of Immunology in Oncology. In: BÜCHNER-LETTERER-ROULET: Handbuch der Allg. Pathologie. Band VII/3, S. 455–487. J. Springer, Berlin 1970.

LANG, N.: Immunologie des Carcinoms als Grundlage therapeutischer Überlegungen. Med. Welt 1963, S. 2538.

LEWIN: Die Immuntherapie u. Chemotherapie der malignen Geschwülste. In: Handbuch der Experimentellen Therapie. – Kapitel: Serum- u. Chemotherapie. – (1926).

MAISKII, I. N. et al.: Über die Rolle organspezifischer Antikörper bei der Pathogenese metastatischer Ausbreitung. Neoplasma 12 (1965) S. 603. – Ref. in: Krebsarzt 22 (1967) S. 267.

MATHÉ, G. et al.: Presse Médicale 74 (1966) S. 2615 u. Rev. Franc. Etud. Clin. Biol. 13 (1968) S. 454. – Zit. u. a. bei KREPLER, P.: Krebsarzt 24 (1969) Nr. 4, S. 208–220.

NAKAHARA, W. u. FUKUOKA, F.: A Characteristic Toxic Substance Produced by Cancer Tissue. Gann (Japan) 40 (1949) S. 45 u. 41 (1950) S. 47.

OETTGEN, H. F. et al.: Tumorimmunologie. Dtsch. Med. Wschr. 93 (1968) S. 1072 u. 1157.

O'MALLEY, ACHINSTEIN, B. u. SHEAR, M. J.: Über die Wirkung bakterieller Polysaccharide auf Tumoren. III: Wiederholtes Ansprechen des Sarkoms 37 . . . auf Serratia marcescens Endotoxin. Cancer Research 23 (1963) S. 890. – Ref. in: Arch. f. Geschwulstforsch. 24 (1964) Nr. 1, S. 43.

PATTISON: On Tumours. Turner & Co., London 1869.

RAPP, W.: Tumorgenese als immunologisches Problem. Med. Welt 23 (1972) Nr. 21, S. 788–792.

RUDOLF, W.: Immunisierung gegen Krebs. Med. Klin. 1958, Nr. 45, S. 1960–1961.

SCHEURLEN, P. G.: Immunologische Aspekte bösartiger Tumoren. Med. Welt 22 (1971) Nr. 33/34, S. 1257–1261.

SCHMIDT, F.: Aphorismen und experimentelle Streiflichter zum Krebsproblem. Münch. Med. Wschr. 111 (1969) Nr. 30, S. 1545–1553.

SCHNEEWEISS, U.: Experimentelle und klinische Probleme zur Immunologie des Krebses. Arch. f. Geschwulstforsch. 32 (1968) Nr. 1/2, S. 108.

SOUTHAM, C. M.: The Immunologic State of Patients with Non-Lymphomatous Cancer. Cancer Res. 28 (1968) S. 1433.

THIELE, H. G.: Grundlagen und klinische Aspekte der Autoimmunität. Med. Welt 1968, S. 1015.

TREPEL, F.: Tumorantigene und Immunreaktionen gegen Tumoren. Med. Klin. 66 (1971) Nr. 7, S. 215–222.

TREPEL, F.: Immunologische Tumortherapie. Med. Klin. 66 (1971) Nr. 7, S. 222–229.

UEBEL, H.: Krebsentwicklung und immunbiologische Möglichkeiten einer kausalen Krebstherapie. Biolog. Inst. Dr. Madaus & Co, Köln 1968.

Aktive Immuntherapie

ADAMKIEWICZ, A.: Untersuchungen über den Krebs und das Prinzip seiner Behandlung. W. Braumüller, Leipzig–Wien 1893.

ADAMKIEWICZ, A.: Wien. Med. Presse 1892, Nr. 16 u. 25; 1894, Nr. 24 u. 25; 1896, Nr. 18; Wien. Med. Wschr.1892, Nr. 41–43; Therapeut. Monatshefte 1900, Nr. 7 u. 1901, Nr. 8, Berliner Klin. Wschr. 1901, Nr. 6 u. 1902, Nr. 24; Therapeut. Monatsberichte 1913, S. 10 u. Nr. 4.

APOLANT, H. u. EHRLICH: Über Krebsimmunität. Dtsch. Med. Wschr. 1911, S. 1145.

AUDIER, A. G.: Chemotherapy of Carcinoma improved by Host Conditioning. I. Bacterial Metabolites and Frozen Tumor Material combined with Hormonally Active Drugs. Antonie van Leeuwenhoek 19 (1953) S. 83–92.

AUDIER, A. G.: Immunotherapie metastasierender Malignome. Medizinische 1959, Nr. 40, S. 1860–1864.

BOLLAG, W. u. MARTI, H. R.: Aktive und passive Immunisierung gegen heterologe Tumoren. Experientia 11 (1955) S. 318.

FEIKS, F. K.: Klinische Erfahrungen bei der Behandlung maligner Geschwülste mittels abgeschwächter Tumormikroorganismen nach GERLACH. Krebsarzt 16 (1961) Nr. 2, S. 61–66.

FLESCH-THEBESIUS: Versuch einer immunisierenden Krebsbehandlung mit fraktionierten Krebsblut-Injektionen. Therapiewoche 3 (1953) Nr. 21/22.

FREIHOFER, O.: Meine Erfahrungen mit der Therapie nach v. BREHMER. Erfahrungsheilk. 17 (1968) Nr. 7, S. 244–248.

FRICK, E.: Krebs, seine Verhütung und erfolgreiche Behandlung nach dem immunbiologischen Verfahren von O. u. W. SCHMIDT. P. Rosenberg, Danzig.

GORODILOWA, W. W., SILINA, I. G. u. SARAEWA, S. M.: Erste Erfahrungen mit der Vaccination gegen Metastasen bei Mammacarcinom-Trägerinnen. Wopr. Onkol. 11 (1965) Nr. 2, S. 22. – Ref. in: Arch. f. Geschwulstforsch. 25 (1965) Nr. 4, S. 323.

GRAHAM, J. B. u. GRAHAM, R. M.: Autogenous Vaccine in Cancer Patients. Surg. Gyn. Obstetr. 114 (1962) S. 1.

GRAHAM, J. B. et al.: The Effect of Vaccine on Cancer Patients. Surg. Gynec. Obstetr. 109 (1959) S. 131. – Ref. in: Krebsarzt 16 (1962) S. 82.

GUIDETTI, E. et MAISIN, J.: Le Rôle des Lipides et des Antigènes Spécifiques dans la Prophylaxie et le Traitement des Néoplasmes. Gazette des Hopitaux 140 (1968) Nr. 17, S. 597–605.

KOLDOVSKY, P.: Gefahren und Grenzen der immunologischen Behandlung Krebskranker. Lancet 1966/I, Nr. 7438, S. 654.

KREPLER, P.: Wo stehen wir bei der Behandlung der akuten Leukämie des Kindes? Krebsarzt 23 (1968) Nr. 5, S. 326–331.

KREPLER, P.: Immunotherapie akuter Leukosen. Krebsarzt 24 (1969) Nr. 4, S. 208–220.

LINDEMANN-KLEIN: Immunological Aspects of Viral Oncolysis. J. Springer, Berlin 1967.

LUMSDEN, Th.: Further Observations on Immunity in Relation to Transplantable Malignant Tumors. Lancet 1926, S. 112.

LUMSDEN, Th.: On the Nature of Immunity to Implanted Malignant Tumors. Lancet 1927, S. 116.

MAC LELLAN, E.: Cancer of the Breast. (A Report upon Human Tumour Homografts) Brit. J. Surg. 56 (1969) Nr. 11, S. 850–852.

MEYER-LANGSDORFF: Beitrag zur spezifischen Immuntherapie maligner Erkrankungen. Prä- und postoperative Tumortherapie 3 (1971) Nr. 1, S. 13–15.

SCHLÜREN, E. u. DÖBLER, S.: Ergebnisse in der Immuntherapie des Karzinoms. Krebsgeschehen 1 (3) (1971) Nr. 4 (5), S. 125 (153) – 129 (157).

SCHMIDT, F.: Über eine einfache Methode zur Immunisierung gegen Krebs . . . Krebsarzt 23 (1968) Nr. 2, S. 91–93.

SCHMIDT, O.: Mschr. f. Geb. u. Gynäk. 17 (1903) S. 1083; Mitteilg. aus Dr. SCHMIDTs Laboratorium f. Krebsforsch. (Bonn) 1905, Nr. 1; Dtsch. Med. Wschr. 1906, S. 742; Münch. Med. Wschr. 1906, Nr. 4; Wien. Med. Wschr. 1908, Nr. 11, 27 u. 28; Zbl. f. Bakteriologie (Abt. I: Orig.) 47 (1908) Nr. 3 u. 52 (1909) Nr. 1; Z. Ärztl. Fortb. 1911, Nr. 21; Zbl. f. Gynäk. 1911, Nr. 51; The Medical Times 1914, Nr. 6; Fortschr. Med. 1926, Nr. 3; Z. Krebsforsch. 23 (1926) Nr. 6.

SCHMIDT, W.: Zur Frage der Entstehung des Krebses u. dessen Bekämpfung unter Berücksichtigung einer Vaccine- und Serumtherapie. Wiss. Abt. d. Serumwerks SCHMIDT, München 1927.

SCHMIDT, W.: Medical Journal a. Record 1927, Nr. 19; Zbl. f. Bakteriologie (Abt. I: Orig.) 109 (1928).

SCHMIDT, W.: Über ein Protozoen-ähnliches Kleinlebewesen im Blute krebskranker Menschen u. Tiere. The Medical Times (London) 60 (1932) Nr. 2265.

SNEGOTSKA, O.: Autovaccine zur Krebsbehandlung. Folia Clinica Internacional (Barcelona) 1965, Nr. 6.

STACHER, A. et al.: Chemo- und Immunotherapie der Leukosen und malignen Lymphome. Bohmann, Wien 1969.

TREPEL, F.: Immunologische Tumortherapie. Med. Klin. 66 (1971) Nr. 7, S. 222–229.

WINDSTOSSER, K.: Isopathische und immunbiologische Therapie nach . . . G. ENDERLEIN. Ibica, Aumühle/Hamburg 1968.

W. H. O. (World-Health-Organisation) Genf: Bericht Nr. 344: Immunotherapy of Cancer. Genf 1966.

Passive Immuntherapie

BARLOW, J. L., van VUNAKIS, H. u. LEVINE, L.: Studies of the Inactivation of Phage by the Properdin System. I. Evidence for Complement, Properdin and Magnesium Requirements. J. Immunol. 80 (1958) S. 339.

BERETTA: De la Sérothérapie dans les néoplasmes. Thèse de Paris 1896/97.

BLUMENTHAL, F. u. von LEYDEN, E.: Die neue Abteilung für Krebsforschung der I. Med. Klinik in der königl. Charité zu Berlin. Dtsch. Med. Wschr. 1902, Nr. 36 u. 1903, Nr. 24.

BOLLAG, W. u. MARTI, H. R.: Aktive und passive Immunisierung gegen heterologe Tumoren. Experientia 11 (1955) S. 318.

BRÜCKEL, K. W., SCHULTZE, H. E. u. SCHWICK, G.: Das Properdin-Komplement-System bei verschiedenen Krankheiten mit Berücksichtigung der Serumproteine und Schwermetalle. Dtsch. Med. Wschr. 82 (1957) S. 1898.

CARLSON, S.: Begriff und Wesen des Properdinsystems im Rahmen der unspezifischen Infektabwehr des Organismus. Medizinische 1960, S. 200.

GASTPAR, H.: Metastasierung und Blutgerinnung. In: Fibrinstabilisierender Faktor – Struktur des Blutgerinnsels – Krebs und Blutgerinnung – (S. 119) 11. Tagung d. Dtsch. Arbeitsgemeinschaft f. Blutgerinnungsforschung in Wien, April 1967. F. K. Schattauer, Stuttgart 1967.

HONEGGER, H.: Die anti-dyskratische Behandlung als Basistherapie chronischer Krankheiten. K. F. Haug, Ulm.

HUNTER, R. B., KOLLER, F. u. BECK, E.: Fibrinogen and Fibrin Turnover of Clotting Factors. F. K. Schattauer, Stuttgart 1963.

ISLIKER, H. C.: The Properdin-System and its Significance in Immunopathology. In: Immunopathologie, Symposium 1958. B. Schwabe, Basel–Stuttgart 1959.

JENSEN, C. O.: Hospitals-Tidende 1902, Nr. 19 u. Zbl. f. Bakteriologie 34 (1903) Nr. 1/2.

KRACMAR, F., RILLING, S.: Objektive kontrollierbare Spenglersan-Therapie. Sonderdruck zur 22. Godesberger Spenglersan-Meckel Ärztetagung am 14. Okt. 1967.

LUDWIG, H.: Prophylaxe thrombo-embolischer Erkrankungen . . . In: Fibrinstabilisierender Faktor – Struktur des Blutgerinnsels – Krebs und Blutgerinnung – (S. 158–168) 11. Tagung d. Dtsch. Arbeitsgemeinschaft f. Blutgerinnungsforschung in Wien, April 1967. F. K. Schattauer, Stuttgart 1967.

MURRAY, G.: Canad. Med. Assoc. J. 1958, Nr. 17.

NAGY, J. et al.: Über den Zusammenhang zwischen aspezifischer Immunität und Tumoren. Krebsarzt 16 (1961) S. 170–175.

OEHME, J. u. KÖTZ, F.: Moderne Leukämiebehandlung bei Kindern und Jugendlichen. Dtsch. Ärzteblatt 69 (1972) Nr. 18, S. 1117–1123.

PROELL, F.: Über den therapeutischen Wert und den Wirkungsmechanismus der Spenglersan-Präparate. Heilkunst 64 (1951) Nr. 2.

RAVEN, R.: Spenglersan-Therapie. Hippokrates 22 (1951) Nr. 14, S. 385.

RAVEN, R. (et al.): Berichte über die „Godesberger Ärztetagungen" (betr. Spenglersan-Therapie) – Bisher 26 Hefte – Paul A. Meckel, Bad Godesberg.

RICHET, Ch. u. HÉRICOURT: Comptes rendus de l'Acad. Franc. 120 (1895) S. 948 u. 121 (1895) S. 567.

RIES, J. H. et al.: Antikoagulantien bei der Strahlenbehandlung des weiblichen Genitalkarzinoms. Med. Welt 19 (1968) S. 2042–2047.

SCHEIFFARTH, F.: Probleme der Behandlung mit Immunseren. Med. Klin. 23 (1972) Nr. 21 S. 796–799.

STOLTE, Th.: Die passive Immunisierung des tumorkranken Menschen mit spezifischen Antikörpern. Hippokrates 27 (1956) Nr. 6, S. 180–183.

WEISS, G. (AD): Interferon – eine Schlüsselsubstanz. Dtsch. Ärzteblatt 1969, Nr. 10, S. 630.

Adoptive Immuntherapie

HUTH, E.: Die Rolle der bakteriellen Infektionen bei der Spontanremission maligner Tumoren und Leukosen. In: LAMPERT-SE-

LAWRY: Körpereigene Abwehr und bösartige Geschwülste. K. F. Haug, Ulm 1957.

NAUTS, H. C., SWIFT, W. E. u. COLEY, B. L.: Treatment of Malignant Tumors by Bacterial Toxins . . . Cancer Res. 6 (1946) S. 205–215.

NAUTS, H. C., PELNER, L. u. FOWLER, G. A.: Sarcoma of the Soft Tissues – other than Lymphosarcoma – Treated by Toxin-Therapy . . . New York Cancer Research Institute, Inc., New York 1959.

PELNER, L. u. FOWLER, G. A.: Sarcoma of the Soft Tissues . . . Treated by Toxin Therapy. J. Amer. Geriatrics Soc. 7 (1959) S. 624–647 u. 698–729.

PELNER, L.: Host-Tumor Antagonism. XV: The apparently beneficial effects of acute concurrent infections or of toxin therapy on the course of malignant melanoma. J. Amer. Geriatrics Soc. 8 (1960) Nr. 5, S. 378–397.

PIASKOWSKI: Pilze zur Tumorbehandlung. Ärztl. Praxis 19 (1967) S. 2484.

REILLY, H. Ch.: Microbiology and Cancer Therapy. (A Review) Cancer Research 13 (1953) Nr. 12, S. 821–834.

TEICHMANN, B., ZIERBARTH, D. u. VOGT, R.: Über die Wirkung von Mikroben und mikrobiellen Produkten auf Tumoren. Ärztl. Forsch. 20 (1966) Nr. 1, S. 1 – 18.

Unspezifische Immuntherapie

von ARDENNE, M., CHAPLAIN, R. A. u. REITNAUER, P. G.: Selektive Krebszellen-Schädigung durch eine Attackenkombination mit Übersäuerung, Hyperthermie, Vitamin A, Dimethylsulfoxid und weiteren die Freisetzung lysosomaler Enzyme fördernden Agenzien. Arch. f. Geschwulstforsch. 33 (1969) Nr. 4, S. 331–344.

von ARDENNE, M.: Über die Lösung des Selektivitäts-Problems Normalgewebe – Krebsgewebe bei der Krebs-Mehrschritt-Therapie. Forschungsinstitut M. v. Ardenne, Dresden 1971.

BARTH, G., HUTH, E. u. WACHSMANN, F.: Experimentelle Untersuchungen zur Frage der Hyperthermie bösartiger Geschwülste. Strahlentherapie 88 (1952) S. 1.

BRAUNSTEIN, A.: Krebs und Malaria. Z. Krebsforsch. 29 (1929) S. 330 u. 486, ferner 34 (1931) S. 230.

CAVALIERE, R.: Hypertherme Perfusion erspart bei Extremitäten-Malignom Tumorrezidiv. Med. Tribune 5 (1970) Nr. 9, S. 14.

DEVRIENT, W.: Überwärmungsbäder. K. F. Haug, Berlin 1942.

HEIDELBERGER, Ch., STEHLIN, J. S.: Wärmetherapie zur Abtötung von Ca-Zellen verspricht klinischen Erfolg. Med. Tribune 4 (1969) Nr. 23.

HOFF, F.: Fieber, unspezifische Abwehrvorgänge, unspezifische Therapie. G. Thieme, Stuttgart 1957.

HOFFMANN, M.: Die Wirkung lokaler Überwärmungsmaßnahmen auf das Jensen-Sarkom und auf das Walker-Karzinom der Ratten. Arch. f. Geschwulstforsch. 6 (1954) Nr. 2, S. 186–192.

HOFFMANN, M.: Ein Beitrag zur Frage der Wachstumshemmung verschiedener Mäuseimpftumoren durch Behandlung mit Überwärmungsbädern. Arch. f. Geschwulstforsch. 8 (1955) Nr. 1, S. 20–26.

HOLZER, W.: Physikalische Medizin in Diagnostik und Therapie. W. Maudrich, Wien 1947.

KLÄRNER, P. u. KLÄRNER, R.: Die Beeinflußung induzierter Lungentumoren durch Hitze, Alloxan-Diabetes, Thyroxin und andere Agentien. Z. Krebsforsch. 62 (1958) S. 297–301.

KRISCHKE – HOFFMANN – GRAFFI – SCHNEIDERS: Experimentelle Untersuchungen zur Beeinflußung hämatogener Metastasen-Bildungen durch Überwärmungstherapie. In: LAMPERT-SELAWRY, O.: Körpereigene Abwehr und bösartige Geschwülste. K. F. Haug, Ulm 1957.

LAMPERT, H. u. SELAWRY, O.: Körpereigene Abwehr und bösartige Geschwülste. K. F. Haug, Ulm 1957.

LAMPERT, H.: Physikalische Therapie. (Richtlinien für die Praxis) Th. Steinkopff, Dresden 1952.

LAMPERT, H.: Heilung durch Überwärmung. B. Wilkens, Hannover.

MURPHY, J.: Certain Etiological Factors in the Causation and Transmission of Malignant Tumors. Americ. Naturalist 9 (1926) S. 668.

RILLING, S. u. KRACMAR, F. Die Sauna-Wirkungen im Spiegel der vegetativen Regulationen. Der dtsch. Badebetrieb 58 (1967) Nr. 2.

RÜDIGER, G.: Überwärmungsbäder. G. Lüttke, Berlin 1959.

SCHLIEPHAKE, E.: Behandlung mit künstlicher Überwärmung des Körpers. Jahreskurse f. ärztl. Fortb. 33 (1942) Nr. 8.

SCHLIEPHAKE, E.: Kurzwellen-Therapie. Piscator-Verlag, Stuttgart 1952.

STANDENATH: Grundprobleme der allgemeinen Pathologie u. Therapie – Entzündung und Fieber –. Theorie u. Praxis i. d. Medizin 4 (1934) Nr. 10 A, S. 243–248; Nr. 11 A, S. 298–302; Nr. 12 A, S. 337–342 u. 5 (1935) Nr. 1, S. 5–9; Nr. 2, S. 29–32.

WÜST, G. P.: Hyperthermie hemmt in vitro-Einbau von Nukleinsäure-Vorläufern in Tumorzellen. Med. Tribune 6 (1971) Nr. 20 A, S. 23.

ZABEL, W.: Malaria-Therapie beim Carcinom. Die Technik der Malaria-Blut-Konservierung. Eden-Stiftung, Bad Soden/Taunus (1970).

ZABEL, W. u. SCHLENZ, M.: Die Schlenz-Kur. Hippokrates-Verlag, Stuttgart 1944.

ZILLICH, H.: Kohlenhydrat-Stoffwechsel und Überwärmung. Erfahrungsheilk. 20 (1971) Nr. 8, S. 255–258.

18. Kapitel

DIE BEDEUTUNG DER GANZHEITS-BEHANDLUNG FÜR DEN OPERABLEN UND BESTRAHLBAREN KREBSPATIENTEN

AMREICH, A. I.: Konservative Behandlung des Ca. Colli. In: SEITZ-AMREICH: Biologie u. Pathologie des Weibes. Band IV, S. 1055–1061. Urban & Schwarzenberg, Berlin–Wien 1955.

AULER, H.: Über Wartung und Behandlung Krebskranker. München 1935.

AULER, H.: Über die zusätzliche Behandlung Krebskranker. Z. Krebsforsch. 47 (1938) S. 126.

BOSHAMER, K.: Die Nachsorge (für Krebskranke) vom Standpunkt des Chirurgen. Krebsarzt 8 (1953) Nr. 3/4, S. 81–89.

BÖTTGER, H.: Zur nachgehenden Betreuung geschwulstkranker Frauen. Med. Klin. 53 (1958) Nr. 30, S. 1304–1307.

BRAUNSTEIN, A.: Über immunologische Krebsprophylaxe und konstitutionelle Krebsdisposition. Z. Krebsforsch. 39 (1933) S. 321.

DENK: Zur Bekämpfung der Inoperabilität des Karzinoms. Wien. Klin. Wschr. 1930, Nr. 1.

DICK, W.: Über die Nachsorge für operierte Krebskranke. Medizinische 1958, Nr. 46, S. 1851–1855.

DOMAGK, G.: Gibt es eine durch experimentelle Forschungen begründete . . . Nachsorge der operierten o. bestrahlten Krebskranken? Krebsarzt 8 (1953) Nr. 3/4, S. 65–73.

DOMAGK, G. u. HACKMANN, Ch.: Die zusätzliche Behandlung bösartiger Geschwülste durch Steigerung der tumorspezifischen Abwehraktivität. Z. Krebsforsch. 59 (1953) Nr. 1, S. 2–10.

DOMAGK, G.: Welche therapeutischen Maßnahmen außer chirurgischen und strahlentherapeutischen sind bei bösartigen Geschwülsten wissenschaftlich fundiert und versprechen Entwicklungsmöglichkeiten? Therapiewoche 5 (1954) S. 1–6.

EUFINGER, H.: Zusatzbehandlung . . . gynäkologischer Karzinome. Strahlentherapie 107 (1958) S. 371.

FELLMER, Ch. u. FELLMER, K. E.: Nachbehandlung bestrahlter Genitalkarzinome . . . Krebsarzt 21 (1966) Nr. 3, S. 174–185.

FELLMER, K. E.: Aktive Fürsorge in der Nachbehandlung. „Der Mensch und die Technik" (Techn.-Wissenschaftl. Blätter der Süddeutschen Zeitg.) 12 (5. 3. 1970) Nr. 162.

FISCHER-WASELS, B.: Die Bedeutung der besonderen Allgemeindisposition des Körpers für die Entstehung der Krebskrankheit und die Möglichkeiten ihrer Behandlung. Strahlentherapie 50 (1934) S. 5.

FISCHER-WASELS, B.: Wege zur Verhütung . . . der Krebskrankheit. J. Springer, Berlin 1934.

FLASKAMP, W.: Ziel u. Weg der Gesellschaft zur Bekämpfung der Krebskankheiten Nordrhein-Westfalen e. V. – „Mitteilungsdienst" (d. Ges. z. Bek. d. Krebskrankh. Nordrhein-Westf. e. V., Düsseldorf) 1 (1957) Nr. 1, S. 1–32.

HAFERKAMP, H. (Hrsg.): Die Nachbehandlung des Krebsoperierten. (Bericht über die Tagung des Zentralverbandes der Ärzte f. Naturheilverfahren, Bad Pyrmont, März 1959) Med.-Liter. Verlag, Hamburg 1959.

HARTL, H.: Die Behandlung von Operations- und Bestrahlungsfolgen bei krebskranken Frauen. Med. Klin. 55 (1960) Nr. 25, S. 1111–1114.

HAUSBRANDT, F.: Richtlinien und Aufgaben einer internistisch-strahlenbiologischen Kombinationstherapie bei Tumorkrankheiten. (Festschrift) Internat. Med. Ges. f. Blut- u. Geschwulst-Krankh. e. V., München 1957.

HENSCHEN, C.: Die Behandlung des Carcinoms in der Chirurgie. Schweiz. Med. Wschr. 61 (1931) Nr. 19, S. 441–456.

HESS, F.: Die Strahlentherapie. (S. 169–170) (Band III von HOLDER, E., MEYTHALER, F. u. du MESNIL de ROCHEMONT, R. [Hrsg.]: Therapie maligner Tumoren.) F. Enke, Stuttgart 1969.

HUMPERDINCK, K.: Aktuelle Fragen der Krebsbekämpfung. Med. Klin. 1958, Nr. 9, S. 345–346.

ISSELS, J.: Die Nachbehandlung von Krebskranken. Gesundheitspolitische Umschau 23 (1972) Nr. 4, S. 76.

ISSELS, J. u. WINDSTOSSER, K.: Ganzheitliche interne Krebstherapie. Erfahrungsheilk. 17 (1968) Nr. 11/12.

KAHLERT, W. H.: Prä- und postoperative Tumortherapie. Phys. Med. u. Rehabil. 8 (1967) Nr. 5, S. 111–117.

KAHLERT, W. H. et al.: Vor- und nachklinische Behandlung von Krebskranken. Med.-Liter. Verlags-GmbH, Uelzen 1970.

KAHR, E.: Die zusätzliche Allgemeinbehandlung . . . bei der Krebstherapie. Strahlentherapie 108 (1959) S. 507.

KARITZKY, B.: Moderne Grundsätze der symptomatischen Krebsbehandlung. Med. Klin. 49 (1954) Nr. 38, S. 1541–1545.

KARITZKY, B.: Die symptomatische Behandlung der Krebskrankheit. Stuttgart 1956.

KARRER, K.: Der derzeitige Stand der Rezidivprophylaxe maligner Tumorerkrankungen. Wien. Klin. Wschr. 80 (1968) S. 116.

KIRCHHOFF, H.: Unterstützende Maßnahmen neben Bestrahlung und Operation beim Genitalkarzinom. Strahlentherapie/Sonderband 29 (1953) S. 94–105.

KLEES, E.: Allgemeinbehandlung der Krebskranken . . . Therapie d. Gegenwart 97 (1958) Nr. 9.

KÖNIG – SEIFERT: Wesen, Erkennung und Behandlung der Krebskrankheit. F. Enke, Stuttgart 1937.

KRETZ, J.: Die Allgemeinbehandlung des Krebskranken und Krebsgefährdeten. Urban & Schwarzenberg, München 1946.

KRETZ, J.: Die Nachsorge (für Krebskranke) vom Standpunkt des Internisten. Krebsarzt 8 (1953) Nr. 3/4, S. 73–80.

LAHM, W.: Kampf dem Krebs und der Krebskrankheit. Strahlentherapie 103 (1957) S. 410.

LAMPERT, H.: Welche Vorteile bietet die zusätzliche Allgemeinbehandlung der Krebskranken? Med. Welt 1964, Nr. 18, S. 1005–1015.

LINDNER et al.: Die Rehabilitation operierter Krebskranker. Ärztl. Prax. 20 (1968).

LOSSEN, H.: Grundsätzliche Fragen der vorbeugenden und nachgehenden Fürsorge bei Geschwulstkrankheiten. Hippokrates 25 (1954) Nr. 22, S. 704–713.

LÜDERITZ, B.: Postoperative Hydro- und Bewegungstherapie bei Ca-Kranken. Prä- u. postoperative Tumortherapie 2 (1970) Nr. 4, S. 54–58.

MARTIUS, H.: Genesungsfürsorge für Krebskranke. Dtsch. Med. Wschr. 1954, Nr. 31/32, S. 1156.

MARTIUS, H.: Über das Wesen, die Verhütung und Behandlung des Krebses. Hippokrates 28 (1957) Nr. 17.

MARTIUS, H.: Probleme u. Aufgaben der Krebsforschung. Dtsch. Med. Wschr. 82 (1957) S. 1500.

v. MASSENBACH, W.: Karzinom-Nachbehandlung in der Praxis. Dtsch. Med. Wschr. 93 (1968) Nr. 2, S. 63–67.

MOEBIUS, W.: Neue Möglichkeiten zur Steigerung körpereigener Abwehrkräfte, besonders bei der Therapie maligner Tumoren. Phys. Med. u. Rehabil. 8 (1967) Nr. 5.

NEUMANN, A. N.: Möglichkeiten und Grenzen innerer Krebsbehandlung. Krebsarzt 1 (1946) S. 142–152.

ORDA, K. H.: Die wirtschaftliche Betreuung der Krebskranken in der BRD. Österr. Z. Krebsforsch. (früher: Krebsarzt) 26 (1971) Nr. 4, S. 276–283.

OTT, H.: Die Rehabilitation operierter Krebskranker. Ref. Ärztl. Prax. 20 (1968).

OTT, G.: Das Karzinom . . . Ausf. Ref. in: Praxis aurea 6 (1970) Nr. 25, S. 9–14.

RIES, J. u. BLASIU, A. P.: Zur internen Behandlung des Krebskranken . . . Heilkunde–Heilwege 6 (1956) S. 13.

RIES, J.: Zusätzliche Behandlung von Krebskranken. Dtsch. Ärzteblatt 1971, Nr. 43, S. 2885–2891.

RITTER, L.: Hausärztliche Nachsorge bei Tumorkranken. Ärztl. Praxis 19 (1967) S. 2857.

RUNGE, H. u. WIMHÖFER, H.: Die Bedeutung einiger Nebenfaktoren für die Heilung des Collum-Karzinoms. Dtsch. Med. Wschr. 76 (1951) Nr. 15, S. 501–504.

SAUERBRUCH, F.: Die Behandlung der bösartigen Geschwülste. Dtsch. Med. Wschr. 48 (1922) S. 149.

SCHINZ: Über den heutigen Stand der Krebsbekämpfung. Schweiz. Med. Wschr. 1929.

SCHMERMUND, H. J.: Die Nachbehandlung von Karzinomkranken. Medizinische 1958, Nr. 26, S. 1063–1069.

SCHMIDT, S.: Haben Zusatztherapien bei Krebs und Leukämien einen Sinn? Erfahrungsheilk. 16 (1967) Nr. 8, S. 239–250.

SCHULTE, G.: Das Problem der Nachsorge für Krebskranke vom Standpunkt des Strahlentherapeuten. Krebsarzt 8 (1953) Nr. 3/4, S. 89–99.

TRÜB, C. L. P. u. HUMPERDINCK, C.: Die Ergebnisse einer . . . Erhebung über Nachkuren . . . bei bösartigen Neubildungen in den Jahren 1956 bis 1958 . . . „Kampf dem Krebs" (Bochum) 1966, Nr. 8, S. 97–155.

TRÜB, C. L. P.: Moderne Gesichtspunkte bei der Rehabilitation von Geschwulstkranken. Phys. Med. u. Rehabil. 8 (1967) Nr. 11, S. 251–258.

TRÜB, C. L. P.: Rehabilitationsmaßnahmen bei Malignomkranken. Ärztl. Prax. 20 (1968) S. 4239 u. 4255.

TRÜB, ·C. L. P.: Ergebnisse statistischer Erhebungen über die Überlebend- und Todesquote . . . bei 6389 metaphylaktisch betreuten Malignomkranken. Krebsarzt 24 (1969) Nr. 5, S. 299–305.

TRÜB, C. L. P.: Rechtfertigen die Erfolge unsere nachsorgerischen Bemühungen um die Krebskranken . . .? Prä- und postoperative Tumortherapie 2 (1970) Nr. 1, S. 16–19; Nr. 2, S. 25–27; Nr. 3, S. 45–48.

VASTERLING, H. W.: Die hausärztliche Betreuung nach der gynäkologischen Strahlenbehandlung. Fortschr. Med. 71 (1953) Nr. 22, S. 503–504.

WRBA: Gedanken über die Krebstherapie (Vortrag auf der 16. Jahrestagung über zytoplasmatische Therapie . . ., Stuttgart, Sept. 1970) Tagungsbericht (Vitorgan GmbH, Stuttgart) 1970, S, 1–3.

19. Kapitel

DIE BEDEUTUNG DER GANZHEITS-BEHANDLUNG FÜR DEN BISHER INKURABLEN KREBSKRANKEN

AUDIER, A. G.: Immunotherapie metastasierender Malignome. Medizinische 1959, Nr. 40, S. 1860–1864.

AULER, H.: Über Wartung und Behandlung Krebskranker. München 1935.

BINGOLD, K.: Die Behandlung unheilbarer Krankheitszustände . . . Med. Klin. 50 (1955) S. 22.

BLUMENSAAT, C.: Bericht über einen Besuch in der Ringberg-Klinik in Rottach-Egern. Medizinische wissenschaftl. Beiträge aus Krankenhaus u. Praxis i. Bereich d. Ruhrknappschaft Bochum 1953, Nr. 2, S. 117–126.

CZERNY, O.: Über die Behandlung inoperabler Krebse. Arch. Klin. Chir. 61 (1900) S. 287.

FISCHER-WASELS, B.: Wege zur Verhütung der Entstehung und Ausbreitung der Krebskrankheit. (S. VI u. a. o.) J. Springer, Berlin 1934.

FLAMM, H.: Zum Problem einer zusätzlichen wirksamen Kausalbehandlung vorgeschrittener maligner Neubildungen. Prakt. Arzt 12 (1958) S. 542.

FREUND, E.: Klinische Erfahrungen mit der Stoffwechsel-Therapie bei Krebskranken. Krebsarzt 2 (1947) S. 137–147.

HATZENBERGER, H.: Zur diagnostischen und therapeutischen Problematik des metastasierenden Brustdrüsen-Carcinoms. Krebsarzt 24 (1969) Nr. 3, S. 153–160.

HERBERGER, W.: Behandlung und Pflege inoperabler Geschwulstkranker. Th. Steinkopff, Dresden–Leipzig 1960.

HUTH, E.: Die Rolle der bakteriellen Infektionen bei der Spontan-Remission maligner Tumoren und Leukosen. In: LAMPERT-SELAWRY: Körpereigene Abwehr und bösartige Geschwülste. K. F. Haug, Ulm 1957.

ISSELS, J.: Therapeutische Richtlinien bei inoperablen malignen Tumoren. Vortrag auf dem 5. Berchtesgadener Kurs für Ganzheitsmedizin. – Ref. in ZABEL, W.: Ganzheitsbehandlung der Geschwulsterkrankungen. Hippokrates-Verlag, Stuttgart 1953.

ISSELS, J.: Grundlagen und Richtlinien für eine interne Krebstherapie. Hippokrates-Verlag, Stuttgart 1953.

ISSELS, J.: Heilungen von bisher unheilbaren Krebskranken durch interne Krebstherapie. Kneipp-Blätter 1960, Nr. 1 u. 2.

ISSELS, J.: . . . über die Therapie der Ringberg-Klinik. Krebsgeschehen 1 (3), (1971) Nr. 1 (2), S. 25 (54) – 76 (104).

ISSELS, J.: Über die Interne Krebsbehandlung in der Ringberg-Klinik . . . Helfer-Verlag E. Schwabe, Bad Homburg v. d. H. 1971.

KAHR, E.: Der inoperable Krebskranke. J. A. Barth, München 1966.

KARITZKY, B.: Moderne Grundsätze der symptomatischen Krebsbehandlung. Med. Klin. 49 (1954) Nr. 38, S. 1541–1545.

KARITZKY, B.: Die symptomatische Behandlung der Krebskrankheit. Stuttgart 1956.

KIRCHHOFF: Die Karzinombehandlung . . . bei inkurablen . . . Kranken. Therapiewoche 5 (1954) S. 6–11.

KRETZ, J.: Erfahrungen mit der internistischen Krebsbehandlung. Ärztl. Praxis 12 (1960) Nr. 2.

KRETZ, J.: Erfahrungen bei der Behandlung fortgeschrittener Malignom-Patienten. (Tagungsbericht van-SWIETEN-Kongreß Wien 1965) J. Springer, Berlin 1966.

MEYTHALER, F. u. HÄNDEL, F.: Zur Behandlung inoperabler Tumoren. Münch. Med. Wschr. 94 (1952) Nr. 51, S. 2561–2570.

NAGEL, G. A.: Neuere Konzepte in der Behandlung des generalisierten Krebses. Münch. Med. Wschr. 112 (1970) Nr. 52, S. 2339–2349.

NEUMANN, A. N.: Möglichkeiten und Grenzen innerer Krebsbehandlung. Krebsarzt 1 (1946) S. 142–152.

SCHLEICHER, I.: Zur Therapie von Unheilbaren. Ärztl. Praxis 13 (1961) Nr. 39, S. 1967 u. 1985–1989.

SCHLÜREN, E.: Neue Wege in der Immuntherapie des Krebses. Medizin heute 11 (1962) Nr. 3, S. 100–102.

SCHMIDT, S.: Haben Zusatztherapien bei Krebs und Leukämien einen Sinn? Erfahrungsheilk. 16 (1967) Nr. 8, S. 239–250.

SCHÖNBAUER, L.: Die Betreuung unheilbarer Krebskranker. Österr. Ärzte-Ztg. 11 (1956) Nr. 7, S. 461–463.

TUBA, J.: Behandlungsmöglichkeiten unheilbarer Krebskranker. Ars Medici 48 (1958) Nr. 4, S. 244–251.

ZABEL, W.: Ganzheitsbehandlung der Geschwulsterkrankungen. Hippokrates-Verlag, Stuttgart 1953.

ZABEL, W.: Die interne Krebstherapie und die Ernährung des Krebskranken. Bircher-Benner-Verlag, Bad Homburg v. d. H. 1968.

ZABEL, W.: Beiträge zur Ganzheitstherapie krebskranker Menschen. Diaita 15 (1969) Nr. 2, S. 15–20.

20. Kapitel

DIE BARMHERZIGE LÜGE

ADAM, W.: Zum Thema: Die barmherzige Lüge. Medizinische 1959, Nr. 25, S. 1185–1189.

BAECKMANN, C.: Gedanken eines alten Praktikers zum Krebsproblem. Krebsarzt 1 (1946) S. 367–382.

BARD, M.: Die psychologische Behandlung der Krebskranken. Ann. N. Y. Acad. Sc. 125 (1966) S. 995. – Ref. in: Krebsarzt 22 (1967) S. 65.

BECKER, A.: Mindesterwägungen um den psychosomatischen Kranken im Arbeitsfeld des praktischen Arztes. Erfahrungsheilk. 15 (1966) Nr. 7, S. 202–209 u. Nr. 8, S. 234–240.

BOLECH, P.: Die seelsorgliche Betreuung der Krebskranken als besondere Aufgabe. Krebsarzt 13 (1958) Nr. 8, S. 353–360.

BOWERS, M. K., JACKSON, E. N., KNIGHT, J. A., LE SHAN, L.: Counseling the dying. Th. Nelson Inc., Camden, New Jersey 1964.

BOWERS, M. K. et al.: Wie können wir Sterbenden beistehen? Kaiser-Grünwald, München–Mainz 1971.

CZERNY: Münch. Med. Wschr. 1912, Nr. 34.

ELLENBERGER, H.: Der Tod aus psychischen Ursachen bei Naturvölkern (= VOODOO Death). Psyche 5 (1951) Nr. 6, S. 333.

FIERZ, H. K.: Angst, Wahrheit und Zuversicht bei der Krebserkrankung. Oncologia 13 (1960) S. 204.

FRIEDRICH, M.: Die Aufklärungspflicht des Arztes. Versicherungsrecht (Versicherungs-Wirtschaft, Karlsruhe) 1954, Nr. 7/8.

GROTE, L. R.: Die seelische Führung des krebskranken Menschen. Therapiewoche 5 (1954) S. 11–16.

HINTON, J. M.: The physical and mental distress of the dying. Quarterly J. Med. 32 (1963) S. 1.

JORES, A.: Der Arzt als Arznei. Ärztl. Mitt. 1958.

Freih. von KRESS, H.: Über ärztliche Haltung und Handlung. (Vortrag bei der Hundert-Jahr-Feier d. Berliner Mediz. Gesellsch. am 26. 10. 60) Wissen und Praxis (G. Lüttke, Berlin) 19 (1961) S. 5–22.

KRETZ, J. u. PÖTZL, O.: Die Psyche des Krebskranken. Krebsarzt 1 (1946) S. 19–29.

KRULL, P., LINDEMANN, F. W. u. KUNITSCH, G.: Dem Todkranken die Wahrheit sagen? (Zum Problem des offenen Gesprächs am Krankenbett) Dtsch. Ärzteblatt 69 (1972) Nr. 21, S. 1373–1375.

KÜBLER – ROSS, E.: On Death and Dying. Tavistock Publications, London 1970 u. Kreuz, Stuttgart 1971.

LANGEN, D.: Psychodiagnostik – Psychotherapie. G. Thieme, Stuttgart 1971.

LANGEN, D.: Diagnose durch das Gespräch. Erfahrungsheilk. 20 (1971) Nr. 8, S. 241–244.

LE·SHAN, L. u. LE·SHAN, E.: Some observations on psychotherapy with patients with neoplastic disease. Amer. J. Psychother. 12 (1958) S. 723.

LIEK, E.: Krebsverbreitung, Krebsbekämpfung, Krebsverhütung. J. F. Lehmann, München 1932.

LOCH, W.: Die Arzt-Patient-Beziehung. dmj (Dtsch. Med. Journal) 23 (1972) Nr. 2, S. 142–146.

MC GARRITY, K.: Ein Krebsarzt gibt Auskunft. Welt am Sonntag 1972 (23. April).

MICHELS, J.: Das Gespräch über die infauste Prognose. Organorama 5 (1968) Nr. 3, S. 21–23.

NEUFFER, H.: Behandlung und ärztliche Führung unheilbar Krebskranker durch den prakt. Arzt. Dtsch. Ärzteblatt 60 (1963) Nr. 41, S. 2077–2080.

NONNENBRUCH: Ethik und Medizin. (Vortrag, gehalten am 2. Febr. 1946 in Bad Mergentheim).

PERRET, W.: Über das Ausmaß der Aufklärungspflicht des Arztes bei Krebserkrankung. Med. Klin. 54 (1959) Nr. 4, S. 138–140.

RÖPKE, F.: Psychische Probleme und Hemmnisse in der Krebsbekämpfung. Dtsch. Gesundheitswesen 12 (1957) S. 1371.

SACERDOTE, P.: Hypnose bei Krebskranken. Amer. J. Hypnosis 9 (1966) S. 100. – Ref. in: Krebsarzt 23 (1968) S. 221.

SAUERBRUCH, F.: (Aufklärung) Zit. in: POLLAK, K.: Krebs ist heilbar! (S. 146) Humboldt, Frankfurt/M.–Wien 1954.

SCHROEDER, E.: Über die Auskunfterteilung bei lebensbedrohlichen Erkrankungen, insbesondere bei Krebserkrankungen. Münch. Med. Wschr. 99 (1957) Nr. 47, S. 1789–1791.

SCHULTZ VAN TREECK, A.: Krebs und körpereigene Abwehr. Laryngologie 33 (1954) Nr. 7/8.

SCHÜTTERLE, G.: Allgemeinbehandlung und Betreuung des Krebskranken durch den Hausarzt. Monatsk. Ärztl. Fortb. 11 (1966) S. 548.

SMITHERS, D. W.: A Clinical Prospect of the Cancer Problem. E. & S. Livingstone Ltd., Edinburgh–London 1960. – Ref. in: Krebsarzt 15 (1960) S. 390–391.

TIBBE, T. u. TIBBE, J.: Leben an der Grenze des Todes. Neukirchener Verlag, Neukirchen-Vluyn 1971.

WAGNER, F.: Die Beeinflußbarkeit von Metastasen-Schmerzen durch Hypnose. Uskr. Laeger (Koebenhaven) 129 (1967) S. 393. – Ref. in: Krebsarzt 23 (1968) S. 71.

WALTER, K.: Arzt am Sterbebett. Hippokrates 25 (1954) Nr. 7, S. 206–208.

Graf zu WITTGENSTEIN, O.: Psychotherapie in der Ganzheitsmedizin. Hippokrates 25 (1954) Nr. 5, S. 142–146.

WITZEL, L.: Das Verhalten von sterbenden Patienten. Med. Klin. 66 (1971) S. 577.

21. Kapitel

DIE EINGESCHRÄNKTE RADIKALOPERATION DES MAMMA-CA

ANGERER, A.: Zbl. Chir. 82 (1957) S. 977.

v. B., M.: Über das Mamma-Ca. (Notizen von der Krebstagung Luzern, Ende Nov. 1968) Selecta 11 (1969) Nr. 1, S. 3–6.

CRILE, G., SCHOFIELD, P. F.: Effect of lymphatic obstruction on the growth and metastasis of tumors. Surg. Gynaec. Obstet. 128 (1969), S. 1042.

CRILE, G. (u. HOERR, St. O.): Lancet 1972/I, S. 549. – Ref. in: Selecta 14 (1972) Nr. 22, S. 2154 (Mammakarzinom: Lokale Exzision genügt oft).

DEMMER, F.: Über Krebsoperationen, deren Vor- und Nachbehandlung, besonders beim Mammakarzinom. Krebsarzt 1 (1946) Nr. 7, S. 271–294.

DEMMER, F.: Zur Radikaloperation des Mammakarzinoms und über die eingeschränkte Radikaloperation. Krebsarzt 9 (1954) Nr. 2, S. 65–82.

DEMMER, F.: Zur Physiologie der axillaren Drüsen beim Brustdrüsenkarzinom und zur Indikation der primären Drüsenausräumung. Krebsarzt 17 (1962) Nr. 11/12, S. 473–485.

DEUCHER, F.: Zit. in: Über das Mamma-Ca. Selecta 11 (1969) Nr. 1 (S. 4).

FARRENSTEINER, E.: Sorge für Patienten mit fortgeschrittenem Krebs und Krebserkennung. In: KAHLERT, W.: Krebs . . . (Ein Bericht über den Internat. Krebskongreß 1962 in Moskau.) (S. 51–52) Hippokrates-Verlag, Stuttgart 1963.

FINNEY, G. G.: Zit. in: DEMMER, F.: Krebsarzt 9 (1954) Nr. 2 (S. 67).

FINNEY, G. G., MERKEL, W. C. u. MILLER, D. B.: Carcinoma of Breast: Study of 298 consecutive Cases. Ann. Surg. (Philad.) 125 (1947) S. 673. – Ref. in: Krebsarzt 3 (1948) S. 278.

FISCHER, W.: Über Abwehrvorgänge im Körper bei Geschwülsten. Zbl. Allg. Path. 91 (1954) S. 301.

FISHER, B.: Prospects for the Control of Metastases. Cancer (Philad.) 24 (1969) Nr. 6, S. 1263–1269.

FISHER, B., CRILE, G., u. a.: Ref. in: „Brustkrebs". Der Spiegel 1970 (7. Dez.) S. 204.

FISHER, B. u. FISHER, E. R.: Studies concerning the Regional Lymph Node in Cancer. I. Initiation of Immunity. Cancer (Philad.) 27 (1971) Nr. 5, S. 1001–1004.

FISHER, B. u. SLACK, N. H.: Number of Lymph Nodes Examined and Prognosis of Breast Cancer. Surg. Gynec. Obstet. 131 (1970) Nr. 1, S. 79–88.

FROEHLICH, F.: Lyon. Chir. 52 (1956) S. 179.

GÜNCZLER, M. u. SALZER, G.: Erfahrungen mit der eingeschränkten Radikaloperation und Iscador-Nachbehandlung beim Brustdrüsenkarzinom. Krebsarzt 17 (1962) Nr. 5, S. 198–207.

HAAGENSEN, L. D.: Diseases of the Breast. Philadelphia 1956.

HALSTED, W. S.: Ann. Surg. 20 (1894) S. 497.

von HOCHENEGG: Zit. in: DEMMER, F.: Krebsarzt 9 (1954) Nr. 2, S. 65–82.

KAAE, S. et al.: Vergleichende Untersuchungen über die Behandlung des Brustkrebses . . . Uskr. Laeger 123 (1961) S. 1533. – Ref. in: Krebsarzt 17 (1962) S. 459.

KENNEDY, Ch. S. u. MILLER, E. B.: Amer. J. Surg. 150 (1959) S. 993.

KEYNES, G.: Brit. Med. J. 1936, S. 643.

LAWSON, R.: Zit. aus: FEHR, A. M.: Helv. Chir. Acta 28 (1961) Nr. 3, S. 267 und Klin. Med. 14 (1962) Nr. 1.

NIEPER, H. A.: Bericht über den Krebskongreß in Houston/Texas vom 21.–29. 5. 70. Prä- und postoperative Tumortherapie 2 (1970) Nr. 4, S. 66–68.

PRUDENTE – MOLINERO: Zit. in: RAPPERT, E.: Krebsarzt 24 (1969) Nr. 6, S. 370–383.

RAPPERT, E.: Zum Problem der Therapie des Brustkrebses. Krebsarzt 24 (1969) Nr. 6, S. 370–383.

ROBINSON, D. W.: Amer. J. Surg. 75 (1948) S. 484.

ROTTER, J.: Münch. Med. Wschr. 1887, Nr. 49/50 u. Berl. Klin. Wschr. 68 (1896) Nr. 4/5.

SALZER, G.: Zit. in: Über das Mamma-Ca. Selecta 11 (1969) Nr. 1 (S. 4–5).

STEINTHAL, C.: Arch. Klin. Chir. 86 (1908) S. 775.

ZIMMERMANN, G., BOECKL, O. u. KARRER, K.: Zur Beurteilung der Prognose des Brustdrüsenkarzinoms. Krebsarzt 23 (1968) Nr. 4, S. 229–237.

22. Kapitel

VORBEUGEN IST BESSER ALS HEILEN

Krebsprophylaxe

van AAKEN: Die Dauerfunktion der biologischen Oxydation als Krebs-Prophylaxe. Prä- und postoperative Tumortherapie 2 (1970) Nr. 3, S. 49–51.

van AAKEN, E.: Statistischer Beweis einer möglichen Krebs-Prophylaxe ... Dr. E. van AAKEN, 4056 Schwalmtal-Waldniel (Niederrh.) 1971.

BAUER, K. H.: Karzinogene Substanzen vor Gefährdung der Biosphäre des Menschen erkennen und eliminieren. Med. Tribune 6 (1971) Nr. 19 A, S. 18.

BERNDT, H. u. MARWITZ, S.: Mastopathie und Mammakarzinom. Arch. f. Geschwulstforsch. 32 (1968) Nr. 1/2, S. 137–148.

BIRCHER, F. E.: Die Zellulartherapie im Rahmen der biologischen Krebsprophylaxe. Therapiewoche 6 (1955/56) Nr. 5/6.

CHIURCO, G. A.: Neue Gesichtspunkte zur Prä-Cancerogenese. Z. Blut- u. Geschwulst-Krankh. 2 (1970) Nr. 3, S. 49–54.

CIMBAL, W.: Vitamine und Nährstoffe als Heilmittel bei Entwicklungs- und Leistungsstörungen. Hippokrates 23 (1952) Nr. 16, S. 449–453.

DENECKE, K.: Beziehung der Dickdarm-Polypen zum Karzinom ... Münch. Med. Wschr. 108 (1966) S. 314.

DROBIL: Wie schütze ich mich gegen Krebs? Verlag d. Öst. Sozialwerks, Wien 1949.

FARK, M. u. SPRANGER, J.: Möglichkeiten der Krebsverhütung. (Erfahrungen mit dem Krebs-Verhütungs-Programm der USA) Krebsarzt 14 (1959) S. 129–133.

FISCHER-WASELS, B.: Krebsbekämpfung durch Erbpflege. Dtsch. Med. Wschr. 1933, S. 1489 u. Dtsch. Ärzteblatt 1934 (Jan.), S. 92.

FROEWIS, J.: Sexualhygiene und Krebsprophylaxe der Frau. Z. f. Prophylaxe, Diagnostik u. Therapie 1968, Nr. 1, S. 7.

GÄHWYLER, M.: Krebs-Vorbeugung in der Praxis. Hippokrates 1936, Nr. 2, S. 63–66.

GROSSE, H.: Schützt die operative Entfernung der Präcancerose tatsächlich vor Krebs? Münch. Med. Wschr. 98 (1956) Nr. 52, S. 1773 bis 1774.

HAMPERL, H.: Ergebnisse einer Tagung westeuropäischer Wissenschaftler zur Prophylaxe des Krebses. (Bad Godesberg, 1. 5. 54) Z. Krebsforsch. 60 (1955) Nr. 5, S. 616–620.

JAROSCH, K.: Die Bekämpfung der Luftverunreinigung. Prophylaxe u. Therapie (Wien) 1 (1962) Nr. 8, S. 24–26.

KONJETZNY, G. E.: Mastopathie u. Milchdrüsen-Krebs. F. Enke, Stuttgart 1954.

KRATOCHVIL, K.: Die sezernierende Brustdrüse. Krebsarzt 22 (1967) S. 234–239.

KRETZ, J.: Die Wege der Krebsverhütung. Sanitas-Verlag M. Th. Kathol, Bad Wörishofen, 2. Aufl. 1971.

LIEK, E.: Krebsverbreitung, Krebsbekämpfung, Krebsverhütung. J. F. Lehmann, München 1932.

NIEHANS, P.: Krebsprophylaxe. „Zellulartherapie" 1966, Nr. 32, S. 3–12.

NIEHANS, P.: Tierexperimentelle Untersuchungen zur Tumorprophylaxe und Tumortherapie durch Zell-Injektionen. Stämpfli & Cie AG, Bern 1969.

OESER, H. u. RACH, K.: Die Effektivität einer präventiven Krebsbekämpfung. Dtsch. Med. Wschr. 94 (1969) S. 2015.

RAVEN, R. W. u. ROE, F. J. C.: The Prevention of Cancer. Butterworth & Co Ltd, London 1967.

RAVICH, A. u. RAVICH, R. A.: Prophylaxis of Cancer, of the Prostate, Penis and Cervix by Circumcision. New York State Journ. Med. 51 (1951) Nr. 12, S. 1519.

RODEWALD, B.: Über die Weiterentwicklung der Gesundheitsfürsorge. (Krebsprophylaxe, -bekämpfung, -beratung, -fürsorge) Ärztl. Mitt. 40 (1955) Nr. 2, S. 33–42.

de RUDDER, B. u. LINKE, F.: Biologie der Großstadt. Th. Steinkopff, Dresden 1940.

SCHMIDT, F.: Prospektive Untersuchungen über die erhöhte Sterblichkeit von Rauchern. Z. Allgemeinmedizin/Landarzt 48 (1972) Nr. 14, S. 704–708.

SCHROEDER, C.: Krebsvorsorge und prakt. Arzt. Dtsch. Med. Wschr. 1953, Nr. 51.

SCHWARTZ, A. M. et al.: Über nicht palpable Karzinome bei fibrozystischer Mastopathie. Surg. Gyn. Obstetr. 126 (1968) S. 94. – Ref. in: Krebsarzt 23 (1968) Nr. 5, S. 357.

SEEGER, P. G.: Naturgemäße Ernährung – die beste Krebsprophylaxe. Hippokrates 22 (1951) Nr. 13, S. 351–353.

SEEGER, P. G.: Ist eine Vorbeugung gegen Krebs möglich? Wetter-Boden-Mensch 1969, Nr. 5, S. 233–245.

SEEGER, P. G.: Die Bedeutung einer umfassenden Prophylaxe des Krebses ... Wetter-Boden-Mensch 1970, Nr. 9, S. 457–466.

STÖGER, R.: Vorschlag zu einer allgemein leicht durchführbaren Krebsprophylaxe. W. Maudrich, Wien 1949.

ZADIK, P.: Über das Prinzip allgemeiner und ... spezieller Krebsverhütung ... Krebsarzt 22 (1967) S. 251–261.

Frühdiagnostik

ABDERHALDEN, E.: Studien über die Verwendbarkeit der Abwehr-Proteinase-Reaktion zur Diagnose des Carcinoms. Schweiz. Med. Wschr. 76 (1946) S. 47.

ANGELOFF, M.: Le Diagnostic Précoce du Cancer est possible. L'Avenir Medical 55 (1958) Nr. 2/3.

ARBEITSGEMEINSCHAFT FÜR KREBSERKENNUNG U. KREBSBEKÄMPFUNG IN BAYERN: Früherkennung und Behandlung des

Krebses. Bayer. Landesärztekammer, München 1964.

AUDIER, A. G.: Ferment- und Antiferment-Verlaufskurven als Richtlinien bei Behandlung und Kontrolle der Malignomkrankheiten. Med. Welt 1960, Nr. 35, S. 1763–1768.

BÄUMER, J. u. VOIGT, E.: Die diagnostische Bedeutung der Blutstropfen-Untersuchung nach BOLEN bei Krebserkrankungen. Krebsarzt 9 (1954) S. 161–164.

von BLUMENTHAL, R.: Die Carcinochrom-Reaktion . . . Erfahrungsheilk. 17 (1968) Nr. 2.

BOSHAMER, K. u. KOCH, F. W.: Versuch, die Reaktion auf Carcinom-Extrakt-Injektion diagnostisch auszuwerten. Z. Krebsforsch. 57 (1950) S. 339.

von BREHMER, W.: Die Messung der Wasserstoff-Ionen-Konzentration (pH-Wert) im Organismus. Med. Welt 1933, Nr. 49.

CARDOZO, P. L. et al.: Cyto-diagnostische Ergebnisse bei 1000 Kranken mit malignen Lungentumoren. Acta citol. 11 (1967) S. 120. – Ref. in: Krebsarzt 22 (1967) S. 349.

CRAMER, H. u. GUMMEL, H.: Richtlinien für die Früherkennung, Behandlung und Vorbeugung von bösartigen Geschwülsten. Strahlentherapie 85, Nr. 3 u. Deutscher Ärztekalender 1954, S. 346–355.

CURRY, M. u. RÜHLICKE, K.: Eine neuartige Methode zur Darstellung physiologischer u. pathologischer Vorgänge in der Natur u. im menschl. Organismus unter Berücksichtigung eines krebsaktivierenden Faktors. Hippokrates 23 (1952) Nr. 7, S. 182–185.

D. Ä.: Rechtzeitige Hilfe für krebskranke Frauen. Dtsch. Ärzteblatt (DÄ) 66 (1969) Nr. 24, S. 1769 bis 1778.

DIETRICH, A.: Keine Angst vor Krebs. W. Kohlhammer, Stuttgart 1953.

DISCHREIT, J.: Ergebnisse der biologischen Tumordiagnostik nach E. ABDERHALDEN. Krebsarzt 8 (1953) Nr. 11/12, S. 347–350.

DOVIFAT, B.: Über die Leistungen des Carcinom-Testes nach BOLEN in der klinischen Diagnostik. Z. Krebsforsch. 59 (1953) S. 496–515.

FIELD, E. J. u. CASPARY, E. A.: Lymphocyte Sensitisation: An in vitro – Test for Cancer? Lancet 1970 (Dez.) S. 1337.

FIKENTSCHER, R. u. ZANDER, J. (Hrsg.): Die Vorstadien des Unterleibskrebses der Frau. (Erstes Fortbildungswochenende „Gynäkologie u. Geburtshilfe") I./II. Frauenklinik d. Univ. München, April 1971.

FONTI, C. J.: Die hämatologische Diagnose des Krebses. Krebsarzt 9 (1954) Nr. 1, S. 30.

FRANKE, H.: Frühdiagnostik des Carcinoms. W. de Gruyter, Berlin 1953.

FREYTAG, A.: Beitrag zur Ausarbeitung eines neuen Krebstestes (I). – Über die Einwirkung von karzinomatösem Mäuseaszites auf den pflanzlichen Ruhekern . . . Z. Inn. Med. (VEB G. Thieme, Leipzig) 18 (1963) Nr. 22, S. 1018 bis 1024.

GÄNSSLEN: Krebsdiagnose in der Internen Praxis. Med. Klin. 1955, Nr. 15.

GUTSCHMIDT, J.: Chemische Erkennung von Präcancerosen und Cancerosen aus dem Harn. Erfahrungsheilk. 15 (1966) Nr. 2, S. 37 bis 40.

HEGEMANN, G. et al.: Die Verschleppung der Krebsdiagnose. (Ursachen u. Bedeutung) Münch. Med. Wschr. 1968, S. 377.

HEITAN, H.: Erfahrungen mit dem Mikrocolor-Test bei Krebskranken. Ärztl. Laborat. 5 (1959) Nr. 2, S. 54–57.

HINSBERG: Laboratoriumsmethoden zum Nachweis der Geschwulsterkrankungen. Vortrag auf dem 5. Berchtesgadener Kurs für Ganzheitsmedizin. – Ref. in ZABEL, W.: Ganzheitsbehandlung der Geschwulsterkrankungen. Hippokrates-Verlag, Stuttgart 1953.

HINSBERG, K.: Laboratoriumsmethoden zur Krebsdiagnose. Heilkunst 1956, Nr. 7.

HLISNIKOWSKI, J.: Zur Frühdiagnose der Krebskrankheit. Krebsarzt 9 (1954) S. 334–335.

HORNBOSTEL–KAUFMANN–SIEGENTHALER: Aktuelle Diagnostik – aktuelle Therapie. G. Thieme, Stuttgart 1968.

HUBER, H., PASTNER, D. u. GABL, F.: Laboratoriums-Diagnose hämatologischer und immunologischer Erkrankungen. J. Springer, Berlin 1972.

ISSELS, J.: Carcinom – aus dem Blut-Eiweiß-Bild ablesbar? Med. Mschr. 1955, Nr. 11, S. 755–756.

JENSEN-HILLRINGHAUS, R.: Die Kupferchlorid-Kristallisation nach E. PFEIFFER. Erfahrungsheilk. 15 (1966) Nr. 4, S. 109–115.

KAELIN, W.: Krebs-Frühdiagnose – Krebs-Vorbeugung. Hybernia-Verlag, Dornach/Basel 1950.

KAELIN, W.: Krebs-Frühdiagnose mittels des kapillar-dynamischen Bluttestes. Hippokrates 23 (1952) Nr. 18, S. 495–501.

KALLISTRATOS, G., PFAU, A. u. TIMMERMANN, A.: Untersuchungen über Malignolipin. Z. Krebsforsch. 73 (1970) S. 387–396.

KAMINER, G.: Die diagnostische Verwendbarkeit der FREUND-KAMINERschen Impfreaktion zur Erkennung von Karzinomen. Wien. Klin. Wschr. 36 (1933) S. 1576.

KAPFF, S. H.: Die Ordnung der Begriffe um das pH-Problem. Erfahrungsheilk. 11 (1962) Nr. 6.

KARISCH, R.: Zur Frühdiagnose des Krebses. Ärztl. Praxis 1955, S. 8.

KORDATZKI, W.: Physikalisch-chemische Messungen im Blut. Ärztl. Laboratorium 3 (1957), Nr. 2, S. 63–67.

KREISSEL, H.: Über Erfahrungen mit einer chemischen Reaktion zur Erkennung des Carcinoms im Magen-Darm-Trakt aus dem Harn. (Inaugural-Dissertation) Med. Fakul. d. Univ. Erlangen, 1956.

LANG, N.: Schnellnachweis von Antikörpern. Z. Immun. Forsch. (Jena) 115 (1958) S. 299.

LINKE, A.: Früherkennung des Krebses. F. K. Schattauer, Stuttgart 1962.

LÜTTGE, W. u. von MERTZ, W.: Die Alkohol-Extrakt-Reaktionen. S. Hirzel, Leipzig 1927.

MERTENS, V. E.: Vermeidung von Irrtümern bei der Krebserkennung. Urban & Schwarzenberg, Berlin–München 1948.

MICHALICA, W.: Vergleichende Messungen der Wasserstoff-Konzentration des Blutes weibl. Tumorkranker vor u. nach der primären Radium- u. Röntgenbestrahlung. Krebsarzt 24 (1969) Nr. 3, S. 161–166.

MORI, N.: Filtrierbare Vira und Krebs . . Krebsarzt 4 (1949) S. 309–313.

MÖSE, J. R.: Versuche zu einer serologischen Tumordiagnostik mittels sporenbildender Bakterien. Z. Krebsforsch. 73 (1970) S. 329 bis 341.

NEBEL, A.: Les cycles d'évolution du parasite du cancer humain. Neufchâtel 1932.

NEUMANN, A. N.: Über den derzeitigen Stand der serologischen und biologischen Krebsdiagnostik. Krebsarzt 1 (1946) S. 486–508.

PAPANICOLAOU, G. N. u. TRAUT, H. F.: Diagnosis of uterine cancer by the vaginal smear. The Commonwealth Fund, New York 1943.

PFEIFFER, E.: Empfindliche Kristallisationen als Nachweis von Formkräften im Blut. E. Weise, Dresden 1935.

RACH, K.: Sind Vorsorgeuntersuchungen zur Senkung der Krebshäufigkeit geeignet? Kurz und Gut 5 (1971) Nr. 8, S. 4–8 u. 5 (1971) Nr. 9. Byk Gulden Pharmaz., Konstanz.

RASCHER, S. u. TRUMPP, J.: Versuch einer kristallographischen Carcinom-Diagnose. Münch. Med. Wschr. 86 (1939) S. 544.

SCHEIDL, W. u. SNEGOTSKA, O.: Test de las Plaquetas Sanguineas. (Thrombocyten-Test) Folia Clinica Internacional (Barcelona) 1966, Nr. 6.

SCHERER, E. u. HESS, F.: Gegenwärtiger Stand und Problematik der Krebsteste. Med. Welt 1960, Nr. 18, S. 951–959.

SCHLIEPHAKE, E.: Diagnostische Möglichkeiten mit Hilfe der Kurzwelle. Erfahrungsheilk. 19 (1970) Nr. 8, S. 245–250.

SCHNEIDER, E.: Zur intrakutanen Krebsdiagnostik mit humanen und animalen Seren, insb. mit Carcitest. Medizinische 1967, Nr. 7, S. 248–251.

SCHULER, R.: Über die ABDERHALDENsche Reaktion. Ärztl. Praxis 9 (1957) Nr. 12.

SCHÜMMELFEDER, N.: Frühdiagnose des Krebses. Ärztl. Praxis 1950, Nr 38.

SCHREIBER, H. W.: Früherkennung von Geschwulstkrankheiten des Magen-Darm-Kanals. Ref. in: Dtsch. Ärzteblatt 67 (1970) Nr. 35, S. 2569–2571.

SEEGER, P. G.: Krebsspezifische Eiweißabbauprodukte als Voraussetzung für eine Frühdiagnose des Krebses aus dem Harn mit Hilfe des Carcinochrom-Reagens. Ars Medici 56 (1966) Nr. 11, S. 756–758.

SELAWRY, A. u. SELAWRY, O.: Die Kupferchlorid-Kristallisation in Naturwissenschaft und Medizin. G. Fischer, Stuttgart 1957.

SIEGEL, G.: Ist ein „check up" wirklich nützlich? Sem. Hôp. Paris – Informations 17 (1967) 18.

STAMPFER, E. u. MÜLLER, A.: Erste Ergebnisse mit einem Spektrum von Carcinom-Such-Reaktionen. Wien. Klin. Wschr. 82 (1970) Nr. 4, S. 68–71.

STOLL, P.: Richtlinien für die Aufklärung zur Krebsfrüherkennung. Mat. Med. Nordmark 16 (1964) Nr. 9, S. 361–381.

STRIEBEL, H. u. BAUR, A.: Schweiz. Med. Wschr. 84 (1954) S. 1082.

STRIEBEL, A.: Über das Ca/Mg-Verhältnis im Urin von Gesunden und Krebskranken. Oncologia (Basel) 20 (1966) S. 209. – Ref. in: Krebsarzt 23 (1968) Nr. 1, S. 39.

SZAGUNN, I.: Früherkennung und Therapie des Krebses. (Wochenend-Tagung d. Akad. f. Ärztl. Fortbild., Berlin, Febr. 1964) Ärztl. Praxis 16 (1964) Nr. 49, S. 2165–2168.

TETZNER, E.: Verbesserung der Methodik des Nachweises spezifischer Endopeptidasen bei Krebs. (Modifizierte ABDERHALDENsche Reaktion) Krebsarzt 24 (1969) Nr. 5, S. 289 bis 294.

TEUSCH, W.: Die Bedeutung der NITSCHE-Reaktion und ihrer Begleit-Reaktionen für die Diagnose des Carcinoms. K. F. Haug, Ulm 1954.

TEUSCH, W.: Carcinom-Diagnostik mit der NITSCHE-Komplex-Reaktion. Laborarzt-Verlag GmbH, Würzburg 1955.

TRIEBEL, R. Ch. u. HESS, H.: Zur Verdachtsdiagnose bösartiger Geschwulstbildungen mit den Mitteln der ärztlichen Praxis. Med. Klin. 51 (1956) Nr. 30, S. 1258–1259.

VILLEQUEZ, E. u. BIZOT, M.: Le Parasitisme latent des Cellules du Sang chez l'Homme, en particulier dans le Sang des Cancereux. Librairie Maloine, Paris 1955.

VINCENT, L. C.: Revue de Pathologie Générale 1954, Nr. 663, S. 121; 1956, Nr. 676, S. 485 u. Nr. 677, S. 643.

WEIS, I.: Beitrag zur Frage einer biochemischen Krebsdiagnostik. (Über Beeinflussung des Erythrocyten-Stoffwechsels durch Carotin bei Gesunden und Carcinomkranken) Krebsarzt 4 (1949) S. 63–74.

WEIS, I.: Verbesserte Methode zur Bestimmung des Carotin-Effektes. Krebsarzt 4 (1949) S. 136–138.

WERTH, G.: Malignolipin. Med. Welt 21 (1970) Nr. 36, S. 1547–1553.

WIGGINS, W. S. et al.: Delay in Cancer Diagnosis. (Zeitverlust bei der Krebsdiagnose) New York State Journ. Med. 51 (1951) Nr. 5, S. 626.

WINDSTOSSER, K.: Die elektronische Blutmessung. Prä- und postoperative Tumortherapie 2 (1970) Nr. 4, S. 61–63.

WITTING, F.: Serologische Carcinom-Frühdianose. Ärztl. Forsch. 7 (1953) Nr. 8, 372–381.

WITTING, F.: Wie soll man Krebsteste bewerten? Fortschr. Med. 76 (1958) Nr. 2.

ZERLETT, G. et al.: Die „Trias-Färbung" nach Papierelektrophorese bei malignen Erkrankungen. (Darstellung der Kohlenhydrate, Lipoide u. Proteine) Med. Klin. 52 (1957) S. 2243.

ZIEGLER, E.: Messung und Bedeutung des Redox-Potentials im Blut in vivo und in vitro. Editio Cantor, Aulendorf 1960.

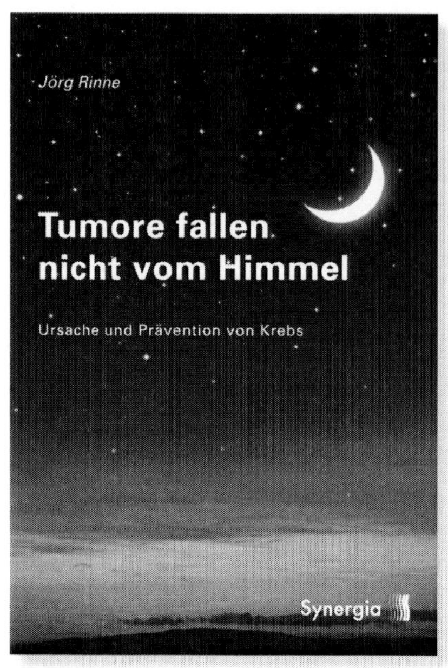

Tumore fallen nicht vom Himmel

Ursache und Prävention von Krebs

Von Jörg Rinne

In diesem Buch zeigt Jörg Rinne die wichtigsten Ursachen in der Entstehung von Krebs und viele Möglichkeiten der Vorbeugung.
Anhand zahlreicher Quellen wird belegt, dass die Lebensweise eines Menschen sowie viele verschiedene Kausalfaktoren mit der Wahrscheinlichkeit der Tumorbildung unmittelbar zusammenhängen.

Jörg Rinne geht davon aus, dass bei jedem Krebspatienten ein tumorbegünstigendes Milieu vorliegt. Beispiele aus der Medizingeschichte der Krebsforschung werden angeführt, um die Sichtweise in der Tumorentstehung in verschiedenen Epochen darzustellen.
Seit rund 5000 Jahren wird Krebs als eine Allgemeinerkrankung gesehen und nicht als örtliches Leiden. Der Tumor ist in dieser Sichtweise nur das letzte Symptom eines langwierigen Krankheitsprozesses. Die Beseitigung der ursächlichen Faktoren muss die Basis in jeder Krebstherapie darstellen.

4. Auflage, 130 S. m. Abb., kartoniert, ISBN: 978-3-940392-16-9 ***12,90 €***

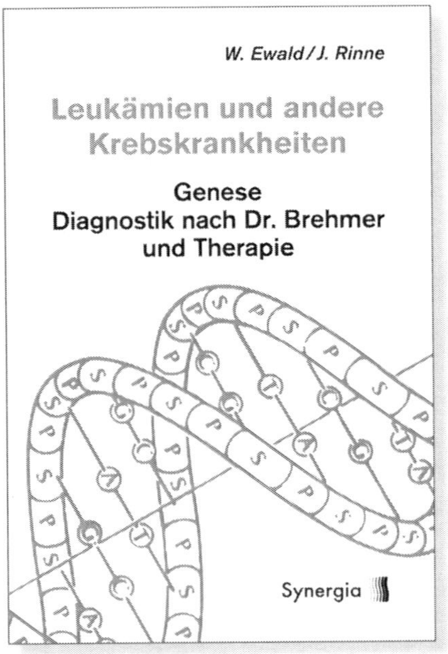

Leukämien und andere Krebskrankheiten

Genese - Diagnostik nach Dr.Brehmer und Therapie

Von Jörg Rinne und Wilhelm Ewald

Im vorliegenden Buch geht es um die Sichtweise und Blut-Diagnostik nach Dr. von Brehmer und die Entstehung Wilhelm Ewald's Proteinkombination zur Krebstherapie. Herr Ewald stellte fest, dass in Regionen, in denen es aufgrund der Bodenbeschaffenheit an lebenswichtigen Aminosäuren mangelt, besonders häufig zu Krebserkrankungen kommt. Aufbauend auf diesen Forschungen kreierte er seine Proteinkombination. Er erzielte mit dieser Kombination große Erfolge, konnte sich aber wegen des Widerstands der Pharmaindustrie, die befürchtete durch dieses einfache Patent einen großen Wirtschaftszweig zu verlieren, Zeit seines Lebens nicht durchsetzen. Das Werk beeindruckt besonders durch die in mikroskopischen Blutbildern festgehaltenen Erfolge, dokumentiert im Bildteil des Buches.

120 Seiten, 4-farbig, gebunden, ISBN: 978-3-906873-18-3 ***29,90 €***

POTHESE ÜBER DIE KREBS-ENTSTEHUNG
(J. Issels, 1953)

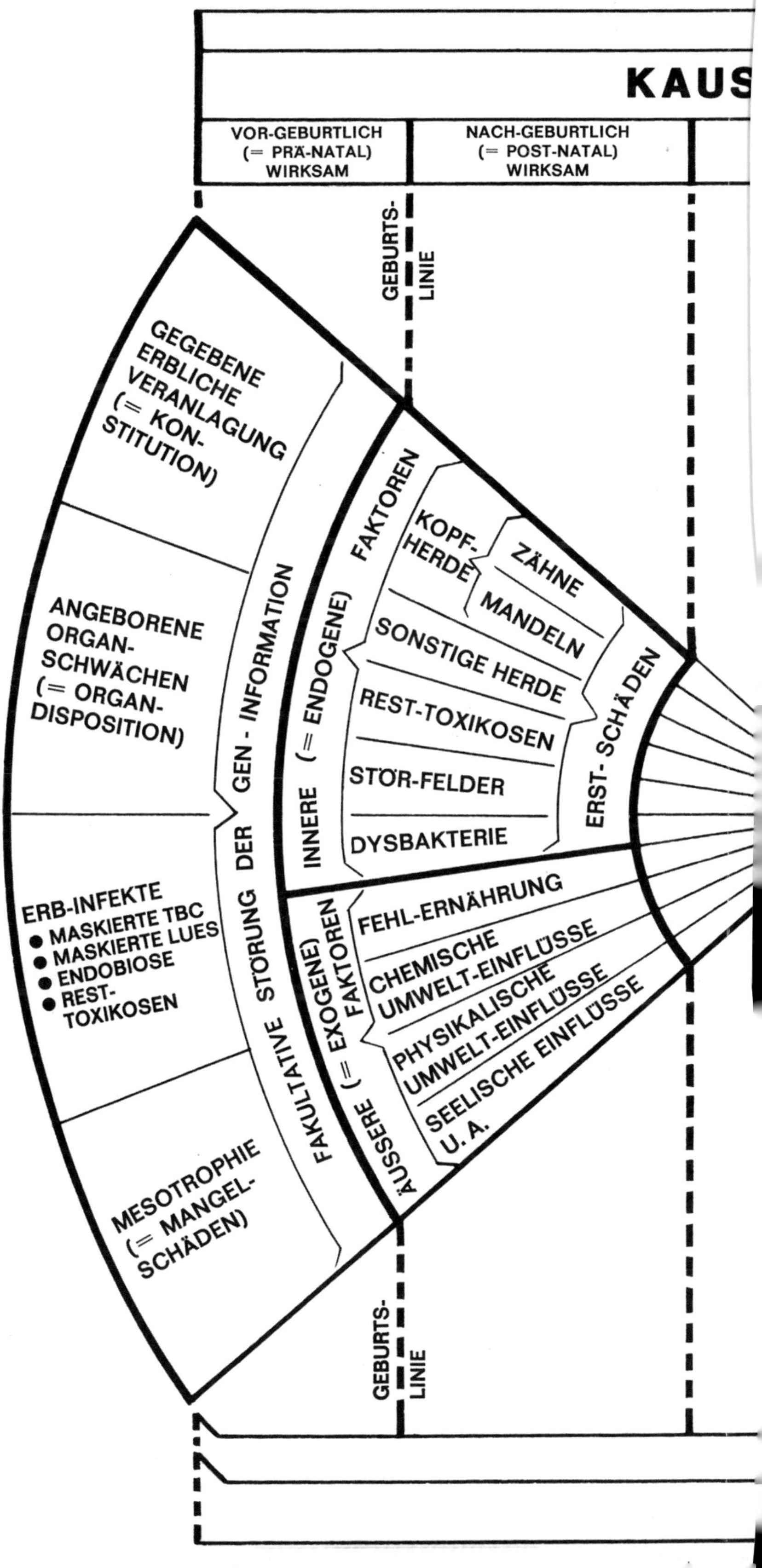

KAUS

VOR-GEBURTLICH (= PRÄ-NATAL) WIRKSAM	NACH-GEBURTLICH (= POST-NATAL) WIRKSAM

GEBURTS-LINIE

GEGEBENE ERBLICHE VERANLAGUNG (= KONSTITUTION)

ANGEBORENE ORGAN-SCHWÄCHEN (= ORGAN-DISPOSITION)

ERB-INFEKTE
- MASKIERTE TBC
- MASKIERTE LUES
- ENDOBIOSE
- REST-TOXIKOSEN

MESOTROPHIE (= MANGEL-SCHÄDEN)

FAKULTATIVE STÖRUNG DER GEN - INFORMATION

INNERE (= ENDOGENE) FAKTOREN

KOPF-HERDE: ZÄHNE, MANDELN

SONSTIGE HERDE

REST-TOXIKOSEN

STÖR-FELDER

DYSBAKTERIE

ÄUSSERE (= EXOGENE) FAKTOREN

FEHL-ERNÄHRUNG

CHEMISCHE UMWELT-EINFLÜSSE

PHYSIKALISCHE UMWELT-EINFLÜSSE

SEELISCHE EINFLÜSSE U. A.

ERST-SCHÄDEN

GEBURTS-LINIE

II

ZWEIT-SCHÄDEN

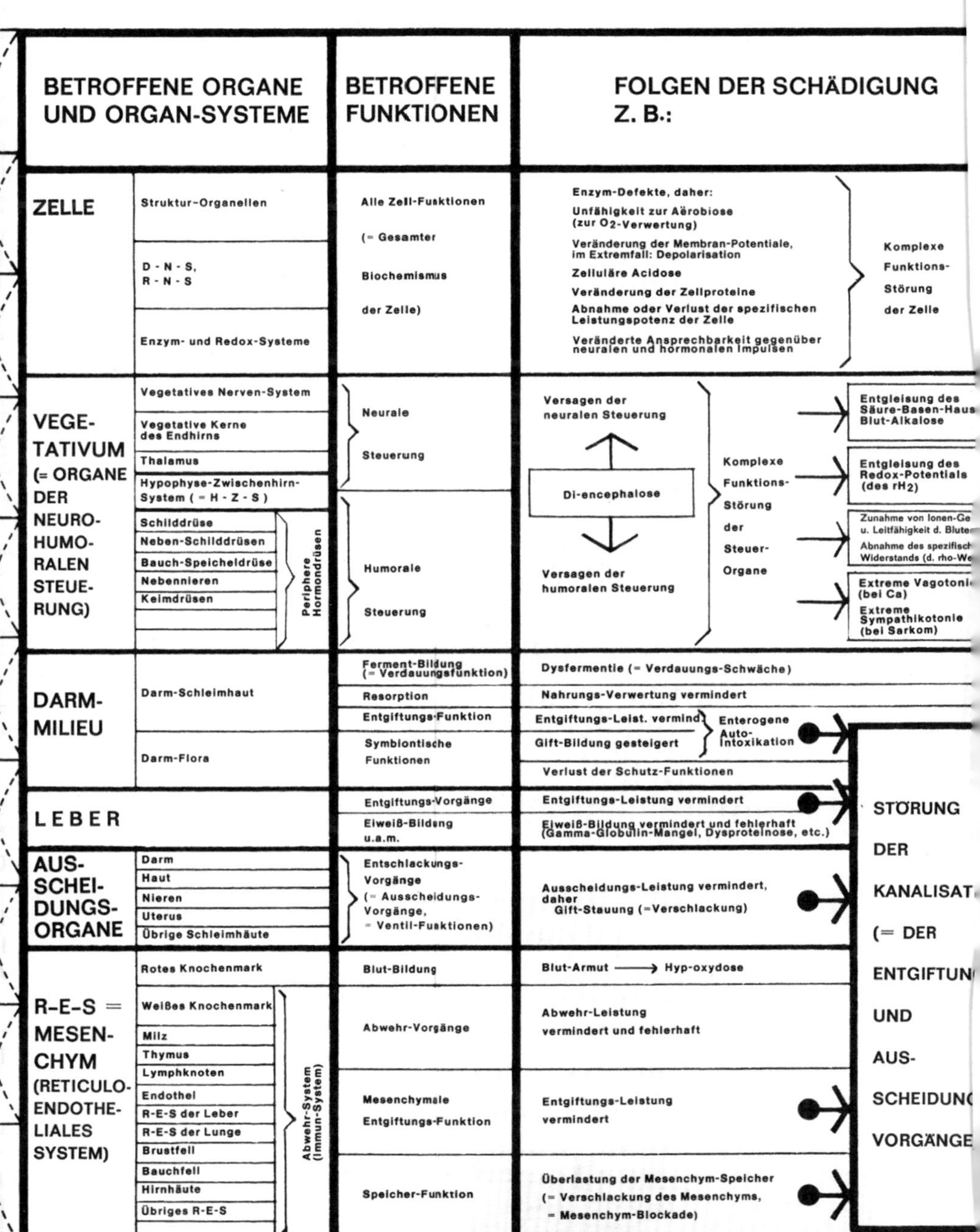

BETROFFENE ORGANE UND ORGAN-SYSTEME		BETROFFENE FUNKTIONEN	FOLGEN DER SCHÄDIGUNG Z. B.:
ZELLE	Struktur-Organellen	Alle Zell-Funktionen (= Gesamter Biochemismus der Zelle)	Enzym-Defekte, daher: Unfähigkeit zur Aërobiose (zur O_2-Verwertung) Veränderung der Membran-Potentiale, im Extremfall: Depolarisation Zelluläre Acidose Veränderung der Zellproteine Abnahme oder Verlust der spezifischen Leistungspotenz der Zelle Veränderte Ansprechbarkeit gegenüber neuralen und hormonalen Impulsen → Komplexe Funktions-Störung der Zelle
	D-N-S, R-N-S		
	Enzym- und Redox-Systeme		
VEGETATIVUM (= ORGANE DER NEURO-HUMORALEN STEUERUNG)	Vegetatives Nerven-System	Neurale Steuerung	Versagen der neuralen Steuerung ↑ Di-encephalose ↓ Versagen der humoralen Steuerung → Komplexe Funktions-Störung der Steuer-Organe → Entgleisung des Säure-Basen-Haus[halts], Blut-Alkalose → Entgleisung des Redox-Potentials (des rH_2) → Zunahme von Ionen-Ge[halt] u. Leitfähigkeit d. Blute[s]; Abnahme des spezifisch[en] Widerstands (d. rho-We[rtes]) → Extreme Vagotoni[e] (bei Ca); Extreme Sympathikotonie (bei Sarkom)
	Vegetative Kerne des Endhirns		
	Thalamus		
	Hypophyse-Zwischenhirn-System (= H-Z-S)		
	Periphere Hormondrüsen: Schilddrüse, Neben-Schilddrüsen, Bauch-Speicheldrüse, Nebennieren, Keimdrüsen	Humorale Steuerung	
DARM-MILIEU	Darm-Schleimhaut	Ferment-Bildung (= Verdauungsfunktion)	Dysfermentie (= Verdauungs-Schwäche)
		Resorption	Nahrungs-Verwertung vermindert
		Entgiftungs-Funktion	Entgiftungs-Leist. vermind. } Enterogene Auto-Intoxikation → STÖRUNG DER KANALISAT[ION]
	Darm-Flora	Symbiontische Funktionen	Gift-Bildung gesteigert } Enterogene Auto-Intoxikation
			Verlust der Schutz-Funktionen
LEBER		Entgiftungs-Vorgänge	Entgiftungs-Leistung vermindert →
		Eiweiß-Bildung u.a.m.	Eiweiß-Bildung vermindert und fehlerhaft (Gamma-Globulin-Mangel, Dysproteinose, etc.)
AUS-SCHEI-DUNGS-ORGANE	Darm, Haut, Nieren, Uterus, Übrige Schleimhäute	Entschlackungs-Vorgänge (= Ausscheidungs-Vorgänge, = Ventil-Funktionen)	Ausscheidungs-Leistung vermindert, daher Gift-Stauung (= Verschlackung) →
R-E-S = MESEN-CHYM (RETICULO-ENDOTHE-LIALES SYSTEM)	Rotes Knochenmark	Blut-Bildung	Blut-Armut ⟶ Hyp-oxydose
	Abwehr-System (Immun-System): Weißes Knochenmark, Milz, Thymus, Lymphknoten	Abwehr-Vorgänge	Abwehr-Leistung vermindert und fehlerhaft
	Endothel, R-E-S der Leber, R-E-S der Lunge, Brustfell	Mesenchymale Entgiftungs-Funktion	Entgiftungs-Leistung vermindert →
	Bauchfell, Hirnhäute, Übriges R-E-S	Speicher-Funktion	Überlastung der Mesenchym-Speicher (= Verschlackung des Mesenchyms, = Mesenchym-Blockade) →

STÖRUNG DER KANALISAT[ION] (= DER ENTGIFTUN[GS-] UND AUS-SCHEIDUNG[S-] VORGÄNGE)

KREBS-KRANKHEIT DES GESAMT-ORGANISM[US]

KREBS-LEIDEN = KREBS-KRA[NKHEIT]

I

AL-FAKTOREN

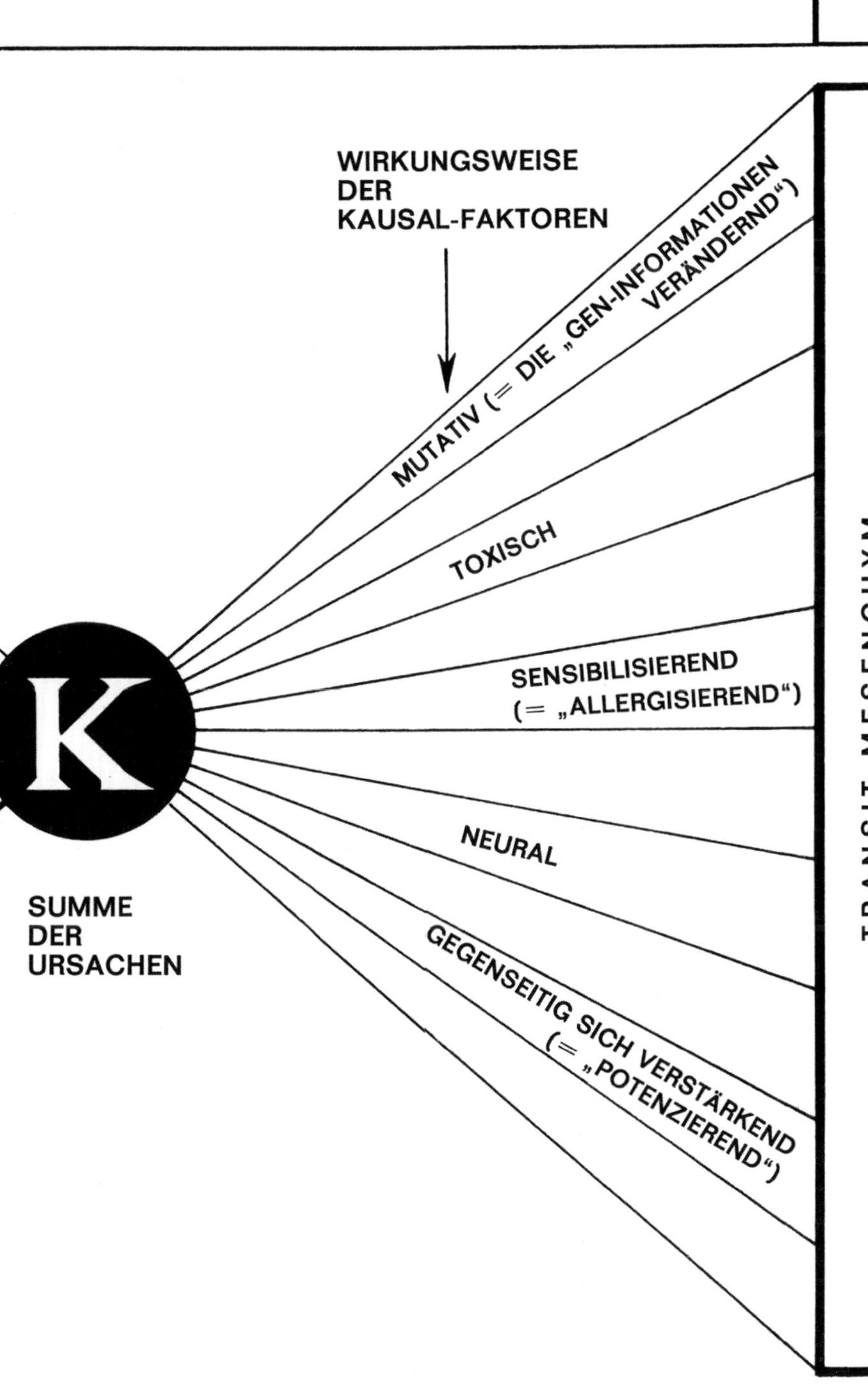

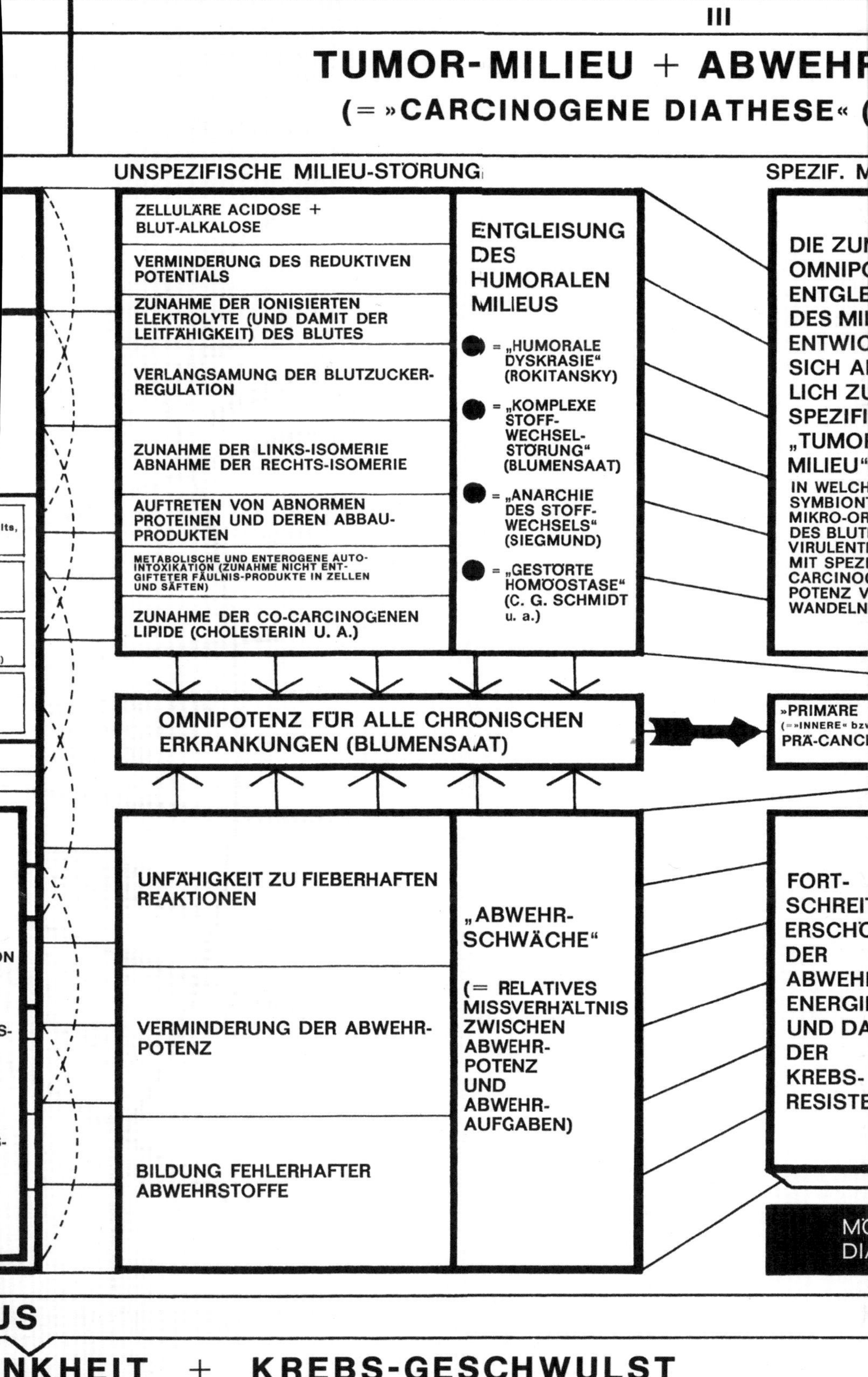

III
TUMOR-MILIEU + ABWEHR
(= »CARCINOGENE DIATHESE« (
UNSPEZIFISCHE MILIEU-STÖRUNG
SPEZIF. M
ZELLULÄRE ACIDOSE + BLUT-ALKALOSE
VERMINDERUNG DES REDUKTIVEN POTENTIALS
ZUNAHME DER IONISIERTEN ELEKTROLYTE (UND DAMIT DER LEITFÄHIGKEIT) DES BLUTES
VERLANGSAMUNG DER BLUTZUCKER-REGULATION
ZUNAHME DER LINKS-ISOMERIE ABNAHME DER RECHTS-ISOMERIE
AUFTRETEN VON ABNORMEN PROTEINEN UND DEREN ABBAU-PRODUKTEN
METABOLISCHE UND ENTEROGENE AUTO-INTOXIKATION (ZUNAHME NICHT ENT-GIFTETER FÄULNIS-PRODUKTE IN ZELLEN UND SÄFTEN)
ZUNAHME DER CO-CARCINOGENEN LIPIDE (CHOLESTERIN U. A.)
ENTGLEISUNG DES HUMORALEN MILIEUS
= „HUMORALE DYSKRASIE" (ROKITANSKY)
= „KOMPLEXE STOFF-WECHSEL-STÖRUNG" (BLUMENSAAT)
= „ANARCHIE DES STOFF-WECHSELS" (SIEGMUND)
= „GESTÖRTE HOMÖOSTASE" (C. G. SCHMIDT u. a.)
DIE ZUN
OMNIPO
ENTGLE
DES MIL
ENTWIC
SICH AL
LICH ZU
SPEZIFI
„TUMOR
MILIEU"
IN WELCH
SYMBIONT
MIKRO-OR
DES BLUTE
VIRULENTE
MIT SPEZI
CARCINOG
POTENZ V
WANDELN
alts,
OMNIPOTENZ FÜR ALLE CHRONISCHEN ERKRANKUNGEN (BLUMENSAAT)
»PRIMÄRE
(= »INNERE« bzw
PRÄ-CANCE
UNFÄHIGKEIT ZU FIEBERHAFTEN REAKTIONEN
VERMINDERUNG DER ABWEHR-POTENZ
BILDUNG FEHLERHAFTER ABWEHRSTOFFE
„ABWEHR-SCHWÄCHE"
(= RELATIVES MISSVERHÄLTNIS ZWISCHEN ABWEHR-POTENZ UND ABWEHR-AUFGABEN)
FORT-
SCHREIT
ERSCHÖ
DER
ABWEHR
ENERGIE
UND DA
DER
KREBS-
RESISTE
ON
S-
MÖ
DIA
US
ANKHEIT + KREBS-GESCHWULST

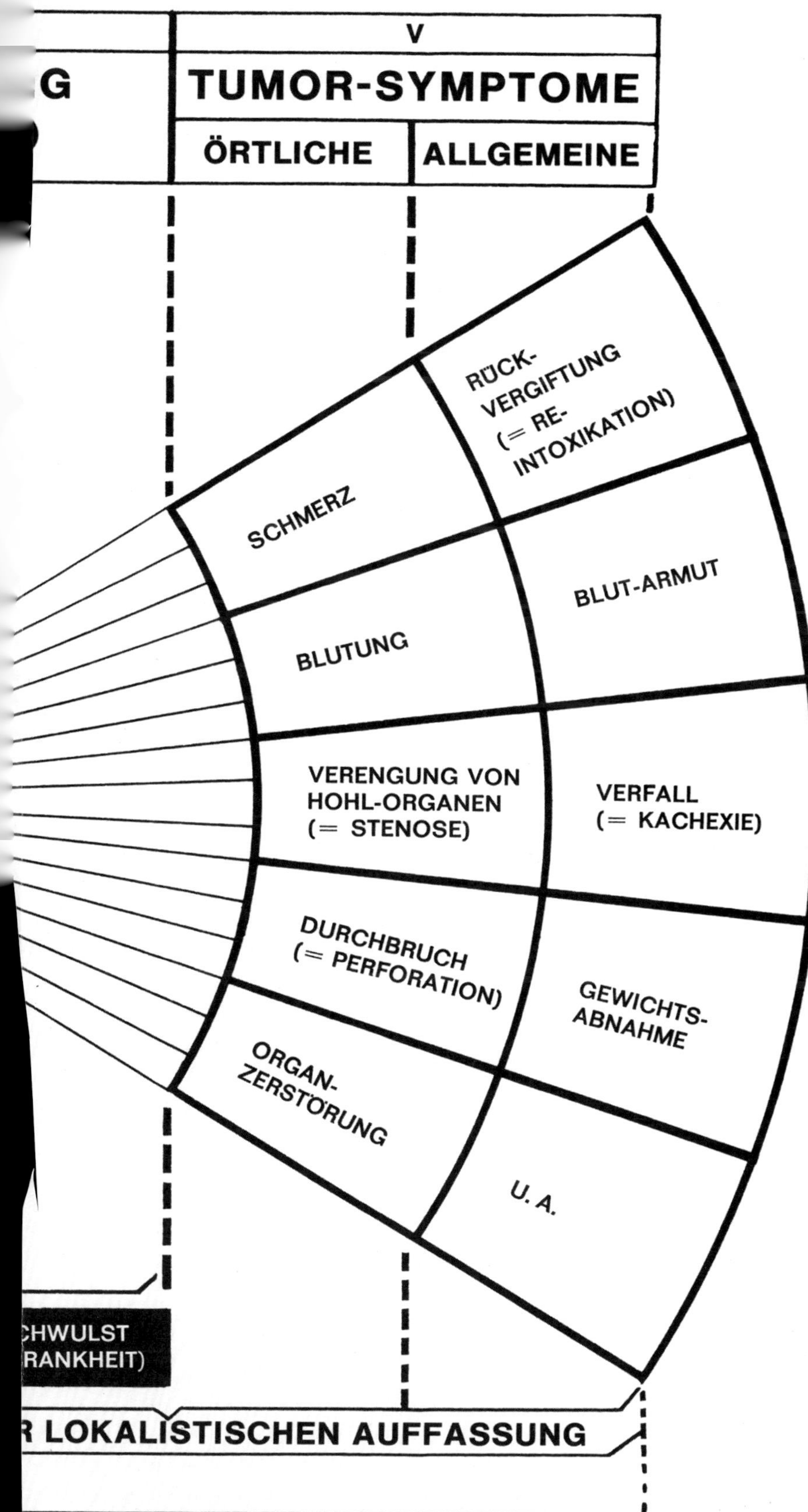

G
V
TUMOR-SYMPTOME
ÖRTLICHE
ALLGEMEINE
RÜCK-VERGIFTUNG (= RE-INTOXIKATION)
SCHMERZ
BLUT-ARMUT
BLUTUNG
VERENGUNG VON HOHL-ORGANEN (= STENOSE)
VERFALL (= KACHEXIE)
DURCHBRUCH (= PERFORATION)
GEWICHTS-ABNAHME
ORGAN-ZERSTÖRUNG
U. A.
CHWULST
RANKHEIT)
R LOKALISTISCHEN AUFFASSUNG

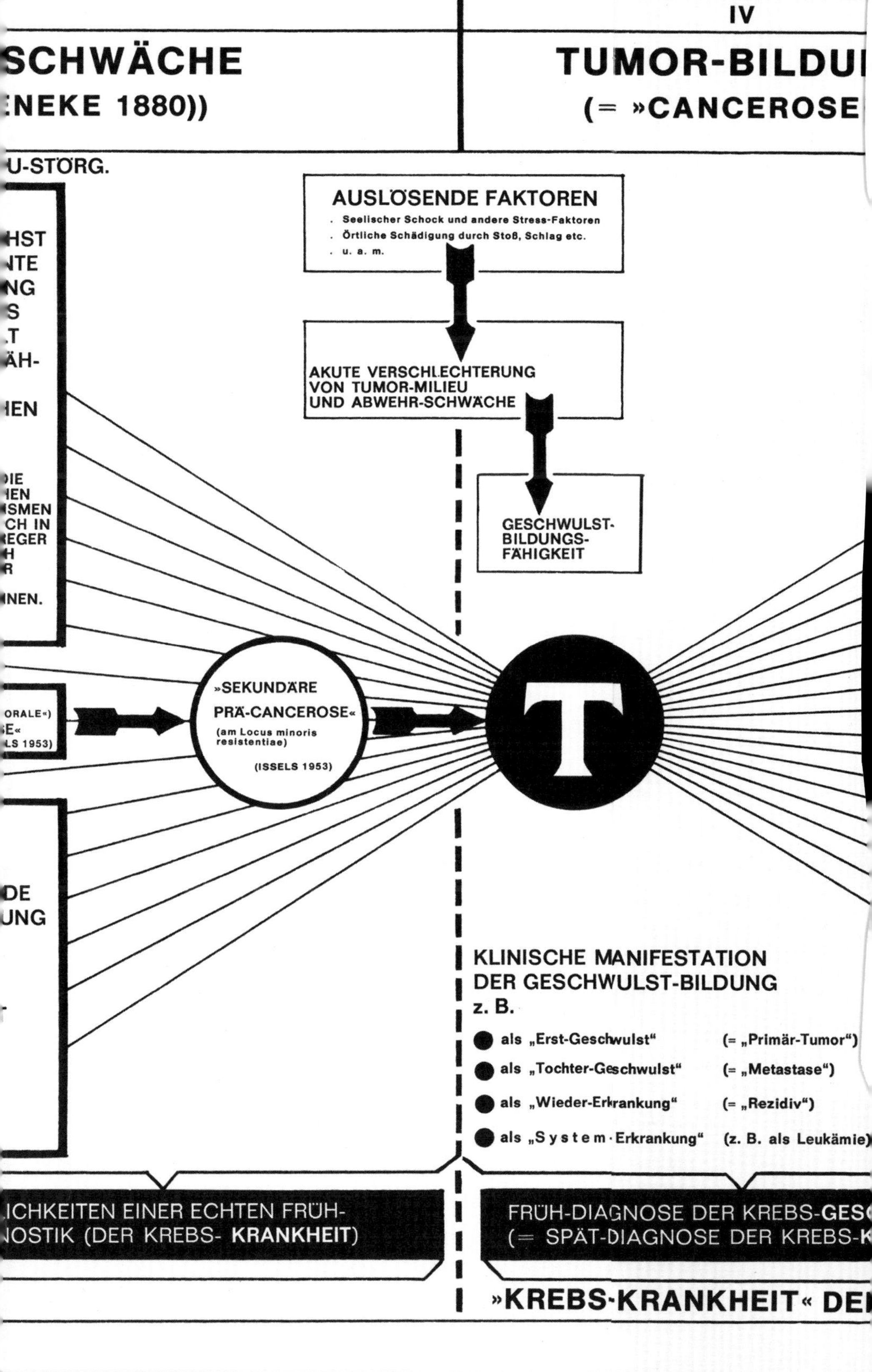
IV
SCHWÄCHE
:NEKE 1880))
TUMOR-BILDU
(= »CANCEROSE
U-STÖRG.
AUSLÖSENDE FAKTOREN
. Seelischer Schock und andere Stress-Faktoren
. Örtliche Schädigung durch Stoß, Schlag etc.
. u. a. m.
AKUTE VERSCHLECHTERUNG
VON TUMOR-MILIEU
UND ABWEHR-SCHWÄCHE
GESCHWULST-
BILDUNGS-
FÄHIGKEIT
»SEKUNDÄRE
PRÄ-CANCEROSE«
(am Locus minoris
resistentiae)
(ISSELS 1953)
T
KLINISCHE MANIFESTATION
DER GESCHWULST-BILDUNG
z. B.
als „Erst-Geschwulst" (= „Primär-Tumor")
als „Tochter-Geschwulst" (= „Metastase")
als „Wieder-Erkrankung" (= „Rezidiv")
als „System-Erkrankung" (z. B. als Leukämie)
ICHKEITEN EINER ECHTEN FRÜH-
IOSTIK (DER KREBS- KRANKHEIT)
FRÜH-DIAGNOSE DER KREBS-GES
(= SPÄT-DIAGNOSE DER KREBS-K
»KREBS-KRANKHEIT« DE